Kinderleicht

Gesunde Ernährung und Bewegung für Ihr Kind

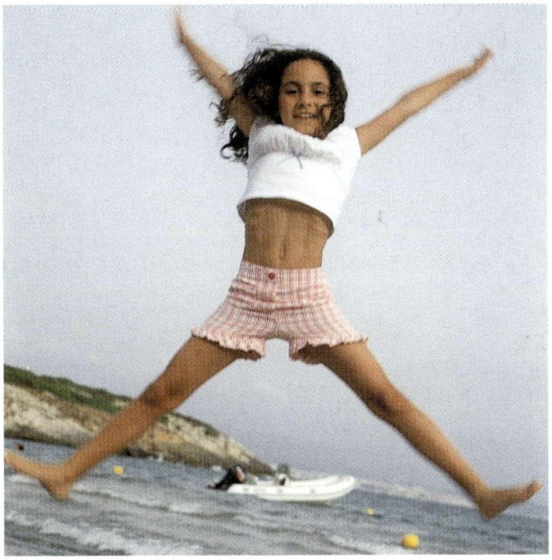

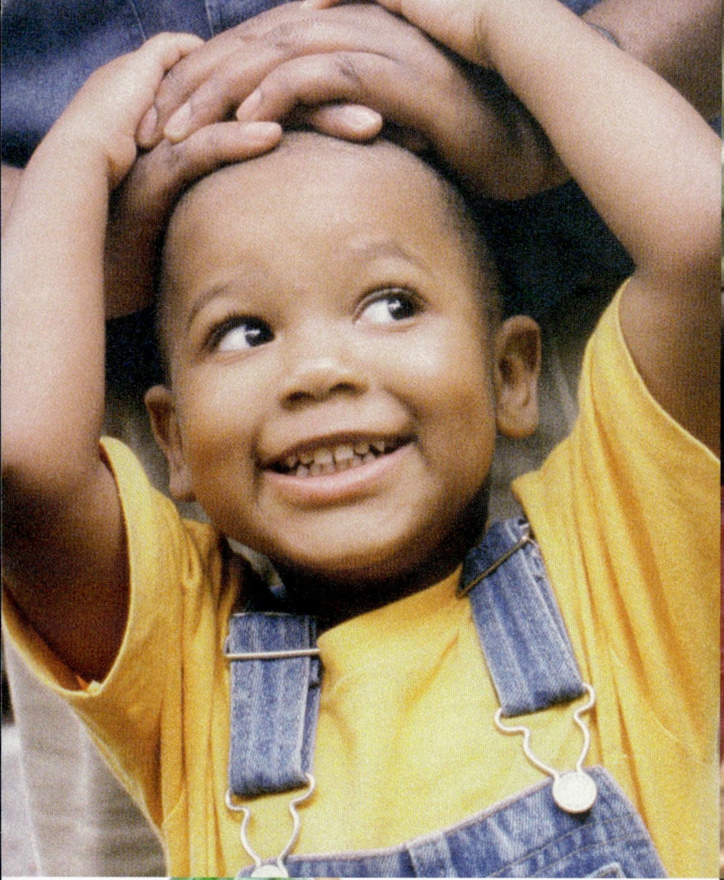
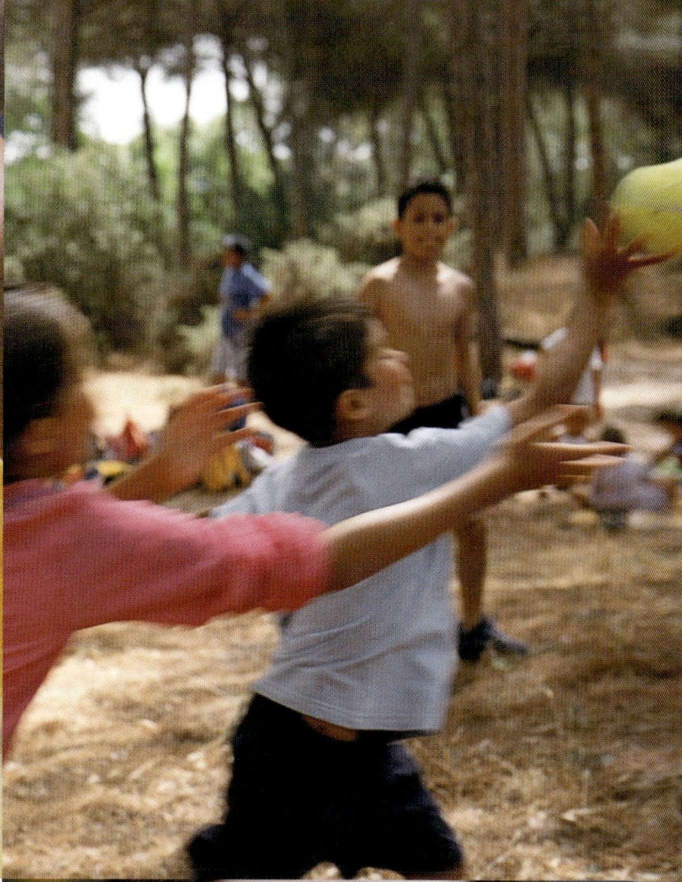
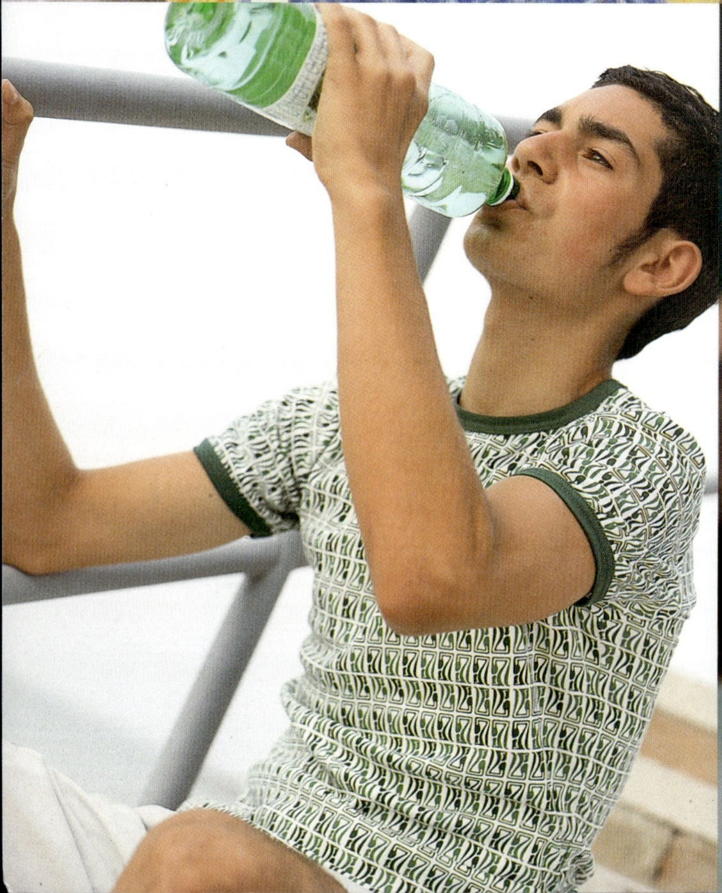
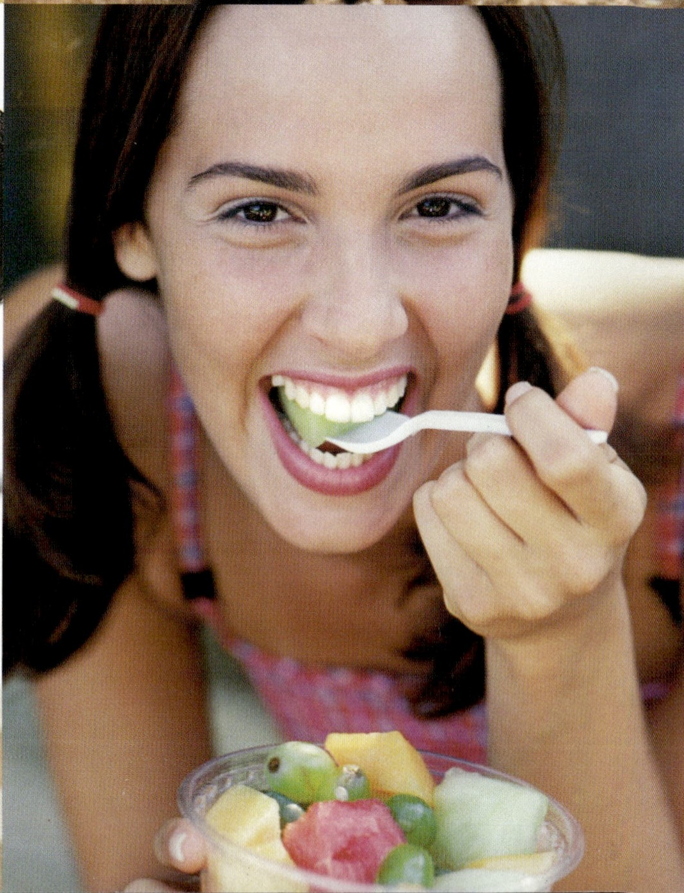

Kinderleicht

Gesunde Ernährung und Bewegung für Ihr Kind

Mary L. Gavin
Steven A. Dowshen
Neil Izenberg

DORLING KINDERSLEY

DORLING KINDERSLEY
London, New York, Melbourne, München und Delhi

Projektbetreuung Norma MacMillan
Cheflektorat Jemima Dunne
Gestaltung XAB Design
DTP-Design Julian Dams
Chefbildlektorat Marianne Markham
Herstellung Louise Daly
Programmleitung Mary Thompson, Corinne Roberts
Art Director Bryn Walls

KIDSHEALTH
Redaktion Debra Moffitt
Medizinische Fachredaktion Sandra G. Hassink, Jessica Donze
Leiter Fachberatung Niklaus Fuster

Für die deutsche Ausgabe:
Programmleitung Monika Schlitzer
Projektbetreuung Kerstin Uhl
Herstellungsleitung Dorothee Whittaker
Herstellung Verena Salm

Bibliografische Information Der Deutschen Bibliothek
Die Deutsche Bibliothek verzeichnet diese Publikation in der Deutschen Nationalbibliografie; detaillierte bibliografische Daten sind im Internet über http://dnb.ddb.de abrufbar.

Titel der englischen Originalausgabe:
Fit Kids

Übersetzung Nikolas Bertheau
Redaktion Cornelia Hanke

ISBN 3-8310-0691-1

Colour reproduction by Colourscan, Singapore
Printed and bound in Singapore by Star Standard Industries Ltd.

Besuchen Sie uns im Internet
www.dk.com

Hinweis
Die Informationen und Ratschläge in diesem Buch sind von den Autoren und vom Verlag sorgfältig erwogen und geprüft, dennoch kann eine Garantie nicht übernommen werden.
Eine Haftung der Autoren bzw. des Verlags und seiner Beauftragten für Personen-, Sach- und Vermögensschäden ist ausgeschlossen.

Vorwort

Die Erfolge der Medizin haben die Lebenserwartung der Menschen vor allem während des letzten Jahrhunderts deutlich verlängert. Für viele Krankheiten wurden Behandlungen oder Vorbeugemaßnahmen entwickelt, so dass wir den Schrecken vor vielen akuten und bedrohlichen Erkrankungen verloren haben.

Die Lebensgewohnheiten und Ernährungsgewohnheiten in unserem Land haben sich vor allem in den letzten Jahrzehnten sehr stark gewandelt. Seit 1960 haben sich die Aufwendungen unseres Einkommens für die tägliche Ernährung mehr als halbiert. Die Qualität unserer täglichen Ernährung hat abgenommen und hat einem breiten Angebot von Fastfood-Produkten Platz gemacht. Zunehmende Motorisierung und stundenlanger täglicher Konsum elektronischer Medien reduzieren unsere körperliche Bewegung immer mehr.

Die Folge ist eine starke Zunahme von Übergewicht und krankhaftem Übergewicht (Fettsucht) bereits im Kindesalter. Schuleingangsuntersuchungen in den letzten 15 Jahren haben diesen erschreckenden Trend eindrucksvoll dokumentiert. Übergewicht beeinträchtigt das Selbstwertgefühl und führt zu psychosozialen Störungen. Zunahme von Diabetes mellitus, Herz- und Gefäßkrankheiten und Schäden des Haltungs- und Bewegungsapparates sind einige der vielen gesundheitlichen Langzeitfolgen einer solchen Entwicklung.

Die Behandlung von bereits bestehendem Übergewicht oder Fettsucht ist sehr schwierig und zeigt nur selten langfristigen Erfolg. Da wir die Zunahme von Übergewicht aber bereits zum Schuleintritt beobachten, muss die Vorbeugung viel früher einsetzen. Eine sinnvolle Vorbeugung muss im frühesten Kindesalter beginnen. Ein Gleichgewicht zwischen gesunder Ernährung und ausreichender Bewegung ist die wirksamste Vorbeugemaßnahme zur Verhinderung krankhaften Übergewichtes. Eltern und Familien müssen ihren Kindern von frühester Kindheit an das Bewusstsein für eine gesunde Ernährung vermitteln und für ein ausreichendes Bewegungsangebot sorgen.

Dieser Leitfaden bietet Ihnen praktische Hinweise, worauf Sie achten sollten und wie Sie Ihrem Kind schon in den ersten Lebensjahren eine gesunde Lebensweise beibringen können. Wenn Sie die Tipps umsetzen, wird die ganze Familie davon einen Nutzen für ihre Gesundheit haben.

Prof. Dr. med. Erik Harms

Präsident der Deutschen Gesellschaft für Kinderheilkunde und Jugendmedizin e.V. (DGKJ)
Internet: www.dgkj.de

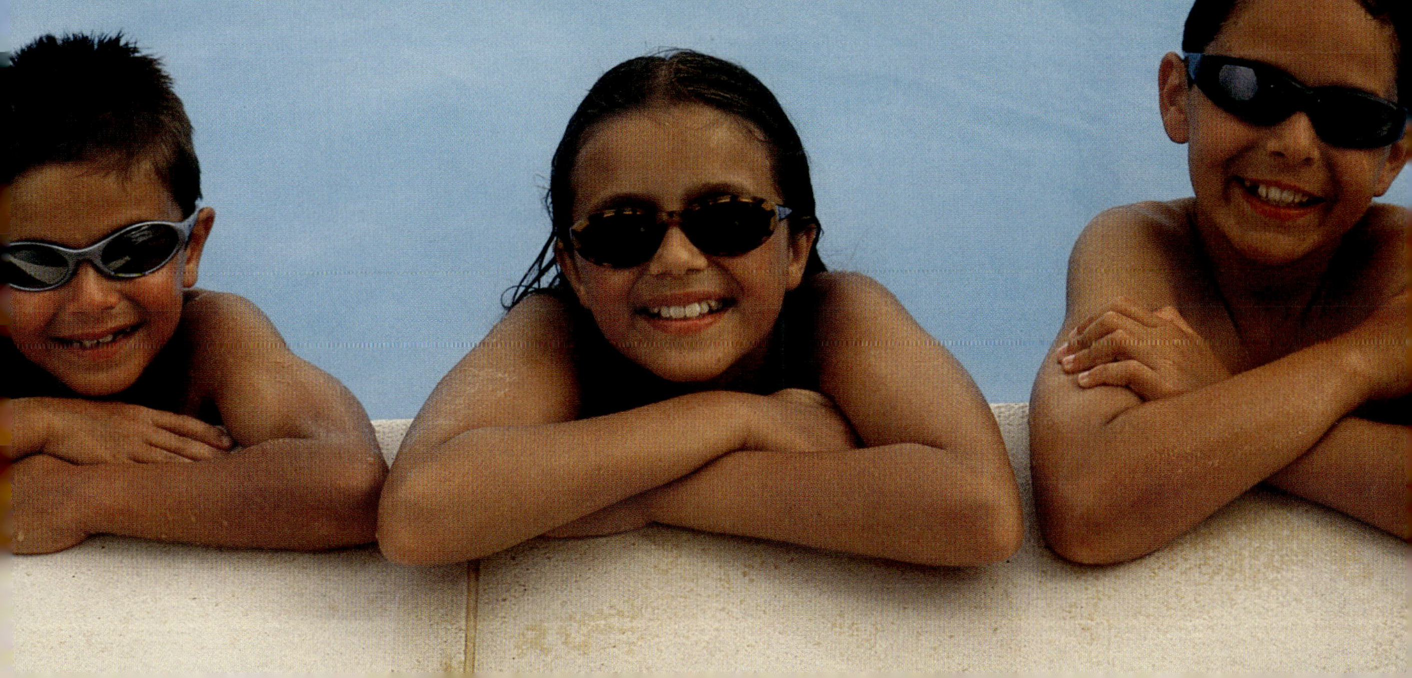

Inhalt

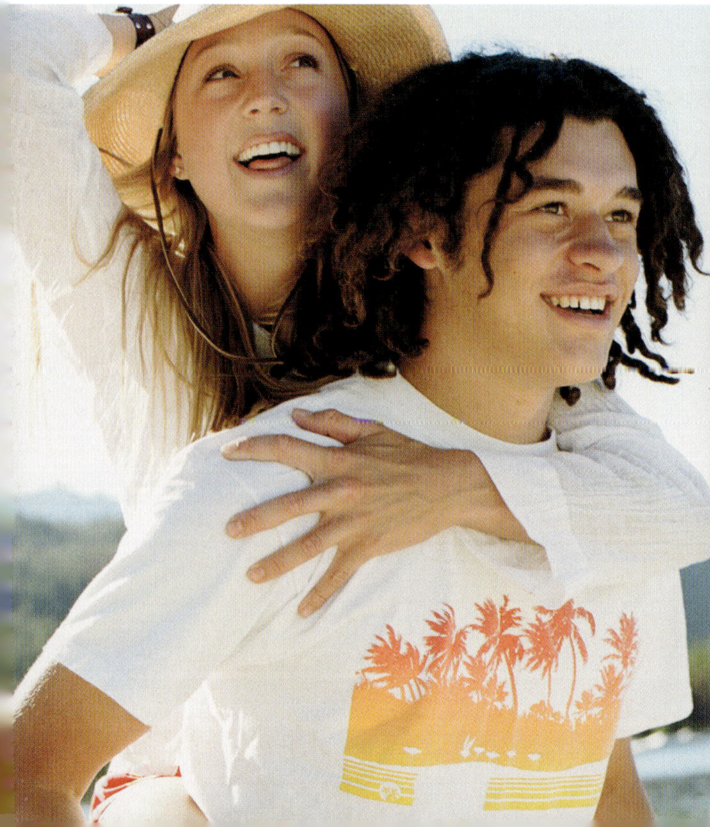

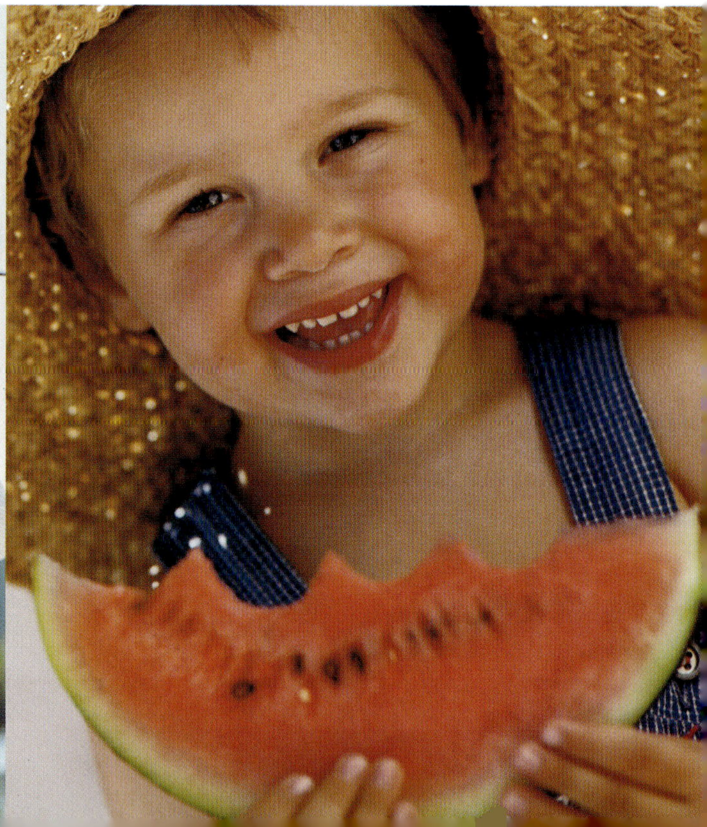

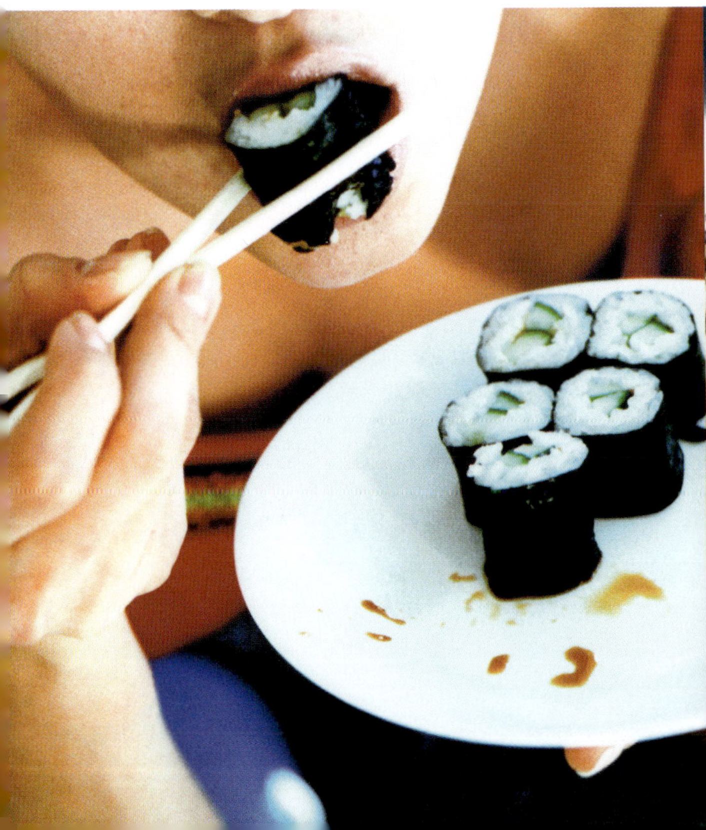

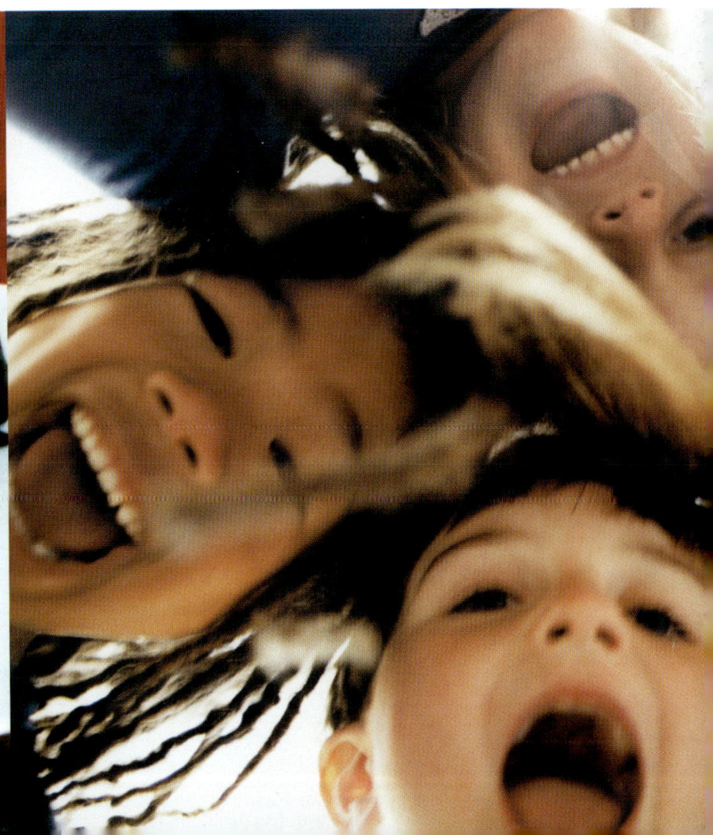

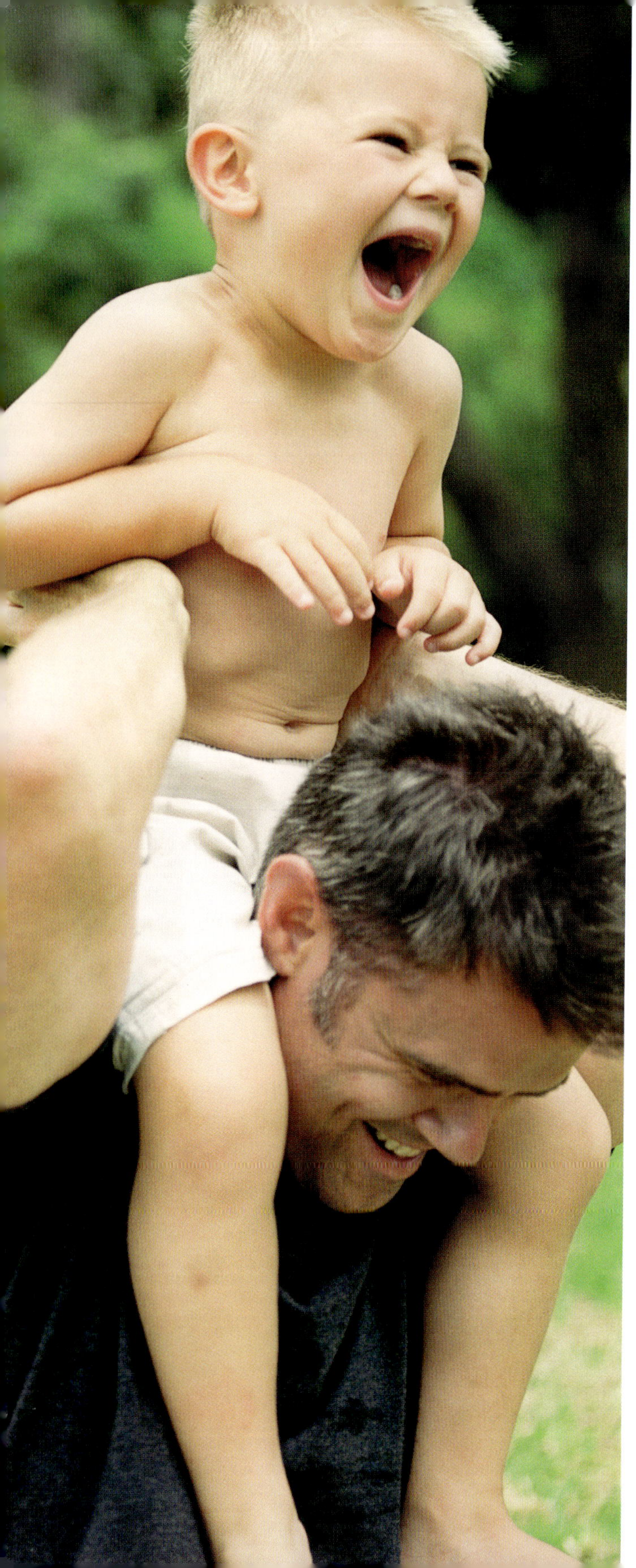

Einführung

Wir leben länger als jemals zuvor. Kinder, die heute geboren werden, können 80, 90 Jahre oder noch älter werden. Die Qualität und Verfügbarkeit der medizinischen Versorgung hat in den letzten Jahrzehnten einen großen Sprung gemacht. Das Nahrungsangebot ist heute besser und vielfältiger als je zuvor. Wir wissen mehr über Vitamine und Nährstoffe, und uns ist bewusst, dass wir mit der richtigen Ernährung die Wahrscheinlichkeit bestimmter Erkrankungen wie Krebs, koronare Herzkrankheiten und Diabetes verringern können. Lebenslange körperliche Fitness steht bei Frauen und Männern aller Altersgruppen hoch im Kurs.

Unsere Kinder (und wir Eltern) sollten demzufolge in besserer Form sein als jede Generation vor uns. Leider trifft dies jedoch nur auf eine Minderheit von uns zu. Viele Eltern und Kinder haben Gewichtsprobleme. Mag das Angebot an Diätkost und Fitnessprogrammen noch so groß sein – von unserer Idealform sind wir weit entfernt.

Immer mehr Übergewichtige

Wir sind heute dicker als noch vor einer Generation – und der Prozentsatz der Fettleibigen steigt stetig und alarmierend an. In Theatern, Kinos und Verkehrsmitteln müssen die Sitze an unsere verbreiterten Hinterteile angepasst werden. Aber das ist nicht das größte Problem. Unsere Gesundheit und die unserer Kinder ist in Gefahr. Zudem zieht Übergewicht häufig soziale Schwierigkeiten und emotionales Leiden nach sich.

Das Problem beginnt damit, dass das Essen gut schmeckt. Mit unseren empfindlichen Geschmacksorganen schwelgen wir in Schokoladeneis und Kartoffelchips. Unsere Kühlschränke und Vorratskammern sind in der Regel gut gefüllt. Die Supermarktregale biegen sich unter einer unbegrenzten Angebotsvielfalt, und die verpackten Waren sprechen Auge und Gaumen gleichermaßen an.

Essen lockt überall – zu Hause und unterwegs. Wer kann da widerstehen? Sogar die Tankstellen haben sich zu Fastfoodmärkten gemausert, in denen wir Chips, Tiefkühlpizza und stark gezuckerte Getränke kaufen können. Gehört auch das ständige Schlürfen und Mampfen für viele bereits fest zum Ritual des mobilen Lebens dazu, so summieren sich doch die Kilos. Eine Dose Cola und eine halbe Tüte Chips über den täglichen Kalorienbedarf hinaus erzeugen in einem Jahr zwölf Kilo Übergewicht. Was das bedeutet, wissen Sie – ein neues Loch im Gürtel.

Essen ist mehr als Treibstoff

Alles wäre einfacher, wenn die Nahrungsaufnahme lediglich dazu dienen würde, unsere Reserven aufzufüllen. Stattdessen verbinden wir Essen mit Liebe, Festlichkeit und menschlicher Nähe. Eltern und Großeltern pflegten Kinder immer schon mit Essbarem zu belohnen. Und Jung und Alt isst nun mal gern – ob hungrig oder nicht. Naschereien trösten uns über Einsamkeit und trübe Tage hinweg. Haben wir das nicht irgendwie auch verdient?

Natürlich liegt es nicht ausschließlich am Essen. Wenn wir zunehmen, ist das nicht weniger auf den ungenügenden Kalorienverbrauch (Bewegung) als auf die übermäßige Kalorienaufnahme (Essen) zurückzuführen. Für die fehlende Bewegung gibt es einleuchtende Gründe: Zeitmangel und ein Alltag, der sich überwiegend aus sitzenden Tätigkeiten zusammensetzt. Wie selbstverständlich sitzen wir den ganzen Tag hinterm Schreibtisch und abends vor dem Fernseher. Dabei ist Bewegung der entscheidende Schlüssel zu gesunder Lebensführung.

Kinder ahmen ihre Eltern nach

Kinder imitieren die Gewohnheiten ihrer Eltern. Warum also leben wir unseren Kindern nicht einfach die richtigen Verhaltensweisen vor? Vielleicht waren wir nie gut in Sport. Vielleicht ist Fitnesstraining nicht nach unserem Geschmack. Und vielleicht geht es unseren Kindern nicht anders. Aber das heißt nicht, dass wir mit unseren Kindern nicht aktiv sein, Spaß haben und in Form bleiben können. Auch bei der Ernährung können Sie ein Beispiel setzen. Zeigen Sie, dass gesunde Ernährung Spaß machen kann, und bringen Sie Ihre Kinder auf den richtigen Weg. Es müssen ja nicht gleich perfekte Athleten oder Models aus ihnen werden. Wichtig ist, dass Kinder für ihr Leben lernen, sich gesund zu ernähren und sich ausreichend zu bewegen.

Es gibt keine Patentlösung

Einfach ist es gewiss nicht, Kindern eine gesunde Lebensweise nahe zu bringen. Aber eine lohnende Investition ist es allemal. Viele Krankheiten im Erwachsenenalter haben ihre Wurzeln in der Kindheit. Vielleicht können wir unseren Kindern diese Probleme ersparen, damit sie viele gesunde und aktive Jahre erleben werden.

Als Kinderärzte haben wir ein Herz für Familien, die versuchen, sich gesunde Lebensgewohnheiten anzueignen und der Gefahr des Übergewichts aktiv zu begegnen. Wir wollen auch die Erfolge derjenigen feiern (wenn auch ohne Sahnetorte), die diesen Weg bereits eingeschlagen haben. Mit etwas Aufwand, Überlegung und Planung ist es möglich, gesunde Ernährung und körperliche Bewegung auf natürliche Weise in das Familienleben zu integrieren. Eine riesige Belohnung wartet auf Sie: vergnügte und gesunde Kinder.

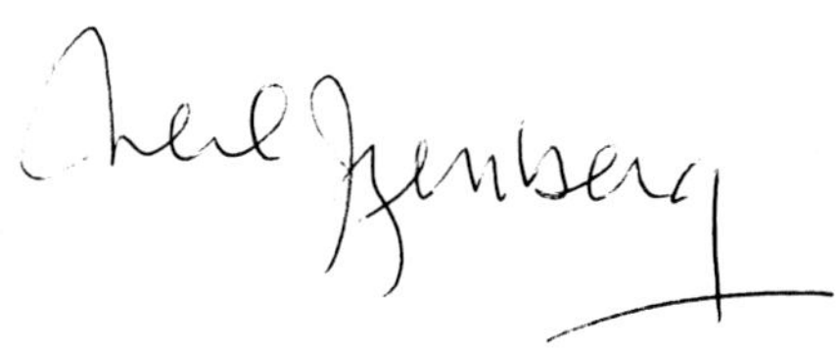

Dr. Neil Izenberg
Chefredakteur, KidsHealth

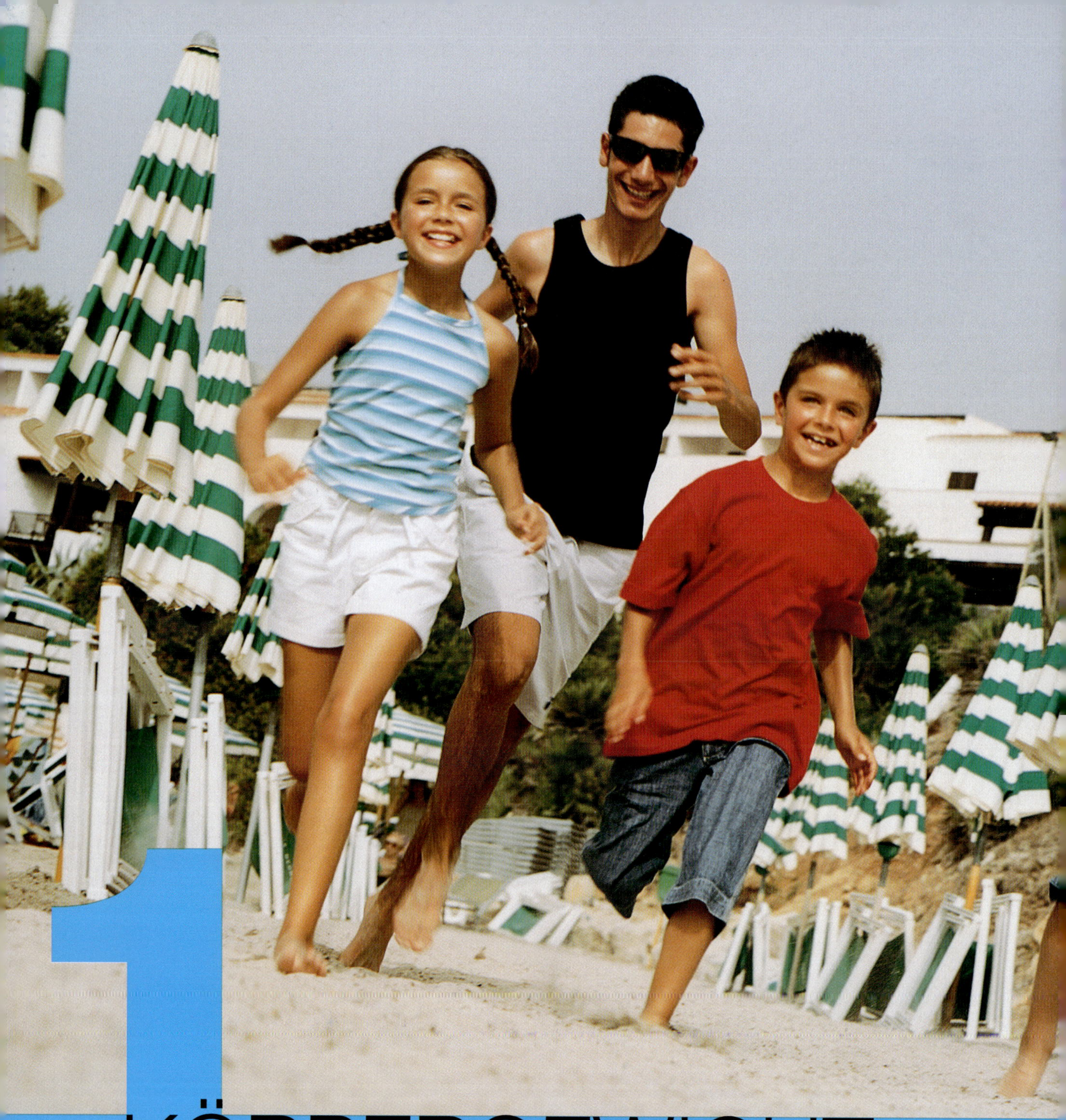

1 KÖRPERGEWICHT UND FITNESS

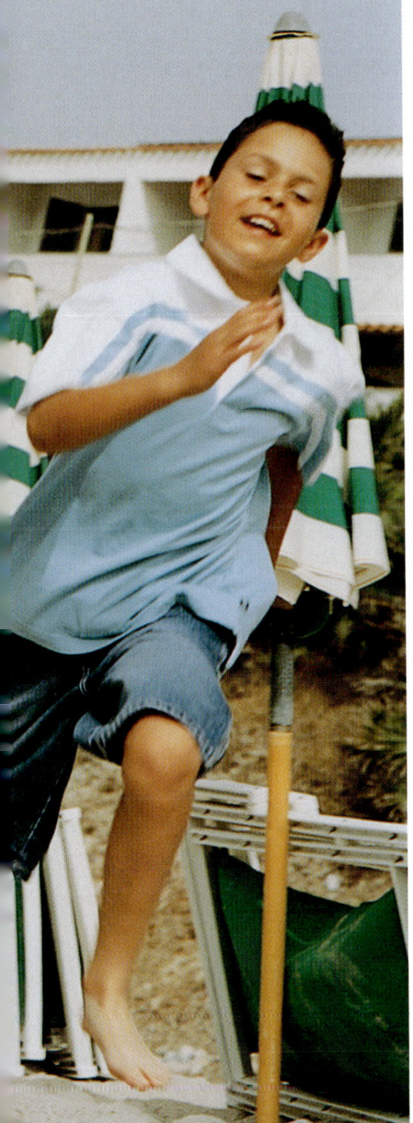

Gute Ernährung und ausreichend Bewegung für Kinder – das ist einfacher gesagt als getan. Aber Sie können **Ihrem Kind dabei helfen**, indem Sie gesunde Dinge auf den Tisch bringen und die **ganze Familie** in die sportlichen Aktivitäten einbeziehen.

Ein Leben lang gesund

Wie schwer es ist, Kindern eine gesunde Lebensweise zu vermitteln, weiß jeder, der je versucht hat, Knabberzeug durch Möhren zu ersetzen und die Zeit vor dem Computer zu begrenzen.

Die Grundlage schaffen

Natürlich wollen Sie als Eltern nur das Beste für Ihre Kinder – ihre Gesundheit und ihr Wohlbefinden. Und Sie wissen auch, wie wichtig Ernährung und Bewegung für die Gesundheit sind – zahlreiche Studien belegen dies. Sie sind sich Ihrer elterlichen Verantwortung bewusst. Kinder brauchen für ihr Wachstum und ihre Entwicklung nährstoffreiche Nahrung und viel Bewegung – aber wie können Sie die entsprechenden Verhaltensweisen bei Ihren Kindern fördern? Viele Eltern sind unsicher. Das Wichtigste ist, dass Sie ein stabiles Fundament legen, auf dessen Basis Ihre Kinder später in der Lage sein werden, die richtigen Entscheidungen zu treffen.

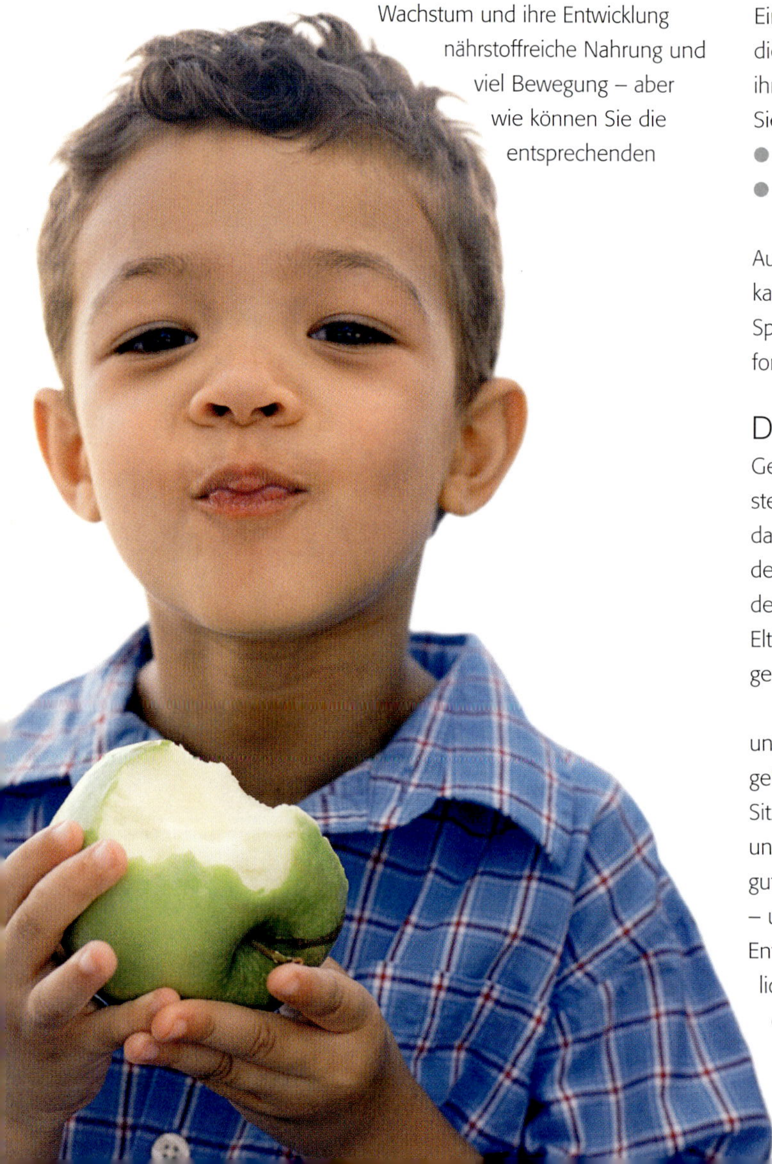

Die falschen Signale

Einige verbreitete Erziehungsmethoden, wie beispielsweise die, Kinder mit Süßigkeiten zu belohnen oder sie anzuhalten, ihren Teller leer zu essen, enthalten die falsche Botschaft. Sie vermitteln zweierlei:

- Süßigkeiten sind eine Belohnung.
- Die Entscheidung, weiter zu essen oder aufzuhören, hat nichts mit Hunger – oder Sattsein – zu tun.

Auch der Versuch, Kinder zu sportlicher Aktivität zu ermuntern, kann nach hinten losgehen. Wenn das Kind zu früh in einen Sportverein kommt oder wenn es sich von der Sportart überfordert fühlt, sind Frust und Desinteresse vorprogrammiert.

Die Vorbildfunktion der Eltern

Gepflogenheiten und Lebensweise der Eltern prägen die Vorstellung der Kinder von Normalität. Das Kind gewöhnt sich an das Müsli, das morgens auf dem Tisch steht, und daran, ob der Samstagvormittag lediglich dem Ausschlafen oder auch der körperlichen Aktivität dient. Auch wenn es die perfekten Eltern nicht gibt – Sie können ein Umfeld schaffen, das ein gesundes und aktives Aufwachsen Ihres Kindes begünstigt.

Das ist natürlich nicht einfach. Gewohnheiten sitzen tief, und Essen ist reichlich vorhanden. Zur modernen Lebensart gehört die Mahlzeit auf die Schnelle genauso wie das lange Sitzen im Auto, am Computer und vor dem Fernseher. Es fällt uns schwer, gegen den Strom zu schwimmen, auch wenn gute Gründe dafür sprechen: Die Zahl übergewichtiger Kinder – und Erwachsener – nimmt rapide zu, und ein Ende dieser Entwicklung ist nicht abzusehen. Veränderungen in den täglichen Familiengewohnheiten sind daher unter Umständen ein Geschenk an die Kinder, von dem sie ihr Leben lang zehren können.

Wie gesund ist Ihr Kind?

Wenn Sie die Gesundheit und das Wohlbefinden Ihres Kindes verbessern wollen, sollten Sie sich zuerst anhand der folgenden Kriterien eine Vorstellung von seinem augenblicklichen Zustand verschaffen.

Beurteilung der Essgewohnheiten

Anhand der folgenden Fragen können Sie einschätzen, wie gesund die Essgewohnheiten Ihres Kindes sind:

- Mein Kind isst jeden Tag Obst.
- Mein Kind isst jeden Tag Gemüse.
- Die Mahlzeiten meines Kindes sind abwechslungsreich und umfassen Milch- und Vollkornprodukte, Gemüse, Obst und Eiweißquellen.
- Mein Kind isst nur, wenn es hungrig ist, und nicht aus Stress oder Langeweile.
- Mein Kind ist offen für neue Gerichte.
- Unsere Familie isst selten bei laufendem Fernseher.
- Unsere Familie trifft sich zu mindestens fünf gemeinsamen Mahlzeiten in der Woche.

Beurteilung der körperlichen Aktivität

Anhand der folgenden Fragen können Sie die körperliche Aktivität Ihres Kindes beurteilen:

- Mein Kind ist jeden Tag körperlich aktiv.
- Mein Kind hat Spaß an Bewegung.
- Mein Kind hat ein positives Verhältnis zu seinem Körper.
- Unsere Familie betreibt körperliche Aktivitäten wie Wandern, Schwimmen, Fangen spielen oder Gartenarbeit gemeinsam.
- Ich selbst investiere Zeit in körperliche Aktivitäten.
- Ich weiß, welche körperlichen Aktivitäten der Altersgruppe meines Kindes gut tun.
- Mein Kind beschäftigt sich am liebsten aktiv, indem es Sport treibt, eigenständig spielt oder Fahrrad fährt.
- Mein Kind hat zu Hause Zugang zu Sportgeräten wie Ball, Fahrrad oder Sprungseil.

Was haben Sie geantwortet?

Wenn Sie eine Frage mit »Ja« beantwortet haben, ist die betreffende positive Verhaltensweise in Ihrer Familie bereits vorhanden. Ein »Nein« bedeutet, dass Sie jetzt wissen, was Sie im Alltag Ihrer Familie verbessern können. Kümmern Sie sich der Reihe nach um die betreffenden Bereiche, bis Sie alle Fragen mit »Ja« beantworten können.

Einige Bereiche werden Ihnen mehr Mühe bereiten als andere, zumal wenn Ihr Sohn oder Ihre Tochter älter wird. Übersehen Sie nicht Ihre eigene Rolle – beantworten Sie die Fragen auch in Bezug auf sich selbst. Essen Sie selber täglich Obst, sind Sie gern aktiv und mögen Sie Ihren Körper? Wie wäre es, wenn Sie gemeinsam mit Ihrem Kind nach Lösungen suchen?

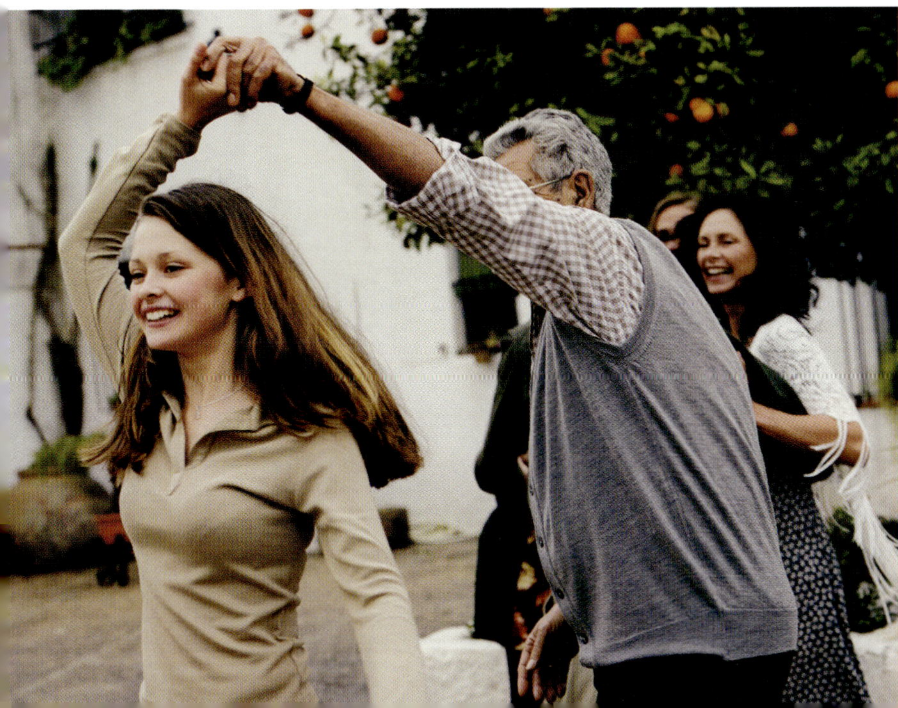

Was Eltern zu ihrer **Vorbildfunktion** sagen

»Wir haben einen sehr engen Familienzusammenhalt – drei Generationen – und tun vieles gemeinsam. Meine über 70-jährigen Eltern sind noch sehr aktiv. Sie wandern, fahren Rad und tanzen ebenso gern wie meine Tochter. Meine Mutter kocht gerne und ich mache es ihr in meiner Familie nach. Ich versuche meinen Kindern auch in sportlicher Hinsicht ein Vorbild zu sein. Ich jogge, mache Aerobic und Gewichtstraining, und am Wochenende ist die ganze Familie häufig gemeinsam aktiv.«

Die Situation im 21. Jahrhundert

Eine gesunde Balance zwischen Kalorienaufnahme einerseits und Energieverbrauch durch körperliche Betätigung andererseits einzuhalten, ist angesichts moderner Lebensformen keineswegs einfach. Hier sind Eltern und Kinder gleichermaßen gefordert.

Hindernisse

Drei Faktoren machen es uns schwer, unser Körpergewicht in Grenzen zu halten und gesund zu leben:

- die ständige Verfügbarkeit von Nahrungsmitteln, die sich ohne aufwendige Zubereitung konsumieren lassen,
- eine vorwiegend sitzende Lebensführung im Büro, vor Fernseher und Computer oder in Verkehrsmitteln,
- dicht verplante Tage, in denen kaum Zeit bleibt für gemeinsame Mahlzeiten und sportliche Aktivitäten.

Ambitionierte Eltern, die sich noch die Zeit nehmen, häusliche Mahlzeiten vorzubereiten, haben möglicherweise Mühe, ihren Kindern gesunde Nahrung wie beispielsweise rohes Gemüse schmackhaft zu machen. Neue, gesündere Gerichte haben ebenfalls einen schweren Stand. Für gemeinsame sportliche Unternehmungen wie Spazierengehen oder Fußballspielen fehlt die Zeit, besonders wenn beide Eltern berufstätig sind und die Wochenenden für Einkauf und Haushalt benötigen. Die Kinder sitzen dann meist passiv vor Fernseher und Computer, anstatt sich körperlich zu bewegen.

Fastfood- und Fertiggerichte

Nach einem langen Schul- oder Arbeitstag sind alle hungrig. Häufig fehlt die Energie, eine gesunde Mahlzeit zuzubereiten und sie gemeinsam zu essen. Die in vielen Haushalten in großen Mengen vorrätigen Fertiggerichte sind in der Regel ebenso nährstoffarm und fettreich wie das Fastfoodangebot an der nächsten Straßenecke.

Nicht nur die Art der konsumierten Nahrung, sondern auch die Menge spielt eine Rolle. Der amerikanische Trend hin zu immer größeren Portionen schwappt allmählich nach Europa über. So ist die durchschnittliche Fastfood-Portion heute um 30 Prozent größer als vor zehn Jahren.

Immer größere Portionen

In den USA haben die Portionsgrößen vieler Fastfood- und Fertiggerichte in den letzten zehn Jahren stark zugenommen. Bei uns ist dieselbe Tendenz zu erkennen: Viele Nahrungsmittelproduzenten versuchen ihre Kunden mit Riesenpackungen und -portionen – wahren Kalorien-, Fett-, Salz- und Zuckerbomben – dazu zu bewegen, immer mehr zu konsumieren. Immer häufiger werden Restaurantmahlzeiten mit unbegrenztem Nachschlag angeboten, und in den Schnellrestaurants gibt es den XXL-Burger komplett mit Pommes frites und Getränk zum Sonderpreis.

FASTFOODPORTIONEN IN DEN USA

FASTFOOD	USA 1955	USA MAXI-PORTION 2002
Cola	200 ml	1,2 l
Burger	45 g	225 g
Pommes frites	70 g	201 g

KALORIEN-, FETT- UND ZUCKERGEHALT

FASTFOOD	USA 1955	USA MAXI-PORTION 2002
Pommes frites	210 kcal/10 g Fett	610 kcal/29 g Fett
Cola	85 kcal/24 g Zucker	500 kcal/140 g Zucker

Zuckerhaltige Getränke

Süße, kalorienreiche Getränke spielen bei der Gewichtszunahme der Kinder ebenfalls eine Rolle. Cola verdrängt zunehmend gesündere Getränke wie Wasser und Fruchtsäfte. Doch nicht nur Cola und Brause, sondern auch viele Fruchtsaftgetränke sind stark zuckerhaltig. Nur als Fruchtsaft deklarierte Getränke enthalten 100 Prozent Frucht und keine Farb- oder Konservierungsstoffe. 100-prozentige Fruchtsäfte enthalten zwar mehr Nährstoffe, sie sollten aber nicht in großen Mengen getrunken und am besten mit Wasser oder Mineralwasser verdünnt werden.

Zur süßen Cola gesellt sich häufig kalorien- und fettreiche Nahrung in Form von Fastfood oder Salzgebäck. In den Augen vieler Kinder bildet beides eine natürliche Einheit. Den wenigsten Kindern steht der Appetit nach frischem Obst oder Gemüse, sobald sie eine Cola trinken.

Sitzende Lebensweise

Als es die Errungenschaften des modernen Lebens wie Auto, Waschmaschine, Mikrowelle, Fernseher oder Computer noch nicht gab, verbrachten Kinder und Eltern mehr Zeit mit häuslichen Verrichtungen, dem Fußweg zu Schule und Arbeit oder dem Spielen im Freien. Heute hingegen spielt die körperliche Bewegung im Alltag kaum noch eine Rolle.

Statt sich aktiv zu beschäftigen oder zu spielen, sitzen viele Kinder stundenlang vor dem Fernseher, wobei sie regelmäßig zur Knabbertüte greifen. Dass zwischen Fernsehkonsum und Übergewicht ein unmittelbarer Zusammenhang besteht, ist wissenschaftlich erwiesen. Viele Kinder haben nicht die Möglichkeit oder die elterliche Erlaubnis, den Schulweg zu Fuß oder mit dem Fahrrad zurückzulegen. Die innerstädtischen Zentren mit ihrem Angebot an Geschäften, Veranstaltungsorten und Bibliotheken lassen sich von vielen Wohngegenden aus ebenfalls kaum mit reiner Körperkraft erreichen.

Schul- und Freizeitsport können den Bewegungsmangel nicht immer ausgleichen. Je älter die Kinder, desto geringer ist ihre Bereitschaft zu körperlicher Aktivität. Eine Trendwende würde voraussetzen, dass Eltern und Kinder ihre Einstellung zu Sport und Bewegung grundsätzlich verändern.

Viele Eltern verkennen die Bedeutung des Spielens, insbesondere für Schulkinder. Die eigenständige Beschäftigung stellt eine willkommene Abwechslung zum geregelten Schulbetrieb dar und wirkt sich häufig positiv auf die Gesamtaktivität der Kinder aus. Körperliche Aktivität sollte nicht auf die geborenen Sportler unter uns beschränkt bleiben. Wir werden noch auf die Bedeutung einer aktiven Lebensführung zu sprechen kommen. Gewohnheiten, die wir als Kinder erwerben, begleiten uns oft unser Leben lang.

Verplante Zeit

Beruf, Fahrwege und die Verplanung des Alltags lassen vielen Eltern kaum freie Zeit. Um möglichst viel erledigen zu können, stehen sie immer früher auf.

Diese Belastungen stellen an die Familien von heute so große Anforderungen, dass den meisten kaum Zeit für gemeinsame Mahlzeiten bleibt. Bisweilen bedarf es eines Geburtstags- oder Weihnachtsfestes, damit sich Eltern und Kinder um ein und denselben Tisch versammeln. Das ist problematisch, weil das gemeinsam eingenommene Mahl im Durchschnitt sehr viel gesünder ist als der schnelle Bissen zwischendurch. Außerdem bietet sich Eltern hier die Gelegenheit, die Kinder mit neuen Ernährungsweisen vertraut zu machen, ihre Vorbildrolle wahrzunehmen und mit ihnen im Gespräch zu bleiben.

Fernsehen und Computerspiele
Kinder verbringen oft zu viel Zeit vor dem Fernseher oder dem Computer. Sinnvoll wäre ein tägliches Maximum von 30 Minuten für Kinder unter sechs Jahren und einer Stunde für ältere Kinder.

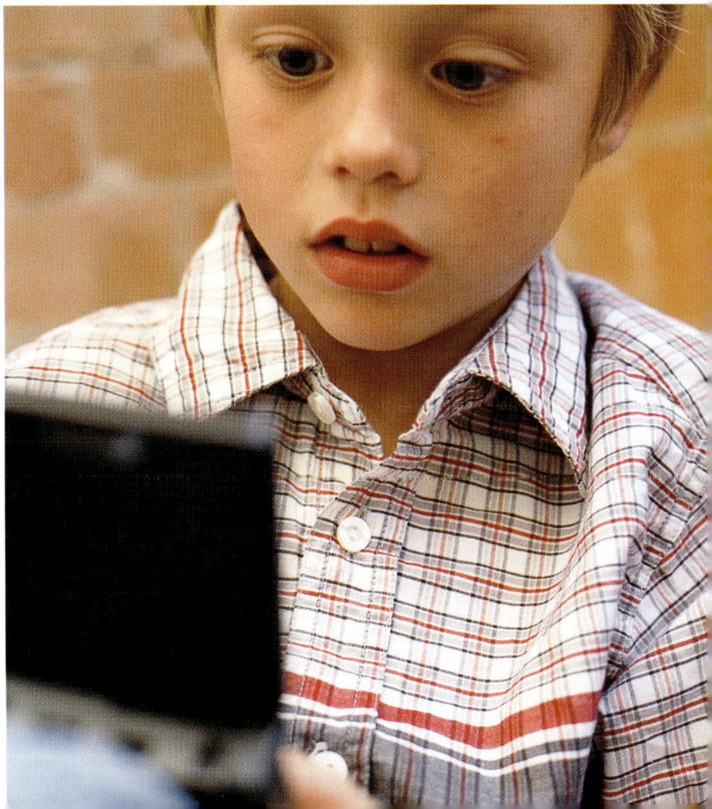

Wie entwickelt sich Ihr Kind?

Wachstum ist der wichtigste Indikator für die Gesundheit eines Kindes. Denken Sie daran, dass jedes Kind anders ist und es weder eine »Idealfigur« noch ein »Idealgewicht« gibt.

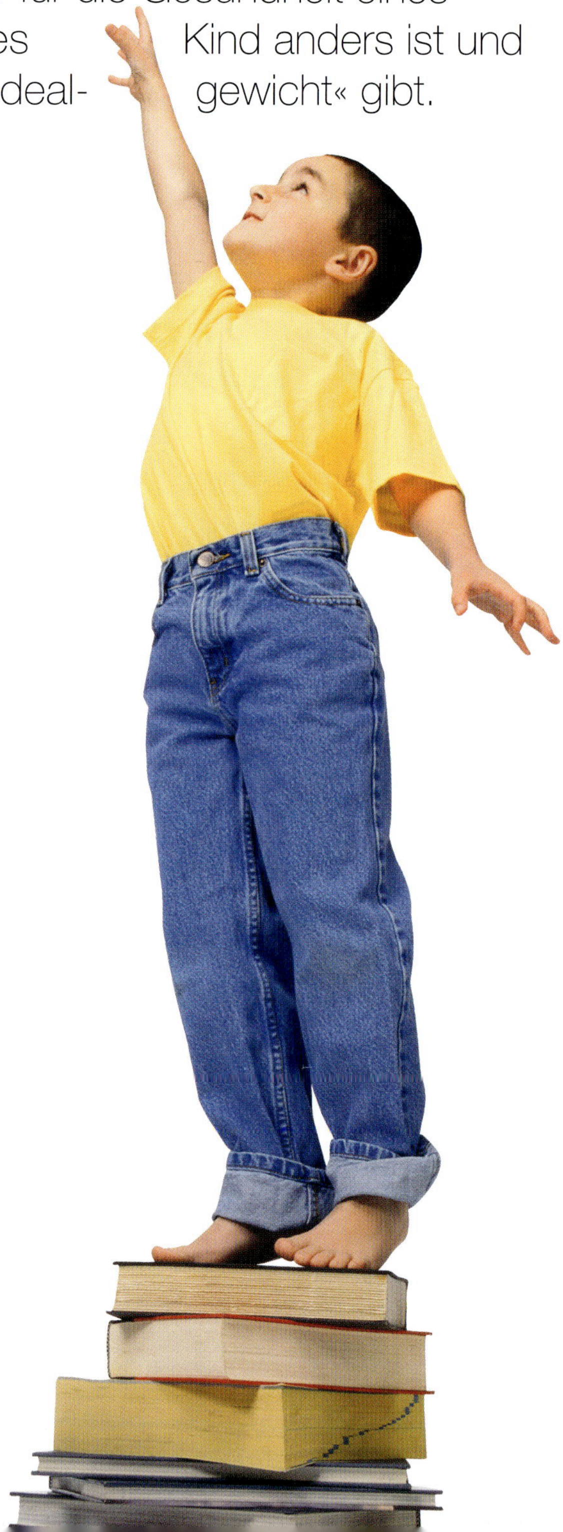

Wächst mein Kind normal?

Kinder entwickeln sich unterschiedlich schnell, sodass auch gleichaltrige Kinder größer, kleiner oder körperlich weiter oder weniger weit entwickelt sein können. In den ersten Jahren wird Ihr Kind regelmäßig vom Kinderarzt gewogen und gemessen. Die Ergebnisse lassen sich auf einem Diagramm veranschaulichen, auf dem Größe und Gewicht des Kindes im Lauf der Zeit dargestellt werden. Sie können ein solches Diagramm auch selbst erstellen.

Die Entwicklung verfolgen

Ihr Kind wird gleich nach der Geburt gemessen und gewogen, und auch die weitere Entwicklung wird vom Kinderarzt regelmäßig dokumentiert. Bei den Früherkennungs-Untersuchungen (abgekürzt U1 bis U9) wird die Entwicklung des Kindes verfolgt und überprüft. Dieses Vorsorgeprogramm wird bis zum sechsten Lebensjahr durchgeführt.

Die Kurven auf den Wachstumsdiagrammen repräsentieren Prozentwerte. Wenn beispielsweise die Werte Ihres Kindes auf der 50-Prozent-Kurve liegen, ist die eine Hälfte der Gleichaltrigen größer und die andere Hälfte gleich groß oder kleiner.

Die Diagrammkurven beschreiben die erwartete Gewichts- und Größenentwicklung eines Kindes. Im Idealfall decken sich Größen- und Gewichtskurve, wobei allerdings typbedingte Unterschiede zu berücksichtigen sind. Das Kind kann sich gemäß einer höheren oder tieferen Kurve entwickeln. Eine hohe Kurve ist jedoch nicht zwangsläufig besser als eine niedrige.

Es kann Abweichungen geben, auch wenn das Wachstum in der Regel der einmal eingeschlagenen Kurve folgt. Achten Sie jedoch auf plötzliche größere Veränderungen.

Bestimmung von **Größe und Gewicht**

Größe und Gewicht können in standardisierten Diagrammen festgehalten werden. Anhand solcher Diagramme können Sie plötzliche Veränderungen im Wachstumsverhalten Ihres Kindes leicht erkennen. Ein Punkt auf dem Diagramm gibt den augenblicklichen Entwicklungsstand Ihres Kindes im Vergleich zu seiner Altersgruppe wieder. Aber erst, wenn Sie Größe und Gewicht in zeitlicher Folge beobachten, erhalten Sie die Informationen, auf die es ankommt. Diese Diagramme zeigen Ihnen also entweder, dass das Wachstum Ihres Kindes erwartungsgemäß verläuft, oder geben Hinweise auf Entwicklungen, die Sie im Auge behalten sollten. Fragen Sie den Kinderarzt.

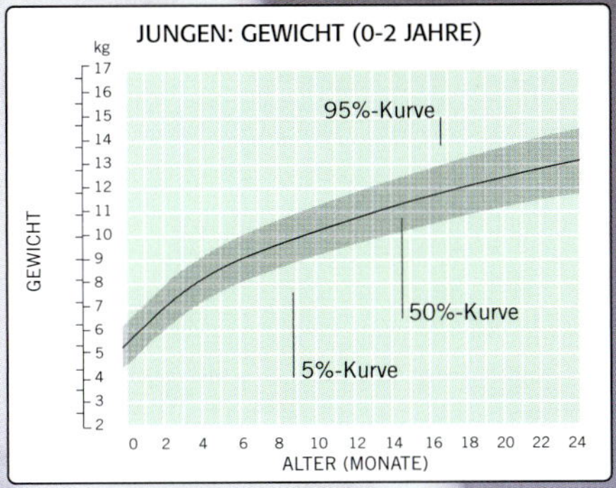

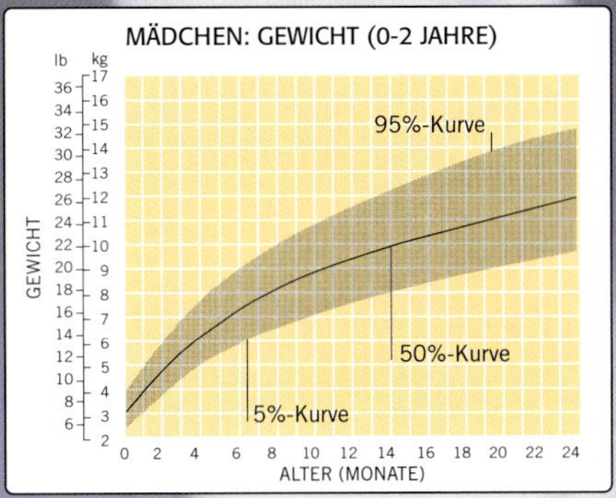

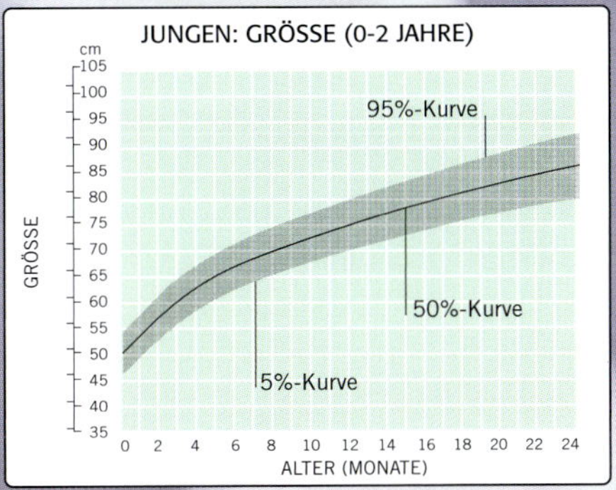

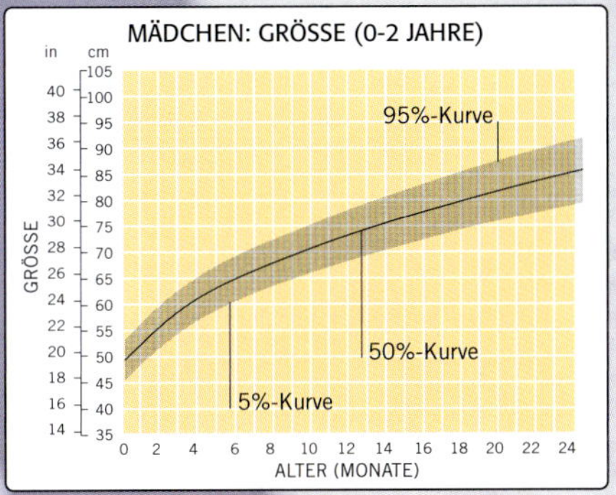

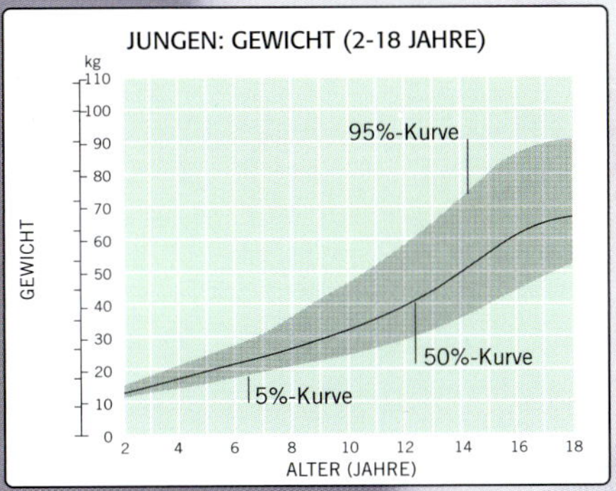

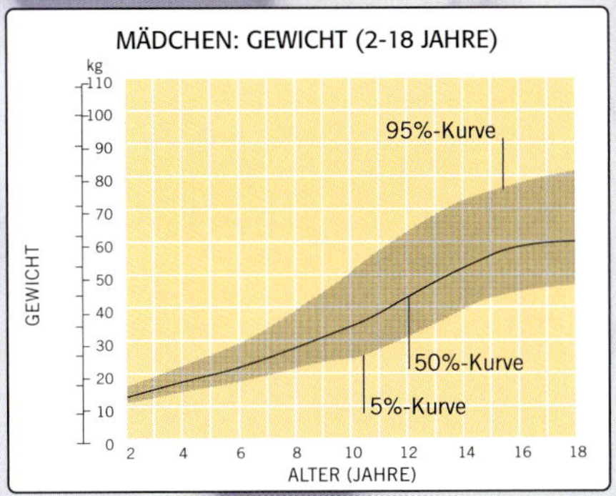

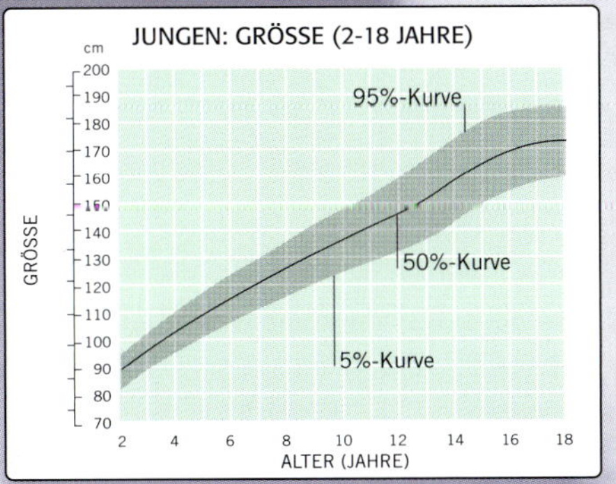

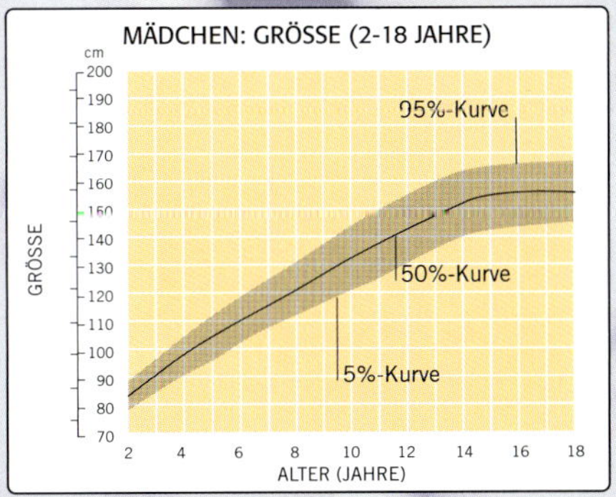

Hat Ihr Kind ein gesundes Gewicht?

Besser noch als ein Wachstumsdiagramm eignet sich der Body Mass Index (BMI), um festzustellen, ob sich das Gewicht eines Kindes in gesunden Grenzen bewegt. Sie können diesen Index mit einer Formel berechnen. Ihr Kinderarzt hilft Ihnen, das Ergebnis zu interpretieren.

Was sagt der BMI aus?

Mit dem Body Mass Index kann man aus der Größe und dem Gewicht einer Person auf ihren Körperfettanteil schließen. Der berechnete Wert (s. rechte Seite) wird dann in einem Diagramm mit den Standardwerten verglichen.

Die meisten Kinder befinden sich im gesunden Bereich, auch wenn ihre Größen- und Gewichtswerte stark variieren. Mittels BMI-Diagrammen kann der Arzt leichter erkennen, ob ein Kind übergewichtig ist oder in Gefahr ist, es zu werden. Wenn diese Gefahr rechtzeitig erkannt wird, können Arzt und Eltern gemeinsam gegensteuern und dem Kind dabei helfen, seine Bewegungs- und Ernährungsgewohnheiten zu ändern.

Sie sollten den BMI Ihres Kindes regelmäßig überprüfen und seine Entwicklung aufmerksam verfolgen.

Folgerungen aus dem BMI

Für die meisten Kinder liefert der BMI eine gute Schätzung des Körperfettanteils. Es handelt sich jedoch um keine direkte Messung, weshalb die BMI-Werte bei einigen Kindern und Jugendlichen irreführend sein können. Muskeln beispielsweise sind bedeutend schwerer als Fett, weshalb muskulöse Kinder unter Umständen hohe BMI-Werte haben, obwohl ihr Körperfettanteil im gesunden Bereich liegt. Ebenso kann ein Kind einen idealen BMI aufweisen und dennoch zu viel Körperfett haben. Auch Kinder im gesunden Gewichtsbereich können übergewichtig werden. Zu den Risikofaktoren gehören zu wenig Bewegung, eine fett- und zuckerreiche Ernährung und Gewichtsprobleme in der Familie.

In der Pubertät nimmt das Gewicht von Mädchen und Jungen häufig stark zu, und ihr BMI steigt sprunghaft an. In dieser Zeit kann es sinnvoll sein, einen Arzt oder Ernährungsexperten zu Rate zu ziehen, um zu beurteilen, ob die rasche Gewichtszunahme des Kindes Ausdruck einer normalen Entwicklung ist oder Anlass zur Sorge bietet. Einige Eltern befürchten, dass ihr Kind zu dünn ist oder nicht genug isst. Kinder, die auf dem Wachstumsdiagramm untergewichtig erscheinen, haben jedoch in den seltensten Fällen gesundheitliche oder andere Probleme, die besorgniserregend wären. Sprechen Sie im Zweifelsfall mit Ihrem Arzt. Versorgen Sie Ihr scheinbar zu dünnes Kind nicht ohne ärztlichen Rat mit zusätzlichen Kalorien. Und achten Sie darauf, dass sich Ihr Kind ausreichend bewegt, es sei denn, es liegt eine Essstörung in Form von Magersucht oder Bulimie (s. Seite 147) vor.

Wie verhalte ich mich gegenüber meinem übergewichtigen Kind?

Übergewicht kann seine Ursache in genetischen Faktoren, Lebensgewohnheiten oder beidem haben. Weil Gene und Gewohnheiten von einer Generation zur nächsten weitergegeben werden, kommt es vor, dass ganze Familien mit Übergewicht zu kämpfen haben. Möglicherweise nehmen Sie nur ungern zur Kenntnis, dass Ihr Kind Übergewicht oder besorgniserregende BMI-Werte hat. Aber wenn das Gewichtsproblem erst einmal erkannt wurde, haben Sie die Chance, für Ihr Kind und die ganze Familie neue und gesündere Verhaltensmuster zu entwickeln.

Für die meisten übergewichtigen Kinder sind Diäten unnötig und nicht empfehlenswert. Beraten Sie sich in jedem Fall mit einem Arzt oder Ernährungsexperten, bevor Sie mit Ihrem Kind eine Schlankheitsdiät durchführen. Eine starke Drosselung der Kalorien- und Nährstoffzufuhr kann die Gesundheit und die körperliche Entwicklung Ihres Kindes ernsthaft gefährden. Das Ziel sollte nicht sein, ein Ideal zu erreichen, sondern in einem Gewichtsbereich zu bleiben, der ein gesundes Wachstum und eine gesunde Entwicklung ermöglicht.

Kinder müssen die Bedeutung gesunder Ernährung und ausreichender Bewegung kennen lernen – aber ohne es auf die Spitze zu treiben. Achten Sie auf Anzeichen von Eigeninitiative bei Ihren Kindern. Viele Jugendliche, insbesondere Mädchen, leiden unter der mit der Pubertät einhergehenden Gewichtszunahme. Helfen Sie ihnen, die Veränderungen zu verstehen, und antworten Sie bereitwillig auf Fragen. Klären Sie sie über die Gefahren von Modediäten, Fastenkuren und anderen Ernährungseinschränkungen auf, die ihrer Gesundheit und ihrer körperlichen Entwicklung schaden können. (Näheres über Essstörungen erfahren Sie auf Seite 163.)

BMI-Berechnung

Berechnen Sie den BMI Ihres Kindes mit Hilfe der untenstehenden Formel. Suchen Sie anschließend den errechneten Wert auf der linken Skala und das Alter des Kindes auf der unteren Skala des betreffenden BMI-Diagramms (je nachdem, ob Junge oder Mädchen). Der Bereich, in dem der durch diese beiden Koordinaten bezeichnete Punkt liegt, stellt die Gewichtskategorie Ihres Kindes dar.

FORMEL

Berechnen Sie den BMI Ihres Kindes mit Hilfe der folgenden mathematischen Formel:

BMI = Gewicht in kg ÷ (Größe in m ¥ Größe in m)

1. Multiplizieren Sie die Größe des Kindes mit sich selbst.
2. Teilen Sie das Gewicht des Kindes durch diesen Wert.

GEWICHTSBEREICHE

Sobald Sie den BMI Ihres Kindes wissen, können Sie ihn anhand des entsprechenden BMI-Diagramms mit den Standardwerten seiner Altersgruppe vergleichen. Die vier Gewichtsbereiche sind:

- Untergewicht: unterhalb des schattierten Bereichs
- Gesundes Gewicht: innerhalb des schattierten Bereichs
- Übergewicht: direkt oberhalb des schattierten Bereichs
- Fettleibigkeit: über der obersten Kurve

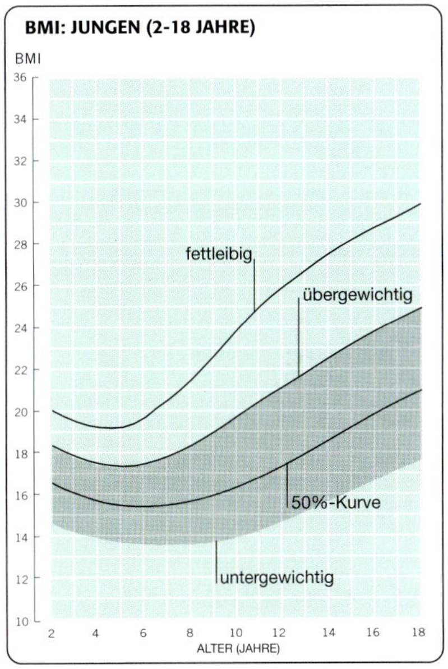

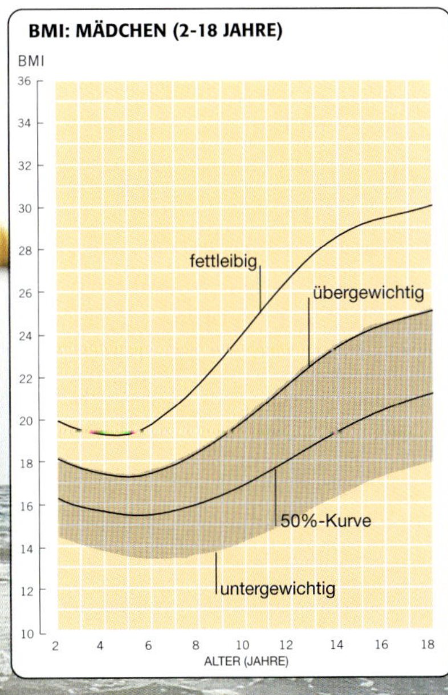

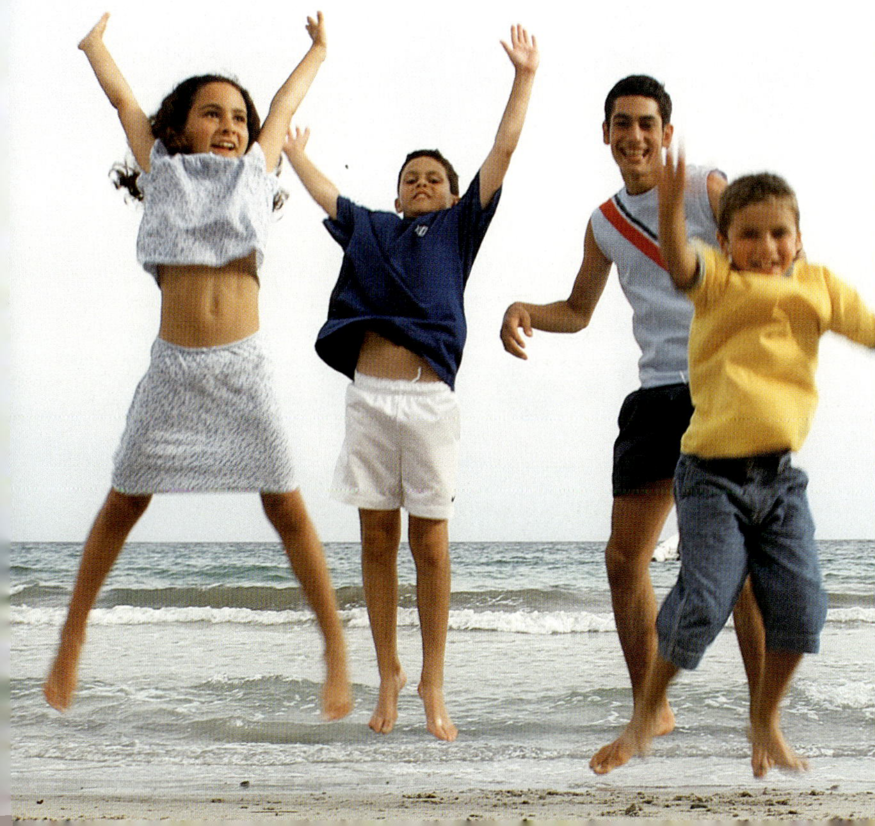

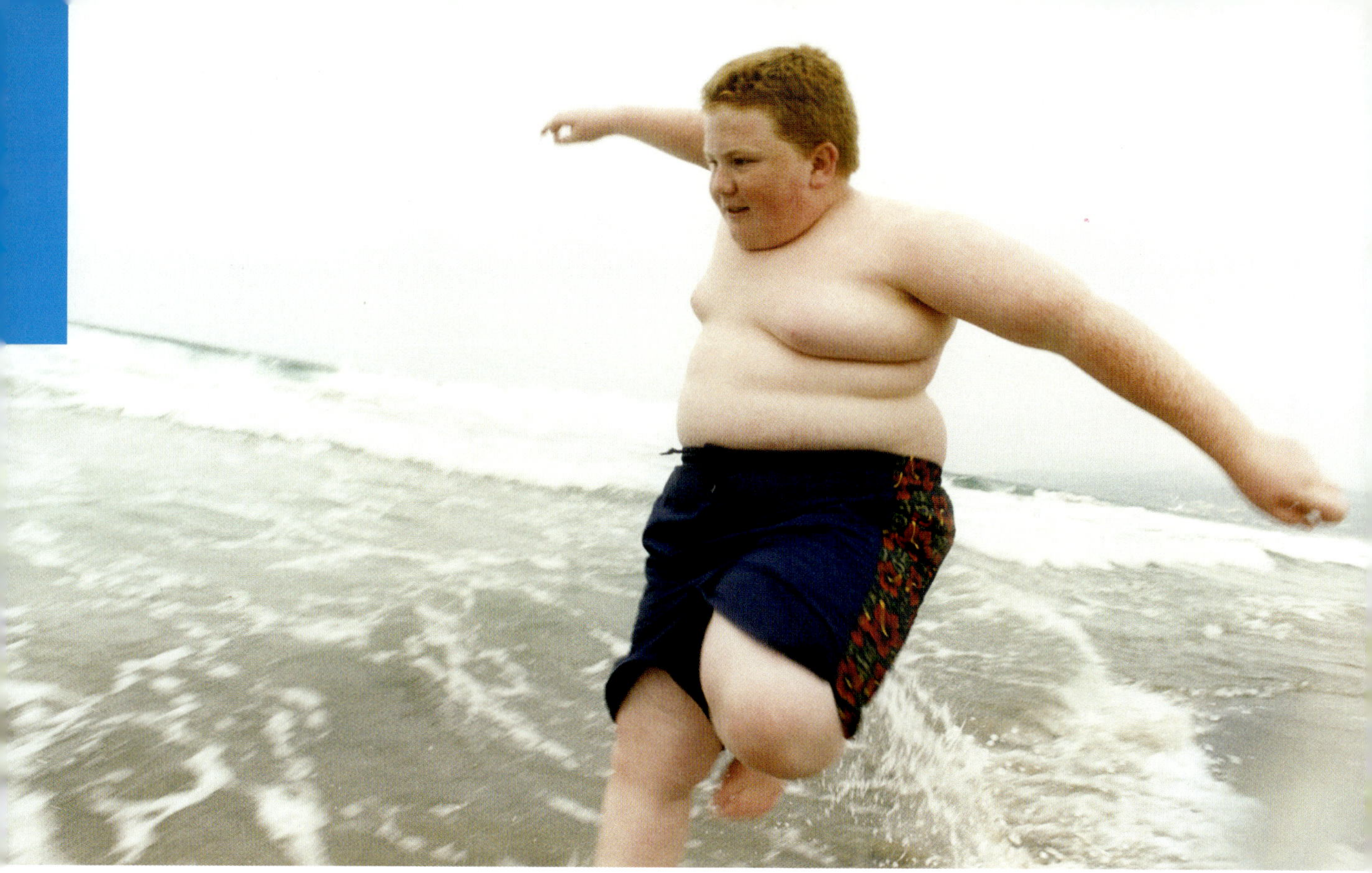

Übergewichtige Kinder

Seit 1985 hat sich die Zahl übergewichtiger Kinder in Deutschland verdoppelt. Es ist wichtig zu wissen, warum Kinder immer schwergewichtiger werden und was sich dagegen tun lässt.

Prognostizierbare Probleme

Übergewicht und Fettleibigkeit bei Kindern ist ein wachsendes Problem. Jedes fünfte Kind ist übergewichtig, und sieben bis acht Prozent der Heranwachsenden gelten als krankhaft fettleibig. Das sind viele Kinder – und viele besorgte Eltern.

Der bestmögliche Rat lautet: Befassen Sie sich lieber früher als später mit dem Problem. Einem Vierjährigen mit einem leichten Gewichtsproblem können Sie eher helfen als einem Zwölfjährigen mit einem »gewichtigen« Problem. Und während lediglich aus 20 Prozent der übergewichtigen Vierjährigen übergewichtige Erwachsene werden, haben 40 Prozent der übergewichtigen Siebenjährigen und bis zu 80 Prozent der übergewichtigen Teenager auch als Erwachsene Übergewicht.

Kinder haben es im Prinzip leichter als Erwachsene, ein gesundes Gewicht zu erreichen. Vor allem haben sie besorgte Eltern, die ihnen dabei helfen. Besonders jüngere Kinder lassen sich noch leichter in Richtung auf ein vernünftiges Ess- und Bewegungsverhalten beeinflussen. Zudem verbrennen Kinder schon deshalb viele Kalorien, weil sie Kinder sind – ihre Körper müssen noch wachsen, und die meisten Kinder sind von Natur aus sehr aktiv.

Wenn die Gewichtsprobleme eines Kindes ignoriert werden, so drohen ernste Gesundheitsprobleme (s. Seite 22). Auch die gruppensozialen und emotionalen Folgen können gravierend sein und noch zunehmen, wenn aus dem dicken Kind ein übergewichtiger Erwachsener wird.

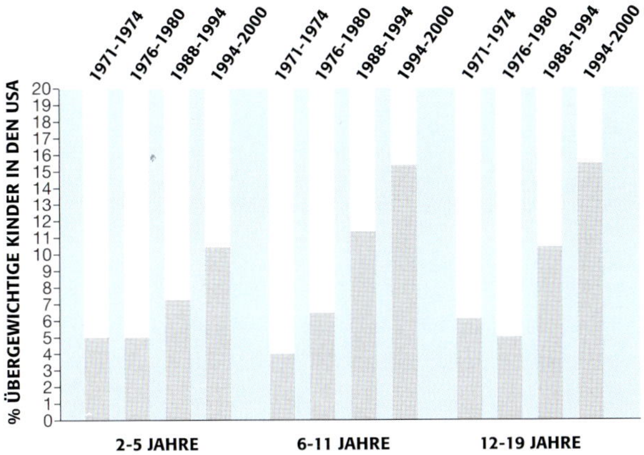

Zunahme übergewichtiger Kinder
Dieses Diagramm illustriert den dramatischen Anstieg des Anteils übergewichtiger Kinder in den USA. Gesundheitsexperten befürchten aufgrund aktueller Statistiken, dass dieser Trend auch nach Europa übergreift.

Emotionale Folgen

Übergewichtige Kinder leiden häufig unter sozialen und emotionalen Problemen. Sie werden von Gleichaltrigen ignoriert, gehänselt oder ausgelacht. Ein übergewichtiges Kind, das sich ausgegrenzt fühlt, entwickelt unter Umständen ein negatives Selbstbild, das sein Selbstwertgefühl und sein Selbstvertrauen untergräbt. Unter Erwachsenen nimmt die gesellschaftliche Ablehnung Übergewichtiger noch gravierendere Formen an.

Häufig haben übergewichtige Kinder ein gebrochenes Verhältnis zum Sport, weil sie vermeintlich nicht mithalten können und sich zudem scheuen, in Sportkleidung aufzutreten oder sich vor anderen umzuziehen.

Bei einigen übergewichtigen Kindern ziehen die Schwierigkeiten, die sie wegen ihrer Gewichtsprobleme im Umgang mit anderen haben, eine Kette weiterer Probleme nach sich. Kinder, die mit ihrem Gewicht und ihrem Aussehen unzufrieden sind, sind empfänglicher für riskante Gewaltdiäten. Übergewichtige Kinder sind zudem anfälliger für Depressionen und Suchtgefahren wie Drogen und Alkohol.

Gesundheitliche Folgen

Kinder- und Hausärzte diagnostizieren bei übergewichtigen Kindern zunehmend Krankheiten und Beschwerden, die man bislang nur bei Erwachsenen kannte, wie beispielsweise Bluthochdruck und Diabetes vom Typ 2. Diese Krankheiten erhöhen das Risiko von Herz-Kreislauf-Problemen im Alter, wobei die Weichen dafür häufig bereits im Kindesalter gestellt werden. Infolgedessen fordern diverse Fachinstitutionen, Verbände und Krankenkassen eine bessere Information und mehr Aufklärung über die Bedeutung von Ernährung und Bewegung für die Gesundheit und über Möglichkeiten zur Vorbeugung von Übergewicht.

Info

Was ist Diabetes Typ 2?

Man spricht von Diabetes, wenn der Körper nicht in der Lage ist, das Hormon Insulin in ausreichender Menge zu produzieren. Insulin wird dazu benötigt, den Zucker, der als Treibstoff dient, von der Blutbahn in die Körperzellen zu transportieren.

Es gibt im Wesentlichen zwei Arten von Diabetes: Typ 1 und Typ 2. Beim Typ 1 stellt der Körper überhaupt kein Insulin mehr her, sodass das Hormon regelmäßig gespritzt werden muss, um den Blutzuckerspiegel so normal wie möglich zu halten. Von der Krankheit sind in der Hauptsache Kinder und Jugendliche im schulpflichtigen Alter betroffen. Die Anlage dazu wird vererbt und hat nichts mit dem Körpergewicht zu tun. (Näheres zum Diabetes vom Typ 1 finden Sie auf Seite 176.)

Diabetes vom Typ 2 betrifft hingegen vorwiegend Übergewichtige. Diabetiker dieses Typs produzieren zwar weiter Insulin, ihre Körperzellen reagieren jedoch nicht mehr ausreichend darauf, sodass man auch von Insulinresistenz (verminderte Insulinempfindlichkeit) spricht. Bei einer Insulinresistenz sind möglicherweise Medikamente und/oder Insulinspritzen erforderlich.

Der ursprünglich als Altersdiabetes bezeichnete Diabetes vom Typ 2 war bis vor kurzem bei Kindern und Jugendlichen unbekannt. Mittlerweile leiden aber bereits rund 5000 Kinder in Deutschland an dieser Stoffwechselstörung.

Diabetes und Insulinresistenz erhöhen das Risiko von Herzerkrankungen, Schlaganfall und Nierenversagen im späteren Leben. Zudem lassen neuere Forschungsergebnisse darauf schließen, dass Diabetes vom Typ 2 die Wahrscheinlichkeit einer Alzheimererkrankung erhöht.

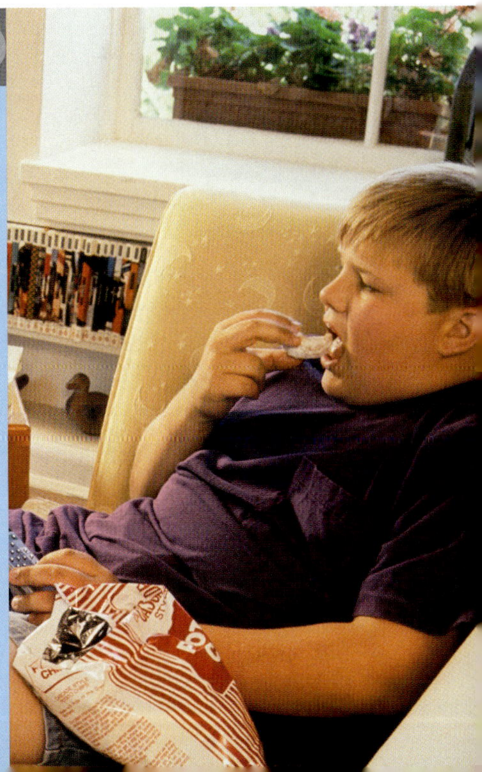

Häufige Klagen

Obwohl der medizinische Fortschritt die Gesundheit der Kinder in vieler Hinsicht verbessert hat, steigt die Zahl der Arztbesuche übergewichtiger und fettleibiger Kinder. Dass sich übergewichtige Kinder häufig nicht so gut fühlen wie ihre Altersgenossen, hat viele mögliche Gründe.
Hier einige häufige Klagen:

»Ich bin der Größte in meiner Klasse.« Übergewichtige Jungen und Mädchen wachsen häufig schneller und kommen früher in die Pubertät als ihre Altersgenossen. Das führt dazu, dass sie äußerlich älter wirken, als sie innerlich sind, und dass die Erwartungen der Umwelt an ihr Verhalten sie überfordert. Kinder, insbesondere Mädchen, die während ihrer Pubertät übergewichtig waren, bleiben es häufig auch als Erwachsene.

»Ich habe Schmerzen in den Knien.« Übergewichtige Kinder haben häufig Knochen- und Gelenkprobleme. Sie sind dann nur bedingt in der Lage, am Sportunterricht teilzunehmen. Wenn die orthopädischen Probleme sehr schwerwiegend sind, kann eine Operation nötig sein. Wenn Ihr Kind hinkt oder über Knie-, Hüft- oder Beinschmerzen klagt, sollten Sie in jedem Fall einen Arzt zu Rate ziehen.

»Ich schlafe im Unterricht vor Müdigkeit ein.« Übergewicht kann zu Schlafschwierigkeiten wie Apnoe führen, einer Art Atemstillstand, der den Schlaf unterbricht. Wenn ein Kind nachts nicht genug schläft, hat es am Tage Schwierigkeiten, dem Unterricht aufmerksam zu folgen. Schlafapnoe kann zudem das Herz belasten und den Blutdruck erhöhen.

»Meine Regel fällt oft aus.« Der Menstruationszyklus bei übergewichtigen Mädchen ist häufig wegen hormoneller Unausgewogenheit gestört. Unter Umständen haben diese Mädchen später vermehrt Fruchtbarkeitsprobleme.

»Im Sportunterricht geht mir ständig die Puste aus.« Ein Kind mit Übergewicht gerät rasch außer Atem, wenn es sich bewegt. Ein eventuell bestehendes Asthma kann die Situation dieser Kinder noch verschlimmern. Zu Atemproblemen sollten Sie in jedem Fall einen Arzt befragen.

Gesundheitsprobleme **stark übergewichtiger Kinder**

Mit der Zunahme übergewichtiger Kinder häufen sich auch die gewichtstypischen Krankheiten. Einige von ihnen, wie der Diabetes vom Typ 2, machen den Kindern unmittelbar zu schaffen. Andere Probleme treten erst im Erwachsenenalter zutage, auch wenn die Ursache im Übergewicht des einstigen Kindes zu suchen ist. Auch das Risiko späterer Herzprobleme ist bei Kindern mit normalem Gewicht geringer.

KINDHEIT

- Atemlosigkeit
- Asthma und andere Atemprobleme
- Schlafapnoe (Atemstillstand während des Schlafes)
- Bluthochdruck
- Diabetes Typ 2
- Knie- und Hüftprobleme
- Menstruationsunregelmäßigkeiten
- erhöhter Cholesterinspiegel
- Lebererkrankungen
- Gallensteine und Gallenblasenleiden
- Depression

ERWACHSENENALTER (LANGFRISTIGE FOLGEN)

- Bluthochdruck
- erhöhter Cholesterinspiegel
- Diabetes Typ 2
- Herz-Kreislauf-Probleme (z.B. Herz- und Schlaganfall)
- kongestive Herzinsuffizienz
- Atemprobleme, Schlafapnoe
- erhöhtes Risiko, an bestimmten Krebsarten (Brust-, Prostata- und Darmkrebs) zu erkranken
- erhöhtes Risiko eines plötzlichen Todes
- erhöhtes Risiko bei Betäubungen und chirurgischen Eingriffen
- Unfruchtbarkeit und Schwangerschaftsprobleme
- Arthritis
- Leberkrankheiten
- Gallensteine und Gallenblasenkrankheiten
- Gicht
- Depression

Wo Sie Hilfe bekommen

Der Arzt Ihres Kindes kann einschätzen, wie gravierend die Gewichtsprobleme sind, und weitere Schritte empfehlen. Er kann Sie beispielsweise an einen Ernährungsberater verweisen, der Ihnen und Ihrem Kind helfen kann, geeignete Ernährungsziele zu erreichen.

Eine veränderte Lebensweise

Ihr Hausarzt kann Ihnen Tipps geben, wie Sie Ihrem übergewichtigen Kind helfen können. Es gibt drei mögliche Ansätze:

- Verlangsamung der Gewichtszunahme,
- Stopp der Gewichtszunahme,
- Reduzierung des Gewichts.

Wenn Ihr Kind übergewichtig ist, könnte das Ziel darin bestehen, ein konstantes Gewicht beizubehalten, damit es mit zunehmender Größe wieder schlanker wird. Wenn Ihr Kind jedoch stark übergewichtig oder fettleibig ist, ist es damit wahrscheinlich nicht getan.

Jeder systematische Versuch einer Gewichtsabnahme sollte unter Aufsicht eines Arztes oder Ernährungsberaters erfolgen und auf eine langfristige Verhaltensumstellung abzielen, nicht auf eine kurzfristige Gewichtsreduzierung. Schlankheitskuren – besonders solche, die auf einer Drosselung der Kalorienzufuhr basieren – sowie Diätnahrungsmittel für Erwachsene sind für Kinder nicht geeignet. Seien Sie zudem vorsichtig mit Diätprogrammen, die unrealistische Versprechungen machen oder Erfolge garantieren.

Expertenrat

Der Arzt kann Sie an einen Ernährungsberater verweisen, von dessen Rat die gesamte Familie profitieren kann. Auf der Basis der Krankengeschichte und der augenblicklichen Verfassung Ihres Kindes kann er geeignete Ernährungsumstellungen vorschlagen und Ihnen und Ihrem Kind bei der praktischen Umsetzung behilflich sein. Zudem wird er ein bestimmtes Bewegungspensum empfehlen.

Bei jüngeren Kindern ist es leichter, die Ernährung umzustellen, weil der Einfluss der Eltern größer ist. Bei älteren Kindern ist es wichtig, dass sie selbst motiviert sind, ihre Situation zu verändern, da sie mehr Zeit außer Haus verbringen und auch außer Haus essen.

Zusammenarbeit

Kinder bekommen ihr Gewichtsproblem nur dann in den Griff, wenn die gesamte Familie mitmacht. Es bringt nichts, wenn die neuen Ess- und Bewegungsregeln nur für das übergewichtige Kind gelten. Von gesünderen Mahlzeiten, reduzierten Fernsehzeiten und vermehrtem Sport profitieren sämtliche Familienmitglieder.

Ihr Kind hat sein Übergewicht im Lauf einer langen Zeit erworben und braucht unter Umständen ebenso lange, bis es wieder zu einem gesunden Gewicht zurückfindet. Das ist nicht einfach. Am besten helfen Sie ihm, indem Sie ihm ein gutes Vorbild sind und ihm jederzeit Ermunterung, Unterstützung und Liebe geben.

Info

Ernährungsberatung

Wenn Sie sich wegen des Gewichts Ihres Kindes Sorgen machen, können Sie Ihren Hausarzt bitten, Sie an einen Ernährungsberater zu überweisen. Kinder benötigen für ihr Wachstum eine ausgewogene Versorgung mit Nährstoffen wie Vitaminen und Mineralien. Eine strenge Diät kann zu Ernährungsdefiziten führen, die seine langfristige Gesundheit und Entwicklung gefährden. Lassen Sie sich deshalb in jedem Fall von einem qualifizierten Fachmann beraten, bevor Sie mit Ihrem Kind eine Diät beginnen. Bitten Sie Ihren Haus- oder Kinderarzt, Ihnen einen Termin bei einem Ernährungsberater zu verschaffen, der einen auf die Bedürfnisse Ihres Kindes abgestimmten Plan erstellen kann.

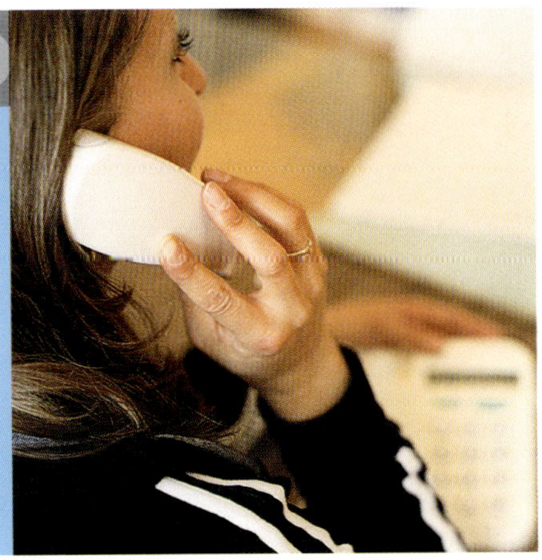

Für die ganze Familie

Auch wenn es Ihnen undenkbar erscheint, die Gewohnheiten Ihrer Familie zu verändern – es ist gar nicht so schwer. Fangen Sie langsam an, bis jeder spürt, wie gut ihm die gesündere Lebensweise tut.

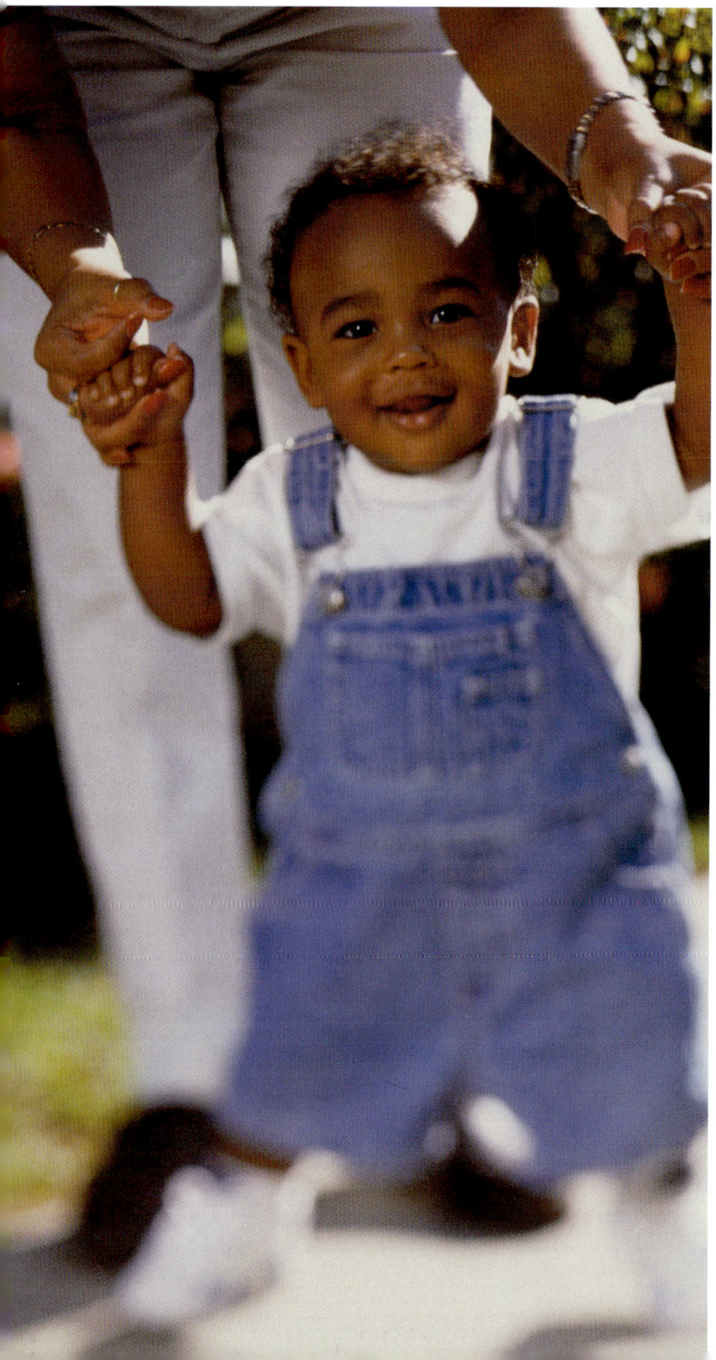

Teamgeist

Machen Sie sich auf einige Schwierigkeiten gefasst, wenn Sie versuchen, die Ess- und Bewegungsgewohnheiten Ihrer Familie zu verändern. Vielleicht müssen Sie auch einige Ihrer eigenen Gewohnheiten überprüfen.

Sie können die Ess- und Bewegungsmuster Ihres Kindes am besten ändern, indem Sie die gesamte Familie einbeziehen. Wie jedes Team benötigt auch dieses »Familienteam« einen Leiter oder Trainer – eine Rolle, die in diesem Fall Ihnen als Mutter oder Vater zufällt.

Mit gutem Beispiel voran Die Eltern dienen als wichtiges Vorbild. Sprechen Sie darüber, warum Sie Obst als Zwischenmahlzeit bevorzugen, einen Aerobic-Kurs besuchen und möglichst viele Wege zu Fuß zurücklegen.

Früh anfangen Warten Sie nicht, bis Ihr Kind übergewichtig ist. Es ist leichter, ein gesundes Gewicht zu halten, als Übergewicht wieder loszuwerden.

Gemeinsam aktiv Machen Sie es zur Familiengewohnheit, aktiv zu sein, statt im Fernsehsessel zu sitzen. Eine aktive Familie erleichtert es dem Kind, sich auf positive Weise zu verausgaben. Und auch die Erwachsenen profitieren davon.

Gemeinsam kochen Beteiligen Sie Ihr Kind regelmäßig an der Vorbereitung der Mahlzeiten. Kleine Kinder lernen beim Wiegen und Abmessen ein bisschen Mathematik, und sie machen sich mit der Chemie des Kochens vertraut. Zudem erfahren sie etwas über gesunde Zutaten. Den älteren Kindern macht es Spaß, ihre Lieblingsspeisen selbst zuzubereiten. Und vielleicht wächst dadurch ihre Motivation, sich gesund zu ernähren.

Gemeinsam essen Gemeinsame Familienmahlzeiten spielen eine wichtige Rolle. Die Kinder erleben ihre Eltern dabei, wie sie sich gesund ernähren, und bekommen möglicherweise Lust, neue Gerichte auszuprobieren. Die Eltern erfahren, was ihrem Kind schmeckt und was nicht, und die gemeinsam verbrachte Zeit gibt allen Gelegenheit, miteinander Spaß zu haben und sich auszutauschen.

Familienplan

Ein Plan kann den Familienmitgliedern helfen, ihre Ess- und Bewegungsmuster im Blick zu behalten. Bestimmen Sie Ziele für die ganze Familie, beispielsweise eine tägliche Einheit Sport und täglicher Verzehr von Obst und Gemüse, und protokollieren Sie die Einhaltung dieser Ziele.

	HEUTE SPORT GEMACHT					HEUTE OBST & GEMÜSE GEGESSEN				
TAG	MAMA	PAPA	TIM	EMMA	MICHI	MAMA	PAPA	TIM	EMMA	MICHI
Montag	✓	–	✓	✓	–	✓	–	✓	✓	✓
Dienstag	–	–	✓	–	✓	✓	✓	✓	–	✓
Mittwoch	✓	✓	–	✓	✓	✓	✓	–	✓	✓
Donnerstag	–	✓	✓	✓	✓	–	✓	–	✓	✓
Freitag	✓	–	–	✓	–	✓	✓	✓	–	✓
Samstag	–	–	✓	–	–	✓	–	✓	–	–
Sonntag	✓	✓	✓	–	✓	✓	–	✓	✓	✓

Tipps

Familienfreundliche Aktivitäten

Wenn Sie mit Ihrer Familie oft vor dem Fernseher sitzen, können folgende Ideen Sie vielleicht vom Sofa locken:

Morgengymnastik Läuft der Fernseher schon morgens? Lassen Sie ihn einfach mal aus und machen Sie stattdessen vor dem Frühstück ein paar einfache Dehn- und Konditionsübungen mit Ihrem Kind. Springen oder laufen Sie auf der Stelle – Sie werden sich gleich viel wacher fühlen.

Mitarbeit im Haushalt Alle Familienmitglieder können sich entsprechend ihrem Alter an den Aufgaben im Haushalt beteiligen. Das schafft nicht nur mehr Bewegung für alle, sondern auch ein schöneres Zuhause.

Verregnete Tage Wenn es draußen gießt, ist die Versuchung groß, sich einfach vor den Fernseher zu setzen. Wie wäre es, wenn Sie bestimmte Spielsachen und Spiele für solche verregneten Tage bereithalten?

Dampf ablassen Nehmen Sie sich vor dem Abendessen etwas Zeit, um die Anspannung von Schule, Haushalt und Arbeit von sich abfallen zu lassen. Spielen Sie im Garten eine Runde Fangen.

Tanzen vor dem Essen Legen Sie flotte Musik auf, während Sie das Abendessen zubereiten. Ihr Kind kann dann in dieser Zeit zur Musik tanzen.

Geteiltes Hobby Bringen Sie Ihrem Kind die Grundlagen Ihres Lieblingshobbys bei, und verwirklichen Sie einfache Projekte gemeinsam. Das Kind wird die Zeit mit Ihnen genießen.

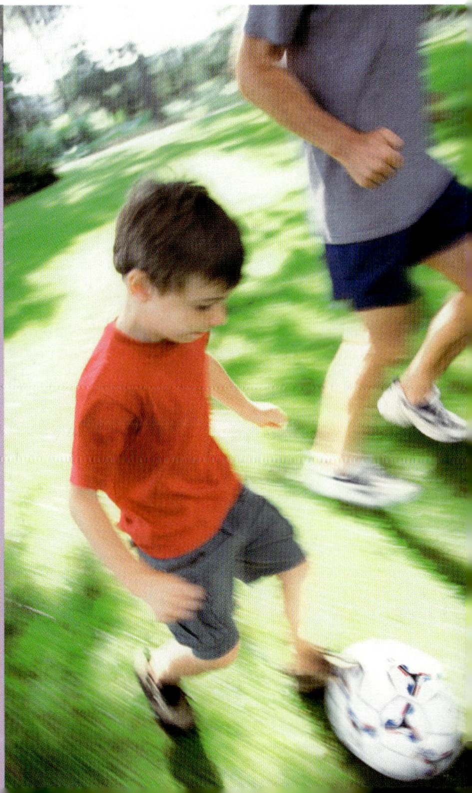

Erziehung zu gesunder Ernährung

Eine gesunde, positive Einstellung zur Ernährung kann Ihrem Kind – und Ihnen selbst – ein Leben lang gute Dienste leisten. Denken Sie daran, dass Sie mit Ihrem Verhalten, ob beim Einkaufen, in der Küche oder im Restaurant, Ihr Kind beeinflussen.

Nährstoffreiche und abwechslungsreiche Kost

Eine gute Ernährung ist wichtig für das Wachstum und die Entwicklung Ihres Kindes. Außerdem

- hilft sie dem Kind, ein gesundes Gewicht zu halten,
- liefert sie Energie für Schule und Sport,
- fördert sie gesunde Essgewohnheiten, die das Kind ein Leben lang begleiten.

Einige Eltern überlegen, ob sie ihren Kindern Vitaminpräparate geben sollten. Die meisten Kinder benötigen keine zusätzlichen Vitamine, solange sie sich abwechslungsreich ernähren. Es müssen nicht unbedingt große Mengen an vitaminhaltigen Nahrungsmitteln sein. Eine halbe Orange reicht für den Vitamin-C-Bedarf eines Fünfjährigen aus. Wenige frische Möhren decken den Vitamin-A-Bedarf eines Zehnjährigen. (Mehr zu Vitaminen erfahren Sie auf Seite 39.)

Vorurteil: Gesunde Ernährung bedeutet, auf die Lieblingsrezepte zu verzichten.

Tatsache: Mit folgenden Ideen können Sie Ihre Familienkost gesünder machen, ohne Proteste zu ernten. Ersetzen Sie einzelne Zutaten durch gesündere – erst teilweise, dann vollständig. So wird Ihre Familie es womöglich gar nicht bemerken.

- Ersetzen Sie die Sahne in Puddings, Soßen und Aufläufen durch fettarme Milch.
- Verwenden Sie beim Braten nur einen dünnen Ölfilm, den Sie mit einem Ölsprüher aufsprühen können.
- Binden Sie Soßen und Suppen mit etwas püriertem Gemüse, einer gekochten Kartoffel oder Kartoffelpüreeflocken statt mit Sahne oder Mehlschwitze.
- Verflüssigen Sie Kartoffelbrei mit Hühnerbrühe oder fettarmer Milch statt mit Butter.
- Ersetzen Sie beim Backen Fett durch Apfel-, Pflaumen- oder Aprikosenpüree.
- Backen Sie mit Kakaopulver statt Schokolade und kochen Sie Kakao mit fettarmer Milch.

Hier sind drei einfache Regeln, wie Sie Ihren Kindern gesunde und nährstoffreiche Kost vorsetzen können:

- Servieren Sie viel Obst, Gemüse und Vollkornprodukte.
- Bringen Sie verschiedene fettarme und eiweißreiche Gerichte auf den Tisch, wie beispielsweise Geflügel, mageres Fleisch, Tofu, Fisch und Ei (mehr zu Eiweiß erfahren Sie auf Seite 35).
- Geben Sie Ihren Kindern statt Limonade Wasser oder Milch zu trinken.

Neben einem Angebot an gesunder Kost können Eltern ihren Kindern beibringen, auf die Hungersignale des eigenen Körpers zu hören. Das beginnt schon im Säuglingsalter: Ein Baby zeigt, dass es satt ist, indem es den Kopf von Flasche oder Brust abwendet.

Wenn die Kinder älter werden, können die Eltern ihnen helfen, auf die eigenen Körpersignale zu hören. Wer sein Gewicht im gesunden Bereich halten will, muss ein Gefühl dafür entwickeln, wann er satt ist.

Gesund einkaufen

Sie denken vielleicht, gesundes Essen sei teurer, aber in Wirklichkeit bekommen Sie mehr für Ihr Geld, wenn Sie gesunde Grundnahrungsmittel kaufen, als wenn Sie es für ungesunde Snacks und Fertigmahlzeiten ausgeben.

- Konzentrieren Sie sich bei der Erstellung Ihrer Einkaufsliste auf gesunde, nährstoffreiche Zutaten wie frisches oder tiefgefrorenes Obst und Gemüse, mageres Fleisch und Geflügel, frischen Fisch, Vollkorn- und Magermilchprodukte. Denken Sie auch an gesunde Schul- und Zwischenmahlzeiten.
- Sparen Sie Geld, indem Sie saisonale Produkte kaufen.
- Kaufen Sie auf Märkten ein, auf denen lokale Produzenten ihre besten Produkte anbieten.
- Halten Sie sich im Supermarkt an Ihre Einkaufsliste. Lassen Sie sich nicht von Sonderangeboten dazu verführen, weniger gesunde Fertiggerichte zu kaufen.

Nähere Informationen zum Einkauf und zum Lesen von Produktaufschriften finden Sie auf den Seiten 46–48.

Vermeiden Sie radikale Einschnitte

Wenn Sie den guten Vorsatz gefasst haben, die Familiengepflogenheiten zu verändern, sind Sie möglicherweise versucht, zucker-, schokolade- und fetthaltige Lebensmittel vollständig vom Speiseplan zu verbannen. Tun Sie das nicht. Die Streichung sämtlicher Süßigkeiten und Knabbereien kann nach hinten losgehen. Die Folge könnte sein, dass Ihr Kind jede Gelegenheit nutzt, um sich außerhalb der Familie mit den »verbotenen« Dingen vollzustopfen.

Versuchen Sie einen Mittelweg zu finden. Sprechen Sie nicht von »schlechtem Essen«. Gönnen Sie Ihrem Kind beim Einkaufen einen Leckerbissen. Oder bereiten Sie gemeinsam einen Lieblingsnachtisch vor. Aber setzen Sie Grenzen. Füllen Sie lieber eine kleine Schüssel mit Kartoffelchips, anstatt die gesamte Tüte freizugeben. Das genügt, um die Sehnsucht des Kindes nach einer Süßigkeit oder einer Knabberei zu stillen, während gleichzeitig Platz für gesunde Nahrung bleibt.

Auswärts essen

Viele Familien gehen lieber rasch ins Restaurant, als zu Hause zu kochen. Nur sind die Portionen in vielen Restaurants bekanntlich eher groß. Sie sollten also beim Restaurantbesuch einige Tipps beherzigen: Beschränken Sie Ihr Kind nicht auf die Kindergerichte, da unter dieser Rubrik häufig nicht gerade die gesündesten Speisen angeboten werden. Fragen Sie stattdessen, ob die Erwachsenenmahlzeiten auch als Kinderportion erhältlich sind. Andernfalls können sich vielleicht zwei Kinder eine Portion teilen, oder Sie selbst übernehmen die zweite Hälfte. Wenn Salat oder Gemüse dabei ist, umso besser. Eine andere Möglichkeit besteht darin, Gerichte zum Mitnehmen zu kaufen und sie dann zu Hause auf die familienübliche Art aufzuteilen.

Wenn Sie gelegentlich am Drive-in-Fenster oder an der Theke eines Fastfoodrestaurants Essen zum Mitnehmen bestellen, sind Sie nicht allein. Diese fettreiche und vitaminarme Ernährung sollte aber die Ausnahme sein. Auch für Fastfood gilt die Regel vom Mittelweg: Lassen Sie Ihr Kind von Zeit zu Zeit ruhig einen Burger oder Pommes frites essen, solange daraus keine tägliche oder wöchentliche Gewohnheit wird. Auch beim Fastfood sollten Sie mit gutem Beispiel vorangehen. Mittlerweile bieten Fastfood-Restaurants auch fettarme Mahlzeiten wie Hähnchen, Salat, Joghurt oder Suppe an. Das nächste Mal wird Ihr Kind vielleicht Ihrem Beispiel folgen.

Tipps

Regeln für die gesunde Ernährung

- Nehmen Sie die Hungersignale Ihres Kindes ernst. Hören Sie auf das Kind, wenn es sagt, dass es hungrig ist, und zwingen Sie es nicht weiterzuessen, wenn es satt ist.
- Fördern Sie die Neugier Ihres Kindes auf unterschiedliche Gerichte und Geschmacksrichtungen.
- Achten Sie darauf, dass Ihr Kind genügend Vollkornkost, Obst und Gemüse isst.
- Versuchen Sie, regelmäßige Essenszeiten einzuhalten und auch für die Zwischenmahlzeiten zeitliche Regeln zu befolgen.
- Essen Sie gemeinsam und servieren Sie nährstoffreiche Kost.
- Lassen Sie sich Zeit für die Mahlzeiten. Beim langsamen Essen kann Ihr Kind ein Gespür für den eigenen Hunger und das Sättigungsgefühl entwickeln.
- Belohnen Sie Ihr Kind nicht mit Nachtisch oder Süßigkeiten – auch nicht dafür, dass es aufgegessen hat.
- Setzen Sie Essen nicht als Belohnung oder als Mittel gegen Stress oder Langeweile ein. Essen kann dazu dienen, seelische Schmerzen zu lindern und Trost zu spenden. Dabei ist es jedoch wichtig, dass die Kinder auch andere Arten des Trostes kennen lernen, damit sie nicht vom Essen als seelischem Allheilmittel abhängig werden.
- Zwingen Sie Ihr Kind nicht dazu, den Teller leer zu essen. Wurden Sie von Ihren Eltern ermahnt, aufzuessen, weil »in anderen Ländern Kinder hungern«? Derlei Äußerungen sind vielleicht dazu gedacht, Verschwendung zu vermeiden, aber sie führen bei Kindern zu einem äußerst ungesunden Verhalten – sie lernen so nämlich, ihre eigenen Hunger- bzw. Sättigungssignale zu ignorieren.
- Essen Sie nicht bei laufendem Fernseher.

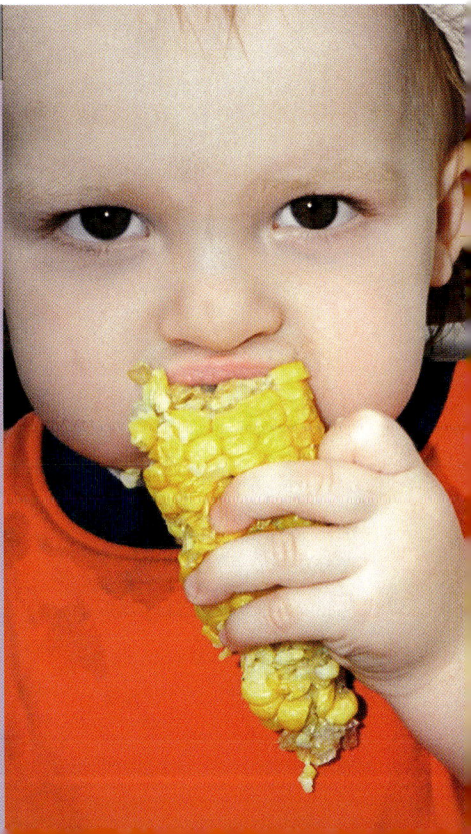

Erziehung zur Aktivität

Kinder haben Spaß daran, sich zu bewegen. Die Eltern sollten diesen natürlichen Bewegungstrieb fördern, damit die Kinder, wenn sie allmählich älter werden, von den vielen Vorteilen einer aktiven Lebensführung profitieren können.

Positive Fitnessgewohnheiten

Aktive Kinder entwickeln Selbstvertrauen, sie gehen selbstverständlicher mit ihrem Körper um und sind weniger anfällig für Übergewicht. Indem sie sich bewegen, trainieren sie ihr Gleichgewicht und ihre Koordination, verbrennen Kalorien und kräftigen ihre Muskeln. Und ebenso wie Erwachsene können Kinder mittels körperlicher Aktivität Stress abbauen. Führen Sie gemeinsame sportliche Aktivitäten in der Familie ein, solange die Kinder noch klein sind. So können Sie Fitnessgewohnheiten etablieren, die den Kindern später sehr nützen können, wenn die Versuchung groß ist, die Freizeit im Sitzen zu verbringen.

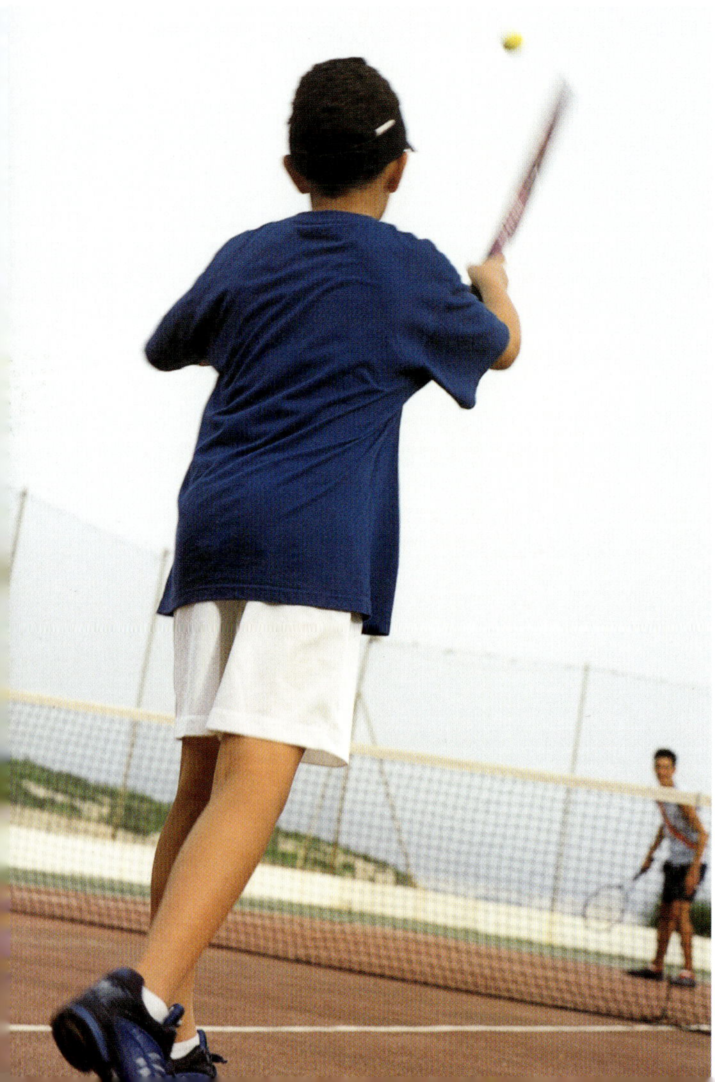

Viele Arten, aktiv zu sein

Wählen Sie Aktivitäten, die auf das Alter Ihres Kindes zugeschnitten sind. (Näheres finden Sie in den altersspezifischen Kapiteln dieses Buches.) Von einem Dreijährigen können Sie natürlich nicht erwarten, dass er 24 Kilometer mit dem Fahrrad zurücklegt. Wenn Sie mehrere Kinder haben, müssen die Aktivitäten jedem einzelnen entsprechen.

Ihre Kinder können unterschiedliche Sportarten ausprobieren, indem sie Stunden nehmen oder regelmäßig im Sportverein oder in einer Mannschaft trainieren. Wählen Sie für kleinere Kinder Sportarten ohne starken Wettkampfgeist. Berücksichtigen Sie die Vorlieben Ihres Kindes. Manche Kinder bevorzugen Individualsportarten wie Laufen, Schwimmen oder Radfahren.

Wenn ein Kind etwas nicht will oder noch nicht so weit zu sein scheint, sollten Sie es nicht zwingen. Kinder entwickeln ihre Fähigkeiten in unterschiedlichem Alter (mehr dazu auf Seite 54) und sollten die Freiheit haben, ihrem eigenen Rhythmus zu folgen. Denken Sie auch daran, dass sich die Interessen eines Kindes mit den Jahren verändern. Während es mit drei Jahren am liebsten Fangen spielt, interessiert es sich als Grundschulkind möglicherweise mehr für Springseil und Hula-Hoop-Reifen. Und als Teenager möchte es vielleicht lieber Yoga lernen oder Basketball spielen.

Weniger Fernsehen und Computer

Ebenso wichtig wie regelmäßige sportliche Aktivität ist es, dass die Familienmitglieder nicht zu viel Zeit sitzend verbringen. Kinder unter zwei Jahren sollten nicht vor dem Fernseher sitzen. Und auch Kinder über zwei (inklusive Jugendliche)

Ein natürliches Aufputschmittel
Jeder kann von sportlicher Aktivität profitieren. Und ebenso wie das gemeinsame Essen bietet auch der gemeinsame Sport der Familie die Gelegenheit, Zeit miteinander zu verbringen.

Vorurteil: Ein Kind sollte täglich mindestens eine Stunde Ausdauersport treiben.

Tatsache: Die Experten sind sich einig, dass Kinder auch ohne eine Stunde Dauertraining körperlich fit sein können. Sie sollten sich jedoch ab dem Vorschulalter täglich 30–60 Minuten körperlich bewegen, indem sie beispielsweise im Garten spielen oder spazieren gehen. Zudem sollten sie mindestens eine Stunde täglich frei spielen. Zusätzlich zur täglichen Bewegung brauchen Jugendliche Phasen intensiven Sports. Ein guter Richtwert sind dreimal wöchentlich 20 Minuten.

sollten täglich nicht länger als zwei Stunden mit Fernsehen oder Computerspielen verbringen.

Das Fernsehen hat abgesehen von der sitzenden Haltung noch weitere negative Seiten. Werbung für zucker- und fettreiche Lebensmittel regt die Kinder dazu an, vor dem Fernseher zu naschen. Versuchen Sie, Ihrem Kind beim Fernsehen gesunde Snacks anzubieten – oder besser noch, die Kombination von Fernsehen und Essen ganz zu vermeiden.

Fitness im Alltag

Suchen Sie täglich nach Möglichkeiten, sich etwas mehr zu bewegen. Sie werden erstaunt sein, wie leicht es ist, einige einfache sportliche Übungen in den Alltag einzubauen.

- Nehmen Sie statt Fahrstuhl oder Rolltreppe die Treppe.
- Besuchen Sie Freunde und nahe gelegene Geschäfte möglichst zu Fuß.
- Gehen Sie die kleinen Wege beim Einkaufen mit flottem Schritt, anstatt von Laden zu Laden zu schlendern.
- Parken Sie Ihr Auto ruhig einmal etwas weiter weg vom Zielort, anstatt auf der Suche nach dem nächstgelegenen Parkplatz endlose Runden zu drehen.
- Begleiten Sie Ihr Kind zu Fuß oder auf dem Fahrrad zur Schule, wenn der Weg nicht zu weit ist.
- Beteiligen Sie die ganze Familie an den Haushaltstätigkeiten, und ermuntern Sie zu flotten Bewegungen.

Vernachlässigen Sie auch Ihre eigenen Gesundheit nicht. Auf diese Weise können Sie Ihrem Kind zeigen, dass Fitness und regelmäßige Bewegung nicht nur etwas für Kinder ist, sondern mit lebenslanger Gesundheit zu tun hat. Nehmen Sie sich nach Möglichkeit mehrmals in der Woche Zeit für sportliche Betätigung, und zeigen Sie Ihrem Kind, wie wichtig dieses Training für Sie ist.

Tipps

Freizeitideen

Sie wissen nicht, wie Sie Ihre Familie aus dem Haus locken sollen? Hier sind einige Tipps, wie Sie das Interesse für sportliche Aktivitäten wecken können.

Lassen Sie das Kind wählen Vielleicht möchte Ihr Kind mit Ihnen im Park Fußball spielen, während Sie sich auf einen Spaziergang gefreut haben. Fördern Sie das sportliche Interesse und das Selbstvertrauen Ihres Kindes, indem Sie ihm die Wahl überlassen.

Wunschziel Lassen Sie Ihr Kind herausfinden, wie weit es bis zu einer Stadt ist, die es gern einmal besuchen würde. Notieren Sie jedes Mal die Kilometer, die Sie als Familie wandernd oder auf dem Fahrrad zurücklegen. Sobald die Summe der ermittelten Entfernung entspricht, können Sie Ihr Kind belohnen, indem Sie diese Stadt besuchen.

Auf gute Nachbarschaft Sie müssen nicht immer weit weg fahren, um sich Bewegung zu verschafften. Organisieren Sie mit Familien aus Ihrer Nähe ein Nachbarschaftstreffen und spielen Sie gemeinsam Fußball oder Frisbee.

Wohnzimmerdisko Wer absolut nicht vor die Tür will, kann sich auch drinnen bewegen – zum Beispiel beim Tanzen. Noch mehr Spaß macht es Kindern, wenn sie sich dazu verkleiden oder ihren Lieblingssänger nachmachen können.

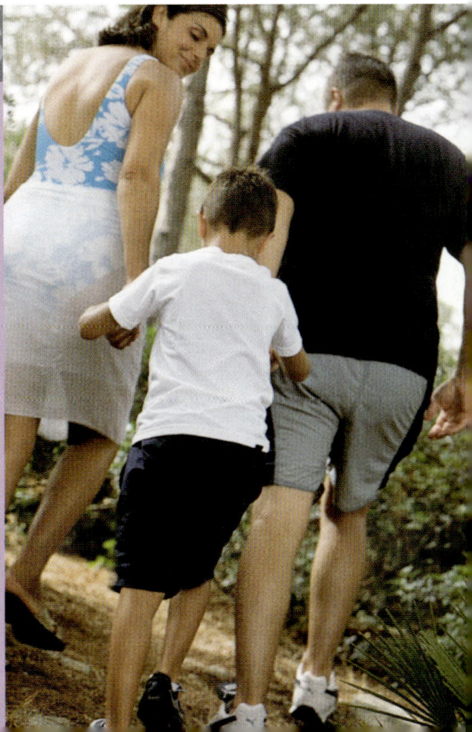

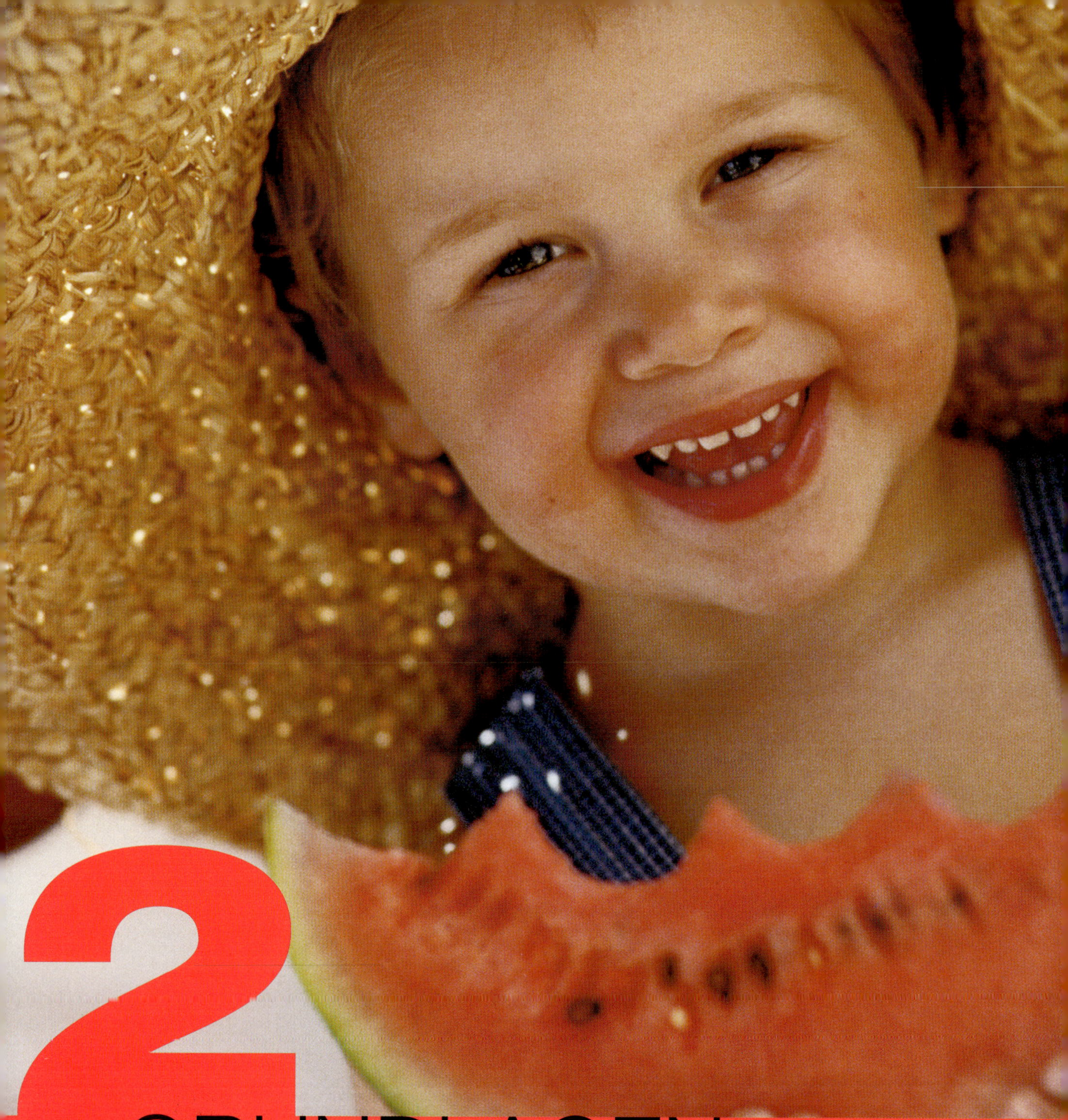

2 GRUNDLAGEN DER ERNÄHRUNG

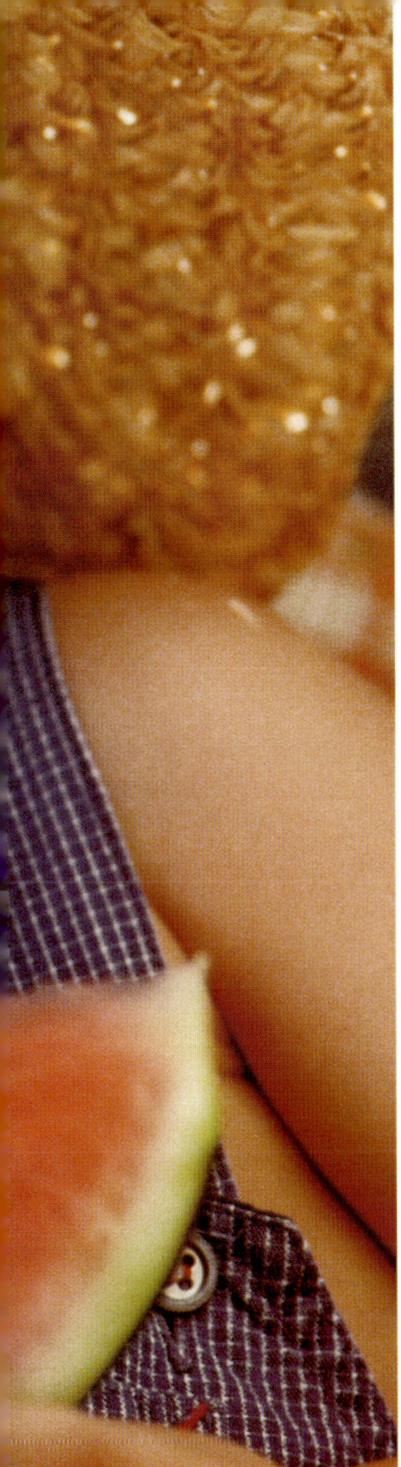

Wenn Sie wollen, dass sich Ihr Kind **gut ernährt**, servieren Sie ihm gesundes Essen, das die **Nährstoffe enthält**, die es für seine Entwicklung benötigt. Diskutieren Sie nicht über das Essen. **Seien Sie flexibel** – aber mit Köpfchen.

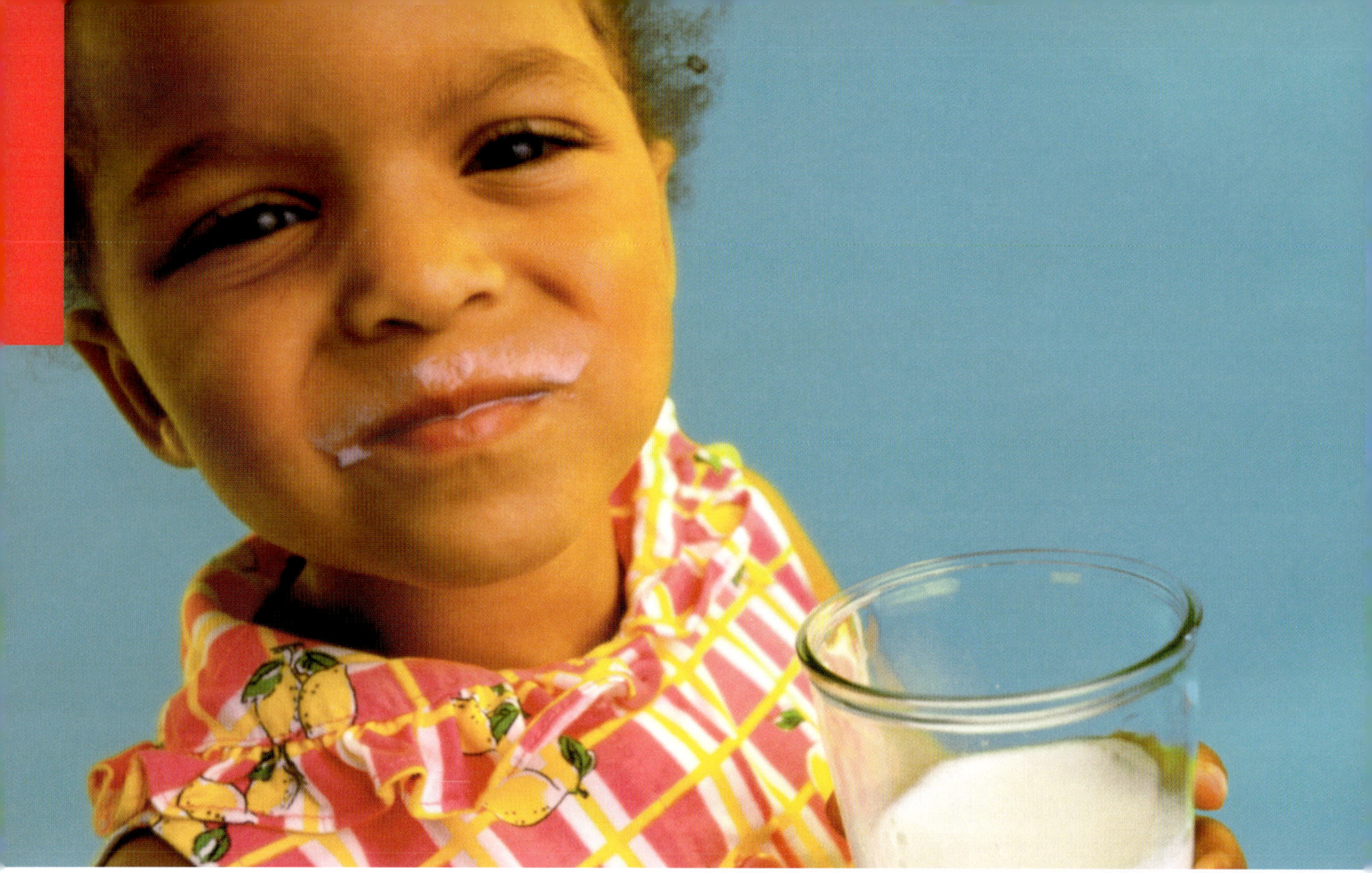

Wichtige Nahrungsbestandteile

Jede Familie hat ihre eigenen Lieblingsgerichte, aber die wesentlichen Elemente einer gesunden Ernährungsweise sind für alle Menschen dieselben.

Was wir brauchen

Unser Körper – und insbesondere der noch im Wachstum befindliche Körper des Kindes – benötigt Kohlenhydrate, Ballaststoffe, Eiweiß, Fett, Vitamine, Mineralien und Wasser. Diese Stoffe beziehen wir aus der Nahrung. In den richtigen Mengen genossen, bilden sie die Basis für unsere Gesundheit.

Es ist nicht leicht, sich im Dickicht der offiziellen Ernährungsempfehlungen für Kinder zurechtzufinden. Wie soll man auch verstehen, dass ein Säugling die Hälfte seiner Kalorien in Form von Fett benötigt, während ein Sechsjähriger lediglich ein Drittel seiner Kalorien aus Fett beziehen soll (s. Diagramm auf der rechten Seite). Und dann müssen Sie auch noch darauf achten, dass Ihre elfjährige Tochter ausreichend Kalzium – mehr als ihr jüngerer Bruder – erhält (s. Seite 38). Und wenn Ihr Kind wählerisch ist, stehen Sie vor dem Problem, wie Sie dies alles mit Pizza und Fischstäbchen gewährleisten sollen. Glücklicherweise müssen Sie kein Ernährungswissenschaftler sein, um Ihr Kind gesund zu ernähren. Sie sollten lediglich einige Grundprinzipien beherzigen und einige gesunde Gewohnheiten etablieren, die Ihrer gesamten Familie zugute kommen werden.

Empfohlene Tagesdosen und tägliche Grammrationen sind zwar nützlich, lassen sich im Zweifelsfall aber schwer nachvollziehen. Da ist es tröstlich zu wissen, dass es oft reicht, wenn Sie sich bei der Zubereitung des Essens um Vielfalt und Farbe bemühen und den Spaß nicht vergessen.

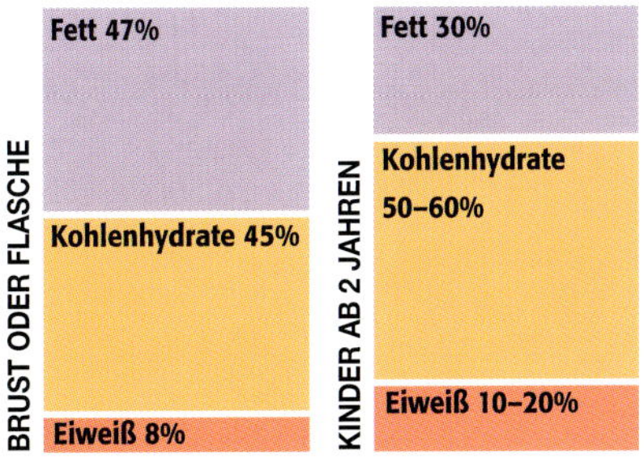

Unterschiedlicher Bedarf
Mutter- oder Flaschenmilch enthält reichlich Fett für das Wachstum. Im Alter zwischen 12 und 24 Monaten sollte der Fettanteil allmählich zugunsten von Eiweiß und Kohlenhydraten reduziert werden.

Warum Vielfalt?

Kinder, die sich abwechslungsreich ernähren, decken mit größerer Wahrscheinlichkeit ihren Bedarf an den verschiedenen Nährstoffen ab. Bieten Sie Ihren Kindern also Produkte aller Kategorien: kohlenhydratreiche Produkte, Milchprodukte, Fleisch und andere eiweißreiche Nahrung, Obst und Gemüse (mehr zu den Nahrungsgruppen auf Seite 40).

Warum Farbe?

Ein bunter Teller enthält in der Regel diverse Nährstoffe und sieht noch dazu appetitlich aus. Beispiel: rote Salsasoße und grüne Avocadocreme zusammen mit einer mit Huhn, roter Zwiebel, grüner Paprika und gelber Zucchini gefüllten Teigtasche. Dieses Gericht enthält Eiweiß, Kohlenhydrate, Fett, die Vitamine A und C, Folsäure, Kalium und Kalzium.

Warum Spaß?

Ob Ihr Kind sieben Monate, sieben Jahre oder siebzehn Jahre alt ist – Essen soll Spaß machen. Deshalb sollten Sie Ihre Kinder auch nicht zwingen, den Teller leer zu essen oder Dinge zu essen, die ihnen nicht schmecken. Überlassen Sie es den Kindern, wie viel sie von dem essen, was Sie anbieten. Kleinkinder sollten so früh wie möglich selbst essen, auch wenn sie dabei mehr kleckern. Machen Sie Vorschulkindern Gemüse mit einem lächelnden Gesicht aus Paprikastreifen auf der Pizza schmackhaft. Ältere Kinder haben häufig Spaß daran, bei der Vorbereitung mitzuhelfen. Und loben Sie Ihr Kind, wenn es neue Speisen probiert.

Der Durchschnitt zählt

Bei der Ernährung kommt es auf den Durchschnitt an. Wenn Ihr Kind an einem Tag einen bestimmten Nährstoff nicht bekommt, macht das nichts, solange es ihn an den meisten übrigen Tagen erhält. Die täglichen Durchschnittsempfehlungen sind einfacher einzuhalten, als Sie vielleicht denken. 75 g gekochter Brokkoli decken bei einem Achtjährigen 25 Prozent des empfohlenen Tagesbedarfs an Ballaststoffen, 12 Prozent des Eisen-, 6 Prozent des Kalzium- und über 100 Prozent des Vitamin-C-Bedarfs ab.

Vielleicht denken Sie jetzt: »Mein Kind rührt Brokkoli nicht an!« Kinder, die nur wenige Speisen essen, machen es Ihnen schwerer. Aber auch wählerische Kinder können ihren Nährstoffbedarf ohne ständige Ermahnungen decken, denn häufig dauert die wählerische Phase nicht lange an.

Der beste Weg, Kinder zu gesunder Ernährung zu erziehen, besteht darin, stets eine große Auswahl an gesunden Speisen anzubieten und mit gutem Beispiel voranzugehen. So steigen die Chancen, dass Ihr Kind zu etwas Gesundem greift, wenn es Hunger hat – auch wenn Sie nicht dabei sind.

Info

Kalorien rein, Energie raus

Eine Kalorie ist eine Energieeinheit. Sie ist so klein, dass wir häufig eine Kilokalorie meinen, wenn wir von Kalorie sprechen.

Die Kalorienzahl einer Essensportion steht für die Menge an Energie, die wir dem Körper damit zuführen. Die verschiedenen Nahrungskomponenten haben einen unterschiedlichen Energiegehalt:

- 1 g Fett liefert 9 Kalorien.
- 1 g Kohlenhydrate liefert 4 Kalorien.
- 1 g Eiweiß liefert 4 Kalorien.

Der Kaloriebedarf eines Kindes hängt von seinem Gewicht, Alter und Aktivitätsgrad ab. Bei normaler Aktivität bewegt sich der Kalorienbedarf in folgenden Grenzen:

- Kleinkinder: 1000–1200 Kalorien
- Vorschulkinder: 1200–1600 Kalorien
- Schulkinder: 1600–2200 Kalorien
- Jugendliche (Mädchen): 1845–2110 Kalorien
- Jugendliche (Jungen): 2200–2750 Kalorien

Der Körper braucht ausreichend Kalorien, um zu funktionieren und zu wachsen. Kalorien werden erst dann zum Problem, wenn wir mehr aufnehmen, als wir verbrennen.

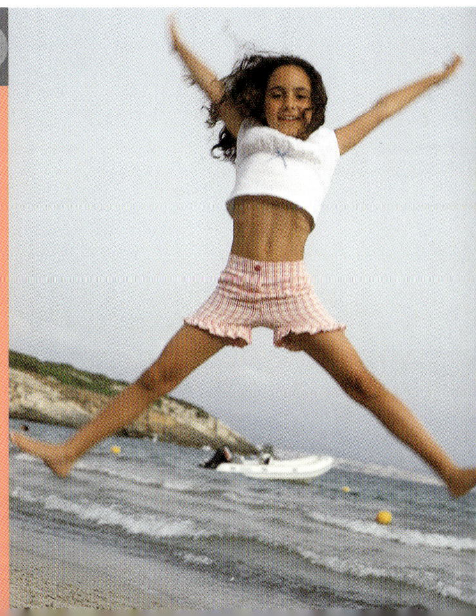

Kohlenhydrate

Sowohl Erwachsene als auch Kinder benötigen Kohlenhydrate, die wichtigste und für den Körper am leichtesten zugängliche Energiequelle.

Die meisten Speisen enthalten Kohlenhydrate. Die beiden wichtigsten Formen sind einfacher Zucker (einfache Kohlenhydrate) und Stärke (komplexe Kohlenhydrate), die während der Verdauung in einfache Kohlenhydrate umgewandelt wird. Nahrungsmittel, die Kohlenhydrate enthalten – seien es komplexe (wie in Brot, Getreide, Reis, Nudeln und stärkehaltigem Gemüse) oder einfache (Zucker wie Fruktose, Glukose und Laktose) – sind grundsätzlich nicht schlecht. Aber einige kohlenhydrathaltige Nahrungsmittel sind gesünder als andere.

- Speisen mit komplexen Kohlenhydraten, z.B. unraffiniertes Getreide, brauner Reis und Vollkornbrot, sind reich an Nährstoffen. Sie werden langsamer verdaut und enthalten viele Ballaststoffe, sodass sich rechtzeitig ein Sättigungsgefühl einstellen kann. Obst enthält zwar einfachen Zucker, ist jedoch reich an Vitaminen und Ballaststoffen.
- Einfache Kohlenhydrate, insbesondere raffinierter Zucker und raffiniertes Getreide wie weißer Reis und Weißmehl, wurden ihrer Vitamine und Mineralien beraubt. Von diesen ballaststoffarmen Kohlenhydraten kann man leicht zu viel essen, denn sie sättigen eher wenig. Sie liefern so genannte »leere Kalorien« – Kalorien, die keine weiteren Nährstoffe enthalten.

Wenn wir Kohlenhydrate verzehren, wandert der während der Verdauung freigesetzte einfache Zucker in den Blutkreislauf. Der steigende Zuckerspiegel veranlasst die Bauchspeicheldrüse, das Hormon Insulin auszuschütten, das erforderlich ist, um den Zucker vom Blut in die Zellen zu transportieren, wo er als Energiequelle dient. Seit Jahrzehnten wissen die Ernährungswissenschaftler, dass die verschiedenen Nahrungsmittel, auch wenn sie dieselbe Menge Kohlenhydrate enthalten, den Blutzucker- und damit auch den Insulinspiegel unterschiedlich ansteigen lassen. Das hängt mit den unterschiedlichen Arten von Kohlenhydraten, dem Ballaststoffgehalt und anderen Faktoren zusammen, die sich auf die Verdauung und Absorption der Kohlenhydrate auswirken. Diese Unterschiede werden mit Hilfe des glykämischen Index (s. unten) analysiert.

Ballaststoffe

Wir alle benötigen Ballaststoffe, die die Nahrung durch das Verdauungssystem befördern und Verstopfung vorbeugen. Ballaststoffe liefern keine Kalorien, vermitteln uns jedoch ein Gefühl der Sättigung. Sie verringern möglicherweise den »schlechten« Cholesterinspiegel (LDL-Cholesterin) und beugen Diabetes und koronarer Herzkrankheit vor.

Ballaststoffe finden sich in Pflanzen – Obst, Gemüse und Getreide. Pflanzliche Produkte wie Brot und Müsli liefern ebenso Ballaststoffe. Vollkornbrot und -müsli enthalten mehr Ballaststoffe als Weißbrot und weißer Reis. Zu den besten Ballaststofflieferanten gehören Äpfel, Beeren, Pflaumen, Brokkoli, Möhren, Erbsen und Bohnen.

Vorschulkinder sollten ihren Ballaststoffkonsum allmählich steigern. Wenn kleine Kinder zu viel Ballaststoffe erhalten, sind sie möglicherweise satt, bevor sie ihren Nährstoffbedarf ausreichend gedeckt haben. Als Ballaststoffquelle eignen sich Nahrungsmittel, die mindestens 3 Gramm pro Portion enthalten (eine gute Quelle liefert mindestens 6 Gramm). Ein

Frage: Was ist der glykämische Index?

Antwort: Im Lauf der letzten 20 Jahre haben Forscher eine Methode entwickelt, mit der sich die Verarbeitung der verschiedenen Kohlenhydrate durch den Körper bewerten lässt. Der so genannte glykämische Index (GI) misst den Anstieg des Blutzuckers nach dem Verzehr eines bestimmten Nahrungsmittels im Vergleich zum Anstieg des Blutzuckers nach dem Verzehr von Kohlenhydraten in einer Standardform (in der Regel Weißbrot). Je größer der Ausschlag im Blutzuckerspiegel, desto höher ist der glykämische Index.

Weil Nahrungsmittel mit einem geringen GI als gesünder gelten, predigen Zeitschriften und Bücher inzwischen die Vorteile eines entsprechenden Speiseplans. Aber die Ergebnisse der wissenschaftlichen Studien, die zumeist an Erwachsenen durchgeführt wurden, werden immer noch diskutiert. Was bedeutet das für die Kinderernährung? Schränken Sie den Genuss von einfachem Zucker und Produkten aus raffiniertem Mehl und Getreide ein. Sie haben auch den höchsten glykämischen Index. Bevorzugen Sie stattdessen ballaststoff- und nährstoffreiche Produkte wie Obst, Gemüse und Vollkorn. Diese Nahrungsmittel fördern die Gesundheit der Kinder – und haben zumeist einen niedrigen glykämischen Index.

Tipps

So essen Sie mehr Ballaststoffe

- Essen Sie Obst und Gemüse mit der Schale.
- Bestreuen Sie Ihr Frühstücksmüsli oder -joghurt mit Weizenkeimen.
- Geben Sie Weizenkleie in Hackbraten oder Frikadellen.
- Servieren Sie Rosinen als Snack oder in Salaten.
- Verwenden Sie ungeschälten Reis sowie Spaghetti und andere Pasta aus Vollkornmehl.
- Backen Sie Brot und Kuchen mit Vollkorn- statt Weißmehl.

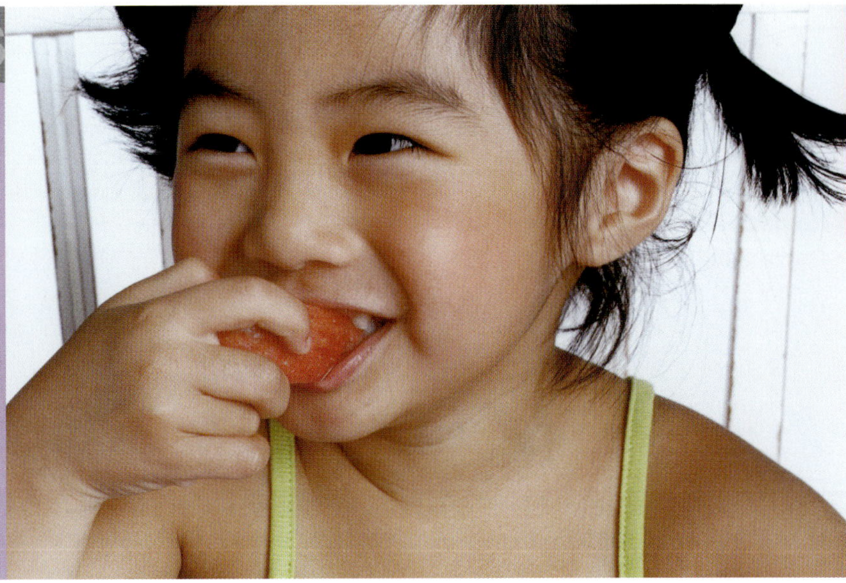

Kleiemüsli liefert 3,5 Gramm pro Portion, eine mittelgroße Birne mit Schale 3,3 Gramm und 100 Gramm gekochte Bohnen 3,7 Gramm Ballaststoffe.

Eiweiß

Während Kohlenhydrate Energie liefern, wird Eiweiß benötigt, um wichtige Bestandteile des Körpers zu bilden und zu reparieren. Eiweiß findet sich in Fleisch, Geflügel, Fisch, Eiern, Milchprodukten, Nüssen, Kernen und Hülsenfrüchten. Der Körper zerlegt die Eiweiße in so genannte Aminosäuren, mit denen er Muskeln, Knochen, innere Organe, das Blut und das Immunsystem bildet und erhält.

Eiweiße sind der Schlüssel zu einem gesunden Wachstum, weshalb sie für die Ernährung von Kindern eine wichtige Rolle spielen. Mittels einer Formel können Sie selbst ausrechnen, wie viel Eiweiß Ihr Kind täglich benötigt. Für jedes Kilogramm Körpergewicht ist ungefähr 1 Gramm Eiweiß erforderlich. Ein Kind, das 25 Kilo wiegt, sollte also täglich rund 25 Gramm Eiweiß erhalten. So deckt beispielsweise die Summe der folgenden Nahrungsmittel diesen Bedarf ab:

- 1 Esslöffel Erdnussbutter (4 g Eiweiß);
- 240 ml fettarme Milch (8 g Eiweiß);
- 30 g Emmentaler (7 g Eiweiß);
- 30 g gegarte Hühnerbrust (7 g Eiweiß).

Tierisches Eiweiß, wozu auch das in Milchprodukten enthaltene gehört, wird als »vollständig« bezeichnet, weil es alle neun wichtigen Aminosäuren enthält. Pflanzliches Eiweiß gilt als »unvollständig«, weil in ihm eine oder mehrere wichtige Aminosäuren fehlen. Das kann für Vegetarier ein Problem sein, wobei es möglich ist, verschiedene Eiweiße zu kombinieren, um insgesamt alle neun wichtigen Aminosäuren abzudecken. Das ist nicht schwer: Erdnussbutter mit Vollkornbrot oder Bohnen mit Reis sind nur zwei Beispiele. Und Sie müssen die Kombinationsregeln nicht bei jeder Mahlzeit einhalten, solange Sie sich über den Tag abwechslungsreich ernähren.

Fett

Eine ausreichende Fettzufuhr ist für das Wachstum und die Entwicklung unerlässlich. Fette liefern Energie und helfen, bestimmte Vitamine aufzunehmen. Sie bilden die Grundbausteine für die Hormone und sind notwendig für die Isolierung des Nervengewebes im Körper.

Die Ernährungsfachleute streiten über die Fettmenge, die ein gesunder Speiseplan sowohl für Kinder als auch für Erwachsene enthalten sollte. Zwar hat Fett doppelt so viel Kalorien wie Eiweiß oder Kohlenhydrate (s. Seite 33), aber manche Experten sind der Meinung, dass die Begeisterung für fettarme Ernährung mittlerweile übers Ziel hinausschießt und die komplexe Natur und die Funktionsweise der Fette im Körper außer Acht lässt. Immerhin verstärkt Fett in der Nahrung das wohltuende Sättigungsgefühl, sodass wir weniger geneigt sind, uns zu überessen. Und der Ersatz von Fettkalorien durch einfachen Zucker in fettarmer Nahrung kann der Gesundheit ebenfalls schaden.

Info

Was hat es mit dem Cholesterin auf sich?

Cholesterin hat zwar einen schlechten Ruf, ist aber ein wichtiger Zellbestandteil. Es gibt zwei Quellen:

- Nahrungsmittel wie Fleisch, Vollmilch und Eigelb,
- Cholesterin, das der Körper in der Leber herstellt.

Blutcholesterin existiert im Wesentlichen in zwei Formen: HDL (die »gute« Variante) und LDL (die »schlechte« Variante). Zuviel LDL-Cholesterin im Blut erhöht das Risiko von Herzkrankheiten, denn es kann sich in den Arterien ansammeln und den Blutfluss blockieren. HDL hingegen wird aus dem Blut herausgefiltert, um an anderer Stelle im Körper eingesetzt zu werden.

Wie der Körper mit Cholesterin und Fett aus der Nahrung umgeht, hängt stark von den Genen ab. Wenn Kinder die Veranlagung zu einer LDL-Überproduktion und/oder einer HDL-Unterproduktion geerbt haben, tragen sie später ein erhöhtes Risiko für Herzkrankheiten. Um dieses Risiko zu reduzieren, ist es wichtig, die richtigen Fette mit der Nahrung aufzunehmen. Früher meinte man, es sei wichtig, Speisen mit hohem Cholesteringehalt zu meiden, aber es spielt keine große Rolle, wie viel Cholesterin wir zu uns nehmen. Heute weiß man, dass gesättigte und Transfettsäuren den LDL-Spiegel im Blut steigern. Das gilt für Erwachsene wie für Kinder, weshalb Sie vom dritten Lebensjahr Ihres Kindes an beobachten sollten, wie viel gesättigte und Transfettsäuren es zu sich nimmt. Vollmilch und rotes Fleisch sollte es nur gelegentlich geben. Bevorzugen Sie Huhn, Nüsse und andere Produkte, die die gesünderen ungesättigten Fettsäuren enthalten.

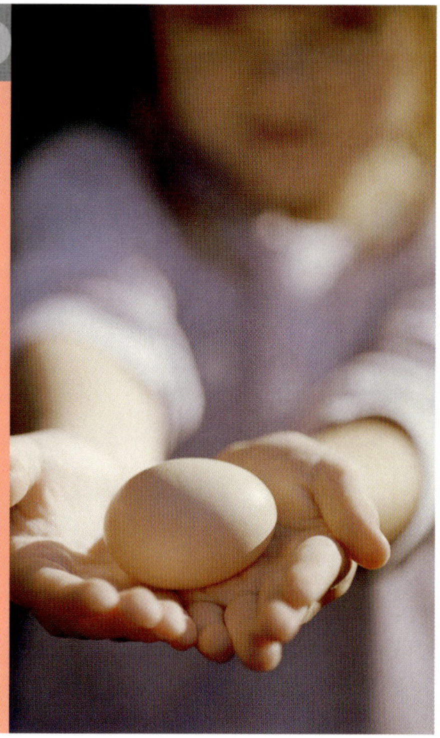

Es gibt verschiedene Arten von Fett

Sowohl Menge als auch Art des konsumierten Fettes kann problematisch sein. Im Wesentlichen gibt es folgende Arten:

Ungesättigte Fette finden sich in pflanzlichen Produkten und Fisch. Diese Fette sind neutral oder sogar förderlich für die Gesundheit des Herzens. Zu den gesündesten gehören die einfach ungesättigten Fette (in Olivenöl und Avocados), die mehrfach ungesättigten Fette (in den meisten Pflanzenölen) und die Omega-3-Fettsäuren (in fettem Fisch).

Gesättigte Fette finden sich in tierischen Produkten wie Fleisch, Schinken, Butter, Käse und Milch sowie in Palm- und Kokosöl. Der ausgiebige Verzehr gesättigten Fettes hebt bei manchen Menschen den Cholesterinspiegel im Blut und erhöht das Risiko von Herzkrankheiten (s. oben).

Transfette finden sich in vielen Margarinen und handelsüblichen Snacks, Kuchen und Keksen. Sie entstehen, wenn pflanzliche Öle gehärtet werden (damit sie auch bei Raumtemperatur fest bleiben). Ihr ausgiebiger Verzehr erzeugt dieselben Gesundheitsrisiken wie gesättigte Fette. Transfette müssen nicht deklariert werden, aber sobald in der Zutatenliste von »hydrierten« oder »teilweise gehärteten« Fetten die Rede ist, können Sie davon ausgehen, dass Transfette beteiligt sind.

Wasser

Kinder und Erwachsene benötigen Wasser, aber da es auch in Nahrungsmitteln wie Obst und in Getränken wie Milch enthalten ist, gibt es keine klare Regel, wie viel Wasser Kinder trinken sollten. Ein gesunder Kinderkörper ist in der Lage, seinen Flüssigkeitshaushalt gut zu regeln, und die meisten Kinder trinken, wenn sie durstig sind. Aber was ist mit denjenigen, die zu klein sind, um zu sagen, dass sie Durst haben?

Unter normalen Umständen brauchen Säuglinge kein Wasser. Wasser kann ihren Hunger dämpfen, sodass sie nicht ausreichend Nährstoffe über die Mutter- oder Flaschenmilch aufnehmen. Ältere Kinder können und sollten jedoch Wasser trinken – anstelle von zuckerhaltigen und Brausegetränken.

Kinder, die sich bei warmem Wetter draußen aufhalten, benötigen mehr Flüssigkeit. Wenn sie Sport treiben, sollten sie vorher, währenddessen und anschließend trinken. Günstig sind Sportflaschen, die Sie wieder auffüllen können – denken Sie daran, sie regelmäßig mit warmem Seifenwasser zu säubern.

Das beste Getränk

Wenn Kinder von früh an Wasser – oder verdünnte Fruchtsäfte – zu trinken bekommen, ist die Wahrscheinlichkeit größer, dass sie auch später lieber zu Wasser als zu stark zuckerhaltigen Getränken greifen.

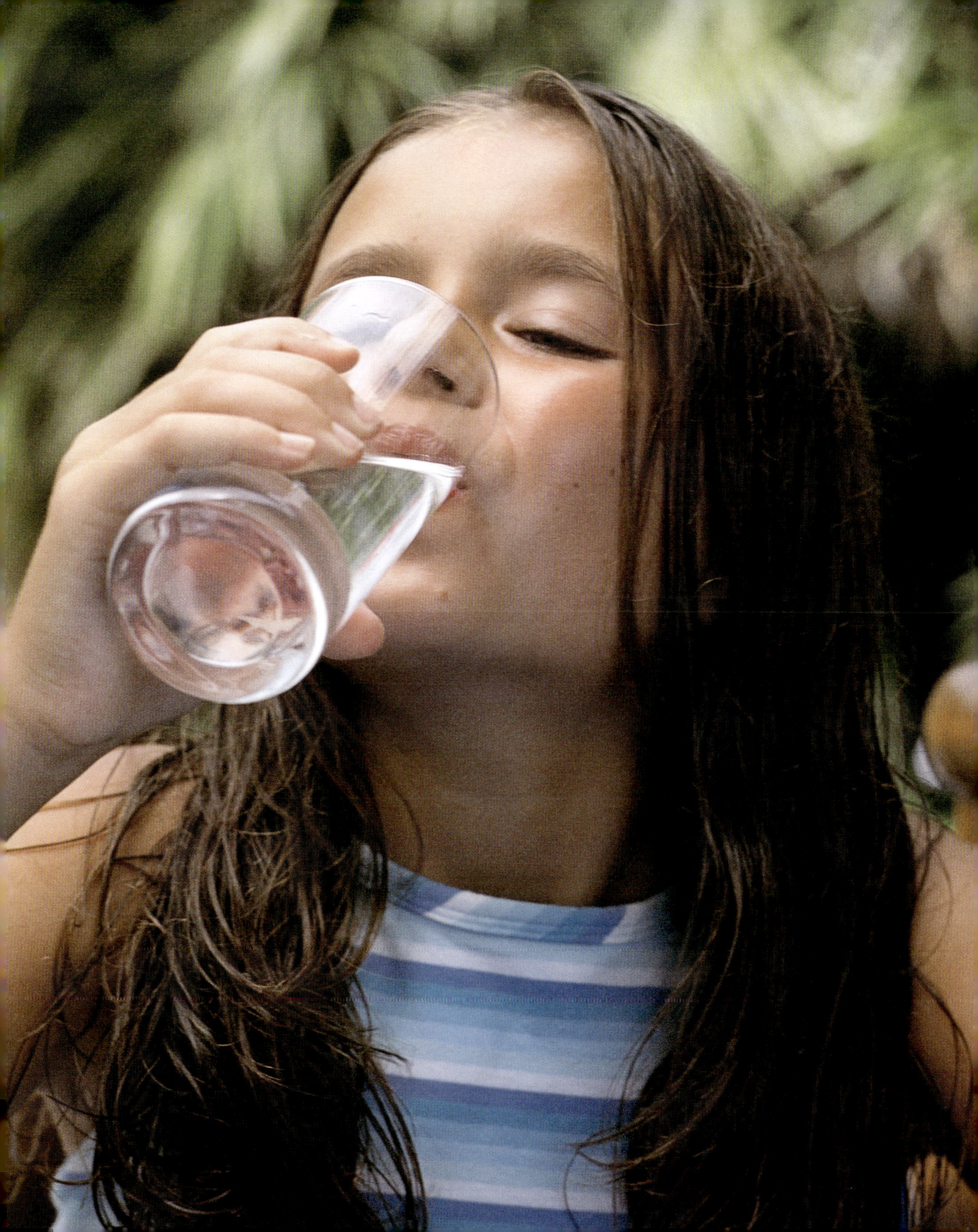

Vitamine und Mineralien

Diese Substanzen erfüllen wichtige Funktionen. Vitamine fördern die Entwicklung des Körpers und unterstützen die Organe und Zellen beim Stoffwechsel. Sie finden sich sowohl in tierischen als auch in pflanzlichen Produkten. Außerdem gibt es mit Vitaminen angereicherte Nahrungsmittel wie Müsli oder Fruchtsäfte. Weil die verschiedenen Vitamine unterschiedliche Aufgaben im Körper erfüllen, muss ein gesunder Speiseplan alle wichtigen Vitamine von A bis K umfassen. Jedes von ihnen hat seine eigenen Stärken.

Mineralien wie Kalzium, Kalium und Zink sind für den Körper in vielerlei Hinsicht unentbehrlich. Im Unterschied zu den Vitaminen sind die Mineralien anorganischer Natur – sie werden nicht in Pflanzen oder Tieren hergestellt, sondern von diesen mit der Nahrung aufgenommen. Wir beziehen sie wiederum aus den Pflanzen und dem Fleisch, das wir essen.

Mangelerscheinungen

Vitamin- und Mineralmangelerscheinungen sind in Deutschland selten, denn die meisten Menschen ernähren sich abwechslungsreich, und viele Produkte sind mit Nährstoffen angereichert. Lediglich Eisen und Kalzium stellen ein nennenswertes Problem dar. Eisenmangel führt zu Blutarmut sowie Verhaltens- und Lernproblemen bei Kindern. Kalziummangel erhöht das Risiko von Osteoporose – brüchiger Knochen – im Erwachsenenalter. Die täglichen Richtwerte für den Eisenbedarf lauten:

- bis vier Monate: 0,5 mg
- vier bis zwölf Monate: 8 mg
- ein bis vier Jahre: 8 mg
- vier bis sieben Jahre: 8 mg
- sieben bis zehn Jahre: 10 mg
- 10-18 Jahre: 12 mg (Jungen), 15 mg (Mädchen)

Die empfohlenen Werte für den Kalziumbedarf lauten:

- bis vier Monate: 220 mg
- vier bis zwölf Monate: 400 mg
- ein bis vier Jahre: 600 mg
- vier bis sieben Jahre: 700 mg
- sieben bis zehn Jahre: 900 mg
- 10-13 Jahre: 1100 mg
- 13-18 Jahre: 1200 mg

Bestimmte Ernährungsweisen können Mangelerscheinungen begünstigen. Ein Vegetarier, der weder Fleisch noch Fisch isst, bekommt möglicherweise nicht genug Eisen. Wer sehr wenig Fett isst, verhindert damit die Aufnahme fettlöslicher Vitamine wie beispielsweise Vitamin A.

Vitaminmangel hat auch mit der im Freien verbrachten Zeit zu tun: Wenn die Haut Sonne abbekommt, erzeugt der Körper Vitamin D. Es findet sich aber auch in Fisch oder speziell angereicherten Nahrungsmitteln.

Zu viel Natrium

Natrium, ein Bestandteil von Tafelsalz, ist lebensnotwendig. Es spielt eine wichtige Rolle bei der Regelung des Wasserhaushalts im Körper und wird gebraucht, um Nervensignale zu senden und Muskeln – nicht zuletzt den Herzmuskel – zu kontrahieren. Aber in der Regel essen wir zu viel Salz, und dadurch steigt das Risiko von Bluthochdruck. Die Ernährungsexperten empfehlen mittlerweile Erwachsenen und Kindern, den Salzkonsum zu reduzieren.

Lesen Sie beim Einkaufen die Produktaufschriften und achten Sie auf den Salz- oder Natriumgehalt (1 g Natrium entspricht 2,5 g Salz). Vermeiden Sie Produkte wie Salzgebäck oder Fertigsuppen. Verwenden Sie Salz auch beim Kochen und bei Tisch nur sparsam. Ernähren Sie Ihre Familie vorwiegend mit Speisen aus Vollkorngetreide, Gemüse und frischem Obst, die allesamt von Natur aus natriumarm sind.

Frage: Braucht mein Kind zusätzliche Vitamine?

Antwort: In der Regel benötigen Kinder, die sich ausgewogen ernähren und gesund sind, keine zusätzlichen Vitamine oder Mineralien. In einigen Fällen kann der Arzt jedoch eine Ausnahme machen:

- Säuglinge, die gestillt werden, erhalten eventuell Eisen und Fluor, gelegentlich Vitamin A, B und D.
- Jugendliche, die keine Milch trinken, benötigen möglicherweise Kalzium zur Stärkung des Knochenwachstums.
- Wenngleich auch wählerische Kinder in der Regel ausreichend Nährstoffe erhalten, ziehen es manche Eltern vor, ihnen zusätzlich täglich eine Multivitaminration zu geben.

Wenn Sie glauben, dass Ihr Kind zusätzliche Vitamine oder Mineralien vertragen könnte, sprechen Sie zuerst mit Ihrem Haus- oder Kinderarzt. Am sichersten sind speziell für Kinder hergestellte Multivitaminpräparate. Die Gabe einzelner Vitamine und Mineralien kann sehr gefährlich sein und zu tödlichen Überdosen führen.

Vitamine und Mineralien und was sie leisten

VITAMIN ODER MINERAL	WICHTIG FÜR	ENTHALTEN IN
Vitamin A (Retinol)	Augen, Haut, Zähne, Knochen	Eier, Milchprodukte, Leber; Karotinoide, die vom Körper in Vitamin A verwandelt werden, finden sich in Obst und Gemüse wie Möhren, Süßkartoffeln und dunkelgrünem Gemüse wie Spinat
Vitamin B_1 (Thiamin), B_2 (Riboflavin), B_3 (Niacin) und B_6	Umwandlung von Nahrung in Energie; Erhalt von Nerven, Muskeln, Haut, Verdauungssystem und anderen Strukturen; Bildung roter Blutkörperchen	Vollgetreide, Fisch, Hülsenfrüchte, Nüsse, Eier, angereichertes Müsli, Fleisch
Folsäure	Bildung der roten Blutkörperchen und der DNA, die den Bauplan für alle Zellen enthält	Vollgetreide, grünes Blattgemüse, Hülsenfrüchte, Zitrusfrüchte, Geflügel, Schweinefleisch, angereichertes Brot und Gemüse
Vitamin B_{12}	zentrales Nervensystem; Bildung roter Blutkörperchen	Geflügel, Eier, Fleisch, Fisch und Meeresfrüchte, Milchprodukte
Vitamin C (Ascorbinsäure)	Eisenaufnahme; Erhalt gesunden Gewebes; Förderung der Wundheilung	Zitrusfrüchte, Erdbeeren, Kiwi, Tomaten, Paprika, Brokkoli, Kohl
Vitamin D	Kalziumaufnahme; Knochenwachstum und -erhalt	angereicherte Milchprodukte, Fisch, Eigelb
Vitamin E	Bildung roter Blutkörperchen; Erhalt des Körpergewebes	Vollgetreide, Weizenkeime, grünes Blattgemüse, Sardinen, Eigelb, Nüsse
Vitamin K	Blutgerinnung	grünes Blattgemüse, Leber, Schweinefleisch, Milchprodukte
Kalzium	Zähne und Knochen; Übermittlung von Nervensignalen; Muskelkontraktion; Steuerung der Hormonausschüttung	Milchprodukte, Sardinen mit Gräten (aus der Dose), grünes Blattgemüse wie Brokkoli, Chinakohl, Grünkohl
Eisen	Bildung von Hämoglobin, das den Sauerstoff in das Körpergewebe transportiert	rotes Fleisch, dunkles Geflügel, Thunfisch, Lachs, Eier, Hülsenfrüchte, Dörrobst, grünes Blattgemüse, Vollgetreide
Kalium	Muskeln und Nervensystem; Steuerung des Wasserhaushalts in Blut und Körpergewebe	Brokkoli, Kartoffeln (mit Schale), grünes Blattgemüse, Zitrusfrüchte, Bananen, Dörrobst, Hülsenfrüchte
Zink	Immunsystem; Zellenwachstum; Wundheilung	Rind-, Schweine- und Lammfleisch, Erdnüsse, Hülsenfrüchte

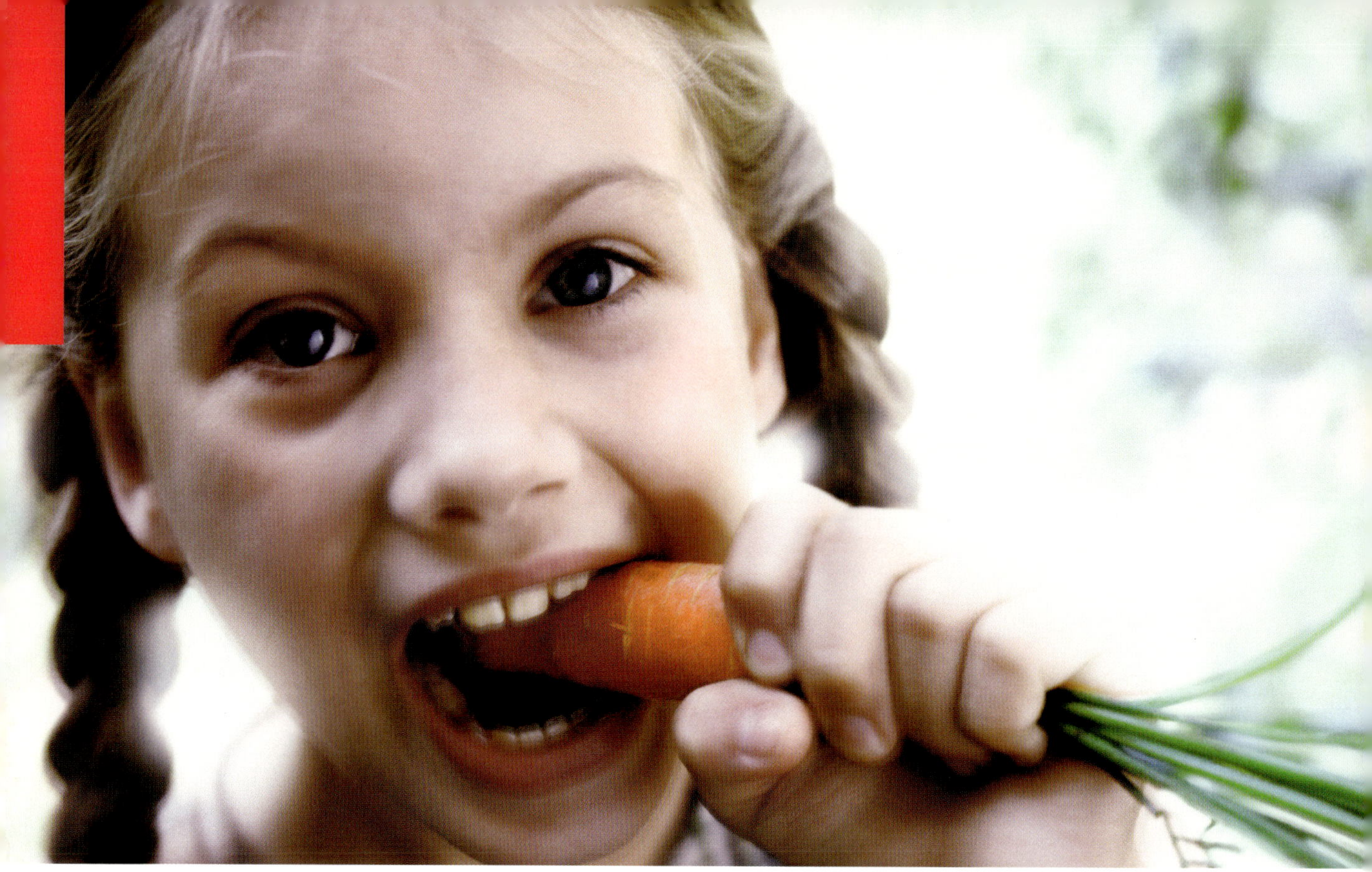

Ein gesunder Speiseplan

Prozente von diesem und Milligramm von jenem? Glücklicherweise reduziert sich gesunde Ernährung im Wesentlichen auf die großen Nahrungsgruppen. Diese gilt es sinnvoll zu kombinieren.

Die Nahrungsgruppen

Für eine ausgewogene Ernährung spielen die folgenden verschiedenen Nahrungsgruppen eine wichtige Rolle:

Kohlenhydrate (Brot, Kartoffeln, Getreide, Reis und Nudeln) liefern komplexe Kohlenhydrate, Ballaststoffe, Vitamine und einige Mineralien.

Milchprodukte (Milch, Joghurt, Käse und andere Milchprodukte) liefern Eiweiß, Vitamine und Mineralien, insbesondere Kalzium.

Eiweiß (Fleisch, Fisch, Geflügel, Hülsenfrüchte, Kerne und Nüsse) liefern Eiweiß, Vitamine und Mineralien.

Obst liefert Ballaststoffe, Vitamine und Mineralien.

Gemüse liefert Ballaststoffe, Vitamine und Mineralien.

Andere Produkte (Fett, Öl und Süßigkeiten) enthalten kaum Nährstoffe.

Kein einzelnes Produkt enthält alle wichtigen Nährstoffe, die der Körper benötigt. Der ernährungstechnische Wert eines Speiseplans hängt demzufolge von der Mischung und Gewichtung der Nahrung ab, die wir über einen bestimmten Zeitraum zu uns nehmen.

Die Empfehlungen für die Gewichtung der einzelnen Nahrungsgruppen (s. rechte Seite) gelten nicht für Kinder unter zwei Jahren, da diese im Vergleich zu ihrer Körpergröße einen höheren Energiebedarf haben. Kinder und Jugendliche sollten im Vergleich zu Erwachsenen etwas mehr Gewicht auf die Milchprodukte legen, da ihr Kalziumbedarf höher ist.

Die richtigen **Portionen**

Ein ausgewogener Speiseplan umfasst eine große Vielfalt von Produkten aus den unterschiedlichen Nahrungsgruppen (s. linke Seite). Durch eine ausgewogene Ernährung können Kinder – und Erwachsene – sicherstellen, dass sie sämtliche für die Gesundheit erforderlichen Nährstoffe in ausreichender Menge aufnehmen. Die Empfehlungen beschreiben, wie viele Portionen der Nahrungsgruppen jeden Tag verzehrt werden sollten. Diese Standardportionen gelten für alle Menschen mit Ausnahme kleiner Kinder (zur Ernährung von Kleinkindern s. Seite 95).

RICHTLINIEN FÜR DIE TÄGLICHE NAHRUNGSMENGE

Diese Empfehlungen beziffern die Portionseinheiten, die wir täglich aus den verschiedenen Nahrungsgruppen zu uns nehmen sollten. Weil unser Bedarf je nach Alter, Geschlecht und Aktivitätsgrad schwankt, werden Spannbreiten angegeben. Für kleine Kinder gibt es keine speziellen Empfehlungen, die jeweiligen Untergrenzen bilden jedoch einen geeigneten Richtwert.

NAHRUNGSGRUPPE	2- BIS 6-JÄHRIGE	KINDER ÜBER 6 UND ERWACHSENE
Kohlenhydrate	mind. 4 Portionen	7–11 Portionen
Milchprodukte	2 Portionen	2–3 Portionen
Eiweiß	2 Portionen	2–3 Portionen
Obst	2–3 Portionen	2–4 Portionen
Gemüse	2–3 Portionen	3–5 Portionen
Anderes (Fett, Öl, Süßes)	sparsam	sparsam

BEMESSUNG DER PORTIONSGRÖSSEN

Die Standardportionen haben eine festgelegte Größe, die jedoch je nach Produkt variiert – selbst innerhalb ein und derselben Nahrungsgruppe. Diese Portionsgrößen gelten für Erwachsene; für Kinder können sie je nach Alter und Appetit kleiner ausfallen. Fruchtsäfte werden täglich maximal als eine Portion gerechnet, egal wie viel wir trinken.

NAHRUNGSGRUPPE	STANDARDPORTION	GRÖSSENVERGLEICH
Kohlenhydrate	1 Scheibe Brot oder Toast; 2 gehäufte Esslöffel gekochter Reis; 3 Esslöffel Müsli oder Cornflakes	eine große Eiskugel
Milchprodukte	200 ml Milch; 40 g Käse	große Streichholzschachtel
Eiweiß	50-75 g gegartes mageres Fleisch; 5 Esslöffel gekochte Hülsenfrüchte; 2 Eier; 2 Esslöffel Erdnussbutter	ein Satz Spielkarten; Tischtennisball
Obst	1 mittelgroße Frucht, z.B. ein Apfel; 2 Mandarinen oder Kiwis; 1 gehäufter Esslöffel Trockenobst, z.B. Rosinen	Tennisball
Gemüse	3 Esslöffel gekochtes Gemüse, z.B. Erbsen; 1 mittelgroßer gemischter Salat; 150 ml Gemüse- oder Fruchtsaft	eine Müslischale

Ab und zu eine Ausnahme

Essen ist oft ein emotionsgeladenes Thema – bestimmte Produkte können besonders Eltern wütend machen, die auf eine gesunde Ernährung Wert legen. Der Versuch, Kindern ihre Lieblingsspeisen zu verbieten, ist jedoch meist erfolglos.

Snacks und Süßigkeiten einschränken

Wenn Ihr Sohn eine Schwäche für Käsestangen hat und sich regelmäßig damit voll stopft, sind Sie möglicherweise versucht, sie ihm zu verbieten. Klüger ist es jedoch, wenn Sie sie ihm lassen – solange er sie nur gelegentlich und in Maßen isst. Snacks dürfen durchaus sein, sollten aber beschränkt bleiben, damit Ihr Kind ausreichend Appetit für gesündere Kost behält.

Dasselbe gilt für Fastfood, Süßigkeiten und andere Leckerbissen. Viele Snacks und Schnellgerichte enthalten reichlich Kalorien und – insbesondere gesättigtes – Fett und bieten wenig Nährstoffe. Chicken Nuggets z.B. enthalten bis zu 50 Prozent Fett – weit mehr als ein gewöhnlicher Burger.

Eine andere Möglichkeit besteht darin, Alternativen anzubieten, die ebenso schmackhaft sind, aber mehr Nährstoffe enthalten. Hier sind einige Vorschläge:

- Mit Parmesan bestreutes Popcorn statt Kartoffelchips
- Zu Eislollis gefrorener Fruchtsaft statt Eiscreme
- In Vanille- oder Fruchtjoghurt getunkte Apfel- oder Orangenschnitze statt Süßigkeiten

Sie können auch versuchen, Leckerbissen zu kombinieren. Wenn Ihr Kind Kartoffelchips liebt, können Sie gelegentlich eine kleine Menge kaufen und sie in kombinierten Snacks verwenden, die in der Hauptsache aus gesünderen Produkten wie Popcorn, Laugengebäck oder Erdnüssen bestehen. Wenn Ihr Kind süßes Müsli mag, kann es sein Lieblingsmüsli mit einem weniger zuckerhaltigen Müsli mischen.

Achten Sie auch darauf, was Ihr Kind trinkt. Vermeiden Sie zuckerhaltige und Brausegetränke oder beschränken Sie sie auf wenige Gelegenheiten. Das Kombinationsprinzip funktioniert auch bei Getränken: Mischen Sie Fruchtgetränke mit Wasser, um den Kaloriengehalt zu senken. Bieten Sie Ihrem Kind stattdessen häufiger Milch oder Wasser an.

Wie viel ist genug?

Viele Eltern sind unsicher, ob ihre Kinder mit ihrem unsteten und wählerischen Essverhalten alles für die Gesundheit Erforderliche bekommen. Ein Ernährungsprotokoll kann Ihnen helfen, die Übersicht über das Essverhalten Ihres Kindes zu behalten. Wenn Sie eine Woche lang täglich Art und Menge der Haupt- und Zwischenmahlzeiten notieren, können Sie anschließend eine genaue Bilanz ziehen.

Um zu entscheiden, ob sich Ihr Kind gesund ernährt, sollten Sie sein Essverhalten beobachten und dieses mit den Empfehlungen vergleichen (s. dazu Seite 41). In den meisten Fällen werden Sie feststellen, dass die Ernährung gesünder und ausgewogener ist, als Sie vermuteten.

Was isst Ihr Kind **am liebsten?**

Die meisten Kinder, besonders Jugendliche, lieben Fastfood, Knabberzeug und süße Getränke. Aber das meiste davon bietet lediglich »leere« Kalorien (ohne nennenswerte Nährstoffe) – und zwar nicht zu wenige. Snacks und Schnellgerichte enthalten zudem ungesunde Mengen Fett, Zucker und Salz.

PRODUKT	KALORIEN	FETT/DAVON GESÄTTIGT	ZUCKER	NATRIUM
Sahneeis (1 Kugel, 60 g)	107	5 g/3 g	11 g	37 mg
Cola (1 Dose, 330 ml)	129	0 g	35 g	26 mg
Kartoffelchips (30 g)	164	11 g/3 g	0 g	321 mg
Schokolade (1 Riegel, 50 g)	265	15 g/9 g	22 g	60 mg
Pizza (1 großes Stück, 100 g)	235	12 g/6 g	0 g	570 mg
Chicken Nuggets (sechs Stück)	300	18 g/4 g	0 g	530 mg

Sobald Sie wissen, was Ihr Kind isst, können Sie seine Ernährung auf verschiedene Weise analysieren:

- Gesamtkalorienaufnahme
- Bedarf an Nährstoffen wie Kohlenhydrate, Eiweiß, Fett und Ballaststoffe
- Zahl der Portionen aus den Nahrungsgruppen.

Aus dem Ernährungsprotokoll können Sie auch andere Muster ablesen, wie beispielsweise die Ernährungsvielfalt, die Mahlzeitenhäufigkeit oder den übertriebenen Konsum von Snacks und süßen Getränken. Der Nährstoffbedarf variiert je nach Alter. Die Werte für Ihr Kind erfahren Sie im jeweiligen altersspezifischen Kapitel.

Auch Ihrem Kind hilft ein Ernährungsprotokoll, die eigenen Essgewohnheiten zu erkennen und mit dem täglichen Bedarf zu vergleichen. Je nach Alter sind Kinder in der Lage, selbst Protokoll zu führen. Um einen zusätzlichen Anreiz zu schaffen, können Sie erreichte Ziele mit einem Stern belohnen – beispielsweise, wenn Ihr Kind täglich die Mindestzahl an Portionen aus der Gruppe der Kohlenhydrat- oder Milchprodukte isst oder neue Gerichte ausprobiert.

Fünfmal täglich Obst und Gemüse

Viele Kinder essen nur wenig Obst – und noch weniger Gemüse. Doch diesen Kindern fehlen wichtige Nährstoffe sowie ein anderer wichtiger Bestandteil jeder guten Ernährung: Ballaststoffe. Wenn Sie eine Woche lang beobachten, was Ihr Kind isst, erkennen Sie möglicherweise, dass ein oder zwei zusätzliche Obst- oder Gemüseportionen am Tag nicht schaden würden. Jede Mahlzeit sollte etwas Obst und Gemüse beinhalten. Fünf Portionen Obst oder Gemüse am Tag sind ein vernünftiges Ziel.

Fünf Portionen erscheinen Ihnen vielleicht viel, besonders, wenn es in Ihrer Familie nicht üblich ist, Obst und Gemüse zu essen. Die Portionen können jedoch klein sein – Kinder finden große Gemüseberge häufig abschreckend. Besser Sie servieren Portionen, von denen Sie wissen, dass sie gegessen werden, und erhöhen die Mengen allmählich, wenn die Kinder älter werden und ihr Appetit zunimmt.

Fettarme Diät für Kinder?

Für Kinder sind restriktive Diäten nicht ratsam, und Fett ist trotz seines schlechten Rufs auch nicht das eigentliche Problem. Für die geistige Entwicklung kleiner Kinder sind Fett und Cholesterin sogar besonders wichtig. Solange die Kinder unter zwei Jahre alt sind, sollte ihre Fettaufnahme nicht gedrosselt werden; auch Milch sollte den vollen Fettgehalt haben. Ab einem Alter von zwei Jahren sollten sie dann eine ausgewogene Kost erhalten, bei der 30–35 Prozent der Kalorien aus Fett stammen.

Die meisten Kinder essen zu viel Fett, daher einige Tipps, wie Sie den Fettkonsum bei 30–35 Prozent halten können:

- Servieren Sie von Natur aus fettarme Produkte wie Obst, Gemüse, Vollgetreide, mageres Fleisch und fettarme Milchprodukte.
- Bereiten Sie Fleisch bevorzugt auf dem Rost zu, damit das Fett abtropfen kann – damit reduzieren Sie gleichzeitig die Kalorien. Wenn das Fleisch gebraten wird, bleibt das Fett erhalten – ganz zu schweigen vom zusätzlich benötigten Bratfett.
- Vermeiden Sie fettarme Kekse und andere fettreduzierte Snacks. Sie sind oft sehr kalorienreich, und man kann sich leicht an ihnen überessen.

Tipps

Eltern als Vorbild

- Lassen Sie sich zum Essen Zeit, auch wenn es nur ein belegtes Brot und ein Stück Obst ist.
- Setzen Sie sich zum Essen hin – es dauert nur unwesentlich länger.
- Legen Sie Ihre Arbeit oder Ihr Buch zur Seite und konzentrieren Sie sich auf das Essen. Sie können dann frisch gestärkt durch eine gesunde Mahlzeit zu Ihrer Tätigkeit zurückkehren.
- Wählen Sie nährstoffreiche Zwischenmahlzeiten, z.B. einen mit gemahlenen Nüssen bestreuten Joghurt.
- Lassen Sie keine Mahlzeiten aus.
- Essen Sie nicht auf der Fahrt, beispielsweise im Auto.
- Essen Sie nicht stehend neben dem geöffneten Kühlschrank.
- Ersetzen Sie die Mahlzeiten nicht durch fortwährendes Naschen.

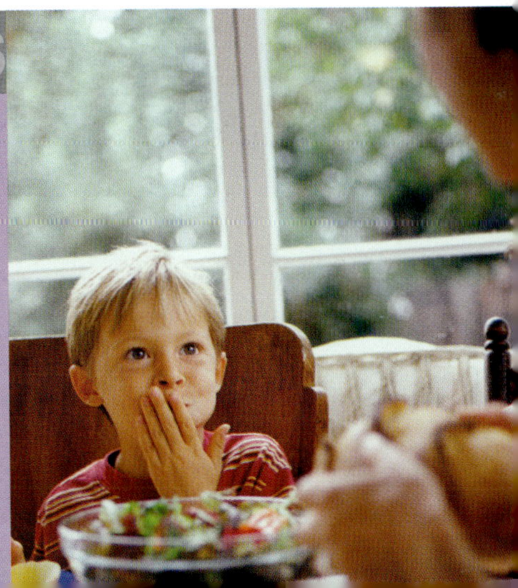

Gesundes schmackhaft machen

Es ist eine Sache zu wissen, was Kinder essen sollten, und eine andere, das Essen vom Teller in ihre Bäuche zu bekommen. Auch wenn es schwierig klingt – Kinder sollten mitentscheiden können.

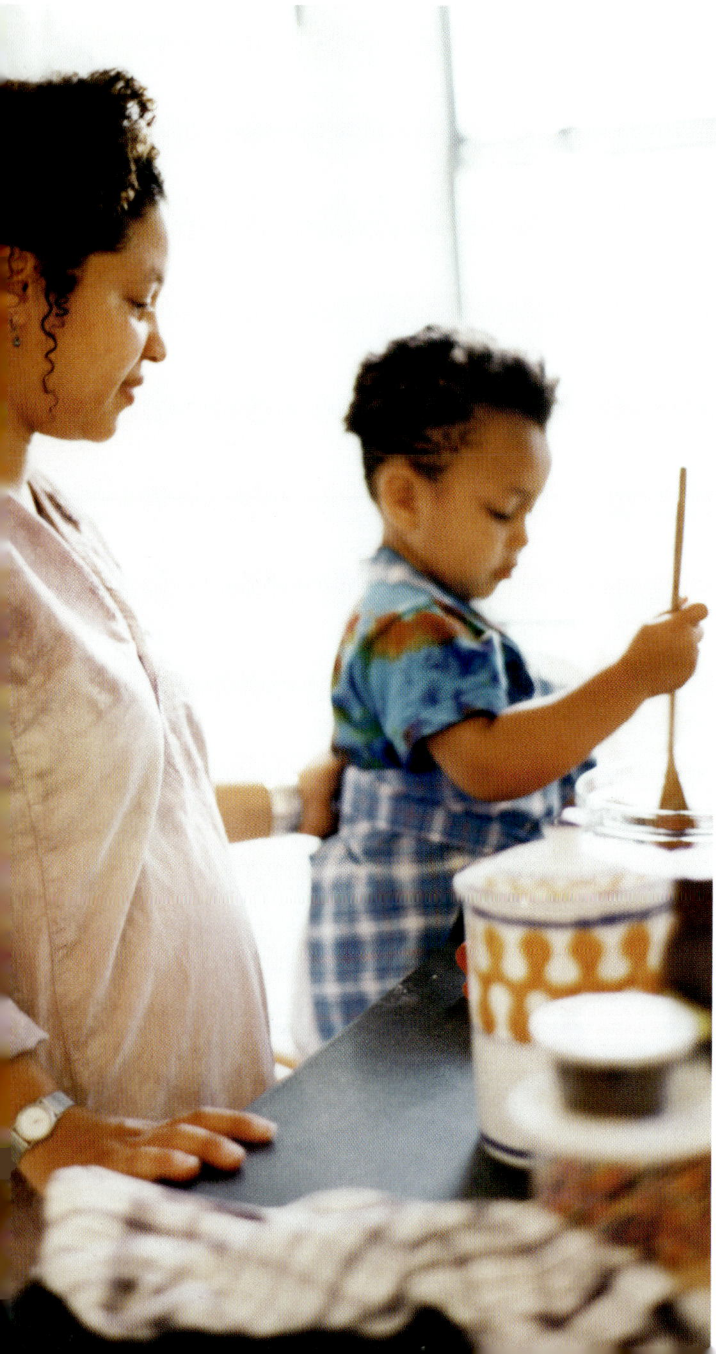

Kein Drängen oder Betteln

Ernährungswissenschaftler haben für Eltern eine einfache Regel parat: Sie entscheiden, was auf den Tisch kommt, und das Kind entscheidet, was und ob es isst. Das Kind darf also den Tisch verlassen, ohne gegessen zu haben. Aber da Sie entscheiden, was es gibt, kann es den leeren Magen nicht einfach mit einer Tüte Kartoffelchips füllen.

Auch wenn Sie sich wünschen, dass Ihr Kind ordentlich isst und seinen Teller leert – Kinder funktionieren anders. Und das ist gut so. Besonders die Jüngeren hören auf ihre eigenen Hungersignale. Wenn Sie diese Signale respektieren, hat das Kind die Chance, eine gesunde und entspannte Beziehung zum Essen zu entwickeln.

Wählerische Esser

Manche Kinder werden so wählerisch, dass sie über Wochen nichts anderes mehr essen wollen als beispielsweise Käsebrote. Das ist natürlich kein idealer Zustand, aber indem Eltern ihre Kinder zwingen, etwas anderes zu essen, lösen sie das Problem genauso wenig. Besser ist es, parallel andere Speisen anzubieten und zu warten, bis die Phase vorübergeht.

Wenn Sie versuchen, kleine Kinder an gesunde Speisen zu gewöhnen, sollten Sie nicht zu schnell aufgeben. Wenn Sie das Angebot aufrechterhalten, ohne das Kind zu zwingen, bestehen gute Chancen, dass es irgendwann doch Gefallen daran findet.

Was uns wie eine quengelige Laune erscheinen mag, ist unter Umständen Ausdruck echter geschmacklicher Vorlieben. Es lohnt sich also herauszufinden, was dem Kind schmeckt und was nicht. Wir selbst haben ja schließlich auch unsere Vorlieben. Natürlich kann es für Sie frustrierend sein, wenn Sie vergeblich versuchen, gesunde Essgewohnheiten einzuführen. Manchmal hilft auch die größte Auswahl oder das noch so liebevoll präsentierte Gemüse nicht weiter. Bleiben Sie trotzdem ruhig – die Mahlzeiten dürfen nicht zu einem Kampf ausarten.

Bleiben Sie realistisch

Essen kann bereits früh einen negativen Beigeschmack bekommen. Wenn sich Eltern wiederholt über ihr Kind ärgern, weil es nicht bereit ist, neue Speisen zu probieren, überträgt sich die Stimmung schließlich auf das Kind. Und wenn Eltern den Nachtisch als Belohnung einsetzen, wird aus der Süßigkeit das eigentliche Ziel und aus der Hauptspeise lediglich der Weg dorthin. Solche Methoden fördern ungesunde Ernährungsgewohnheiten eher, als dass sie sie verhindern.

Jeder, der jemals einen Säugling gestillt oder gefüttert hat, weiß, dass Nahrungsaufnahme und Körperhaltung eng miteinander zusammenhängen, und dass die Mahlzeit eine gute Gelegenheit bietet, Liebe und Fürsorge zu demonstrieren. Vermeiden Sie jedoch, Ihr Kind mit Essen zu belohnen, zu strafen oder zu trösten oder ihm Ihre Liebe ausschließlich auf diesem Wege zu zeigen. Andernfalls riskieren Sie, dass das Kind in eine extreme Abhängigkeit vom Essen gerät, weil es Geborgenheit oder Glück nur noch im Zusammenhang mit Essen empfinden kann. Wenn Sie ein Kind mit Essensentzug bestrafen, schaffen Sie eine Verbindung zwischen Essen und Ablehnung. Ist eine solche schädliche Verbindung erst einmal geschaffen, bleibt sie häufig ein Leben lang bestehen.

Kinder übernehmen die Einstellung der Eltern zum Essen. Achten Sie also auf Ihr eigenes Verhalten. Erwarten Sie nicht, dass das Kind viele neue Speisen probiert, während Sie selbst ausschließlich Hüttenkäse zum Abendbrot essen. Wenn Essen für Sie selbst lediglich eine ungewollte Ansammlung von Kalorien darstellt, kann es gut sein, dass Ihr Kind diese Einstellung übernimmt. Machen Sie aus den Mahlzeiten heitere, gesellige Ereignisse. Machen Sie das Beste aus den Mahlzeiten, indem Sie:

- als Familie gemeinsam essen,
- vielerlei Obst und Gemüse servieren,
- kleine Portionen »zum Probieren« zulassen,
- den Fernseher währenddessen ausgeschaltet lassen.

Kinder in der Küche

Versuchen Sie, Ihr Kind an der Zusammenstellung des Speiseplans und der Vorbereitung der Mahlzeiten zu beteiligen. Ein Kind, das sich in der Küche zu Hause fühlt, entwickelt eine selbstbewusste Beziehung zum Thema Essen und lernt wichtige Zusammenhänge kennen. Auf dieser Basis ist es später besser in der Lage, sich für eine gesunde Ernährungsweise zu entscheiden.

Solange Ihr Kind klein ist, können Sie ihm kleine Pfannen, Löffel oder anderes Spielzeug geben, mit dem es mit Ihnen »kochen« kann. Kinder im Grundschulalter können einfache Rezepte mit bis zu fünf Zutaten nachkochen. Lassen Sie Ihr Kind das Rezept selbst lesen – das ist eine hervorragende Gelegenheit, das Lesen zu üben. Ältere Kinder können versuchen, Gerichte zu erfinden, wenn sie daran Spaß haben. Überlassen Sie ihnen gelegentlich die komplette Regie von der Auswahl der Rezepte über den gemeinsamen Einkauf bis zur Vorbereitung und dem Servieren.

Tipps

Kinder und Essen: 10 Tipps für Eltern

1. Die Eltern entscheiden, was eingekauft und wann serviert wird.
2. Die Kinder entscheiden, ob und was sie essen. Unter den Speisen, die die Eltern anbieten, können sie frei wählen.
3. Erlauben Sie Ihren Kindern, mit dem Essen aufzuhören, sobald sie keinen Hunger mehr haben.
4. Bieten Sie von Anfang an einen abwechslungsreichen Speiseplan.
5. Wer behauptet, dass Kinder nur Würstchen, Käsemakkaroni und Pizza mögen? Bieten Sie Ihren Kindern neue Speisen an und lassen Sie sich von ihrer Experimentierfreude überraschen.
6. Vergessen Sie die Getränke nicht. Cola und andere zuckerhaltige Getränke liefern Kalorien, die einer gesunden Ernährung zuwiderlaufen.
7. Weniger Süßigkeiten! Eine gelegentliche Leckerei schadet nicht, aber der Nachtisch darf nicht zum Hauptgang werden.
8. Essen ist nicht gleich Liebe. Finden Sie geeignetere Wege, um Ihrer Liebe Ausdruck zu verleihen.
9. Kinder folgen Ihrem Beispiel – leben Sie die gesunde Ernährung vor.
10. Schalten Sie den Fernseher aus; damit verhindern Sie gleichzeitig die Werbung und das gedankenlose Naschen.

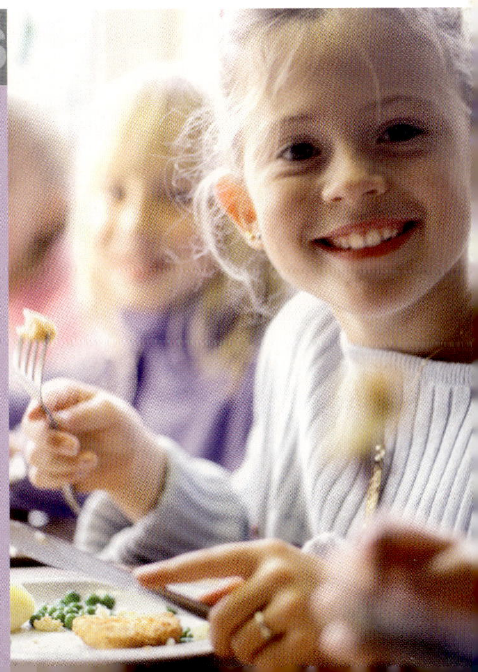

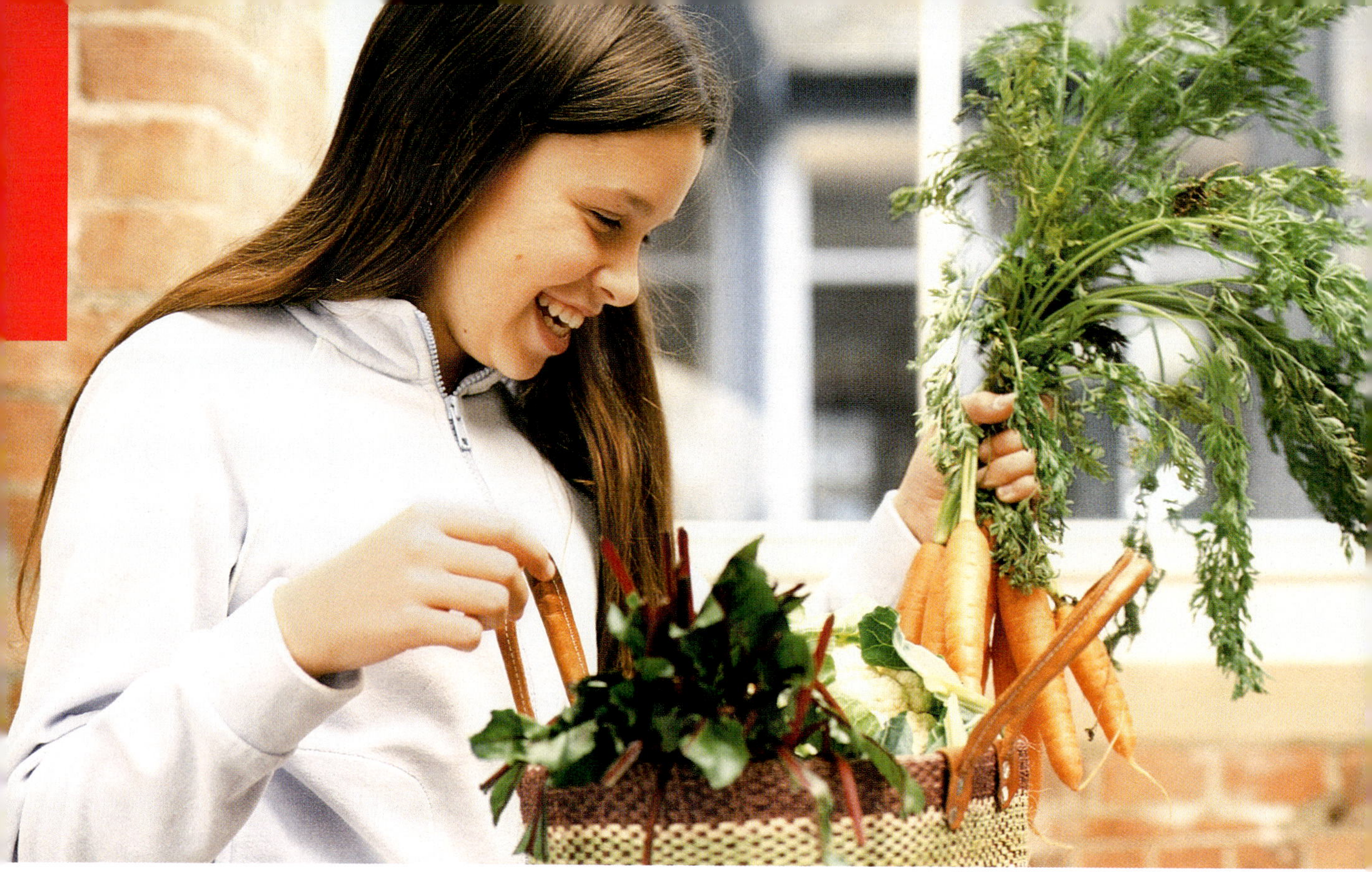

Bewusst einkaufen

Lernen Sie richtig einzukaufen, damit Sie Ihrer Familie das beste Essen bieten können. Finden Sie heraus, worauf Sie beim Kauf von Frischwaren, Tiefkühlkost und Konserven achten müssen.

Wann frisch am besten ist

Nicht umsonst verwenden gute Restaurants nur ganz frisches Obst und Gemüse. Aussehen und Geschmack sprechen für sich. Der Einkauf und die Zubereitung frischer Produkte ist jedoch nicht immer einfach. Zunächst muss man sie finden und bezahlen können. Dann besteht die Gefahr, dass sie verderben, bevor sie auf dem Tisch landen. Wichtig ist also, dass Sie wissen, wo Sie einkaufen, nach welchen Kriterien Sie auswählen und wie Sie die Ware lagern müssen.

Kaufen Sie in Geschäften, die frische Ware anbieten und sie regelmäßig durch neue ersetzen. Es lohnt sich auch, auf Wochenmärkten und in Erzeugergeschäften nach regionalen Produkten Ausschau zu halten. Orientieren Sie sich an der Jahreszeit und kaufen Sie Obst und Gemüse, das gerade Saison hat. Häufig können Sie dabei ein Schnäppchen machen; kaufen Sie jedoch nicht mehr, als Sie lagern und in frischem Zustand verbrauchen können. Eine gute Möglichkeit, Ihre Kinder mit saisonalen Produkten vertraut zu machen, ist ein Besuch auf einem Bauernhof, wo die Gäste ihr Obst oder Gemüse selbst ernten können.

Wie erkennen Sie als Selbstpflücker, ob Obst oder Gemüse frisch sind? Ob Melonen oder Stangenbohnen – jedes Obst und Gemüse verrät etwas über seinen Reife- und Frischegrad.

- Bevorzugen Sie Gemüse, dass frisch und farbig aussieht. Die meisten Sorten sollten knackig und fest sein.

Vorurteil: Organisch-biologische Produkte sind gesünder als konventionell erzeugte.

Tatsache: Die Frage ist noch nicht entschieden – während einige Studien zu beweisen scheinen, dass organisches Obst und Gemüse mehr Vitamine und Mineralien enthalten, kommen andere zu dem Ergebnis, dass kein signifikanter Unterschied besteht. Organische Produkte stammen von Erzeugern, die besonderen Wert auf Umweltschutz und Ressourcenschonung legen. Organische Erzeuger sind in der Regel sparsam im Einsatz von Pestiziden, synthetischem Dünger und anderen Verfahren wie beispielsweise der Bestrahlung. Bei der Tierzucht verzichten sie darauf, dem Futter zur Wachstumsförderung und gegen Krankheiten präventiv Antibiotika beizumischen.

Organische Produkte sind in der Regel teurer als konventionell erzeugte. Sie sprechen besonders Verbraucher an, die auf eine möglichst natürliche Ernährung Wert legen. Und organische Produkte, die in der Region erzeugt werden, kommen am frischesten in die Geschäfte. Aber häufig werden organische Produkte auch importiert. Unter Umständen kommen sie aus Ländern mit weniger strengen Bestimmungen als bei uns. Achten Sie also in jedem Fall auf die Herkunft.

- Vermeiden Sie Obst mit Druckstellen. Bedenken Sie im Übrigen, dass perfektes Aussehen nicht unbedingt für beste Qualität stehen muss: Wenn Sie beispielsweise eine Honigmelone suchen, hat möglicherweise das etwas missgestaltete Exemplar mit dem gelblichen Überzug den besten Geschmack.

Mit einer sorgfältigen Lagerung gewährleisten Sie, dass die Ware möglichst lange frisch bleibt. Die meisten Obst- und Gemüsearten bewahren Sie am besten im Kühlschrank bei +5°C auf. Gemüse hält sich in der Regel zwei bis fünf Tage; Wurzelgemüse wie Möhren hält sich sogar noch länger. Lagern Sie Kartoffeln und Zwiebeln an einem kühlen und dunklen Ort.

Vorteile von Tiefkühlkost und Konserven

Nichts ist bequemer als tiefgekühltes oder konserviertes Obst und Gemüse. Geschmack und Nährwert können sich mit Frischware häufig messen. Ihre Familie wird womöglich den Unterschied gar nicht wahrnehmen. Eine Studie mit 1500 Teilnehmern belegte kürzlich, dass aus Konserven zubereitete Speisen den Probanden nicht weniger schmeckten als aus frischen oder tiefgefrorenen Zutaten zubereitete.

Ob frisch oder tiefgefroren, schauen Sie stets auf die Produktaufschriften, damit Sie wissen, was Sie kaufen. Gelegentlich enthält Tiefkühlgemüse zusätzlich Salz und Fett. Bevorzugen Sie Produkte, die ohne Saucen oder andere Zutaten verpackt wurden. Konservenobst sollte nach Möglichkeit in Fruchtsaft und nicht in Sirup eingelegt sein.

- Kaufen Sie kein Tiefkühlgemüse, dessen Verpackung löchrig oder durchgeweicht ist.
- Vermeiden Sie Dosenkonserven mit starken Dellen, aufgedunsenen Deckeln oder Lecks.

Lagern Sie Konserven zu Hause nicht über 24°C. Dann bleibt ihre Qualität rund ein Jahr erhalten. Wenn die Packung kein Haltbarkeitsdatum besitzt, sollten Sie darauf das Kaufdatum notieren. Tiefkühlkost bewahren Sie am besten im Tiefkühlfach bei -18°C auf.

Andere Fertigprodukte

Wenn Sie häufiger schnelle Mahlzeiten auf den Tisch bringen müssen, finden Sie im Supermarkt ein großes Angebot an fertigen oder halbfertigen Gerichten. Reisgerichte, Ravioli in der Dose und tiefgefrorene Pizzas gehören ebenso in diese Kategorie wie fertig gewürzte Hühnerbrust und portionierte Pausensnacks für Schulkinder. Die Vielfalt ist groß, aber es lohnt sich, genauer hinzuschauen. Nehmen Sie sich die Zeit und vergleichen Sie Preis, Arbeitsersparnis und Nährwert, bevor Sie sich entscheiden.

Fertigprodukte sind häufig teurer als die Zutaten, die Sie benötigen, um eine Mahlzeit selbst zuzubereiten. Zudem haben Sie wenig oder keine Kontrolle über die Zutaten und ihre Verarbeitung. Manchmal allerdings rechtfertigt die rasche und bequeme Zubereitung den Preis. Achten Sie nur darauf, dass die Nährwerte stimmen.

Kaufen Sie keine Fertigprodukte mit hohem Zucker- oder Fettanteil – achten Sie besonders auf das Vorhandensein von gesättigten Fetten und Transfetten. Ein kurzer Blick auf die Zutatenliste ist in den meisten Fällen außerordentlich aufschlussreich. Überlegen Sie es sich zweimal, bevor Sie ein Produkt kaufen, unter deren ersten drei Zutaten eine der folgenden zu finden ist: Fruktose, Honig, Glukose, Dextrose, Maltose, Saccharose, Maissirup (lauter verschiedene Zuckervarianten), Zucker, gehärtetes Pflanzenöl, Kokosöl, Schmalz, Palmöl, Rindertalg oder Backfett.

Produktaufschriften lesen

Die Produktinformationen auf den Verpackungen sollen Ihnen helfen zu entscheiden, ob das betreffende Lebensmittel in den Speiseplan Ihrer Familie passt. Gewöhnen Sie sich an, regelmäßig einen Blick auf diese Angaben zu werfen.

Was das Etikett aussagt

Im Lauf der letzten Jahre sind die Packungsinformationen immer umfangreicher geworden. Früher war es Glückssache, ob auf der Packung zu lesen war, was sie enthielt. Heute sind die Aufschriften leicht verständlich und bieten dem Kunden Schutz und Orientierung. Es müssen sämtliche Zutaten angegeben werden. Die Verpackung muss ein Haltbarkeitsdatum aufweisen und ggf. besondere Hinweise zur Lagerung und eine Anleitung zur Zubereitung. Vorgeschrieben ist außerdem die Angabe von Hersteller und Abfüller. Angaben zum Nährwert sind freiwillig, müssen aber, wenn sie gemacht werden, bestimmten Vorschriften entsprechen. Auf den meisten Produkten ist jedoch mittlerweile eine Nährwerttabelle zu finden, sodass der Verbraucher verschiedene Produkte miteinander vergleichen und seine Kaufentscheidung entsprechenden seinen individuellen Bedürfnissen treffen kann.

Die folgenden Zeilen der Information auf der Verpackung sollten Sie studieren, um zu entscheiden, ob Sie ein Produkt wirklich kaufen wollen.

Nährwertgehalt: Die Nährwerte werden als Durchschnittswerte für 100 g oder 100 ml des Lebensmittels angegeben. Gelegentlich ist auch der Nährwert umgerechnet auf eine Portion des Produkts aufgeführt. Denken Sie aber daran, dass oft größere oder mehrere Porionen gegessen werden. Insofern ist die Aussagekraft der Nährwerte begrenzt. Dennoch lässt sich aus ihnen ablesen, ob es sich um eine reiche oder eine arme Nährstoffquelle handelt. Wenn ein Lebensmittel nur 1 g Ballaststoffe enthält, eignet es sich weder für Erwachsene noch für Kinder als Ballaststoffquelle.

Brennwert: Hier lesen Sie, wie viel Kilokalorien (kcal) in 100 g oder 100 ml des Lebensmittels enthalten sind. (Zur Kilokalorie s. Seite 33.) Alternativ lässt sich die Energie auch in Kilojoule (kj) messen: 1 kcal = 4,2 kj.

Fett: Hier erfahren Sie, wie viel Gramm Fett in 100 g oder 100 ml enthalten sind. Beachten Sie die Unterrubrik des gesättigten Fettes, das dafür bekannt ist, den Blutcholesterinspiegel zu erhöhen und Herzkrankheiten zu begünstigen.

Natrium: Hier lesen Sie, wie viel Gramm Natrium in 100 g oder 100 ml enthalten sind. Ein Gramm Natrium entspricht 2,5 g Salz. (Zur empfohlenen Tagesmenge s. Seite 38.)

Kohlenhydrate: Hier erkennen Sie, wie viel Gramm Kohlenhydrate insgesamt und wie viel in Form von Zucker oder Stärke in 100 g oder 100 ml enthalten sind.

Ballaststoffe: Hier erfahren Sie, wie viel Gramm Ballaststoffe 100 g oder 100 ml enthalten (ab 3 g spricht man von einer Ballaststoffquelle).

Eiweiß: Das ist der Eiweißanteil an 100 g oder 100 ml des Lebensmittels.

Zusätzliche Informationen: Hier finden Sie besondere Informationen, wie beispielsweise: »Für Vegetarier geeignet«.

NÄHRSTOFF-INFORMATIONEN

Durchschnittswert pro	100g	Portion
Brennwert	1741 kJ 414 kcal	1219 kJ 290 kcal
Eiweiß	3,5 g	2,5 g
Kohlenhydrate	65,8 g	46,1 g
davon Zucker	49,1 g	14,4 g
Fett	15,2 g	10,6 g
davon gesättigt	3,6 g	2,5 g
Ballaststoffe	2,3 g	1,6 g
Natrium	0,1 g	0,1 g

Auf der Basis von 8 Portionen pro Kuchen

ZUTATEN: Rosinen, kandierte Kirschen, Weizenmehl, Ei, teilweise gehärtetes Pflanzenöl, Pekannüsse, Zucker, Glukosesirup, Honig, Aromastoffe, Emulgator (E471, E435), Gewürze, Salz, Konservierungsstoff (E202), Geliermittel (E440), Säureregulator (E330), Farbstoff (E127, E133, E102, E129)

- **ENTHÄLT NÜSSE**
- **FÜR VEGETARIER GEEIGNET**

Durchschnittswerte *Hier erfahren Sie, ob das Lebensmittel ein guter oder schlechter Nährstofflieferant ist.*

Zucker *Hierauf sollten Sie achten, auch wenn nicht zwischen natürlichem und zugesetztem Zucker unterschieden wird.*

Fett *Neben dem Gesamtfettanteil wird auch der Anteil des gesättigten Fettes angegeben.*

Zutaten *Alle Zutaten müssen in der Reihenfolge ihres Gewichtsanteils aufgelistet sein. Zusätze und Konservierungsstoffe werden häufig mit ihrer E-Nummer angegeben.*

Transfette *Wenn in dieser Liste gehärtete oder teilweise gehärtete Fette genannt werden, sind auch Transfette vorhanden. (Erläuterungen finden Sie auf Seite 36.)*

Etikettenjargon
Es lohnt sich, sich in die Etikettensprache einzulesen, um gut informierte Entscheidungen treffen zu können.

Lagerung und Zubereitung

Mit Einkaufen ist es nicht getan, wenn Sie Ihre Familie gesund ernähren wollen. In der Küche gelten bestimmte Regeln, um ernährungsbedingte Krankheiten zu vermeiden. Ungekochtes Essen – auch roher Kuchenteig – sollte für Kinder tabu sein.

Wichtige Küchenregeln

- Vergewissern Sie sich, dass Ihr Kühlschrank auf +5°C und das Eisfach auf -18°C oder kälter eingestellt ist.
- Kaufen oder verwenden Sie kein Obst mit rissiger Schale, denn durch die Öffnungen dringen Bakterien ein.
- Bringen Sie rohen Fisch, Fleisch und Geflügel im Kühlschrank und bei der Verarbeitung nicht mit anderen Lebensmitteln zusammen. Bewahren Sie Fleisch und Geflügel im unteren Teil des Kühlschranks auf.
- Waschen Sie Hände, Schneidebretter, Messer und anderes Küchenwerkzeug nach der Verarbeitung roher Produkte, insbesondere Fleisch und Eier, gründlich ab. Säubern Sie Schneidebretter getrennt von anderem Geschirr und Gerät.
- Verwenden Sie unterschiedliches Gerät und Geschirr, um Fleisch, Geflügel, Fisch oder Eier zuzubereiten (oder spülen Sie es vorher mit heißem Seifenwasser ab).
- Achten Sie darauf, dass das Fleisch, das Sie servieren, durchgegart ist. Besonders Hackfleisch muss lang genug gekocht oder gebraten werden, bis es auch innen nicht mehr rot oder rosa ist.
- Stellen Sie Reste sofort in den Kühlschrank. Bei Raumtemperatur vermehren sich eventuell vorhandene Bakterien im Handumdrehen.
- Waschen Sie Obst und Gemüse mit Wasser, um Pestizidreste, Bakterien und Schmutz zu entfernen.
- Einige Lebensmittel (wie hausgemachtes Eis, Mayonnaise oder Tiramisu) enthalten rohe Eier oder andere in seltenen Fällen von Salmonellen infizierte Zutaten und sind deshalb für Kinder ungeeignet. Vermeiden Sie Produkte, die rohe Eier enthalten. Nicht pasteurisierte Milch und daraus hergestellte Milchprodukte können ebenso Krankheiten verursachen wie nicht pasteurisierter Apfelsaft.
- Kinder, deren Immunsystem aufgrund einer Krankheit wie Krebs oder AIDS geschwächt ist, sollten ungekochte Lebensmittel vermeiden, die Listeriosebakterien enthalten können. Dazu gehören weiche Käsesorten wie Feta, Brie und Camembert sowie Blauschimmelkäse.

Info

Kinder und Sicherheit in der Küche

Wenn sich Kinder in der Küche aufhalten, müssen Sie stets die Sicherheit im Auge behalten. Auf kleine Kinder sollten Sie sorgsam aufpassen, damit sie sich nicht verbrennen oder schneiden. Dabei gibt es zahlreiche sichere Tätigkeiten, die ihnen Spaß machen. Hier einige Vorschläge:

- Gemüse waschen
- Pfannkuchenteig rühren
- Gewürze und Kräuter streuen.

Dazwischen können sie den Tisch decken oder so tun, als ob sie auch kochen.

Ältere Kinder überschätzen leicht ihre Fähigkeiten:

- Beaufsichtigen Sie die Verwendung von Kochstellen, Backofen und anderen Küchengeräten.
- Bringen Sie Ihren Kindern den richtigen Umgang mit Messern und anderen scharfen Küchengeräten bei.

Der Sicherheitsaspekt sollte aber nicht dazu führen, dass sich die Kinder in der Küche nicht willkommen fühlen. Ermuntern Sie Ihre Kinder, neue Gerichte auszuprobieren und ihre Pausenpakete selbst vorzubereiten.

Gute Hygiene

Achten Sie auf Sauberkeit in der Küche. Auch das jüngste Kind muss lernen, sich die Hände zu waschen, bevor es in der Küche hantiert. Etwas ältere Kinder können lernen, wie man Lebensmittel hygienisch aufbewahrt und zubereitet und wie man anschließend wieder Ordnung macht.

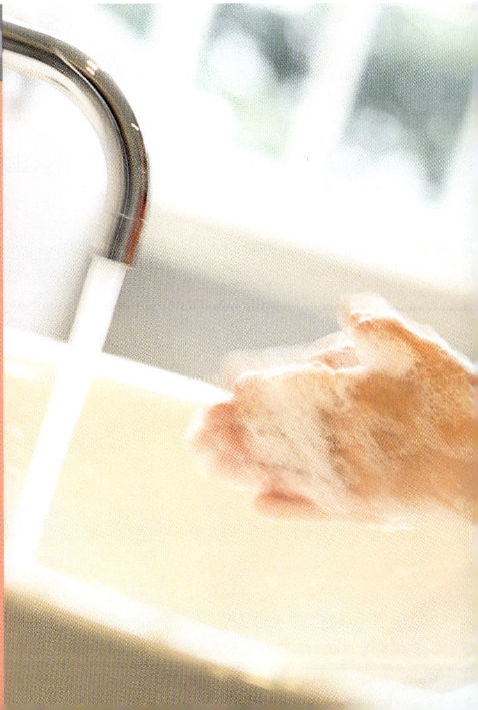

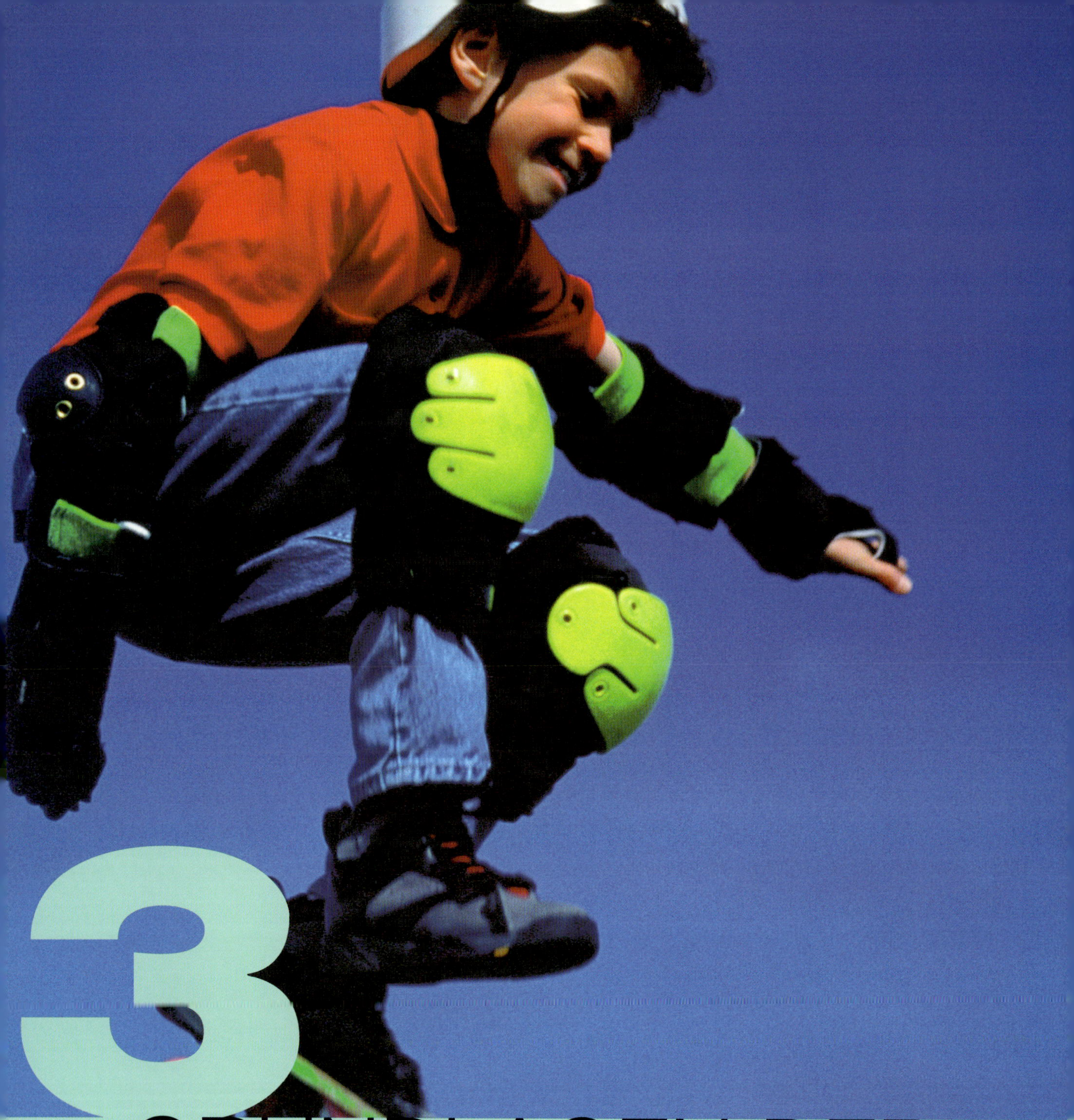

3 GRUNDLAGEN DER **FITNESS**

Die meisten Kinder sind von **Natur aus aktiv** und lieben Bewegung. **Ältere Kinder** erscheinen gelegentlich **träger**. Versuchen Sie die Zeit vor dem Bildschirm einzuschränken und **Spaß an Bewegung** zu wecken, der ein Leben lang anhält.

Ein Leben lang fit und gesund

Viele Menschen denken bei »Fitness« gleich an hartes Training im Fitnessstudio. Aber Fitness kann auch einfach bedeuten, gesund zu leben und seinen Körper leistungsfähig zu erhalten.

Freude an Bewegung

Beinahe jedes Kind ist anfangs fit und bewegungsfreudig. Denken Sie nur an die unbegrenzte Energie eines Vorschulkindes, das bei jeder Gelegenheit rennt, tanzt, springt und klettert. Aber je älter die Kinder werden, desto mehr Hindernisse stellen sich einer aktiven Lebensweise in den Weg.

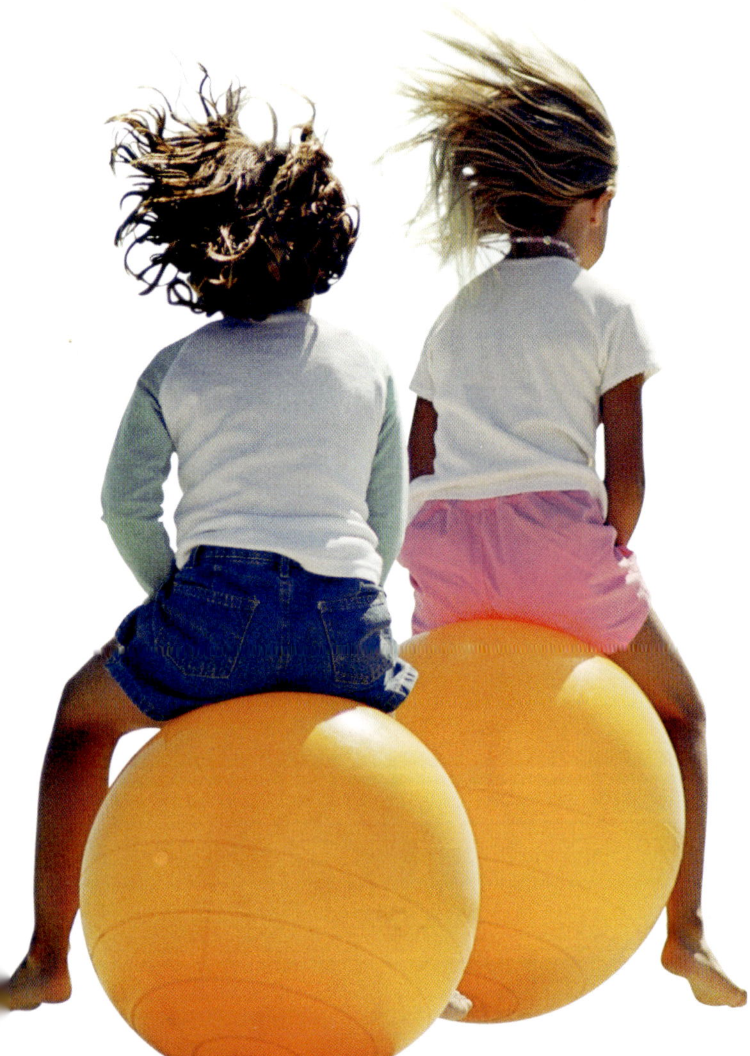

Dafür gibt es viele Erklärungen:

- die zunehmenden Anforderungen in der Schule,
- die Sorge, unsportlicher zu sein als andere Kinder,
- Sicherheitsbedenken, die die Kinder daran hindern, die Umwelt frei zu erkunden.

Trotz diesen Schwierigkeiten können Eltern ihren Kindern helfen, von klein auf die Freude an der Bewegung zu erhalten.

Die vielen Vorteile von Bewegung

Kinder, die körperlich aktiv sind, haben viele gesundheitliche Vorteile. Ein aktives Kind hat

- kräftigere Muskeln und Knochen,
- einen schlankeren Körper, weil die körperliche Bewegung hilft, den Körperfettanteil in Grenzen zu halten,
- ein geringeres Risiko, an Diabetes vom Typ 2 zu erkranken,
- später möglicherweise einen geringeren Blutdruck und einen niedrigeren Cholesterinspiegel,
- bessere Lebensaussichten.

Regelmäßige Bewegung stärkt darüber hinaus den Herzmuskel, sodass dieser effektiver arbeitet. Ein stärkeres Herz pumpt mit jedem Schlag mehr Blut, und der Körper wird so besser mit Sauerstoff versorgt.

Alle Kinder können körperlich fit sein

Die sportlicheren Kinder können durch körperliches Training ihre Leistung verbessern, um schneller zu laufen, höher zu springen oder den Ball weiter zu werfen. Aber Fitness ist nicht auf die sportlichen Kinder mit der athletischen Figur beschränkt. Alle Kinder können fit sein, unabhängig von ihren Fähigkeiten und Interessen. Eltern können die Fitnessgewohnheiten ihrer Kinder beeinflussen – positiv oder negativ.

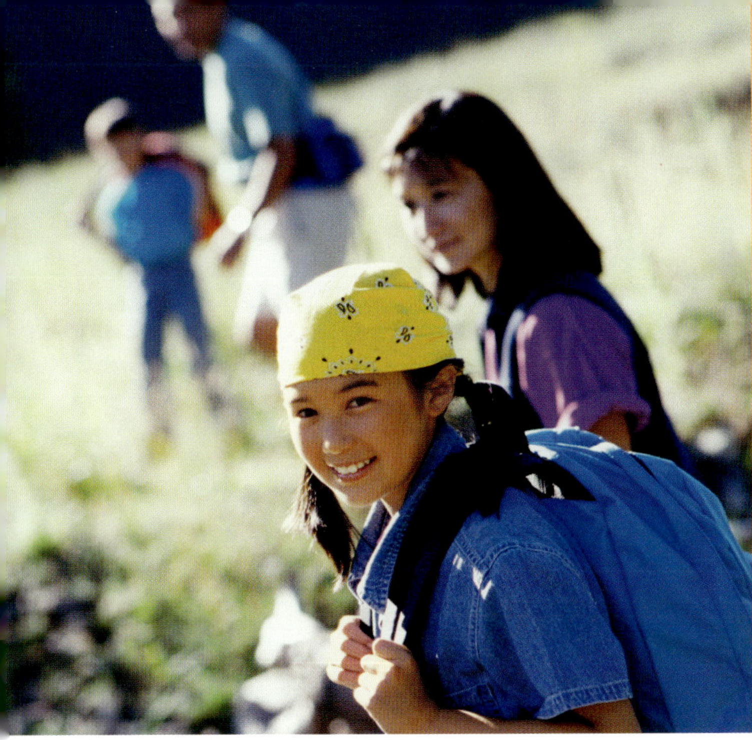

Was Eltern sagen ... über Sport

»Ich habe einen fünfjährigen Sohn und eine siebenjährige Tochter. Meine Frau und ich gehen gern spazieren, aber die Kinder finden das öde, selbst wenn sie ihre Fahrräder oder Inlineskates mitnehmen dürfen. Also halte ich mir jeden Samstag oder Sonntag vier oder fünf Stunden frei und lasse die Kinder das Programm bestimmen – sei es Schwimmen, Fahrrad fahren, Klettern oder Fangen spielen. Es muss nur etwas sein, das ich als Sport betrachte (auch wenn ich ihnen das nicht so sage). Einmal fragte mich meine Tochter, warum wir das jede Woche machen. Ich erklärte ihr, dass es für jeden Menschen wichtig ist, ausreichend Sport zu treiben. Ihre Antwort kam unerwartet, entsprach aber genau meinem Wunsch: »Wir treiben doch gar nicht Sport. Wir spielen nur.«

Kinder, deren Eltern aktiv Sport treiben, sind mit sechsmal höherer Wahrscheinlichkeit auch sportlich als Kinder inaktiver Eltern. Und die Einstellung der Kinder zum Sport hängt nicht nur von dem ab, was die Eltern tun oder sagen, sondern auch davon, wie sie die Botschaft vermitteln.

Körperliche Aktivität sollte nicht als lästige Pflicht empfunden werden. Helfen Sie Ihrem Kind dabei, diejenigen sportlichen Aktivitäten zu entdecken, die ihm am meisten liegen. Versuchen Sie, Ihrem Kind die Teilnahme an diesem Sport zu ermöglichen. Das ist nicht immer einfach, wie neuere Studien belegen. So haben Eltern von Neun- bis Dreizehnjährigen folgende Hindernisse zu Protokoll gegeben:

- Kosten
- Transportprobleme
- Zeitmangel der Eltern
- fehlende Angebote in der Nähe.

Kosten und Transportprobleme wurden als die größten Hindernisse angesehen. Sie spielten vor allem in Haushalten mit niedrigem Einkommen eine Rolle, wurden aber auch von mittel- bis gut verdienenden Eltern erwähnt. Auch wenn viele Sportangebote mit großen Ausgaben verbunden sind, so gibt es doch zahlreiche erschwingliche Alternativen. Wenn Sie an solchen Angeboten interessiert sind, können Sie sich an die Schule Ihres Kindes, die lokalen Behörden oder an kirchliche Organisationen wenden.

Wenn der Transport das Problem ist, können Sie sich nach Angeboten erkundigen, die direkt im Anschluss an die Schule stattfinden, um einen Weg zu sparen. Zudem können Sie versuchen, den Transport Ihrer Kinder gemeinsam mit anderen Eltern zu organisieren. Ältere Kinder können vielleicht auch öffentliche Verkehrsmittel benutzen.

Das Wichtigste ist jedoch, Ihrem Kind beizubringen, dass körperliche Aktivität sich nicht auf die Teilnahme an einem organisierten Sportprogramm beschränken muss. Führen Sie gemeinsam ein aktives Leben, indem Sie kleinere Wege zu Fuß statt mit dem Auto zurücklegen und Ihre freie Zeit öfter mal im Park verbringen. Sie sollten Ihrem Kind einen Ball oder ein Sprungseil kaufen.

Wissenschaftliche Studien belegen, dass immer weniger Kinder sich heutzutage in ihrer Freizeit im Freien bewegen, beispielsweise beim Toben oder Fuballspielen, oder im Verein Sport treiben. Ideal wäre eine Mischung von beidem, besonders wenn die Kinder das Schulalter erreichen. Der Sport im Verein bietet die Möglichkeit, neue Freunde kennen zu lernen und sich an bestimmte Regeln zu gewöhnen. Es bleibt natürlich Ihnen und Ihrem Kind überlassen, wo Sie zwischen freiem Spiel und organisiertem Sport die Schwerpunkte setzen; achten Sie jedoch darauf, dass Ihr Kind stets ausreichend Bewegung hat. (Weitere Empfehlungen finden Sie auf Seite 54.)

Warum Kinder Sport brauchen

Kinder sollten aus demselben Grund fit sein wie Erwachsene: zur Verbesserung ihrer Gesundheit und damit sie ihre täglichen Aufgaben gut bewältigen können. Menschen, die sich ausreichend bewegen, sind den Anforderungen des Alltags besser gewachsen.

Fitness und Fähigkeiten

Regelmäßige körperliche Bewegung hilft den Kindern zu wachsen, starke Muskeln und Knochen auszubilden und wichtige motorische Fähigkeiten zu entwickeln. Bei Säuglingen und Kleinkindern liegt das auf der Hand, wenn sie lernen, sich aufzusetzen, zu gehen und schließlich zu laufen; aber auch für ältere Kinder ist regelmäßige Bewegung unverzichtbar. Die körperliche Bewegung fördert die Entwicklung ihres Körpers. Durch häufige Wiederholung werden motorischen Fähigkeiten erlernt – vom Werfen, Fangen und Hüpfen bis zu präziseren Bewegungen wie einer Pirouette im Ballett oder einem gekonnten Ballwechsel im Tennis.

Je nach Alter und Entwicklung benötigen die Kinder Bewegung unterschiedlicher Art und unterschiedlicher Menge. Ein kleines Kind (ein bis fünf Jahre) sollte nicht länger als 60 Minuten untätig sein, es sei denn, es schläft. Kinder bis zwölf sollten jeden Tag mindestens 60 Minuten frei spielen.

Säuglinge und Kleinkinder bekommen einen Großteil der benötigten Bewegung im Austausch und Spiel mit ihren Eltern. Die Bereitschaft älterer Kinder, sich zu bewegen, hängt von ihrem Alter, ihrer Entwicklung und ihren individuellen Neigungen ab. Aber egal wie alt das Kind ist: Es sollte keinesfalls dazu gezwungen werden, an einem Sport teilzunehmen, der ihm keinen Spaß macht.

Wie viel ist **genug?**

ALTER	ENTWICKLUNG	WIE LANGE TÄGLICH?	EMPFOHLENE AKTIVITÄT	WAS ELTERN TUN SOLLTEN
Säugling	lernt zu krabbeln, zu sitzen, zu stehen und zu laufen	keine Vorgaben	die körperliche Bewegung sollte die motorische Entwicklung fördern; keine speziellen Programme erforderlich	einen sicheren Spielbereich anbieten; Laufhilfen vermeiden; Zeit in Autositzen, Karren und Buggies beschränken
Kleinkinder (1–3 Jahre)	geht, läuft, klettert, tritt nach einem Ball und springt	1½ Stunden	Spielen (besonders im Freien), kleinere Spielgeräte, Spielzeuge zum Ziehen und Schieben, Bobbycars und ähnliches, Bälle	sorgen Sie für täglich 30 Minuten strukturierte Bewegung und mindestens 60 Minuten freies Spiel
Vorschulkind (3–5 Jahre)	hüpft, steht auf einem Bein, wirft und fängt, tritt Pedale, springt Seil	1½–2 Stunden	Ball fangen, Fangen spielen, Spielplatz, Dreirad und Zweirad, Schläger und Bälle, toben und tanzen	bieten Sie täglich 30–60 Minuten strukturierte Bewegung und mindestens 60 Minuten freies Spiel
Schulkind (6–12 Jahre)	lernt komplexere Bewegungen; Koordination zwischen Hand und Auge; beginnt, den Sinn von Regeln zu erkennen	1½–2 Stunden	Seilspringen, Schwimmen, Fahrrad fahren, Mannschaftssport (anfangs ohne Wettkampfcharakter), im Freien spielen	stellen Sie Spielgeräte bereit und achten Sie darauf, dass die Kinder täglich 30–60 Minuten körperlich aktiv sind und mindestens weitere 60 Minuten frei spielen
Jugendlicher (13 und älter)	beginnende Pubertät, starkes Wachstum	30–60 Minuten	Sport je nach Neigung und Alter – Wettkampfsportarten, Kurse, Joggen, Schwimmen, Fahrrad fahren	stellen Sie Ausrüstung und/oder Transport bereit; sorgen Sie für mindestens drei wöchentliche Einheiten à 20 Minuten intensiveren Sports

Info

Übergewichtige Kinder motivieren

Für Übergewichtige Kinder ist sportliche Aktivität besonders wichtig, auch wenn der Anfang vielen schwer fällt. Berücksichtigen Sie die Gründe, die ein übergewichtiges Kind möglicherweise vom Sport abhalten – vielleicht geniert es sich, in Badekleidung oder kurzen Hosen aufzutreten oder sich vor dem Sport vor anderen Kindern umzuziehen.

- Schlagen Sie Ihrem Kind Aktivitäten vor, die es interessieren – bestimmte Sportarten eignen sich für Übergewichtige besser als andere. Schwimmen ist ideal, weil es die Gelenke weniger belastet.
- Wenn Ihr Kind lieber zu Hause Sport macht, könnten Sie ihm ein altersgerechtes Übungsvideo kaufen. Ältere Kinder wünschen sich vielleicht ein Laufband oder einen Fahrradtrainer.
- Lassen Sie Ihr Kind mitentscheiden, welche Sportbekleidung ihm gefällt.

Auch wenn Ihr übergewichtiges Kind eine schlechte Kondition hat, sollten Sie es zu körperlicher Bewegung anhalten, solange der Hausarzt zustimmt. Ihr Kind kann anfangs fünf Minuten »walken« und sein Tagespensum minutenweise steigern, bis das Übungsziel von mindestens 30 Minuten erreicht ist.

Ein übergewichtiges Kind, das sich bislang wenig bewegt hat, kann sich leicht verletzen. Bringen Sie ihm bei, sich aufzuwärmen und die Trainingseinheit langsam ausklingen zu lassen. Achten Sie darauf, dass es viel Wasser trinkt.

Kritisieren Sie Ihr Kind nicht dafür, dass es sich nicht bewegt; loben Sie es stattdessen, wenn es sich bemüht. Bieten Sie ihm an, gemeinsam zu trainieren.

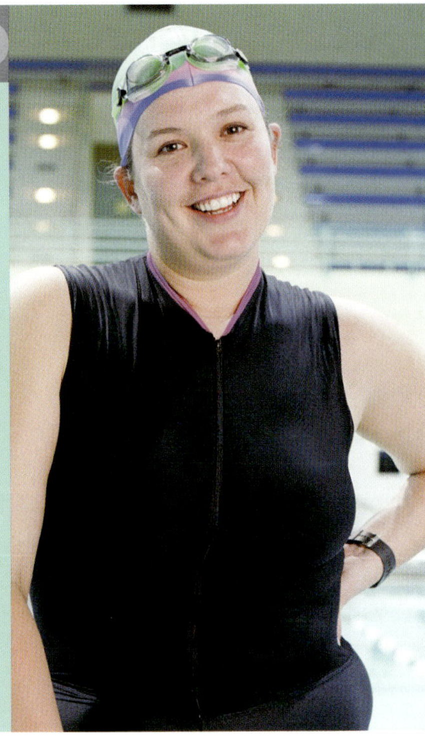

Vorschulkinder können noch nicht laufen und gleichzeitig werfen. Ein Vier- oder Fünfjähriger hat aber möglicherweise Spaß daran, Grundfähigkeiten zu erlernen, indem er Purzelbäume schlägt, eine Tanzschule besucht oder im Park lernt, einen Ball zu werfen. Ab dem Schulalter sind die Kinder zunehmend in der Lage, sich selbst für eine Bewegungsart zu entscheiden, die ihnen liegt – wichtig ist nur, dass sie sich ausreichend bewegen. Finden Sie also heraus, wo die Interessen Ihres Kindes liegen, und helfen Sie ihm, sich ausreichend zu bewegen. (Näheres zur Wahl einer geeigneten Bewegungsart für Ihr Kind finden Sie auf Seite 137.)

Organisierter Sport

Vielleicht fragen Sie sich, ab wann Sie Ihr Kind in einem Verein oder einer Sportschule anmelden können. Wenngleich manche Sportarten auch für jüngere Kinder angeboten werden, sind sechs Jahre in der Regel ein gutes Einstiegsalter. Kurse oder Gruppen für jüngere Kinder sollten die Betonung in jedem Fall auf motorische Grundfähigkeiten und Spaß legen. Ab sechs oder sieben Jahren sind die Kinder körperlich bereits weiter entwickelt, ihre Aufmerksamkeitsspanne ist länger und sie verstehen einfache Regeln.

Seien Sie vorsichtig mit Mannschaftssportarten, die Probezeiten, lange Trainingsstunden oder viele Fahrten erfordern, oder bei denen der Rivalitätsgedanke im Vordergrund steht. Während die Wettkampfatmosphäre auf manche Kinder anregend wirkt, sind andere Kinder möglicherweise erst im Alter von elf oder zwölf Jahren dem zusätzlichen Druck gewachsen. Aber selbst in Wettkampfsportarten sollte die Atmosphäre für alle Beteiligten positiv bleiben.

Freies Spiel

Zusätzlich zum Sport sollten die Eltern ihre Kinder ermuntern, frei zu spielen. Anders als organisierte Aktivitäten wie Gymnastik oder Fußball erlaubt das freie Spiel den Kindern selbst zu entscheiden, wie sie aktiv sein wollen.

- Kleinere Kinder könnten sich beispielsweise mit fantasievollem Spiel beschäftigen oder sich zu Kinderliedern bewegen und tanzen.
- Später spielen die Kinder möglicherweise lieber »Himmel und Hölle«, Fangen oder andere Laufspiele.
- Für Jugendliche kann freies Spiel beispielsweise Skateboardfahren, Inlineskating oder Fahrradfahren bedeuten.

(Weitere Ratschläge in den altersspezifischen Kapiteln.)

Wie wird man fit?

Auch wenn Veranlagung und häusliches Umfeld für die Fitness eine wichtige Rolle spielen – jeder kann das gute Gefühl erleben, das sich einstellt, wenn man sich regelmäßig bewegt.

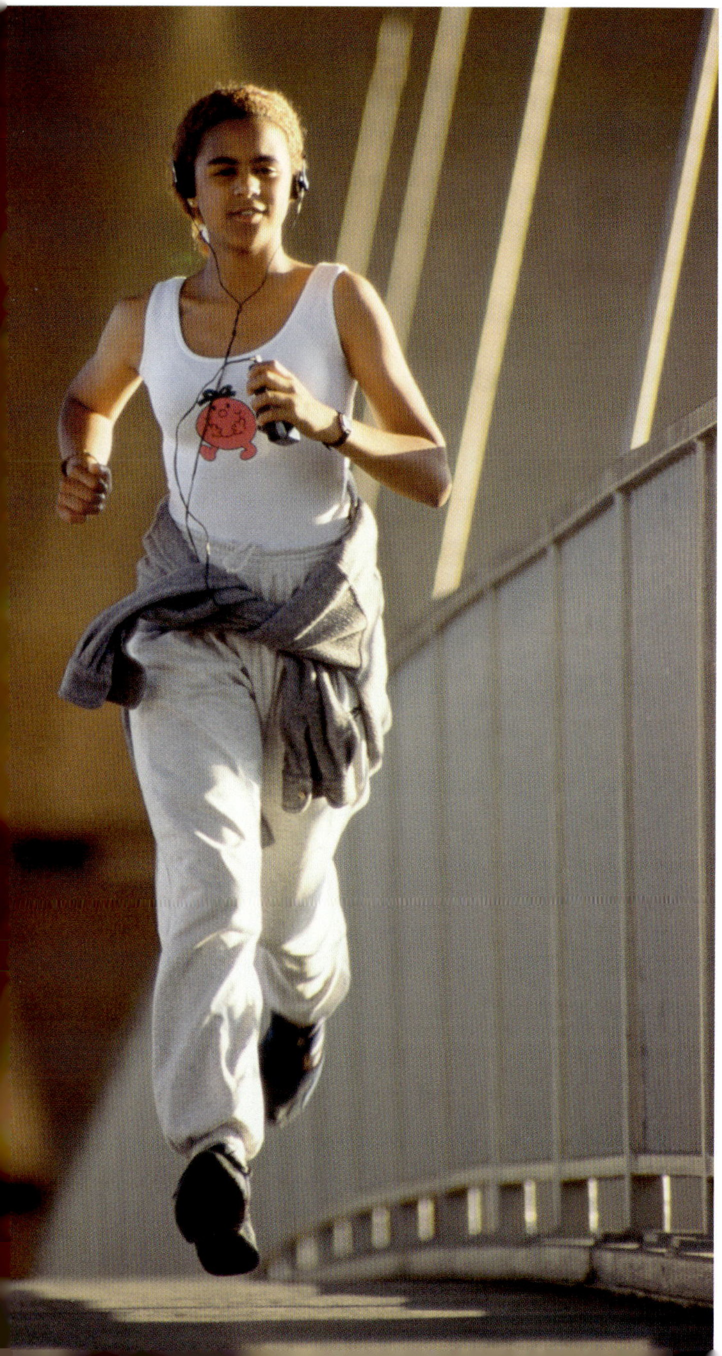

Was ist Fitness?

Wir sind körperlich aktiv, wenn wir die großen Muskeln des Körpers bewegen und auf diese Weise mehr Kalorien verbrennen als im Ruhezustand. Fitness setzt voraus, dass wir regelmäßig körperlich aktiv sind.

Es gibt zwei Arten von Fitness: Die eine betrifft die Gesundheit, die andere Leistung und Fähigkeiten. Erstere verbessert die Funktion von Herz und Muskeln, stärkt die Knochen und fördert das Wohlbefinden. Ein aktives Kind wird mit größerer Wahrscheinlichkeit auch im Erwachsenenalter aktiv sein. Spätestens dann bringt Fitness entscheidende Vorteile, wie beispielsweise eine verbesserte Lebensqualität und eine verringerte Wahrscheinlichkeit, an bestimmten Krankheiten wie Diabetes vom Typ 2 oder Herzerkrankungen zu leiden.

Leistungsbezogene Fitness betrifft die Verbesserung von Geschwindigkeit, Balance, Beweglichkeit und Koordination – Dingen, die bei sportlichen Disziplinen eine Rolle spielen. Manche Kinder konzentrieren sich lieber auf die Verbesserung ihrer Leistung, weil sie den Erfolg genießen, wenn sie schneller, kräftiger oder geschickter sind. Kinder, die sich auf die leistungsbezogene Fitness konzentrieren, verbessern in der Regel gleichzeitig auch ihre gesundheitsbezogene Fitness.

Die drei Fitness-Elemente

Wenn Sie jemals Kindern auf einem Spielplatz zugesehen haben, wissen Sie, wie gern Kinder sich bewegen. Ohne darüber nachzudenken, entwickeln sie die drei Elemente der Fitness: Ausdauer, Kraft und Beweglichkeit. Bei aller Unterschiedlichkeit der Fähigkeiten sollten sich alle Kinder regelmäßig in einer Weise bewegen, die alle drei Aspekte der Fitness fördert.

Ausdauer entsteht, wenn der Körper über längere Zeit so bewegt wird, dass das Herz schneller schlägt und der Atem rascher geht. Dieses so genannte aerobische Training verbessert die Fähigkeit des Körpers, den Sauerstoff in die Zellen zu transportieren. Kinder erhalten dieses Training, indem sie laufen, rennen, hüpfen, springen oder toben.

Dehnungsübungen

Von körperlicher Fitness profitieren wir in jedem Augenblick, selbst wenn wir nur unsere Schnürsenkel zubinden. Beweglichkeit bedeutet, dass wir unsere Muskeln und Gelenke leichter strecken und beugen können. Kinder fördern ihre Beweglichkeit, indem sie Dehnungsübungen machen, also zum Beispiel ihre Zehen berühren oder ihre Muskeln mit den folgenden Übungen dehnen.

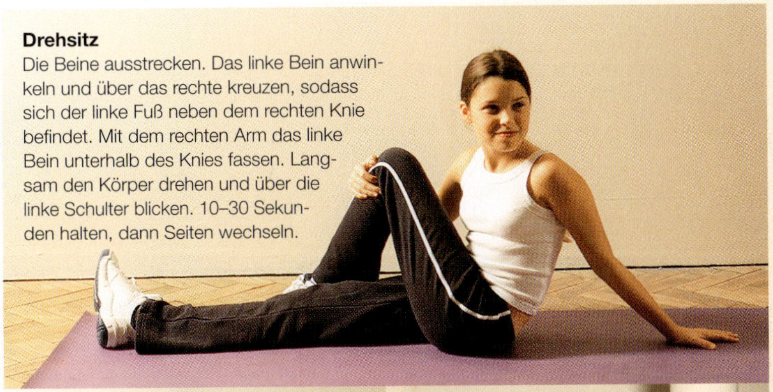

Drehsitz
Die Beine ausstrecken. Das linke Bein anwinkeln und über das rechte kreuzen, sodass sich der linke Fuß neben dem rechten Knie befindet. Mit dem rechten Arm das linke Bein unterhalb des Knies fassen. Langsam den Körper drehen und über die linke Schulter blicken. 10–30 Sekunden halten, dann Seiten wechseln.

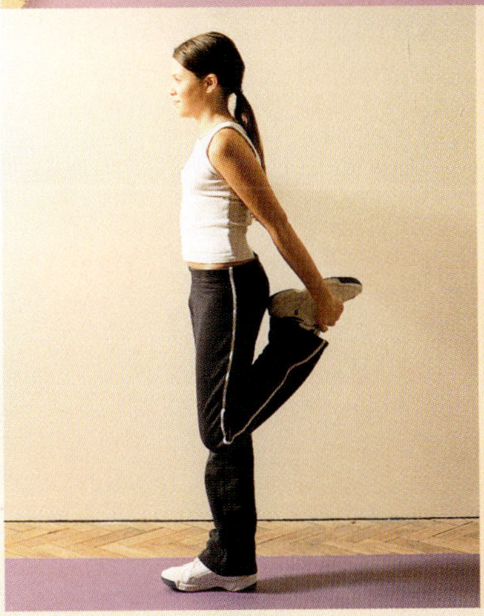

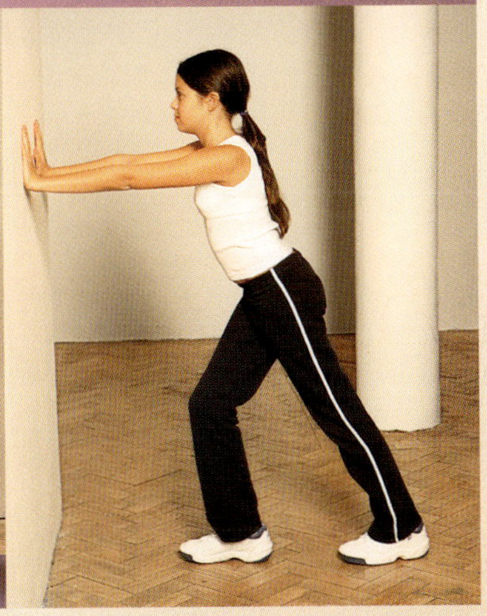

Oberschenkeldehnung
Aufrecht hinstellen, das linke Knie anwinkeln und die Ferse hinter dem Körper hochheben. Die linke Ferse mit der linken Hand greifen und festhalten. Darauf achten, dass das gebeugte Knie neben dem gestreckten Bein bleibt. Die Ferse hochziehen, bis im vorderen Oberschenkel eine Spannung zu spüren ist. 15–20 Sekunden halten. Die Übung zweimal auf jedem Bein durchführen.

Wadendehnung
Die Hände flach gegen eine Wand legen und den Rücken aufrichten. Ein Knie leicht anwinkeln, das andere etwas zurückstellen, der Fuß bleibt flach auf dem Boden. Die Rückseite des zurückgestellten Beines dehnen. 15–20 Sekunden halten und zweimal pro Seite durchführen.

Arme über den Kopf strecken
Die Finger verschränken, die Handflächen nach außen drehen und die Arme hochstrecken. 20 Sekunden halten.

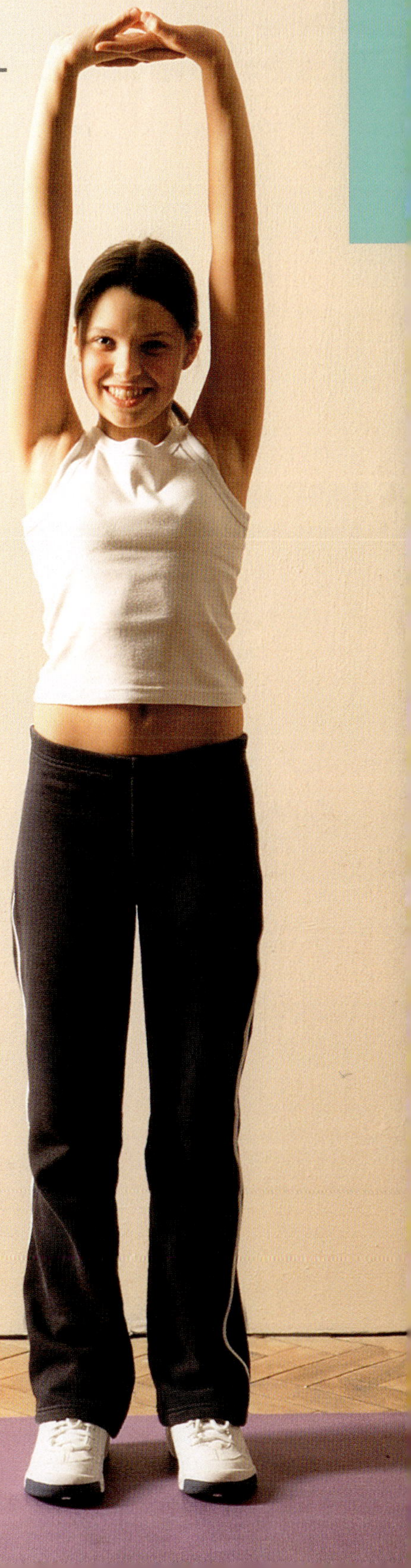

Kraftübungen mit dem Expander

Kinder können von einem Krafttraining in vielfältiger Weise profitieren. Die Muskeln werden geschmeidiger und können die Gelenke besser unterstützen. Übungen wie Laufen oder Springen, die das eigene Körpergewicht einsetzen, kräftigen außerdem die Knochen. Starke elastische Bänder, so genannte Expander, bieten eine sichere Alternative zu Hanteln oder Krafttrainingsgeräten. Lassen Sie Ihr Kind anfangs zehn Wiederholungen der folgenden Übungen machen und steigern Sie das Pensum mit zunehmender Fitness.

Arme seitlich strecken

Die Füße schulterbreit auseinander stellen. Den Expander mit beiden Händen greifen. Die Hände vor die Brust halten, die Handflächen zueinander. Einatmen. Den Expander vor der Brust spannen, ohne die Ellenbogen durchzustrecken. (Kinder unter zehn sollten anfangs nur bis zur Hälfte ausziehen.) Ausatmen. Bis zwei zählen, die Hände langsam zusammenführen.

Rudern

Den Expander unter einem Fuß hindurchführen. Einatmen. Rücken aufrichten, die einwärts gedrehten Hände bis auf Kinnhöhe heben, dabei die Ellenbogen seitwärts halten. Ausatmen. Die Hände langsam senken.

Armbeuge

Den Expander unter einem Fuß hindurchführen. Einatmen. Das Band zur Schulter hochziehen, den Rücken gerade und den Ellenbogen am Körper lassen. Ausatmen. Die Hand langsam wieder senken.

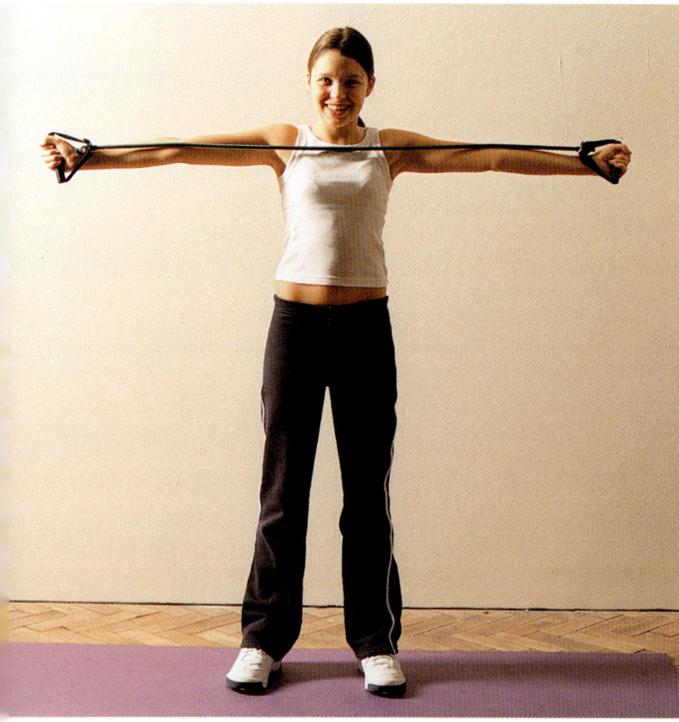

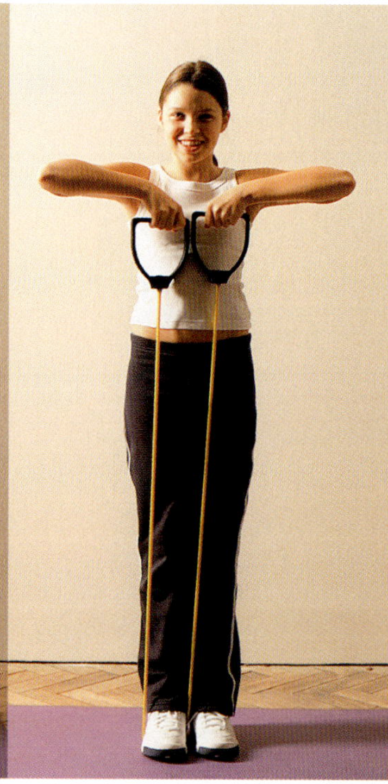

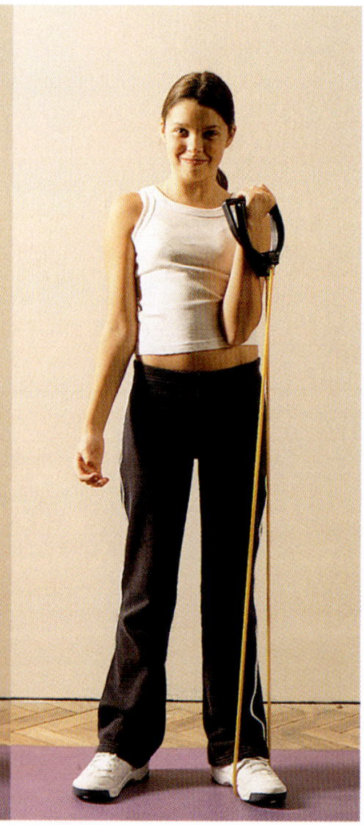

Frage: **Sollte mein zwölfjähriger Sohn mit Gewichten trainieren?**

Antwort: Manche Jungen in diesem Alter sind an Gewichtstraining interessiert, weil sie ihre Muskeln entwickeln wollen, besonders wenn sie mit ihren reiferen Altersgenossen mithalten möchten. Ein umsichtig betriebenes Krafttraining kann die Muskeln stärken und Ihrem Sohn helfen, sich mit seinem Körper anzufreunden. Vor der Pubertät wird er damit jedoch kaum sichtbare Muskelmasse erzeugen.

Fragen Sie zuerst Ihren Hausarzt. Wenn er keine Einwände hat, sollten Sie sich nach einem in der Betreuung von Kindern erfahrenen professionellen Trainer erkundigen. Er kann ein geeignetes Programm für Ihren Sohn zusammenstellen. Wichtig ist, dass Ihr Sohn keine schweren Gewichte hebt und nur unter Aufsicht trainiert.

Kraftübungen auf dem Boden

Kinder brauchen keine schweren Gewichte zu heben, um kräftig zu werden. Sie können ihre Muskeln am einfachsten stärken, indem sie beim Training ihr eigenes Körpergewicht als Gegenkraft verwenden. Wiederholte Übungen dieser Art erzeugen Kraft und Ausdauer. Natürlich trainieren Kinder auch ihre Muskeln, wenn sie auf dem Spielplatz auf Klettergerüste klettern oder wenn sie einen Handstand lernen. Lassen sie Ihr Kind anfangs zehn Wiederholungen der folgenden Übungen machen und steigern Sie das Pensum mit zunehmender Fitness.

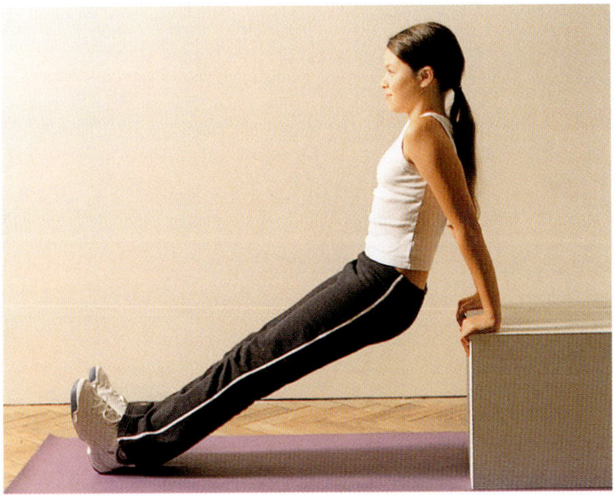

Sitzstütz
Mit dem Rücken zu einem stabilen Stuhl aufstellen und die gestreckten Arme darauf abstützen. Die Beine mit geschlossenen und angewinkelten Füßen nach vorne ausstrecken. Den Körper senken, bis die Arme 90° angewinkelt sind. Dann wieder in die Höhe drücken.

Halber Liegestütz
Bäuchlings auf den Boden legen und die Hände unter die Schultern setzen. Die Knie anwinkeln. Die Arme strecken und den Körper vom Boden heben, dabei den Rücken gerade und die Knie angewinkelt lassen. Körper senken, bis die Ellbogen einen 90°-Winkel bilden.

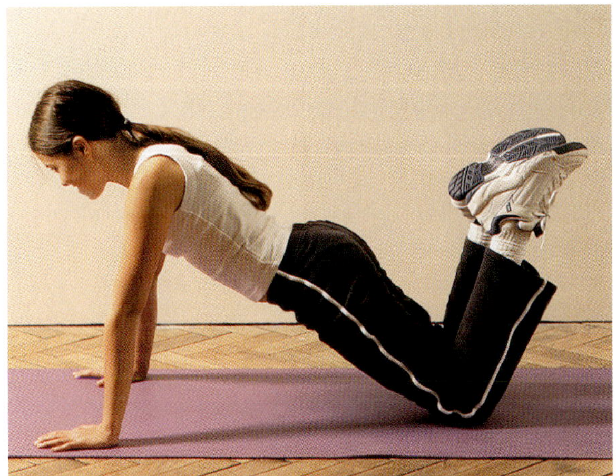

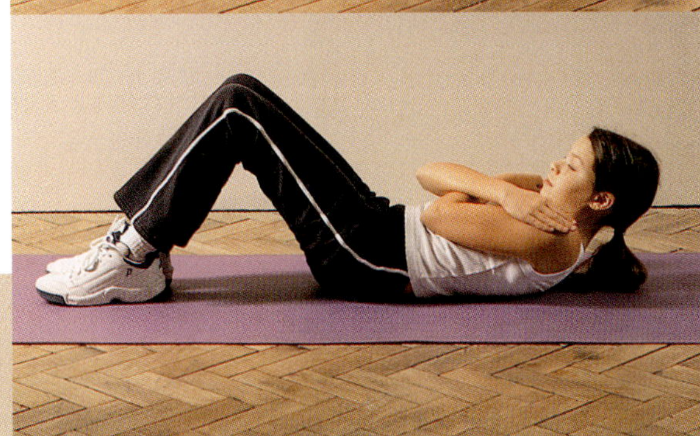

Curl-up
Mit dem Rücken auf den Boden legen, die Beine anwinkeln und die Füße flach auf den Boden stellen. Die Arme über der Brust kreuzen. Die Brust leicht in Richtung Knie heben, bis sich die Schultern vom Boden lösen. Dann wieder ablegen.

Leg Lift
Seitlich auf den Boden legen und das untere Bein leicht anwinkeln. Das gestreckte obere Bein bis auf Schulterhöhe anheben. Diese Stellung fünf Sekunden halten, dann das Bein langsam wieder senken.

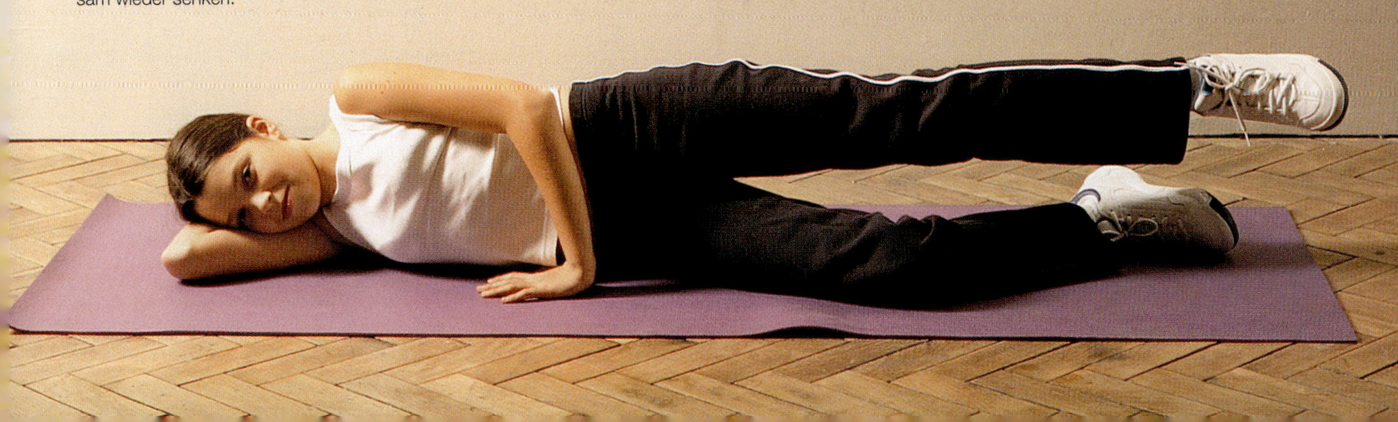

Wie helfe ich meinem Kind, fit zu werden?

Kinder erlangen körperliche Fitness am besten dadurch, dass sie die regelmäßige Bewegung – sei es im Sportverein oder beim freien Spiel – in ihren Alltagsablauf integrieren. Dieses Prinzip gilt im Übrigen für die gesamte Familie.

Wie motiviere ich mein Kind?

Aber wie lassen sich Kinder und Jugendliche motivieren, fit zu werden? Betrachten Sie die Kinder, die fit sind und sich gern bewegen. Diese Kinder merken, dass sie in ihrer Sportart gut sind, von ihren Altersgenossen und den Erwachsenen akzeptiert werden und, was das Wichtigste ist, sie haben Spaß dabei.

Diese positive Einstellung zur Bewegung entsteht so:

- Kinder mögen Bewegung, weil sie Spaß macht.
- Aktive Kinder verbessern ihre Fähigkeiten.
- Kinder mit sportlichen Fähigkeiten erhalten mehr Anerkennung von Altersgenossen, Eltern und Erwachsenen.
- Diese Anerkennung fördert das Selbstbewusstsein.
- Infolgedessen haben sie noch mehr Spaß an der körperlichen Bewegung.

Jedes Kind lässt sich motivieren – auch wenn es bei einem Kind, das sportlich und von sich aus sportinteressiert ist, natürlich leichter fällt. Finden Sie heraus, was ihr Kind interessiert oder ihm Spaß macht. Suchen Sie einen erfahrenen Trainer oder Lehrer, der weiß, wie wichtig Lob und Unterstützung sind. Auch Sie als Eltern sollten die Leistungen Ihres Kindes fördern, die Erwartungen dabei jedoch auf einem realistischen Niveau halten. Versuchen Sie Ihrem Kind Erfolgserlebnisse zu ermöglichen.

Kinder brauchen je nach Alter eine unterschiedliche Art von Zuspruch und Unterstützung. Säuglinge und Kleinkinder benötigen Aufmerksamkeit, Stimulation und Ermunterung. Kinder im Schulalter wollen einfache Aufgaben meistern, sich anstrengen, Dinge tun, die sie mögen, und ein positives Echo

Tipps

Wie kann ich mein Kind für Bewegung begeistern?

So können Sie helfen, das Interesse Ihres Kindes für eine regelmäßige sportliche Aktivität zu wecken:

Aktivitätenliste Kleinere Kinder haben besonderen Spaß an einer Liste von verschiedenen Aktivitäten, aus der sie sich etwas auswählen können. Bewahren Sie diese Liste an einem für das Kind sichtbaren Ort auf und sprechen Sie sie regelmäßig an. Auf der Basis dieser Liste kann das Kind dann seine Aktivitäten selber planen. Außerdem bietet sie Ideen für jene Momente, in denen das Kind sagt: »Mir ist so langweilig.«

- Alltägliche Dinge: den Hund ausführen, beim Aufräumen im Haus helfen, zu Fuß zur Schule gehen.
- Aktivitäten im Haus: mit einem Trainingsvideo arbeiten, tanzen, mit weichen Sportbällen spielen, Verstecken spielen.
- Aktivitäten im Freien: den Spielplatz besuchen, Roller fahren, Fahrrad fahren, »Himmel und Hölle« spielen.
- Aktivitäten zu speziellen Anlässen: Minigolf spielen, einen Wasser- oder Themenpark besuchen, in der Natur wandern.

Aktivitätenprotokoll Protokollieren Sie die Aktivitäten Ihres Kindes während einer Woche. Ihr Kind kann dabei helfen. Notieren Sie, was es gern tut und wie häufig und wie lange es sich damit beschäftigt. Dadurch erhalten Sie eine Übersicht, wie viel sich Ihr Kind insgesamt bewegt.

Fitness-Vertrag Damit können Sie Jugendliche überreden, sich zu bewegen (s. Seite 167). Eltern und Kinder setzen sich Ziele und entwickeln Strategien, wie sie sie gemeinsam erreichen können.

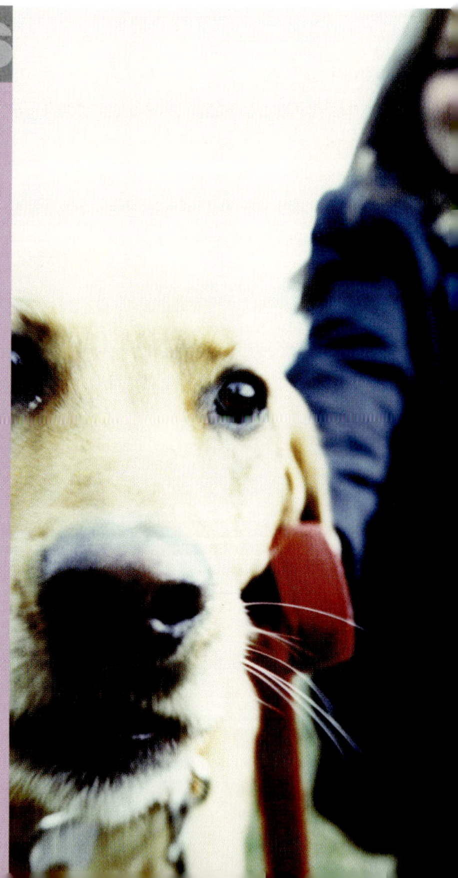

Info

Welcher Fitnesstyp ist mein Kind?

Persönlichkeitseigenschaften und athletische Veranlagung sind bestimmend für die Bereitschaft des Kindes, Sport zu treiben oder sich auf andere Weise zu bewegen.

Welche der folgenden Beschreibungen passt auf Ihr Kind am besten?

- Das eher unsportliche Kind: Es ist nicht sportlich veranlagt und/oder ist an Sport nicht interessiert.
- Das bedingt sportliche Kind: Es ist kein Spitzenathlet, möchte gern aktiv sein, lässt sich jedoch in einem von Konkurrenz geprägten Umfeld schnell entmutigen.
- Das sportliche Kind: Es hat sportliche Anlagen, verspürt einen starken Bewegungstrieb, trainiert gern und hat Spaß daran, sich im Wettkampf mit anderen zu messen.

Ein eher unsportliches Kind sollte seine sitzenden Beschäftigungen einschränken, indem es weniger fernsieht, vor dem Computer sitzt oder Videospiele spielt. Das besonders sportliche Kind hat möglicherweise Schwierigkeiten, freie Zeit für andere Dinge und zum Ausruhen zu finden. Wenn Sie das Temperament und den Fitnesstyp Ihres Kindes kennen, können Sie ihm besser helfen, geeignete Aktivitäten zu finden, sich ausreichend zu bewegen und daran Spaß zu haben. Weitere Überlegungen zu diesem Thema finden Sie auf den Seiten 143–145.

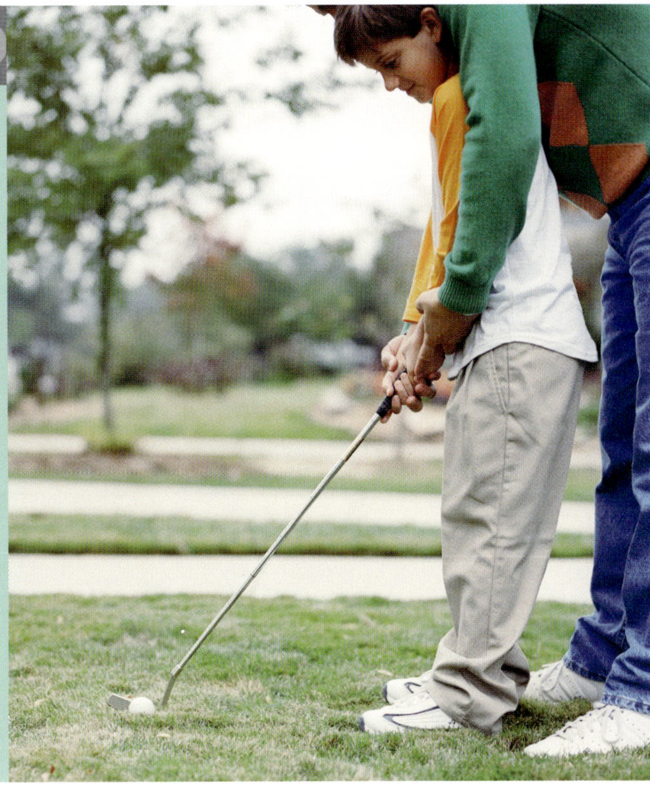

von ihren Eltern bekommen. Ältere Kinder möchten sich mit ihren Altersgenossen messen – ein Lob des Trainers vor versammelter Mannschaft zählt mehr als alles andere. Jugendliche wissen eine Ermunterung des Trainers oder Lehrers zu schätzen, beginnen jedoch zunehmend, sich selbst Ziele zu setzen und dafür zu arbeiten.

Eine Möglichkeit, wie Ihr Kind seinen Erfolg messen kann, ist der Einsatz eines Schrittzählers. Dieses kleine Gerät wird an der Taille befestigt und zählt jeden Schritt. Er lässt sich zudem so einstellen, dass er auch die zurückgelegten Entfernungen anzeigt. (Auf Seite 63 lesen Sie, wie Sie Ihrem Kind Ziele setzen und die Fitness Ihres Kindes messen können.)

Spaß muss sein

Wann haben Kinder Spaß? Forscher haben eine Liste von Faktoren erstellt, die Sport für Kinder zu einem Erlebnis machen, das Spaß bringt. Dazu gehört:

- die positive Interaktion mit Gleichaltrigen und Sporttrainern, die Lob und Unterstützung bieten,
- der Stolz auf Gelerntes und die Freude darüber, dass andere es bemerken,
- der Spaß an der Aktivität selbst – das Gleitgefühl im Wasser beim Schwimmen oder der Salto beim Turnen.

Eine sportliche Aktivität, die Ihrem Kind wirklich Spaß macht, kann in ihm eine lebenslange Begeisterung für jede Form von Bewegung und Sport wecken. Auch die Eltern sollten ihren Spaß dabei haben – Forscher haben herausgefunden, dass Kinder von Eltern, die Spaß am Sport haben, selber ebenfalls leichter Spaß daran entwickeln. Das Wandern nur um der Bewegung willen reicht also nicht aus – Sie sollten auch Freude daran haben.

Aktivitäten aller Art

Wenn eine typische Woche des Kindes zahlreiche körperliche Aktivitäten umfasst – wenn es beispielsweise Freunde zu Fuß besucht, sich im freien Spiel beschäftigt, zum Sporttraining geht oder Gymnastikkurse besucht –, ist sichergestellt, dass es ein aktives und gesundes Leben führt. Wecken Sie das Interesse Ihres Kindes, indem Sie eine Aktivitätenliste zusammenstellen, die verschiedenen Aktivitäten in einem Protokoll festhalten oder – mit älteren Kindern – einen »Fitness-Vertrag« schließen (s. linke Seite).

Stubenhocker

Der Hauptfeind einer aktiven Lebensweise ist die Zeit, die wir im Sitzen verbringen. Eltern sollten nach Möglichkeit darauf achten, dass ihre Kinder nicht zu viel Zeit vor dem Fernseher oder dem Computer verbringen. Über 100 Minuten sitzen 3–13-jährige Kinder durchschnittlich täglich vor dem Fernseher, und weitere Zeit verbringen sie mit Computer- und Videospielen. Rechnet man Schulbesuch und Hausaufgaben hinzu, dann bleibt wenig Raum für körperliche Bewegung.

Folgende Richtwerte erscheinen sinnvoll:

- Kinder unter zwei Jahren gehören überhaupt nicht vor den Fernseher. Auch das beste Kinderprogramm ersetzt nicht die aktive Erkundung der Umwelt.
- Kinder ab zwei Jahren sollten maximal 20 Minuten täglich vor dem Fernseher verbringen, Drei- bis Fünfjährige höchstens 30 Minuten, Sechs-bis Neunjährige maximal 60 Minuten und 10–13-Jährige höchstens 90 Minuten.

Mithilfe eines Videorekorders können Sie lange Filme altersgerecht portionieren. Neben der Menge spielt natürlich auch die Qualität des Programms eine Rolle. Wählen Sie gemeinsam mit Ihren Kindern eine geeignete Sendung aus – Zappen ist tabu! Schauen Sie sich an, was Ihre Kinder gucken, und sprechen Sie mit ihnen über das Gesehene.

Wie fit ist mein Kind?

Körperliche Fitness lässt sich schwer messen. Um eine ungefähre Vorstellung von der Fitness Ihres Kindes zu erhalten, können Sie die Zeit summieren, in der es an einem durchschnittlichen Tag körperlich aktiv ist.

Am besten können Sie feststellen, ob Ihr Kind genug Bewegung hat, indem Sie darüber Buch führen (s. Seite 60). Tragen Sie alle Zeiten ein, in denen es sich körperlich bewegt – ob es nun den Rasen mäht, im Haushalt hilft oder auf dem nächsten Sportplatz seine Runden läuft. Wenn die Summe unter dem empfohlenen Wert liegt, sollten Sie sich Gedanken darüber machen, wie Sie Ihr Kind zu vermehrter Aktivität anregen können.

Sie können die körperliche Fitness Ihres Kindes auch mit Hilfe eines Tests ermitteln (s. rechte Seite). Der Test wurde in Amerika entwickelt und vergleicht die Leistung des Kindes mit der Durchschnittsleistung seiner Altersgruppe. Der Test selbst stellt aber noch kein ausreichendes Fitnessprogramm dar. Um die Testleistung nachhaltig zu verbessern, muss das Kind alle drei Elemente der Fitness – seine Ausdauer, seine Kraft und seine Beweglichkeit – mittels Sport und Bewegung verbessern. (Eine Auswahl geeigneter Übungen finden Sie auf den Seiten 57–59.)

Tipps

Weniger Fernsehen

Wenn Sie Schwierigkeiten haben, Ihr Kind vom Fernseher wegzulocken, helfen Ihnen vielleicht die folgenden Ideen, die Fernsehzeiten allmählich zu reduzieren.

- Geben Sie Ihrem Kind das wöchentliche Fernsehprogramm und lassen Sie es die Sendungen auswählen, die es sehen möchte.
- Machen Sie den Fernseher nur für die ausgewählten Sendungen an und schalten Sie anschließend aus.
- Bieten Sie Alternativen wie Spielen oder Basteln.
- Halten Sie Sprungseile, Bälle und andere Ausrüstung bereit, auf die die Kinder zurückgreifen können, wenn sie spielen möchten.
- Stellen Sie keinen Fernseher in das Kinderzimmer, so sehr Ihr Kind auch bettelt.

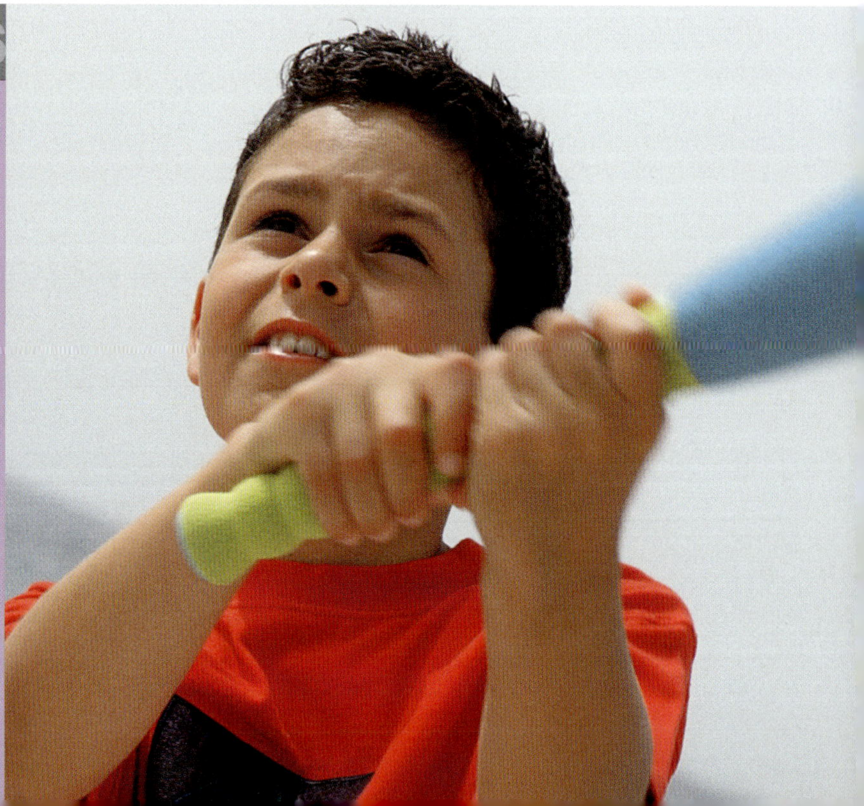

Wie fit ist Ihr Kind?

In den USA verwenden viele Schulen und Sporteinrichtungen einen standardisierten Kanon von Testübungen zur Bestimmung der körperlichen Fitness von Kindern im schulpflichtigen Alter. Ziel dieser Tests ist es, möglichst viele Kinder zur Teilnahme zu bewegen, um sie auf diese Weise zu ermuntern, sich körperlich mehr zu bewegen. Die Kinder können anhand der Tests ihre eigenen Fortschritte verfolgen.

Die Testübungen messen die Faktoren Ausdauer, Kraft und Beweglichkeit (s. unten) und vergleichen die erzielten Werte mit der Durchschnittsleistung der jeweiligen Altersgruppe.

Anhand der folgenden Beschreibung können Sie den Test mit Ihrem Kind selbst durchführen. Seien Sie dabei nicht zu streng – Bewegung soll kein Zwang sein. Machen Sie ein Spiel daraus und testen Sie Ihre Fitness doch gleich mit!

Machen Sie Ihrem Kind keinen Vorwurf, falls seine Werte zu wünschen übrig lassen. Loben Sie seinen Eifer und machen Sie ihm Mut. Orientieren Sie sich an den Übungen auf den Seiten 57–59. Ihr Kind wird seine Fitness verbessern, sobald es sich im Alltag mehr bewegt, indem es beispielsweise mehr zu Fuß geht, Fahrrad fährt oder auf dem Spielplatz herumtobt.

Zusätzlich können Sie Ihrem Kind bestimmte Ziele setzen, indem Sie zum Beispiel vereinbaren, dass es sich sechs Wochen lang an mindestens fünf Tagen jeweils mindestens 60 Minuten bewegt oder aber 10 000 Schritte zurücklegt (verwenden Sie dazu am besten einen so genannten Pedometer, s. Seite 61). Die unterschiedlichsten Bewegungsformen können in die Summe einfließen – der Besuch des Schwimmbads ebenso wie der Fußweg zum Haus des Freundes.

DIE TESTÜBUNGEN

- **Curl-up** (Bauchmuskeln) Das Kind liegt mit angewinkelten Beinen rücklings auf dem Boden, die Füße flach auf dem Boden aufgestellt, die Arme über der Brust gekreuzt. Es hebt die Brust in Richtung Knie, bis sich die Schultern vom Boden lösen, und legt sie dann wieder ab. (S. Seite 59.)
- **Halber Liegestütz** (Oberkörper) Das Kind liegt bäuchlings auf dem Boden, die Hände unter den Schultern, die Knie angewinkelt. Es hebt den Körper, wobei die Knie auf dem Boden bleiben, bis die Arme gestreckt sind, und senkt den Körper anschließend wieder, bis die Ellenbogen einen rechten Winkel bilden. (S. Abbildung auf Seite 59.)
- **Rumpfbeuge** (Beweglichkeit) Das Kind sitzt mit ausgestreckten Beinen auf dem Boden, die Füße flach gegen die Wand. Es beugt sich vor und versucht dabei mit den Händen möglichst nahe an die Wand zu kommen. Der Test misst, wie weit sich die Arme dabei nach vorn bewegen.
- **1 Meile (1,6 km) laufen/gehen** (Kondition) Das Kind kann die Strecke teilweise oder ganz im Gehen zurücklegen.
- **Shuttle-Run** (Kraft und Geschicklichkeit der Beine) Es wird die Zeit gestoppt, die das Kind benötigt, um zwischen zwei Linien im Abstand von neun Metern hin und her zu laufen und dabei Gegenstände aufzuheben und abzulegen.

RICHTWERTE

ALTER DES KINDES	CURL-UP (Wiederholungen in 1 Min.)	LIEGESTÜTZ (Wiederholungen)	RUMPFBEUGE (Distanz)	1,6 KM LAUFEN ODER GEHEN (Zeit)	SHUTTLE-RUN (Zeit)
JUNGEN					
7	28	8	25 cm	11'40"	12,8 s
10	35	14	25 cm	9'48"	11,5 s
14	45	24	28 cm	7'44"	9,9 s
17	44	37	34 cm	7'04"	9,4 s
MÄDCHEN					
7	25	8	27 cm	12'56"	13,2 s
10	30	13	28 cm	11'22"	12,1 s
14	37	10	33 cm	10'06"	11,2 s
17	34	16	35 cm	10'22"	11 s

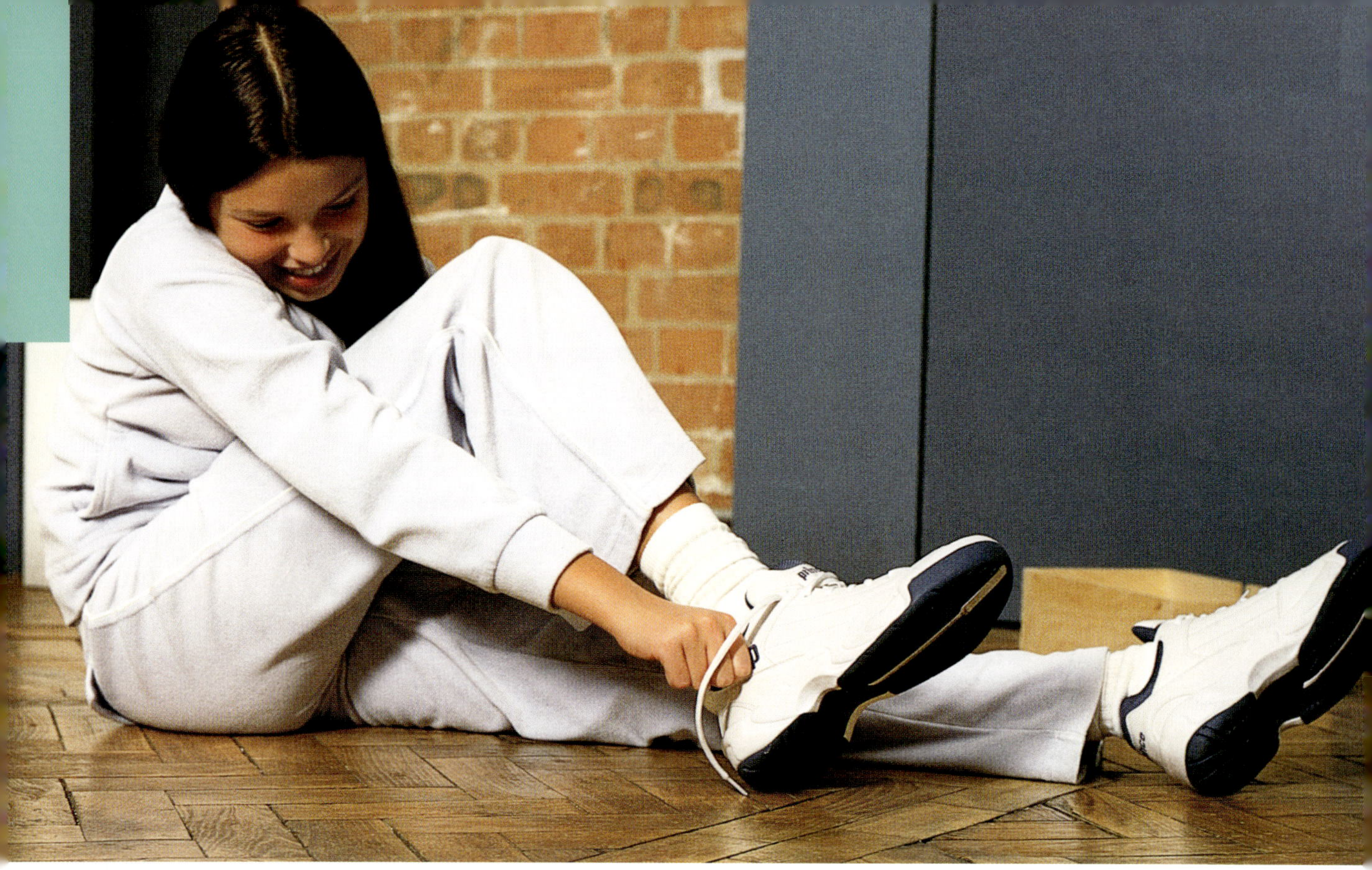

Auf Nummer sicher

Ganz gleich, für welche Aktivität sich ein Kind entscheidet oder wie alt es ist – wenn es um Sicherheitsvorkehrungen und die Vermeidung von Verletzungen geht, sind in erster Linie die Eltern gefragt.

Vernünftiges Training

Die Grundprinzipien des körperlichen Trainings sind immer gleich, ob Ihr Kind seine Sprintleistung steigern oder damit beginnen will, jeden Tag eine bestimmte Strecke zu gehen. Zu einem Trainingsprogramm gehören folgende Elemente:

- ein regelmäßiger Bewegungsplan,
- die richtige Intensität – der Körper soll mehr arbeiten, als im Ruhezustand, sich aber nich überanstrengen, besonders solange das Kind körperliche Aktivität nicht gewohnt ist,
- eine vielfältige Mischung von unterschiedlichen Aktivitäten, die alle drei Fitnessfaktoren verbessern: Ausdauer, Kraft und Beweglichkeit,
- eine ganz allmähliche Steigerung der Übungswiederholungen und Trainingszeiten. Ungeduld kann zu Verletzungen führen.

Gutes Training

Bringen Sie Ihrem Kind bei, Trainingszeiten mit einer Aufwärmphase zu beginnen und mit Dehnübungen zu beenden. Lassen Sie es zu Beginn fünf bis zehn Minuten lang rasch gehen oder langsam joggen. Beginnen Sie langsam und steigern Sie allmählich das Tempo. Aufwärmübungen helfen, das Verstauchungs- und Verletzungsrisiko zu vermindern. Dehnübungen zum Abschluss des Trainings dienen dazu, die Muskeln zu entspannen und die Beweglichkeit zu steigern.

Verbessern Sie die Fitness Ihres Kindes auf dieselbe Art – schrittweise. Ein Kind, dass sich bislang fast gar nicht bewegt hat, sollte langsam beginnen, indem es anfangs lediglich zehn Minuten geht. Erhöhen Sie die Zahl der Minuten täglich oder wöchentlich und verwenden Sie unter Umständen einen Schrittzähler als Anreiz. Mit einem Aktivitätenplan können Sie Ihrem Kind Untergrenzen und Ziele setzen.

Manche verlockenden Aktivitäten sind für jüngere Kinder zu gefährlich, weil ihnen die erforderlichen Fähigkeiten sowie das richtige Gespür für Gefahrensituationen fehlen. Hier einige Empfehlungen:

- Kinder unter zehn sollten nicht Skateboard fahren.
- Kinder unter acht sollten nicht Roller fahren.
- Trampoline sollten zu Hause nicht verwendet werden.

Die richtige Ausrüstung

Schutzausrüstung hilft, Stöße abzufangen und damit das Verletzungsrisiko zu verringern. Organisierter Sport, beispielsweise in Vereinen, hat den Vorteil, dass dort meistens großen Wert auf angemessene Ausrüstung und Aufsicht durch Erwachsene gelegt wird. Zu Hause sollten die Eltern für die richtige Schutzausrüstung sorgen (s. die Empfehlungen unten). Sie sollten zudem darauf achten, dass die Kinder die Schutzausrüstung richtig anlegen können und sie auch wirklich tragen, wenn sie spielen oder trainieren.

Bei jüngeren Kindern fällt das vermutlich leichter; bestehen Sie jedoch auch bei älteren Kindern darauf. Inlineskates fahren ohne Schoner oder Helm endet nur allzu leicht mit einer gravierenden Verletzung.

Auch beim Fahrradfahren sollte ein Helm Pflicht sein. Ältere Kinder haben möglicherweise keine Lust, Fahrradhelme zu tragen, weil sie es nicht »cool« finden oder ihre Haare damit nicht in Unordnung bringen wollen. Bestehen Sie trotzdem auf der Helmpflicht – und tragen Sie selbst beim Radfahren einen Helm. (Zur Auswahl eines geeigneten Fahrradhelms s. Seite 66.)

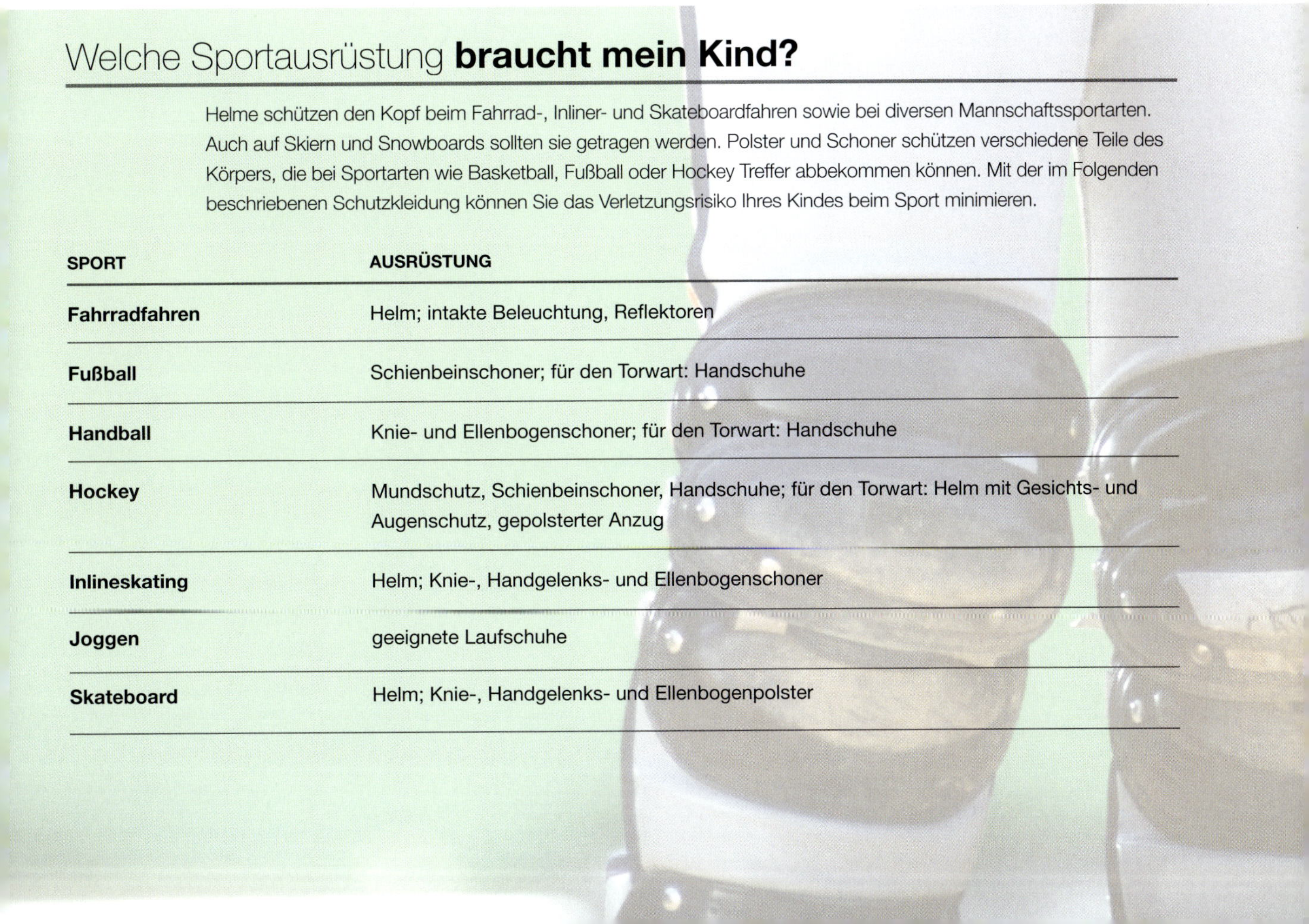

Welche Sportausrüstung **braucht mein Kind?**

Helme schützen den Kopf beim Fahrrad-, Inliner- und Skateboardfahren sowie bei diversen Mannschaftssportarten. Auch auf Skiern und Snowboards sollten sie getragen werden. Polster und Schoner schützen verschiedene Teile des Körpers, die bei Sportarten wie Basketball, Fußball oder Hockey Treffer abbekommen können. Mit der im Folgenden beschriebenen Schutzkleidung können Sie das Verletzungsrisiko Ihres Kindes beim Sport minimieren.

SPORT	AUSRÜSTUNG
Fahrradfahren	Helm; intakte Beleuchtung, Reflektoren
Fußball	Schienbeinschoner; für den Torwart: Handschuhe
Handball	Knie- und Ellenbogenschoner; für den Torwart: Handschuhe
Hockey	Mundschutz, Schienbeinschoner, Handschuhe; für den Torwart: Helm mit Gesichts- und Augenschutz, gepolsterter Anzug
Inlineskating	Helm; Knie-, Handgelenks- und Ellenbogenschoner
Joggen	geeignete Laufschuhe
Skateboard	Helm; Knie-, Handgelenks- und Ellenbogenpolster

Geben Sie gut Acht

Außerhalb des Hauses sollten Sie auf kleine Kinder stets gut aufpassen, besonders wenn sie in der Nähe der Straße spielen. Die Kinder sollten lernen, Erwachsene um Hilfe zu bitten, um zu weit geschossene Bälle zurückzuholen, und sie sollten unter Aufsicht bleiben, wenn sie auf dem Gehweg Rad oder Dreirad fahren, damit sie nicht auf die Straße geraten. Erkundigen Sie sich bei den lokalen Behörden nach möglichen Verkehrsberuhigungsmaßnahmen wie Tempo-30-Zonen, Fahrbahnschwellen oder Spielstraßen. Seien Sie besonders wachsam, wenn die Kinder in der Dämmerung spielen und von Autofahrern schlecht gesehen werden.

Auch wenn es noch so viel Spaß macht, sollten Kinder gleich welchen Alters nicht auf der Straße Inlineskates oder Skateboard fahren bzw. Fußball spielen. Bieten Sie stattdessen an, sie zu einem nahegelegenen Park, Spiel- oder Sportplatz zu fahren, wo sie sich frei bewegen können.

Spazierwege, Fahrradwege und Trainingspfade bieten ein sicheres Umfeld. Dort können die Kinder gehen oder radeln, ohne auf den Verkehr achten zu müssen.

Sicherheit im Wasser

Kinder jeden Alters lieben das Wasser. Dennoch können Wasserspiele und Schwimmen gefährlich sein: Ertrinken gehört zu den häufigsten tödlichen Unfällen von Kindern unter 14. Bei Kindern zwischen ein und vier Jahren ist das Risiko am größten. Hier ist eine ständige Aufsicht unerlässlich – Kinder können in Planschbecken oder Gartenteichen ertrinken, sobald sie wenige Minuten außer Sichtweite der Eltern sind.

Schwimmstunden sind empfehlenswert, sie ersetzen aber nicht die elterliche Aufsicht.

- Ein Kind über vier Jahren ist in der Regel alt genug, um schwimmen zu lernen. Verwenden Sie Schwimmgürtel – und keine Schwimmflügel –, um die Kinder über Wasser zu halten, bis sie selbstständig schwimmen können.
- Ältere Kinder sollten lernen, niemals allein zu schwimmen und sich im Schwimmbecken stets in der Nähe von Bademeistern aufzuhalten.
- Wer auf die Kinder aufpasst, sollte schwimmen können. Das klingt selbstverständlich – achten Sie jedoch darauf, dass Babysitter, Nachbarn und Großeltern in der Lage sind, das Kind im Notfall zu retten.

Am liebsten schwimmen wir, wenn die Sonne scheint – achten Sie also auch auf ausreichenden Sonnenschutz. Bestehen Sie darauf, dass sich die Kinder mit einer Sonnenmilch mit hohem Sonnenschutzfaktor (30 oder mehr) eincremen, und erneuern Sie den Schutz nach jedem Wasserbad, auch wenn die Creme wasserfest ist. Besonders Kinder mit sonnenempfindlicher Haut sollten einen Hut tragen, der Kopf und Hals bedeckt, sowie eine Sonnenbrille.

Tipps

Die perfekte Passform

Fahrradhelme aus einer mit geschäumtem Polystyrol gepolsterten Hartplastikschale müssen genau passen, damit sie guten Schutz bieten. Achten Sie auf Folgendes:

- Lassen Sie sich beraten und achten Sie darauf, dass der Helm TÜV-geprüft ist (GS-Zeichen).
- Wählen Sie ein Modell, das bequem am Kopf Ihres Kindes anliegt. Der Helm sollte gerade auf dem Kopf aufliegen und weder nach vorn noch nach hinten kippen.
- Achten Sie auf kräftige, breite Riemen, die dicht unter dem Kinn schließen – zwischen Kinn und geschlossenem Riemen sollte nicht mehr als ein Fingerbreit Platz sein. Der Helm sollte so fest sitzen, dass er sich bei einer plötzlichen Druckeinwirkung nicht auf dem Kopf dreht.
- Sobald der Helm einmal einen kräftigeren Sturz abfangen musste, sollte er ersetzt werden. Auch wenn er äußerlich intakt erscheint, hat er eventuell einen Riss bekommen. Werfen Sie ihn weg und kaufen Sie einen neuen.

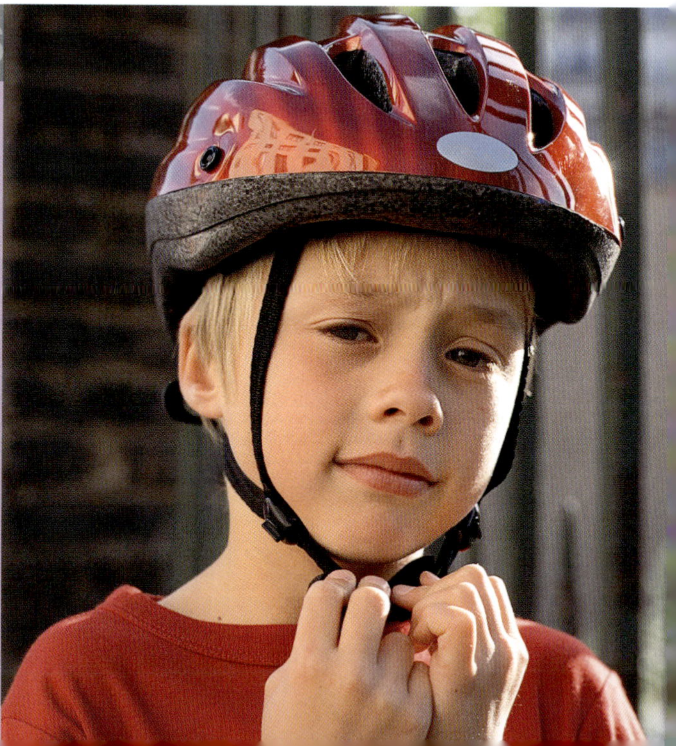

Trinken

Achten Sie darauf, dass Ihr Kind vor, während und nach dem Sport ausreichend trinkt. So können Sie eine Austrocknung und hitzetypische Beschwerden wie Hitzschlag oder Hitzeerschöpfung verhindern.

Reichlich Flüssigkeit

Ein Kind, dass genug trinkt – am besten Wasser, mit Wasser verdünnte Fruchtsäfte oder ungesüßte Kräuter- und Früchtetees –, verletzt sich weniger leicht, denn mangelnde Flüssigkeit führt zu verminderter Energie, Kraft und Koordination.

Durst ist das erste Anzeichen von Flüssigkeitsmangel, aber mit dem Stillen seines Durstes ist noch nicht garantiert, dass ein Kind genug trinkt, um an heißen Tagen den Flüssigkeitsverlust auszugleichen. Anzeichen von Flüssigkeitsmangel sind Benommenheit, schneller Herzschlag sowie trockener Mund und trockene Lippen.

Seltenes Wasserlassen und die Farbe des Urins können ebenfalls auf eine Austrocknung hindeuten. Wenn Ihr Kind ausreichend Flüssigkeit bekommt, sollte sein Urin blassgelb sein. Wenn er dunkelgelb ist oder stark riecht, könnte das auf Flüssigkeitsmangel hindeuten. Das ist allerdings keine besonders praktikable Methode zur Beobachtung der Wasseraufnahme Ihres Kindes – bestehen Sie also auf regelmäßigen Trinkpausen.

Hitzetypische Beschwerden

Kinder sind stärker als Erwachsene von hitzetypischen Beschwerden (Müdigkeit, Schwäche und Unwohlsein) und Hitzschlag (bei gefährlicher Überhitzung des Körpers) bedroht, denn ihr Körper kann Wärme schlechter ableiten.

Achten Sie auf frühe Anzeichen von Hitzebeschwerden, die unbehandelt in Schockzuständen und Bewusstlosigkeit münden können:

- blasse Haut
- Kopfweh
- schnelles Herzklopfen
- Schwindel oder Übelkeit
- Muskelkrämpfe
- Gänsehaut oder extremes Schwitzen
- Müdigkeit, Schwäche oder Benommenheit.

Um hitzetypische Beschwerden zu vermeiden, sollten Sie auf regelmäßige Pausen während des Trainings bestehen und Ihrem Kind viel Flüssigkeit zu trinken geben. Bei heißem Wetter sollte es seine körperliche Aktivität zur wärmsten Tageszeit (in der Regel von 10 bis 14 Uhr) einschränken. Achten Sie auch darauf, dass Ihr Kind leichte und luftige Kleidung trägt. Leichtes Schwitzen schadet allerdings nicht.

Wer immer auf Ihr Kind aufpasst, seien es Verwandte, Erzieher oder Sporttrainer, sollte ebenfalls alles tun, um das Risiko für das Kind zu minimieren. Bringen Sie Ihrem Kind bei, einem Erwachsenen Bescheid zu sagen, wenn es sich bei Spiel oder Sport an heißen Tagen nicht gut fühlt.

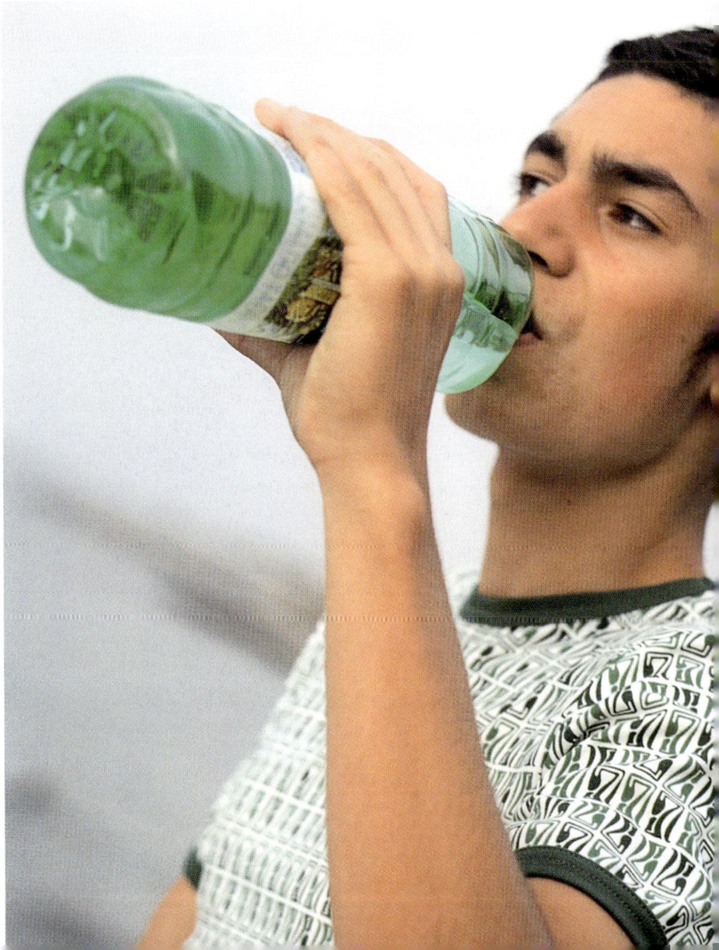

Durstlöscher
Kinder jeden Alters müssen viel Flüssigkeit trinken, wenn sie spielen oder Sport treiben – ganz besonders an heißen Tagen. Wasser ist das beste Mittel gegen Austrocknung.

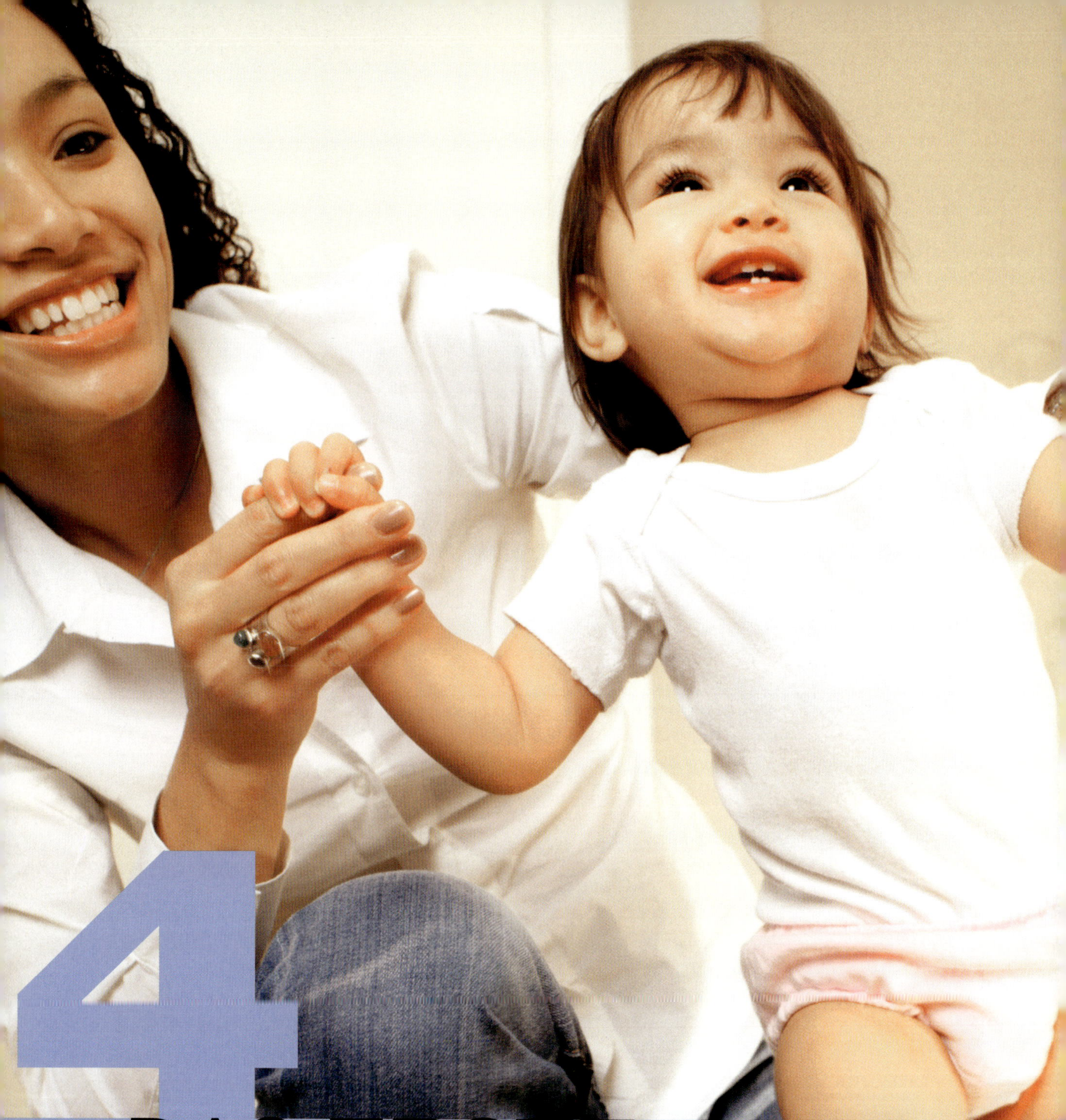

4 DAS ERSTE JAHR

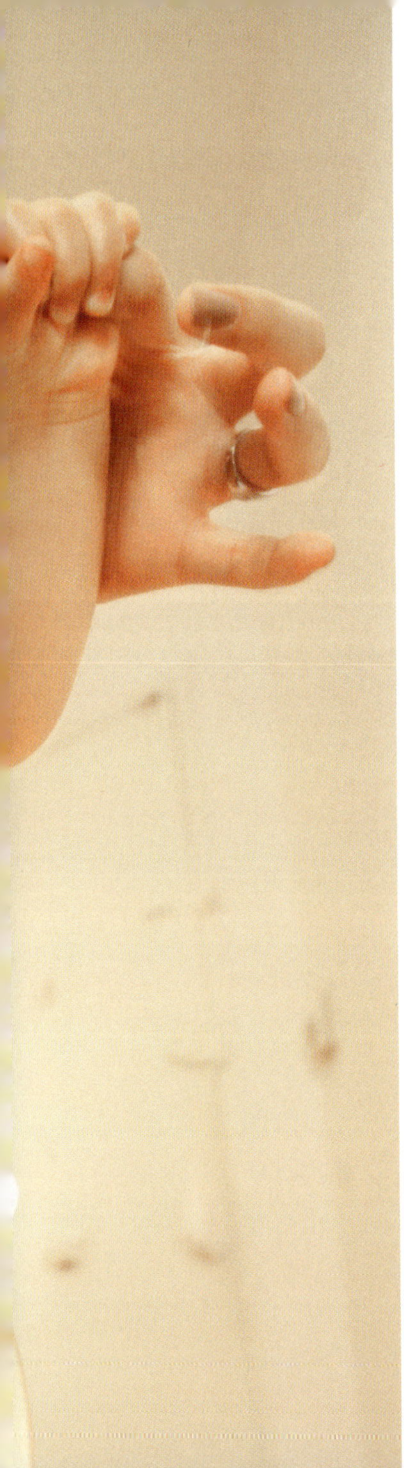

Hier fängt alles an. Im ersten Lebensjahr können Sie das **Fundament für die Gesundheit** Ihres Kindes legen. Lesen Sie, **welche Ernährung und welche Bewegung** Ihrem Kind in diesen wichtigen ersten zwölf Monaten am besten bekommt.

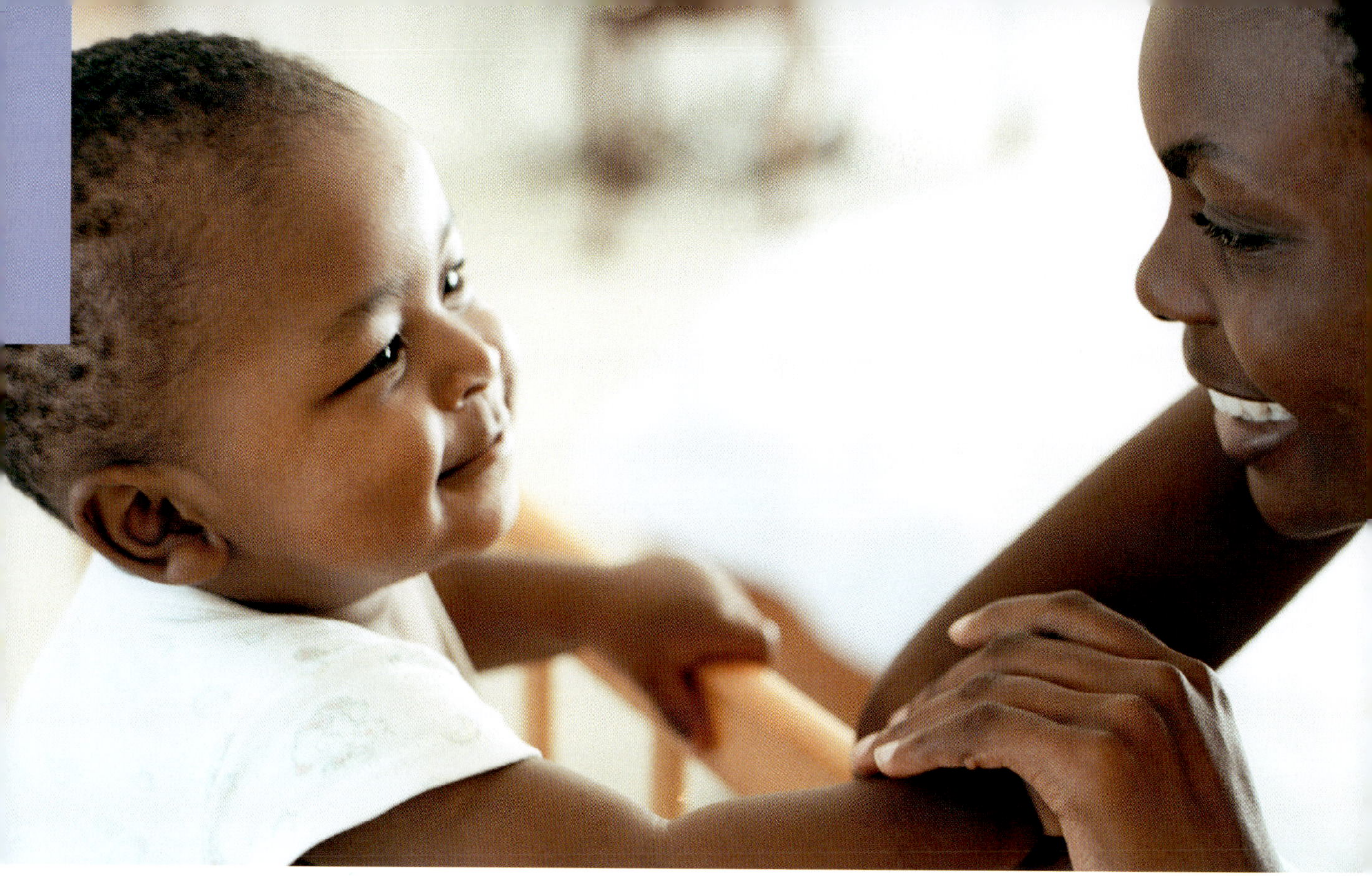

Ein guter Anfang

Ihr Kind beginnt sein Leben in völliger Abhängigkeit von Ihnen, aber in nur zwölf Monaten wird aus dem Säugling eine eigenständige kleine Person, die selbst essen und vielleicht schon laufen kann.

Folgen Sie Ihrer inneren Stimme

Beinahe jede Woche können Sie Fortschritte bei Ihrem Baby beobachten – es lernt, seinen Kopf zu heben, sich zu drehen, sich aufzusetzen, zu krabbeln, sich an Möbeln entlangzuhangeln und allein zu stehen. Gesunde Ernährung und körperliche Bewegung fördern die Entwicklung. Deshalb möchten Eltern häufig wissen, was genau sie wann tun sollten:

- Wie weiß ich, ob mein Baby genug isst?
- Ab wann soll ich ihm feste Nahrung geben?
- Wie kann ich mein Kind zum Krabbeln ermuntern?

Auch wenn es einige Regeln in Bezug auf Ernährung und Bewegung gibt, so wissen Eltern doch zumeist intuitiv, was ihr Baby braucht. Sie entwickeln zu dem neuen Familienmitglied rasch eine enge Beziehung und lernen, auf die Bedürfnisse des Kindes zu reagieren und zu erkennen, ob das Baby eine Liebkosung, Nahrung oder einen Windelwechsel benötigt. So entsteht in dem Kind ein Gefühl der Sicherheit.

Den Säugling füttern

Wenn ein Baby schreit, liegt die Vermutung nahe, dass es hungrig ist. Das Problem ist nur, dass ein Säugling noch nicht sagen kann, ob er hungrig ist oder nicht. Während des Fütterns dreht er möglicherweise den Kopf weg – ein Zeichen, dass er satt ist. Neugeborene brauchen anfangs nur 500 Kalorien pro Tag, bis zum Ende des ersten Jahres jedoch steigt dieser Bedarf auf rund 1000 Kalorien an.

Mit der Zeit werden Sie erkennen, ob Ihr Baby satt ist und ob es vor Hunger oder vor Müdigkeit schreit. Indem Sie einfühlsam auf die Signale Ihres Babys reagieren, können Sie ihm dabei helfen, eine gesunde Beziehung zum Essen zu entwickeln. Vielleicht sorgen Sie sich, ob Ihr Kind zu viel oder zu wenig isst. Die meisten Babys essen genau so viel, wie sie brauchen. Verlassen Sie sich also am besten auf die angeborene Fähigkeit Ihres Kindes, seine Nahrungsaufnahme selbst zu steuern.

Sie können überprüfen, ob Ihr Kind die richtige Menge Nahrung bekommt, indem Sie sein Wachstum beobachten. Der Kinderarzt wird regelmäßig Gewicht und Größe messen, um zu sehen, ob das Kind normal wächst.

Anlässe zum Feiern

Während des ersten Jahres nimmt die Aktivität des Kindes rapide zu. Aus dem hilflosen Säugling wird ein Baby, das sich aus eigener Kraft aufsetzen, sich bis in den Stand hochziehen, sich an Möbeln entlanghangeln und schließlich gehen kann. Um solche Fortschritte zu machen, brauchen die Babys Anregungen und Gelegenheiten, aktiv zu sein, aber kein »Training«. Achten Sie auf Anzeichen, dass Ihr Kind bereit ist, neue Fähigkeiten zu erlernen, und ermuntern Sie es dazu.

- Sobald Ihr fünf Monate altes Baby den Kopf hochhalten und Gegenstände greifen kann, können Sie ein Spielzeug so in seine Nähe legen, dass es sich etwas anstrengen muss, um es zu erreichen.
- Sobald Sie Ihr neun Monate altes Kind im Laufstall stehen sehen, ist es bereit für den nächsten Schritt. Führen Sie Ihr Kind in einem kindersicheren Raum zum Sofa, damit es sich dort stehend festhalten und daran entlanghangeln kann.

Für ältere Kinder ist es wichtig, dass die Eltern vorleben, was eine körperlich aktive Lebensführung bedeutet. Beim Baby denken Sie vielleicht, es spiele keine Rolle, ob Sie auf dem Sofa dösen oder das Kind im Kinderwagen auf einen Spaziergang im Freien mitnehmen und ihm die Vögel, Eichhörnchen und den weiten blauen Himmel zeigen. Auch wenn es anfangs nichts davon wahrzunehmen scheint, übernimmt es doch über kurz oder lang die Verhaltensmuster der Familie. Wenn es von viel Bewegung geprägt ist, profitieren am Ende alle davon – Eltern und Kind.

Info

Übergewichtige Babys

Pausbäckige Babys sind niedlich, aber wenn der Arzt Ihnen mitgeteilt hat, dass Ihr Kind zu sehr zunimmt, sollten Sie das ernst nehmen. Übergewichtige Babys sind mit erhöhter Wahrscheinlichkeit auch als Erwachsene übergewichtig, und vielleicht liegt bei Ihrem Kind bereits ein Muster mangelnder Bewegung und übertriebener Nahrungsaufnahme vor. Sie sollten aber niemals Mahlzeiten auslassen oder eigenmächtig begrenzen. Fragen Sie stattdessen Ihren Haus- oder Kinderarzt um Rat.

Zu reichliche Mahlzeiten?
Überlegen Sie zuerst, ob Sie Ihr Baby möglicherweise überfüttern. Das kann allen Eltern passieren – häufig, weil sie fürchten, das Baby sei hungrig und bekomme nicht genug zu essen. Achten Sie auf Hinweise des Babys, dass es satt ist, wenn es beispielsweise langsamer oder lustloser saugt, eine Pause macht oder sich abwendet. Wenn Ihr Baby feste Nahrung bekommt, kann ein Ausspucken bedeuten, dass es satt ist. (Mengenempfehlungen finden Sie auf Seite 73.) Denken Sie daran, dass auch Fruchtsäfte Kalorien enthalten.

Nicht aktiv genug?
Ein übergewichtiges Baby bekommt möglicherweise zu wenig Bewegung. Achten Sie darauf, wie viel Zeit Ihr Kind in Gitterbettchen, Hochstuhl, Laufstall, Autositz oder anderen Orten mit beschränkter Bewegungsfreiheit verbringt. Babys müssen sich bewegen und die Umwelt erkunden können. Übergewichtige Kinder können bestimmte Dinge wie Sitzen oder Aufstehen mit Festhalten möglicherweise später als andere Kinder.

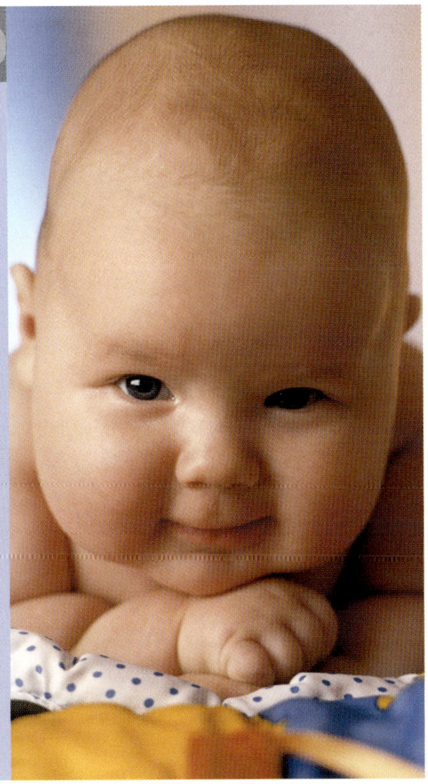

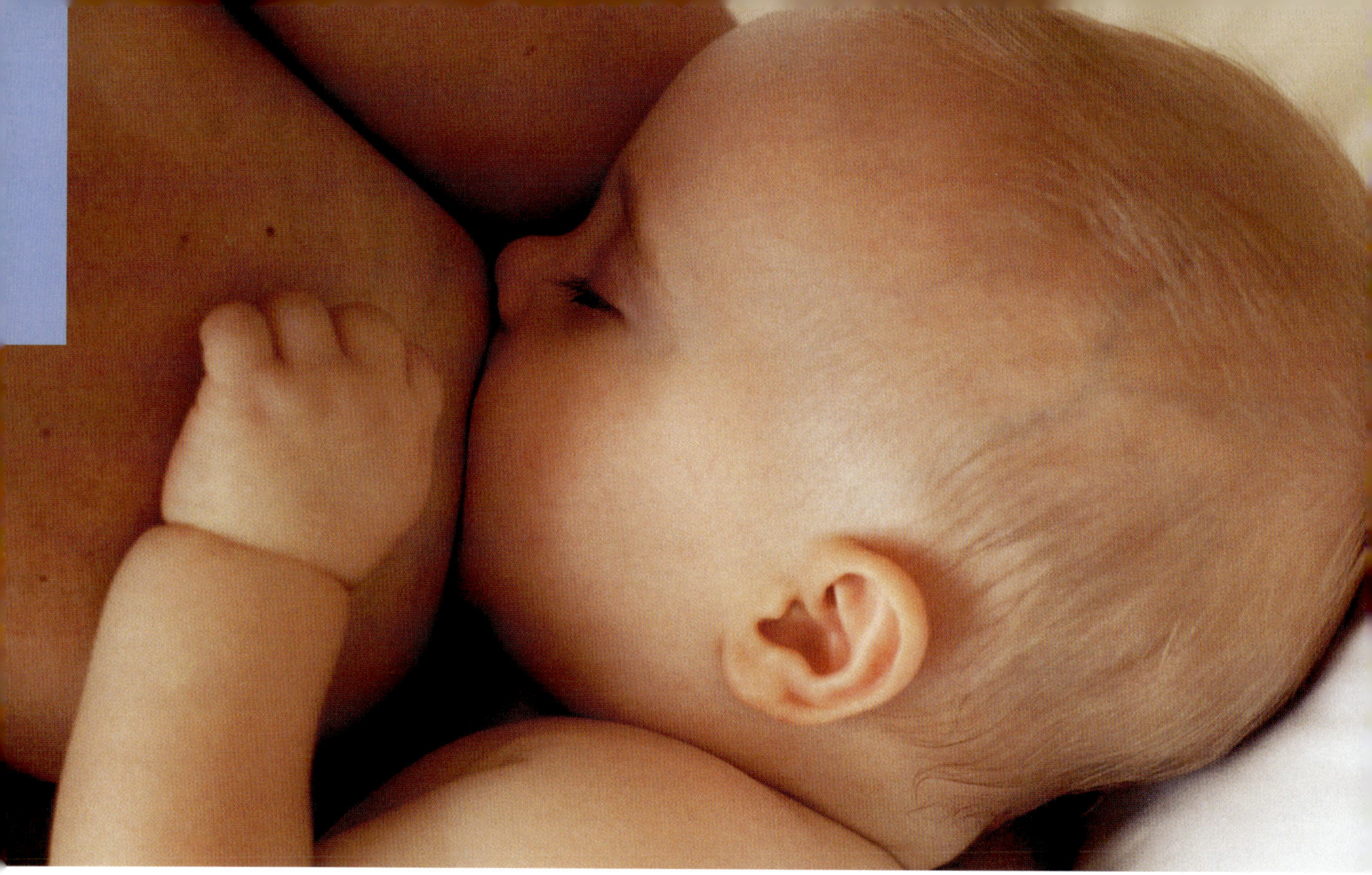

Ernährung im ersten Lebensjahr

Beim Füttern entsteht ein enges Band zwischen Eltern und Baby. Dabei geht es nicht nur um die Nahrungsaufnahme, sondern auch um das Gefühl der Geborgenheit und Zufriedenheit.

Welche Nahrung wann?

Als Erstes müssen Eltern entscheiden, ob sie ihr Kind stillen oder mit der Flasche füttern wollen. Muttermilch ist die ideale Wahl. Wenn die Mutter jedoch nicht stillen kann oder möchte, kann ein Kind auch mit der Flasche gesund aufwachsen.

Feste Nahrung kommt ungefähr im sechsten Monat hinzu, und bald darauf kann das Kind an den Familienmahlzeiten teilnehmen. Aber auch nach der Einführung fester Nahrung bleibt Mutter- oder Flaschenmilch die wichtigste Nahrungsquelle während des gesamten ersten Jahres.

Die Technik des Fütterns verändert sich im ersten Jahr stark. Die Babys lernen, Brei und andere Speisen vom Löffel zu akzeptieren, und versuchen bald darauf, selbst zu essen, indem sie mit der Hand über ihr Tischchen fahren, um nach Krümeln zu greifen. Und sie spielen mit dem Essen – wobei sie es über sich, den Fußboden, die Wände und alles verteilen, was sich in der Nähe ihres Hochstuhles befindet.

Die Bewegungen des Kindes werden immer genauer, bis es in der Lage ist, ein Stück Brot zwischen Zeigefinger und Daumen zu nehmen und sich in den Mund zu schieben. Jetzt müssen Sie Acht geben, dass das Kind nichts in den Mund nimmt, was es nicht essen sollte.

Wenn sich die Familie zum ersten Geburtstag des Kleinen versammelt, versteht es bereits ein Stück seines Geburtstagskuchens zu essen und aus einer Schnabeltasse zu trinken – auch wenn vermutlich einige Tropfen daneben gehen.

Beispiel für einen **Ernährungsplan**

Verwenden Sie diese Tabelle zur Orientierung – manche Babys essen mehr und manche weniger. Fragen Sie Ihren Kinderarzt, wenn Sie unsicher sind. Die erste feste Nahrung sollte Brei auf Gemüse- oder Obstbasis sein.

ALTER IN MONATEN	MUTTERMILCH	FLASCHENMILCH	BABYBREI (mit Flüssigkeit gemischt)	GEMÜSE	OBST	FLEISCH, FISCH, GEFLÜGEL, HÜLSENFRÜCHTE	KARTOFFELN, NUDELN, REIS
1	je nach Hunger	mind. 600 ml	–	–	–	–	–
2	je nach Hunger	mind. 600 ml	–	–	–	–	–
3	je nach Hunger	mind. 600 ml	–	–	–	–	–
4	je nach Hunger	mind. 600 ml	–	–	–	–	–
5	je nach Hunger	mind. 600 ml	–	–	–	–	–
6	je nach Hunger	mind. 600 ml	2x tägl. 1–2 EL	kleine Mengen: rund 1–2 EL püriert	kleine Mengen: rund 1–2 EL püriert	–	–
7	je nach Hunger	500–600 ml	2x tägl. 1–2 EL	2–4 EL püriert	2–4 EL püriert	1–2 EL püriert	1 EL zerstampft
8	je nach Hunger	500–600 ml	2x tägl. 1–2 EL	6–8 EL püriert	2–4 EL püriert	1–2 EL püriert	1–2 EL zerstampft
9	je nach Hunger	500–600 ml	2x tägl. 3–4 EL	2–3 EL püriert oder zerstampft	3–4 EL püriert oder zerstampft	1–2 EL püriert	1–2 EL zerstampft
10	je nach Hunger	500–600 ml	2x tägl. 3–4 EL	3–4 EL zerstampft oder fein gehackt	3–4 EL püriert, zerstampft oder fein gehackt	2–4 EL durch den Wolf gedreht	4–5 EL zerstampft oder gehackt
11	je nach Hunger	500–600 ml	2x tägl. 4 EL	3–4 EL zerstampft oder fein gehackt	3–4 EL püriert, zerstampft oder fein gehackt (roh oder gekocht)	2–4 EL durch den Wolf gedreht oder fein gehackt	4–5 EL zerstampft oder gehackt
12	je nach Hunger	500–600 ml	2x tägl. 4 EL	3–4 EL fein gehackt	3–4 EL fein gehackt (roh oder gekocht)	3–4 EL durch den Wolf gedreht oder fein gehackt	5–6 EL zerstampft oder gehackt

Ernährung in den ersten Monaten

Die Speisekarte für Neugeborene ist kurz: Muttermilch oder fertige Flaschennahrung. Anderes – wie beispielsweise Wasser, Saft, Kuhmilch oder feste Nahrung – ist in den ersten sechs Monaten weder erforderlich noch ratsam.

Stillen

Über die Muttermilch erhält das Neugeborene alle Vitamine, Mineralien und Nährstoffe, die es benötigt. Sie stärkt überdies sein Immunsystem und beugt einer späteren Tendenz zur Fettleibigkeit vor. Dennoch kann es ratsam sein, einige Stoffe wie Vitamin D und Eisen zusätzlich zu verabreichen. Lassen Sie sich von Ihrem Arzt oder Ihrer Hebamme beraten.

Brustkinder sollten immer dann gestillt werden, wenn sie hungrig sind. Aufgrund der leichteren Verdaubarkeit der Muttermilch ist der Abstand meist geringer als bei der Flaschenfütterung. Nach der ersten Zeit, in der das Kind möglicherweise stündlich nach der Brust verlangt, stellt sich in der Regel ein Rhythmus von zwei bis drei Stunden ein. Achten Sie auf die Zahl der Windelwechsel: Fünf oder mehr nasse und zwei bis fünf volle Windeln sind während der ersten Lebenswochen normal.

Mögliche Schwierigkeiten

Auch wenn viele Mütter das Stillen ihres Kindes als einen entspannenden und natürlichen Vorgang empfinden, gestalten sich die ersten Wochen bisweilen schwierig. Möglicherweise werden die Brüste wund, die Milchproduktion ist zu knapp oder das Kind hat Probleme mit dem Saugen. Gegen wunde Brustwarzen können Sie einige Tropfen Milch herausdrücken und als Schutzschicht über der Warze verteilen. Bei Brustschmerzen sollten Sie Ihren Arzt oder Ihre Hebamme informieren, sie können auf eine Infektion hindeuten.

Am besten regen Sie die Milchproduktion durch häufiges Stillen an oder indem Sie zwischen den Stillzeiten Milch herausdrücken. Manchmal hilft es bereits, das Kind anders anzulegen, damit die Milchproduktion steigt und das Kind ausreichend Nahrung bekommt. Achten Sie darauf, dass das Kind die Brustwarze ganz in den Mund nimmt und rhythmisch zu saugen beginnt.

Holen Sie sich professionellen Rat von Ihrem Arzt oder Ihrer Hebamme, wenn das Kind Mühe mit dem Saugen hat oder seine Windeln trocken bleiben, anstatt dann einfach zur Flaschenfütterung überzugehen.

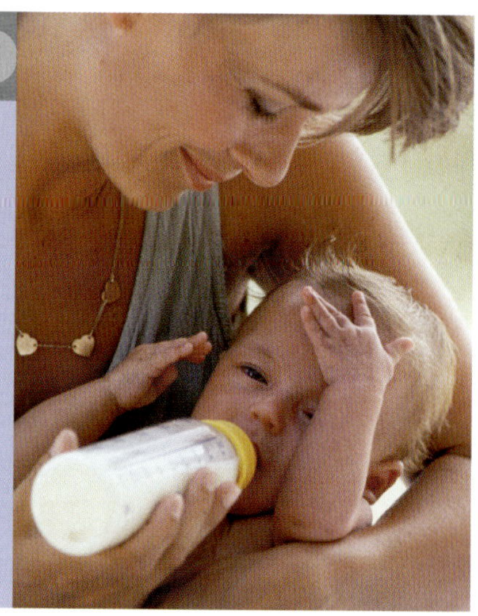

Körperliche Nähe
Für Neugeborene ist das Stillen die ideale Ernährungsform, denn es bietet dem Kind den engen, warmen und behaglichen Kontakt zur Mutter.

Info

Die Vorteile von Stillen oder Flaschenfütterung

Stillen
- Keine Vorbereitung und Vorratshaltung
- Geringe Kosten
- Leichte Verdaubarkeit
- Geringeres Allergierisiko und Schutz gegen Infektionen und andere Krankheiten (Antikörper)
- Möglicherweise verringertes Risiko späterer Gewichtsprobleme
- Enger Kontakt zwischen Mutter und Kind

Flaschenfütterung
- Mehr Freiheit und Flexibilität für die Mutter
- Bessere Mengenkontrolle
- Möglicherweise seltenere Fütterungszeiten aufgrund langsamerer Verdauung von Flaschennahrung
- Möglicherweise geringere Komplikationen bei der Fütterung an öffentlichen Orten
- Andere Familienmitglieder können sich an der Fütterung beteiligen.

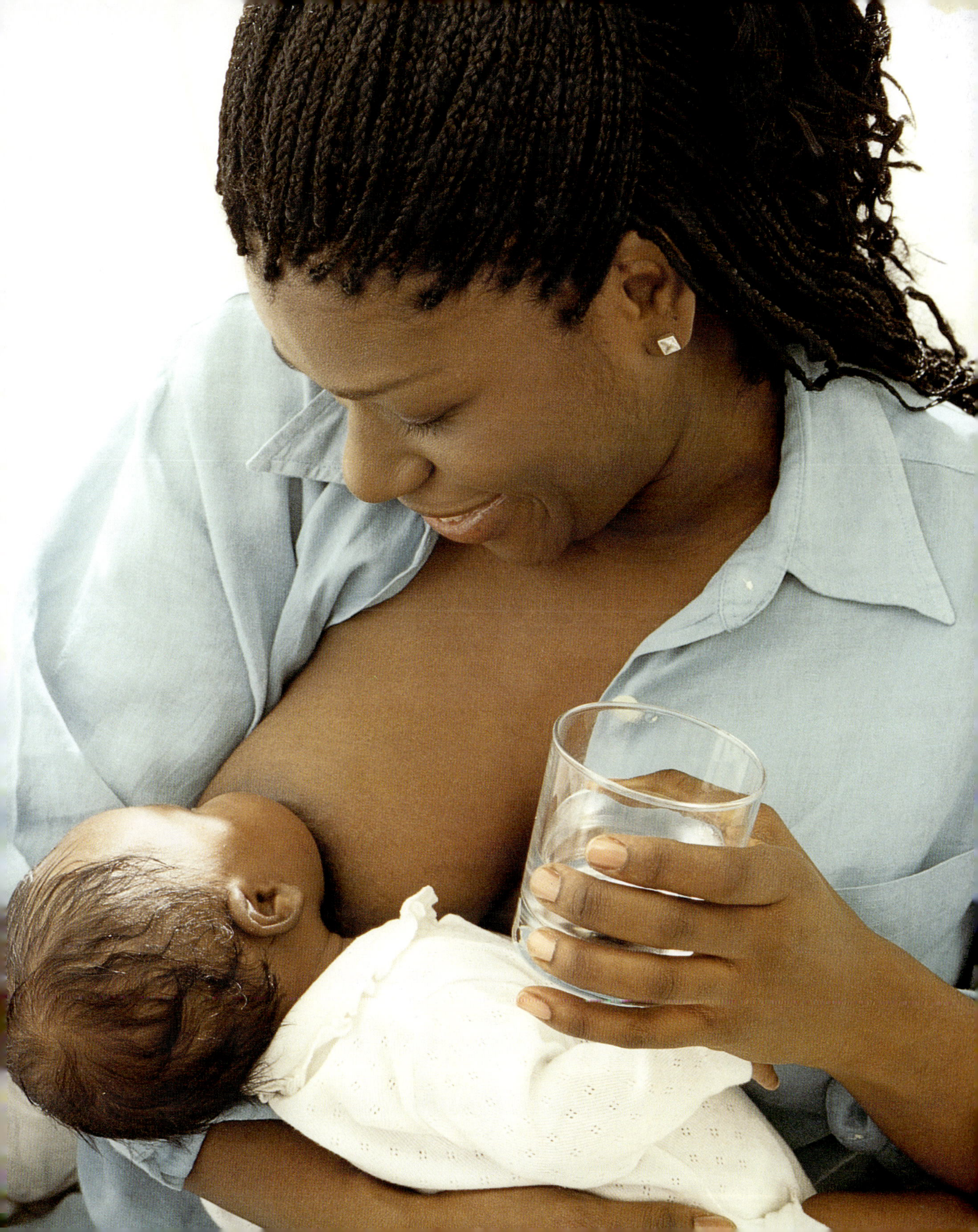

Stillen Sie Ihr Baby so lange wie möglich – ideal ist mindestens ein Jahr. Wenn Sie beschließen, vorher zur Flaschenfütterung zu wechseln, ist es wichtig, dass Sie den Milchtyp entsprechend dem Alter Ihres Kindes auswählen. Bis zum Alter von einem Jahr eignen sich nur Muttermilch und Babymilch. Andere Arten von Milch sollten Sie nicht verwenden (es sei denn auf ausdrücklichen Rat des Arztes), denn sie bieten dem Kind nicht die Nährstoffe, die es braucht. Ab zwölf Monaten können Sie Folgemilch verwenden.

Was stillende Mütter brauchen

Bei aller Aufmerksamkeit, die sie dem Neugeborenen widmen, müssen stillende Mütter auch auf sich selbst Acht geben.

- Für ihren eigenen Ernährungsbedarf und den ihres Babys braucht eine Mutter in der Regel 450–550 Kalorien mehr am Tag als sonst, also insgesamt 2000–2700 (je nach Aktivität und dem Bedarf vor der Schwangerschaft).
- Eine stillende Mutter muss ihr Kind mit Vitaminen und Mineralien versorgen, weshalb sie reichlich Obst und Gemüse sowie kalziumhaltige Produkte essen sollte. Sie sollte die in der Schwangerschaft verordneten Eisen- und Vitaminpräparate nach Absprache mit dem Arzt auch weiterhin einnehmen.
- Eine stillende Mutter braucht viel Wasser und andere Flüssigkeit – besonders vor und nach den Stillzeiten.

Flaschenfütterung

Auch mit Flaschenfütterung können Sie den Ernährungsbedarf Ihres Babys decken. Mittlerweile hat die im Handel erhältliche Babymilch einen sehr ähnlichen Nährwert wie die Muttermilch. Im Wesentlichen gibt es zwei Varianten – eine auf Kuhmilch-, die andere auf Sojabasis. Ihr Arzt wird Ihnen die richtige Milch für Ihr Kind empfehlen.

Für die meisten Babys ist die Kuhmilch-Variante gut geeignet, Sie sollten jedoch mit Ihrem Arzt oder Ihrer Hebamme sprechen, sobald Ihr Kind Ausschläge oder Verdauungsprobleme bekommt, die von der Babymilch herzurühren scheinen. Fragen Sie in jedem Fall Ihren Arzt oder Ihre Hebamme, bevor Sie das Produkt wechseln.

Babymilch auf Kuhmilchbasis enthält (wie der Name schon sagt) Kuhmilch, die jedoch so verändert wurde, dass sie leichter verdaulich ist und sämtliche benötigten Nährstoffe enthält. Bis die Babys mindestens ein Jahr alt sind, sollten sie keine gewöhnliche Kuhmilch erhalten, da ihr einige wichtige Vitamine und Nährstoffe fehlen. Wegen ihres hohen Eiweißgehalts ist sie für Babys schwer verdaulich; ihr Fettgehalt hingegen reicht für ein normales Wachstum nicht aus.

Die Babymilch wird entsprechend den Ernährungsbedürfnissen des Babys hergestellt und sollte, solange der Arzt keine andere Anweisungen gibt, weder verdünnt noch durch andere Flüssigkeiten ersetzt werden.

Tipps

Das Bäuerchen

Babys schlucken beim Füttern häufig Luft, besonders wenn sie hungrig sind und zuvor geschrien haben. Deshalb sollten Sie das Füttern unterbrechen, damit das Kind ein Bäuerchen machen kann, bevor das Kind unruhig wird. Regelmäßige Bäuerchen vermindern auch das Spucken.

Klopfen Sie dem Kind leicht auf den Rücken oder schaukeln Sie seinen aufrechten Körper langsam vor und zurück, um ihm das Aufstoßen zu erleichtern. Sie können das Kind auch mit dem Kopf nach unten auf Ihren Schoß legen und ihm sanft auf den Rücken klopfen. Sorgen Sie sich nicht, falls das Kind nicht aufstößt. Fahren Sie einfach mit dem Füttern fort, falls das Kind noch hungrig ist, und versuchen Sie es dann erneut.

- Stillende Mütter können ihrem Kind etwas Zeit zum Aufstoßen lassen, wenn sie die Brust wechseln.
- Falls Sie Ihr Baby mit der Flasche füttern, können Sie ein- oder zweimal pausieren, damit es bei Bedarf aufstoßen kann.

Forcieren Sie das Bäuerchenmachen nicht, denn das könnte dazu führen, dass das Kind vermehrt aufstößt. Luft, die nicht durch Aufstoßen entweicht, wandert durch den Verdauungstrakt und kommt am anderen Ende wieder heraus.

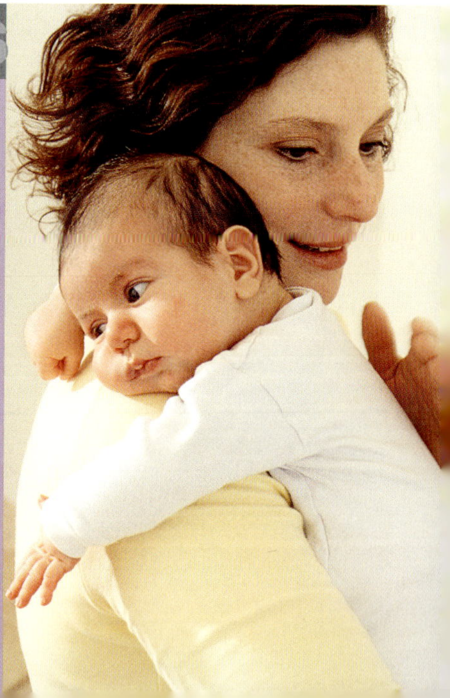

Welche Babymilch ist geeignet?

Sie können Babymilch im gebrauchsfertigen Zustand oder als Pulver oder Konzentrat kaufen, das Sie mit Wasser anrühren müssen. Solange Sie sich an die Anweisungen des Herstellers halten, ist ihr Nährwert vergleichbar. Nicht korrekt zubereitete Flaschenmilch kann das Wachstum des Babys beeinträchtigen und seine Gesundheit gefährden.

Wenn Sie sich für eine Flaschenmilch entschieden haben, benötigen Sie noch eine Flasche mit Sauger. Die Auswahl ist groß. Wichtig ist, dass Sie die Flaschen und Sauger sowie die zum Vorbereiten verwendeten Utensilien waschen, spülen und sterilisieren, um Ihr Baby vor schädlichen Keimen zu schützen. Fragen Sie Ihre Hebamme, wenn Sie unsicher sind.

Verwenden Sie zur Zubereitung der Flaschenmilch abgekochtes und abgekühltes Leitungswasser. Nicht geeignet ist Wasser, das mehrmals gekocht hat, künstlich enthärtetes Wasser oder gefiltertes Wasser. Wenn Sie bezüglich der Qualität des Leitungswassers unsicher sind – beispielsweise auf Reisen –, können Sie stattdessen auf abgekochtes und abgekühltes Mineralwasser zurückgreifen. Die Mineralzusammensetzung der handelsüblichen Wasser ist unterschiedlich; fragen Sie Arzt oder Hebamme, welche Wassersorten für Ihr Kind geeignet sind.

Wie viel und wie oft muss ich füttern?

Auch wenn Flaschenmilch langsamer verdaut wird als Muttermilch, muss während der ersten Monate in der Regel alle zwei bis drei Stunden gefüttert werden. Wie beim Stillen weiß auch hier das Kind am besten, wann es wie viel braucht. Neugeborene trinken in der Regel täglich rund 65 ml Flaschenmilch pro 500 g Körpergewicht. Ein Baby, das 3,6 kg wiegt, trinkt rund 600 ml am Tag, verteilt auf rund sechs Fütterungen. Babys, die weniger auf einmal trinken, verlangen dafür häufiger nach Nahrung. Wenn die Babys älter werden, trinken sie mehr auf einmal und melden sich dafür unregelmäßiger.

Weil es einfacher ist, Milch aus der Flasche als aus der Brust zu saugen, ist die Gefahr, dass das Kind zu viel trinkt, bei der Flasche größer. Seien Sie vorsichtig mit Saugern, die zu schnell fließen, und machen Sie während der Fütterung Pausen, damit das Kind spüren kann, ob es satt ist.

Gestalten Sie das Füttern so angenehm, wie Sie können. Suchen Sie sich einen bequemen Platz und lagern Sie das Baby mit dem Kopf auf Ihrem angewinkelten Ellenbogen. Passen Sie auf, dass das Kind nicht mit der Flasche einschläft, auch wenn es die Flasche bereits selbst halten kann, denn das kann seinen Zähnen schaden.

Wie mache ich es richtig?

Die Essmuster variieren von Kind zu Kind, deshalb müssen Sie flexibel auf die Bedürfnisse Ihres Kindes reagieren. Wachstumsschübe vergrößern den Hunger vorübergehend. In solchen Zeiten weicht das Kind möglicherweise von seinem üblichen Zeitplan ab, um mit dem erhöhten Bedarf Schritt zu halten. Achten Sie auf die Signale des Babys, damit Sie es nicht über seinen Hunger hinaus füttern.

Ein Baby, das genug bekommt, macht nach dem Füttern einen zufriedenen Eindruck. Es zeigt, dass es satt ist, indem es langsamer trinkt, ganz aufhört oder sich von Flasche oder Brust wegdreht. Manche Babys saugen aber weiter, auch wenn sie bereits satt sind, wenn auch meist mit weniger Eifer. Hier besteht, besonders bei Flaschenmilch, die Gefahr der Überfütterung. Die meisten Babys empfinden das Saugen als beruhigend. Verwenden Sie aber keinen Schnuller als Ersatz für das Füttern eines hungrigen Kindes.

Wenn ein Baby viel spuckt

Dass ein Säugling, der gefüttert wird, zwischendurch spuckt, ist ein natürlicher Vorgang, der allmählich seltener wird, bis er sich mit neun oder zehn Monaten verliert. Wenn das Kind kleine Mengen (weniger als 30 ml) spuckt, ist das so lange kein Problem, wie es innerhalb einer Stunde nach der Fütterung geschieht. Wenn Ihr Kind übermäßig spuckt, können Sie:

- das Baby füttern, bevor es sehr hungrig ist (ein hungriges Baby verschluckt und überisst sich eher),
- das Baby während der Fütterung und eine Stunde danach in einer halb aufrechten Position (mit angehobenem Kopf) halten,
- das Baby regelmäßig ein Bäuerchen machen lassen,
- Überfütterung vermeiden,
- den Flüssigkeitsstrom aus dem Flaschensauger überprüfen; das Loch sollte gerade so groß sein, dass die Flüssigkeit langsam tropft, aber noch nicht fließt,
- das Baby nach der Fütterung nicht heftig bewegen oder zu wild mit ihm spielen.

Manchmal ist das Spucken auch Anzeichen eines anderen Problems. Sprechen Sie mit Ihrem Kinderarzt oder Ihrer Hebamme, falls Ihr Kind häufig nervös ist, größere Mengen spuckt oder erbricht, oder wenn es nicht wie erwartet zunimmt, sondern Gewicht verliert. Suchen Sie außerdem ärztlichen Rat, sobald Ihr Kind Fieber hat oder Zeichen von Austrocknung zeigt (beispielsweise, wenn seine Windeln stets trocken bleiben).

Feste Nahrung

»Wann gebt ihr dem Kind etwas Richtiges zu essen?« wollen wohlmeinende Verwandte und Freunde häufig wissen. Aber feste Nahrung ist für Babys zunächst noch nicht geeignet. Voreilig gefütterte feste Nahrung erhöht zudem die Gefahr von Lebensmittelallergien.

Der richtige Zeitpunkt

Als Sie ein Baby waren, wurde Ihrer Mutter vielleicht vom Arzt geraten, Sie bereits mit zwei Monaten mit Brei zu füttern. Heute empfehlen die meisten Experten, Brei und andere feste Nahrung erst nach dem sechsten Monat zu geben. Damit das Kind feste Nahrung essen kann, muss der Hals den Kopf tragen und das Kind aufrecht sitzen können. Das ist aber in der Regel erst ab dem vierten bis sechsten Monat der Fall. Vorher schiebt das Kind das Essen fast so schnell wieder aus dem Mund, wie Sie es hineintun. Das ist ein natürlicher Reflex, der sich erst mit rund sechs Monaten verliert.

Eine langsame Einführung fester Nahrung reduziert auch das Risiko, dass Ihr Kind Lebensmittelallergien entwickelt – insbesondere, wenn Allergien in Ihrer Familie häufig auftreten. (Informationen über allergene Lebensmittel finden Sie auf der rechten Seite.) Das Immunsystem des Babys ist nach sechs Monaten besser in der Lage, mit neuen Lebensmitteln umzugehen.

Säuglingsbrei

Als Erstes wird meist Gemüse- oder Obstbrei aus gekochter und pürierter Möhre, aus Blumenkohl, einer Banane oder einem reifen Apfel gegeben. Anfangs wird er mit Brust- oder Flaschenmilch verdünnt. Fragen Sie Ihren Kinderarzt oder Ihre Hebamme nach der richtigen Einführungszeit für die verschiedenen festen Lebensmittel.

Auch wenn Ihre Mutter und Großmutter darauf schwören, sollten Sie Säuglingsbrei niemals in der Flasche geben, es sei denn, medizinische Gründe erfordern es. Babys, die auf diese Weise gefüttert werden, nehmen leicht zu viele Kalorien auf. Wenn Brei in der Flasche gegeben wird, fällt zudem häufig der Übergang zu anderen festen Lebensmitteln schwerer. Geben Sie Babybrei von Anfang an mit einem kleinen Löffel und lassen Sie sich genug Zeit. Füttern Sie das Kind niemals gegen seinen Willen.

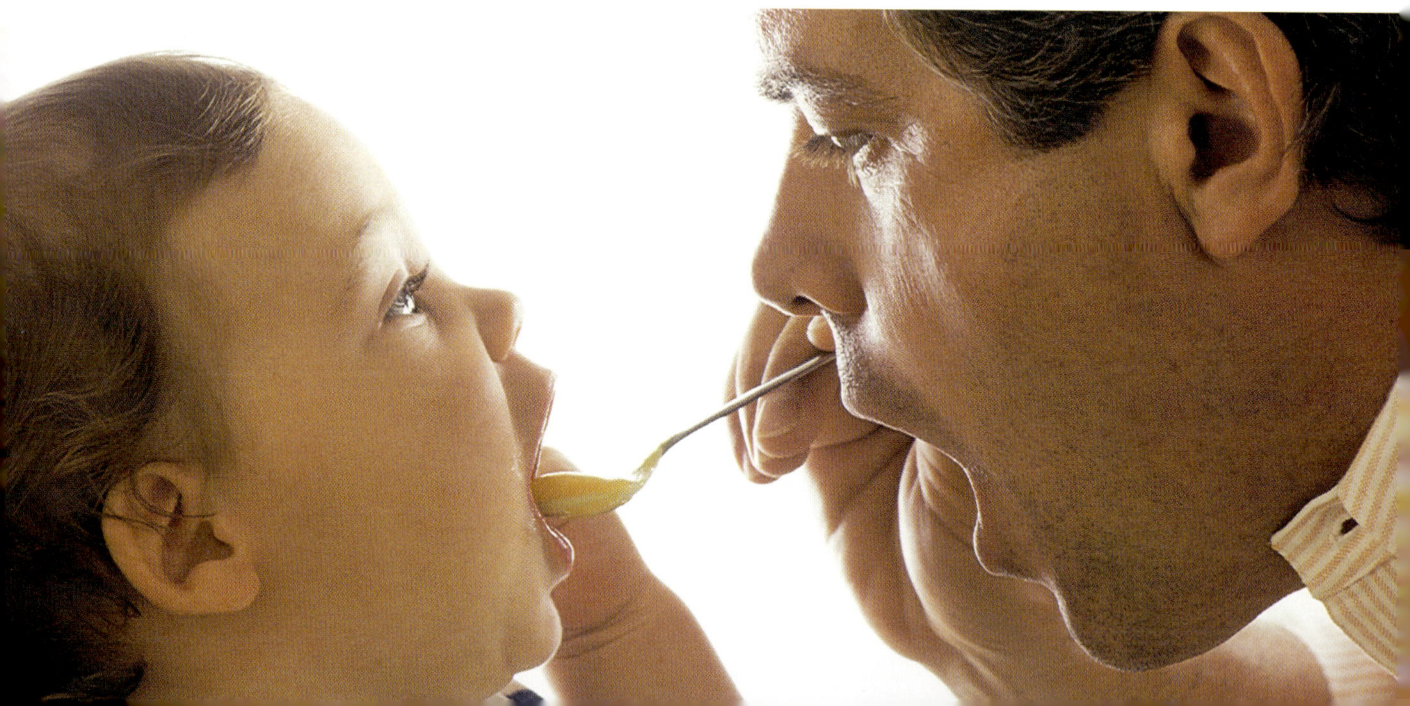

Füttern mit Brei
Verwenden Sie einen Löffel und füttern Sie nur kleine Mengen, damit Ihr Baby lernen kann, den Brei im Mund nach hinten zu schieben und zu schlucken.

Info

Allergene Lebensmittel

Manche Nahrungsmittel können allergische Reaktionen hervorrufen und sind für kleine Kinder nicht zu empfehlen. Das Risiko eines Kindes, eine Lebensmittelallergie zu entwickeln, ist größer, wenn andere Mitglieder seiner Familie ebenfalls Allergien oder ähnliche Probleme wie Ekzeme oder Asthma haben (s. Seite 174).

Sie können Allergien vermeiden, indem Sie mit der Einführung dieser Lebensmittel warten, bis das Kind älter ist. Fragen Sie am besten Ihren Kinderarzt.

Im Folgenden finden Sie das empfohlene Einstiegsalter für einige allergene Lebensmittel für Kinder mit normalem und erhöhtem Allergierisiko.

LEBENSMITTEL	NORMALES RISIKO	ERHÖHTES RISIKO
Gluten (z.B. Weizen und Hafer)	6 Monate	12 Monate
Zitrusfrüche	6 Monate	2 Jahre
Fisch und Schalentiere	6 Monate	3 Jahre
Eier	6–9 Monate	2 Jahre
Nüsse und Erdnussbutter	2 Jahre	3 Jahre

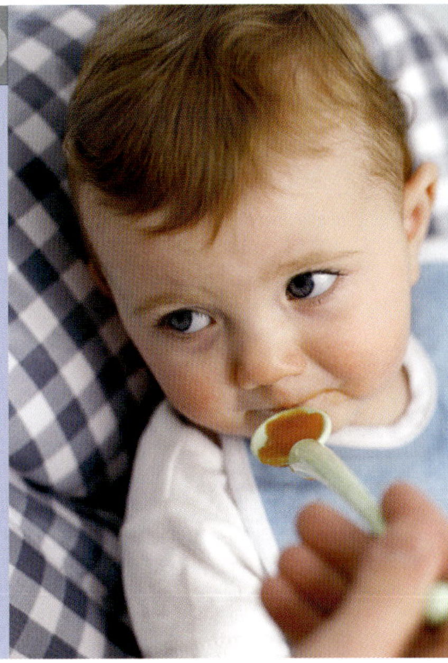

Babys sind keine großen Esser, wenn sie das erste Mal Brei bekommen. Möglicherweise essen sie nur einen Esslöffel voll. Es braucht Zeit, bis ein Baby lernt, das Essen vom Löffel zu nehmen, und vielleicht müssen Sie mit der Konsistenz des Breis experimentieren. Versuchen Sie, das Füttern ruhig und angenehm zu gestalten, und wählen Sie einen Zeitpunkt, an dem das Kind wach, neugierig und nicht allzu hungrig ist.

Sie werden vielleicht eine Veränderung im Stuhl des Kindes bemerken. Solange der Stuhl weich bleibt, ist es nicht bedenklich, wenn er einen Tag lang ausbleibt. Wenn der Stuhl hart ist oder schwer herauskommt, sollten Sie Ihren Arzt oder Ihre Hebamme zu Rate ziehen.

Ab dem neunten Monat können Sie den Geschmack der Nahrung schrittweise verändern, indem Sie den Speiseplan abends um einen Milch-Getreidebrei aus Mais-, Hirse- oder Reisflocken erweitern.

Nahrungsmittel einzeln einführen

Wenn Sie Ihr Baby mit neuen Gerichten vertraut machen, sollten Sie sich jeweils auf ein Gericht beschränken und mehrere Tage warten, bevor Sie das nächste probieren. Wenn Ihr Baby an einem Gericht Gefallen findet, können Sie es bei einer der nächsten Mahlzeiten wieder damit füttern. Es kann eine Weile dauern, bis sich Ihr Kind mit einem bestimmten Gericht anfreundet, geben Sie also nicht nach dem ersten oder zweiten Versuch auf.

Wenn Sie neue Gerichte einzeln und in zeitlichem Abstand einführen, haben Sie zudem die Möglichkeit zu sehen, ob Ihr Kind dagegen allergisch ist. Achten Sie auf folgende Anzeichen:

- Ausschlag
- Durchfall
- starkes Aufstoßen
- Quengeln nach dem Essen.

Bei schwerwiegenderen allergischen Symptomen wie Ausschlag oder Atemproblemen sollten Sie sofort ärztlichen Rat einholen (s. Seite 174). Ob leichte oder schwere Reaktion – lassen Sie das betreffende Lebensmittel weg, solange Sie nicht Ihren Hausarzt dazu befragt haben.

Manche Experten empfehlen, zuerst Gemüse einzuführen, weil sie befürchten, dass die Kinder kein Gemüse mögen, nachdem sie süßes Obst kennen gelernt haben. Es gibt aber keine Studien, die belegen, dass die frühzeitige Einführung von Gemüse ausgesprochene Gemüsefans erzeugt. Sie können Obst und Gemüse auch abwechseln. Wenn Ihr Kind in der einen Woche Bananen oder Birnen probiert, könnten Sie ihm in der nächsten Möhren oder Avocado anbieten. So lernt es mit der Zeit eine Vielfalt von Obst- und Gemüsesorten kennen.

Diese ersten Vorstöße in die Welt des Essens bilden die Basis für langjährige Essgewohnheiten, Vorlieben und Abneigungen Ihres Kindes. Mit Geduld und Einfühlungsvermögen können Sie Ihrem Baby dabei helfen, auf den Geschmack vieler nährstoffreicher Gerichte zu kommen.

Wann darf mein Baby Fruchtsaft trinken?

Verdünnten Saft können Sie Ihrem Kind ab dem siebten Monat geben. Sie sollten jedoch bedenken, dass darin zwar Kalorien, aber keine Nährstoffe enthalten sind. Zu viel Saft kann bei Säuglingen Übergewicht oder Durchfall begünstigen. Auch auf die Zähne kann er sich negativ auswirken. Befolgen Sie folgende Regeln:

- Bieten Sie Saft in einer normalen oder einer Schnabeltasse, aber nicht in der Flasche an.
- Begrenzen Sie die Tagesmenge auf 120 ml.
- Beginnen Sie mit dem Saft von Früchten, die Ihr Kind bereits probiert und vertragen hat.
- Geben Sie Ihrem Kind nur verdünnten hundertprozentigen Fruchtsaft und keine Saftgetränke oder Pulvergetränke.

Babynahrung

Sie können Babynahrung fertig kaufen oder mit Hilfe eines Passiersiebes oder eines Mixers selbst herstellen. Kommerzielle Babynahrung hat einige Vorteile, besonders wenn Sie Marken wählen, die weder Füllstoffe noch Zucker zusetzen. Fertige Babynahrung im Glas braucht nicht gekühlt zu werden und lässt sich gut mitnehmen. Die industrielle Verarbeitung reduziert die Wahrscheinlichkeit, dass Pestizide in die Nahrung gelangen. Sie können aber auch auf organische Alternativen zurückgreifen, die allerdings mehr kosten. (Mehr zu organischen Lebensmitteln auf Seite 47.) Beachten Sie die Hinweise unten, wenn Sie Babynahrung selbst zubereiten.

Bei der Wahl der geeigneten Babynahrung spielt die Nahrungskonsistenz eine wichtige Rolle. Anfangs brauchen die Babys fein pürierte und unvermischte Lebensmittel (zum Beispiel Apfelpüree statt einer Mischung aus Apfel- und Birnenpüree). Später, wenn sie bereits vieles kennen, können sie zweierlei zugleich erhalten, jedoch immer noch püriert. Mit neun bis zehn Monaten sind viele Babys bereit für gröbere Nahrung von der Art, wie sie auch die Familie isst, aber der Übergang sollte schrittweise erfolgen. Das Baby braucht Zeit, um die Techniken des Essens zu erlernen: abbeißen, die Nahrung im Mund bewegen, kauen und schlucken.

Bestimmte Speisen, beispielsweise zerstoßene Kartoffeln oder pürierte gekochte Möhren, sind häufig die ersten Familiengerichte, die auch dem Baby angeboten werden. Verzichten Sie aber auf stark gewürzte Gerichte oder Zutaten, die das Kind noch nicht getestet hat.

Eine Frage des Temperaments

Schon als Baby haben Kinder eine einzigartige Persönlichkeit, die sich mit den Monaten und Jahren immer stärker entwickelt. Das Temperament des Kindes – die ihm eigene Art, mit der Welt zu kommunizieren – hat auch Einfluss auf die Mahlzeiten. Indem Sie sich mit dem Temperament Ihres Kindes vertraut machen, können Sie Konflikte vermeiden und ihm helfen, sich an Veränderungen wie die erste feste Nahrung oder neue Gerichte zu gewöhnen. So lehnt Ihr Kind eine neue Obstsorte möglicherweise zuerst ab, weil es die Konsistenz nicht mag. Geben Sie nicht auf. Präsentieren Sie die neue Obstsorte in kleinen Mengen oder mischen Sie sie mit einem Brei, den es gerne isst. Oder Sie bieten sie einfach zu einem späteren Zeitpunkt noch einmal an.

Info

Selbst gemachte Babynahrung

Wenn Sie Babypüree selbst zubereiten möchten, sollten Sie folgende Regeln beachten:

- Geben Sie an Babynahrung weder Zucker noch Salz.
- Dünsten oder backen Sie Obst und Gemüse, anstatt es zu kochen, damit die Nährstoffe erhalten bleiben.
- Wenn Sie mehr Püree gemacht haben, als Sie unmittelbar verwenden können, frieren Sie es am besten ein. Füllen Sie es dazu zuerst in sterilisierte Eiswürfelschalen und später in kleine Behälter wie beispielsweise leere Joghurtbecher.
- Achten Sie auf gute Hygiene: Waschen Sie sich regelmäßig die Hände, verwenden Sie stets saubere Behälter und Werkzeug und halten Sie Warmes warm und Kaltes kalt.

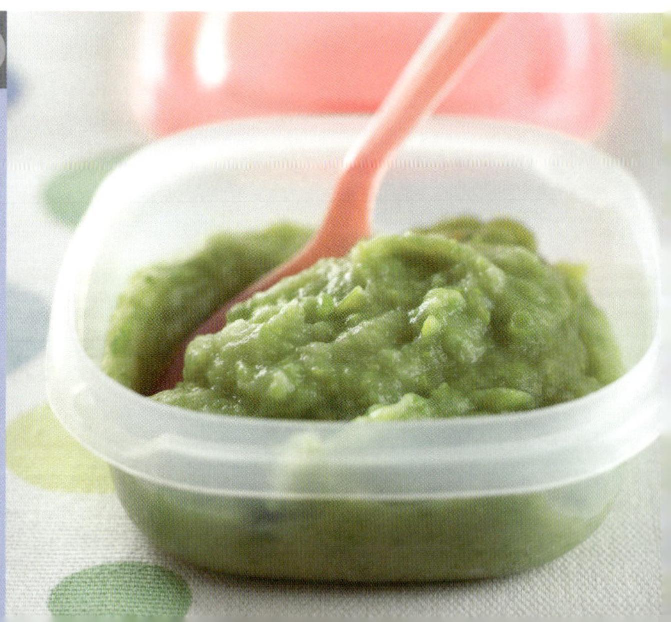

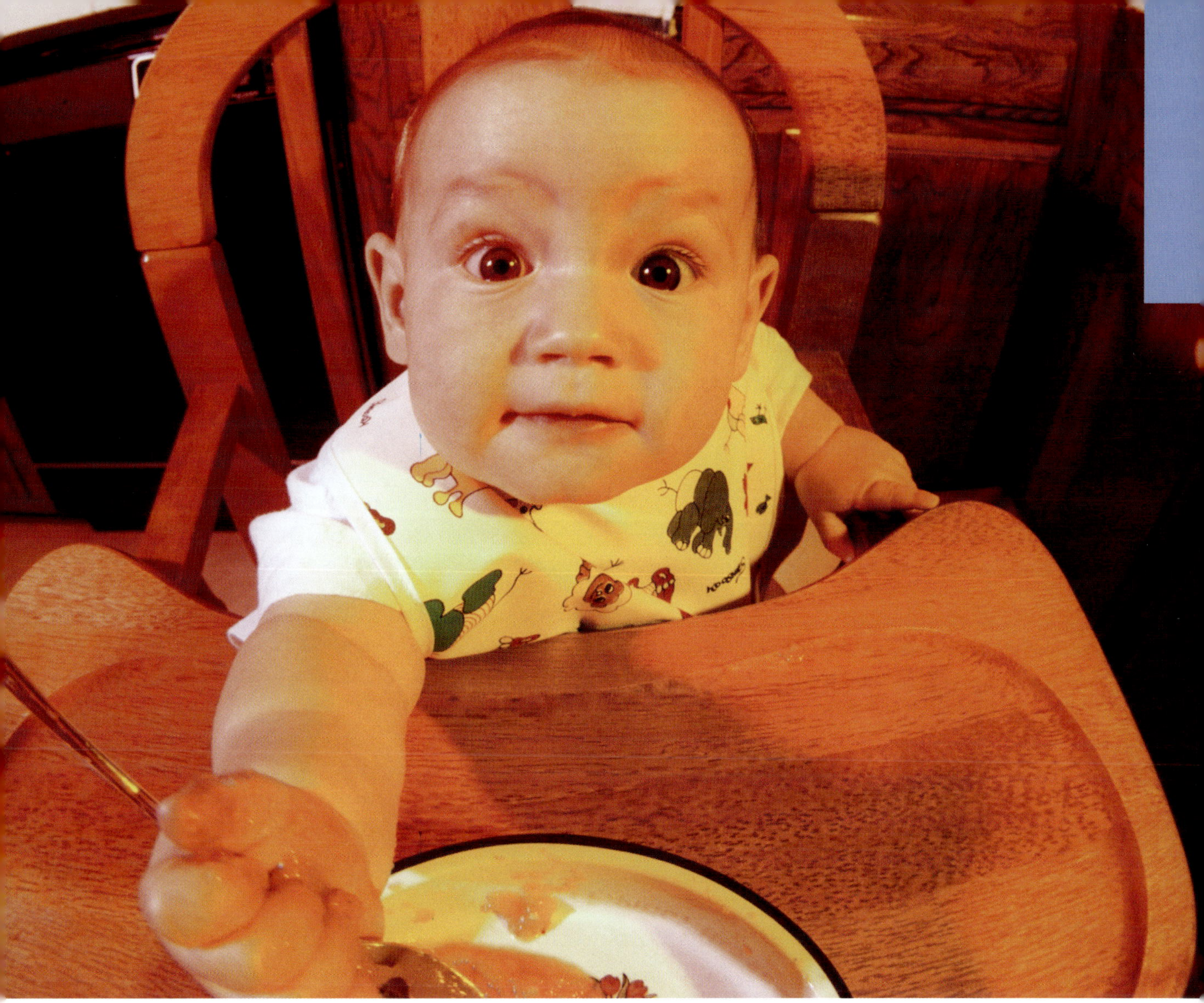

Stellen Sie sich folgende Fragen, um mehr über das Temperament Ihres Kindes zu erfahren:

- Ist mein Baby sehr lebhaft oder eher ruhig?
- Ist mein Baby unberechenbar, oder folgt es einem regelmäßigen Zeitplan?
- Wie reagiert mein Baby auf neue Situationen?
- Ist mein Baby leicht abgelenkt oder eher konzentriert?
- Was ist die Grundstimmung meines Babys?
- Ist mein Kind besonders sensibel für Licht, Geräusche, Berührungen oder Oberflächen?

Ein empfindsameres Kind findet vielleicht keinen Gefallen an Ihrem »Flugzeug-Spiel« mit dem Löffel, um das Essen in seinen Mund zu befördern.

Dazu gehören
Ziehen Sie den Hochstuhl des Babys während der Familienmahlzeiten dicht an den Tisch heran. Sie werden feststellen, dass es sich immer mehr dafür interessiert, was der Rest der Familie isst.

Ihr Baby möchte sich möglicherweise an seiner Fütterung selbst beteiligen oder zumindest einen eigenen Löffel halten, während Sie es füttern. Sobald es sich an das Essen gewöhnt hat, können Sie es in die Mahlzeiten der übrigen Familie einbeziehen. Auch wenn es unaufwendiger (und sauberer) ist, dem Baby sein Essen separat zu geben, so verpassen Sie damit doch eine Chance. Im Alter von neun Monaten beginnt das Baby, Spaß daran zu haben, wenn es am Familiengeschehen teilnehmen kann.

Selbstständig essen zwischen 10 und 12 Monaten

Ihr Kind entwickelt sich beim Essen allmählich gleichzeitig zum Schmutzfink und zum Feinschmecker. Es ist jetzt alt genug, um statt Babypürees Speisen von normaler Konsistenz zu essen – und zwar zunehmend ohne fremde Hilfe.

Was schmeckt wie?

Sobald das Baby zusammen mit dem Rest der Familie an einem Tisch sitzt, ist es in der Lage – und häufig auch gewillt –, weitere Familiengerichte zu probieren. Auch wenn es etwas Mehrarbeit bedeutet: die meisten Gerichte lassen sich an die Erfordernisse des Babys anpassen. Wenn Sie beispielsweise Zucchini zum Abendessen servieren, können Sie die Portion für Ihr Kind etwas länger kochen – bis die Zucchini wirklich weich sind – und anschließend in kleine Stücke zerteilen. Suppen eignen sich ebenfalls. (Auf der rechten Seite finden Sie einen Vorschlag für babygerechte Suppe.)

Nicht nur der Speiseplan Ihres Kindes wird abwechslungsreicher, sondern auch seine Essweise. Es entwickelt die erforderlichen motorischen Fähigkeiten, um kleine Stücke selbst zu greifen. Es lernt, Essbares mit dem Pinzettengriff zwischen Zeigefinger und Daumen zu halten. Manchmal steckt es sich den Happen in den Mund, manchmal nicht. Der Pinzettengriff sieht anfangs noch ungelenk aus, aber mit etwas Übung wird daraus eine geschickte und zuverlässige Technik.

Präsentieren Sie Ihrem Kind eine Auswahl »sicherer« Happen (Vorschläge finden Sie unten auf dieser Seite) und lassen Sie es selbstständig essen. Das kann zwar etwas länger dauern, entspricht aber dem Grundprinzip der Kinderernährung: Sie bieten dem Kind gesundes Essen an, und das Kind entscheidet, was es essen und ob es überhaupt essen will. Sorgen Sie sich nicht, ob Ihr Kind zu wenig bekommt – sein Körper und Magen sind noch klein. Entsprechend klein sind auch die Portionen.

Zerlegen Sie das Essen in kleine Happen. Die Größe der einzelnen Bissen variiert je nach Konsistenz. Ein Stück Huhn beispielsweise muss kleiner sein als ein Stück Banane, das sich auch von einem zahnlosen Babymund mühelos zerquetschen lässt.

Manche Kinder sind etwas wählerisch, was die Konsistenz der Nahrung betrifft, und wollen beispielsweise kein Fleisch essen. Die Eltern sollten sich deswegen keine Sorgen machen, denn der Eiweißbedarf des Babys wird durch Mutter- oder Flaschenmilch immer noch ausreichend gedeckt.

Tipps

Was darf mein Baby mit den Fingern essen?

Im Alter von etwa zehn Monaten fangen Babys damit an, Essen mit den Fingern zu greifen. Aber welches Essen eignet sich dazu am besten? Wenn Sie unsicher sind, helfen die folgenden Kriterien:

Weicht es im Mund auf? Manche trockenen Müslisorten weichen im Mund ebenso auf wie leichte und knusprige Kekse.

Hat es lang genug gekocht, sodass es sich leicht zerdrücken lässt? Gut gekochtes Gemüse und Obst lässt sich ebenso leicht zerkleinern wie Gemüse und Obst aus Konserven (bevorzugen Sie Produkte ohne Salz- und Zuckerzusatz).

Ist es von Natur aus weich? Hüttenkäse, geriebener Käse und kleine Stücke Tofu sind weich.

Lässt es sich zerdrücken? Reife Bananenstücke und gut gekochte Nudeln lassen sich ohne Zähne zerkleinern.

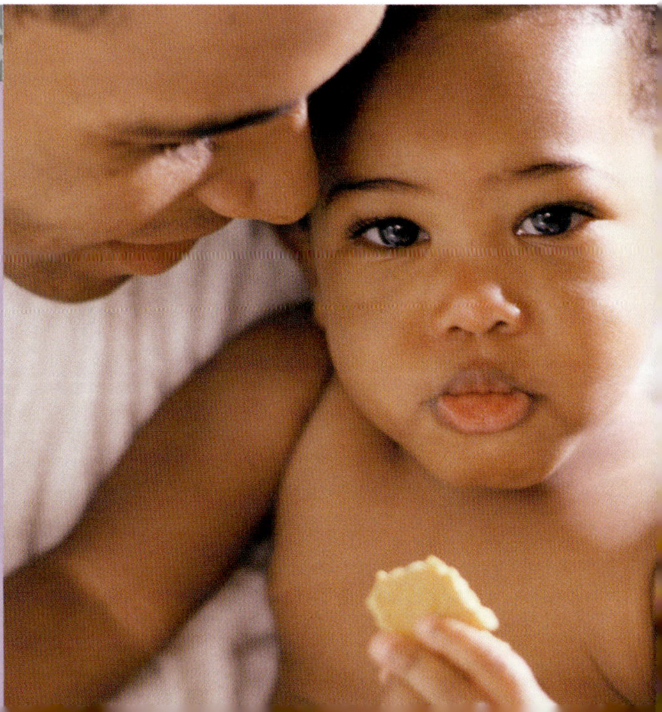

Um Fleisch einzuführen, sollten Sie mit gut gegartem Hackfleisch oder sehr kleinen Stücken gegartem Geflügel beginnen. Wenn Ihr Kind Fleisch (oder irgend ein anderes Produkt) nicht mag, sollten Sie nicht aufgeben und es bei Gelegenheit wieder anbieten. Zwingen Sie Ihr Kind jedoch nicht, es zu essen. Auf diese Weise erhält das Kind die Gelegenheit, sich an das Gericht zu gewöhnen und es schließlich zu akzeptieren.

Warten Sie mit Süßigkeiten ab

Auch wenn Ihr Kind den Geschmack von Kuchen, Eis und anderen Süßigkeiten vermutlich auf Anhieb mögen wird, sollten Sie damit noch warten. Ihr Kind braucht nährstoffreiche Nahrung und keine leeren Kalorien, wie sie sich in Nachtischen und Naschereien finden.

Natürlich möchten Sie die Reaktion Ihres Kindes auf diese Dinge erleben, aber jetzt ist noch nicht die Zeit dafür. Die Großeltern können es wahrscheinlich nicht abwarten, Ihr Kind endlich Schokoladentorte und andere Köstlichkeiten probieren zu lassen. Erklären Sie höflich und bestimmt, dass das Kind noch nicht so weit ist. Wenn die Großmutter behauptet, Sie hätten auch schon als Baby Süßes bekommen, und Ihnen hätte es schließlich nicht geschadet, können Sie sich immer noch auf Ihren Arzt berufen.

Vorsicht bei Fingerfood

Ältere Babys haben Spaß am Essen mit den Fingern. Vermeiden Sie aber Nahrungsmittel, an denen das Kind ersticken könnte, und behalten Sie es stets im Auge, wenn es mit den Fingern isst. Folgende Nahrungsmittel sind besonders riskant:

- Rohe Gemüsestücke oder harte Obststücke
- Rosinen, ganze Trauben und Cocktailtomaten (geben Sie ihm Trauben und Cocktailtomaten nur geviertelt)
- Grillwürstchen (häuten und in kleine Stücke zerteilen)
- Grissini und Toast
- Hartkäse in Stückchen
- ganze Nüsse.

Mahlzeiten zur Nachtzeit

Es kann passieren, dass Ihr Baby mitten in der Nacht aufwacht und nach Brust oder Flasche verlangt. Dabei ist es möglicherweise gar nicht hungrig. In diesem Alter nimmt es seine Umwelt bereits sehr genau wahr – es spürt, wenn seine Eltern nicht anwesend sind. Und diese Erkenntnis vermag es lautstark kundzutun.

Frage: Mein zehn Monate altes Kind kann vieles, was ich für die Familie koche, nicht essen. Was soll ich tun?

Antwort: Mal lässt sich das Familienmahl an die Erfordernisse des Kindes anpassen, mal sollten Sie ihm ein eigenes Gericht kochen. Eine dicke Gemüsesuppe lässt sich leicht zubereiten und in kleinen Behältern im Gefrierfach vorrätig halten.

Kochen Sie Gemüse auf kleiner Flamme mit etwas Olivenöl. Verwenden Sie nur Gemüsesorten, die Ihr Kind bereits probiert hat. Möhren, Zucchini und Kartoffeln eignen sich ebenso wie tiefgekühlte Erbsen und grüne Bohnen. Schneiden Sie alles Gemüse in sehr kleine Stücke.

Kleine Stücke Huhn, Tofu oder weiße Bohnen erhöhen den Eiweißgehalt. Auch Nudeln eignen sich. Wählen Sie eine Nudelform, die das Baby gut essen kann, wie beispielsweise Spiralen oder kleine Muscheln. Verdünnen Sie die Suppe mit Babymilch und kochen Sie sie, bis alles weich ist. Servieren Sie sie in einer flachen Schüssel, damit Ihr Kind die festen Stücke leicht erreichen kann.

Wenn Ihr Kind zuvor nachts nicht gestillt oder gefüttert werden wollte, braucht es vielleicht nur etwas Zuspruch. Für ein Kind in diesem Alter sind Verlust- und Trennungsängste normal. Gehen Sie zu Ihrem Kind, wenn es aufwacht. Streichen Sie ihm über den Rücken und beruhigen Sie es. Bieten Sie ihm etwas Tröstendes wie beispielsweise eine geliebte Decke an. Aber machen Sie keine Spielzeit daraus und vermeiden Sie, wenn irgend möglich, eine nächtliche Mahlzeit, die den Schlafrhythmus stören und zu einer Überfütterung führen kann.

Allein trinken

Mit zwölf Monaten ist ein Baby so weit, dass es von der speziellen Babymilch zur handelsüblichen Kuhmilch wechseln kann. Wenn Sie ein ganzes Jahr lang gestillt haben, können Sie sich selbst gratulieren. Fahren Sie fort, solange Sie wollen, oder hören Sie jetzt auf.

Vermutlich ist Ihr Kind bereits mit der Schnabeltasse vertraut. Reduzieren Sie allmählich den Einsatz der Flasche. Wechseln Sie nicht von jetzt auf gleich und loben Sie Ihr Kind, wenn es aus der Tasse trinkt.

Bewegung im ersten Lebensjahr

Im ersten Jahr macht ein Baby die erstaunlichsten körperlichen Entwicklungen durch. Jeder Entwicklungsschritt bildet dabei das Fundament für den nächsten.

Bewegung fördern

Es gibt detaillierte Empfehlungen, wie Sie die Bewegung Ihres Babys fördern können. Diese Richtlinien lassen sich leicht befolgen, denn es reicht im Prinzip, wenn Ihr Kind täglich Gelegenheit bekommt, seine Umwelt zu erkunden – ob zu Hause, bei Verwandten oder in einer Kinderbetreuung. Kinder brauchen vor allem ein sicheres Umfeld, einen Raum, den sie erkunden können, und eine Möglichkeit, von ihren Muskeln Gebrauch zu machen.

Ein Säugling entwickelt zuerst seine Kopf- und Halsmuskeln. Mit etwa sechs Monaten ist seine Rumpfmuskulatur kräftig genug, damit er sitzen kann. Und gegen Ende des ersten Jahres nutzt das Baby jede Bewegungsmöglichkeit, die sich ihm bietet: Es rutscht, krabbelt, kriecht, hangelt sich an Gegenständen entlang oder läuft.

Mediziner warnen davor, Babys zu lange in beengten Positionen wie Autositz, Karre oder Laufstall zu lassen, wo sie sich nicht frei bewegen und ihre Umwelt erkunden können. Geben Sie Ihrem Baby ausreichend Zeit, neu erlernte Fähigkeiten wie das Greifen nach einer Rassel, das freie Sitzen oder erste Gehversuche zu trainieren.

Frisch gebackene Eltern lassen sich besonders leicht von der Werbung dazu verführen, die neuesten Erziehungs-, Pflege- und Beschäftigungstrends mitzumachen. Dabei können Sie Ihrem Kind auch ohne große Geldausgaben bereichernde Erlebnisse verschaffen. Teures Spielzeug, Babymassagekurse und Videos zur Einführung in die klassische Musik sind für eine gesunde körperliche und mentale Entwicklung nicht erforderlich.

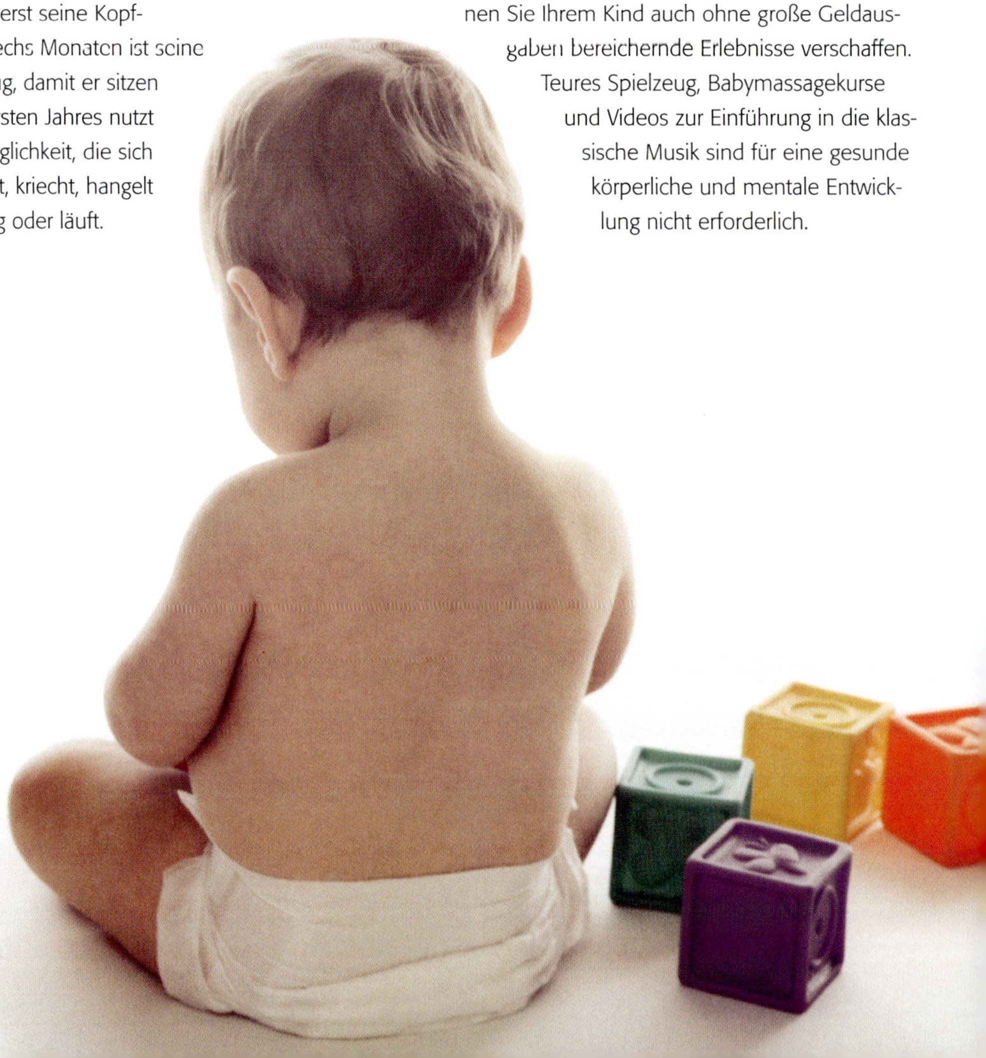

Die Entwicklung des Babys

Ein Überblick über die Entwicklung eines Babys kann für Sie hilfreich sein, damit Sie Ihr Kind ermuntern können, sich zu bewegen, neue Fähigkeiten zu erlernen und dabei Spaß zu haben. Die Entwicklung der Muskeln und die Beherrschung dieser Grundfertigkeiten sind der erste Schritt in Richtung auf eine aktive Lebensführung. Ihr Kinderarzt kann Ihnen dabei helfen, die Entwicklung Ihres Babys zu verstehen. Sie brauchen Ihr Baby nicht anzutreiben. Solange es Ihre Unterstützung spürt, wird es aus eigenem Antrieb Fortschritte machen und sich gut entwickeln.

ALTER	WAS BABYS KÖNNEN	EMPFOHLENE AKTIVITÄTEN
0–3 Monate	• Objekte – Gesichter, farbiges oder glänzendes Spielzeug – im Blick behalten • spontan mit den Armen wedeln und mit den Beinen treten • auf dem Bauch liegend den Kopf heben • nach baumelnden Gegenständen greifen • eine Rassel in der Hand halten • lächeln und glucksen	Legen Sie das Baby – unter ständiger Aufsicht – auf den Bauch, damit es Hals und Schultern kräftigen kann; probieren Sie Säuglingsgymnastik mit baumelnden Gegenständen; geben Sie dem Baby eine Rassel in die Hand.
3–6 Monate	• sich aus der Bauchlage aufstützen und den Kopf heben • sich vom Rücken auf den Bauch drehen • nach Gegenständen greifen und sie festhalten • den Kopf beim Sitzen gerade halten • mit Unterstützung sitzen • lachen	Geben Sie dem Baby weiterhin Zeit in der Bauchlage; lassen Sie es auf Ihrem Schoß sitzen; lassen Sie es nach seinen Lieblingsspielsachen und anderen Objekten greifen.
6–9 Monate	• ohne Unterstützung sitzen • sitzen und sich drehen • mit Unterstützung stehen • mit Finger und Daumen nach ersten Gegenständen greifen • »auf Wiedersehen« winken • lallen	Legen Sie in einem sicheren Spielbereich viel Spielzeug in Reichweite des Babys; helfen Sie ihm, sich in den Stand hochzuziehen.
9–12 Monate	• sich auf Händen und Knien bewegen • krabbeln, rutschen oder kriechen • sich in den Stand hochziehen • sich an Möbelstücken entlang hangeln • allein stehen • erste Schritte – vielleicht • »Mama« und »Papa« sagen	Helfen Sie dem Baby, sich in den Stand hochzuziehen; halten Sie seine Hände und üben Sie Schritte; lassen Sie es unter Aufsicht Treppenstufen hinaufklettern; bieten Sie ihm Spielzeug zum Schieben und Ziehen; singen Sie Bewegungslieder.

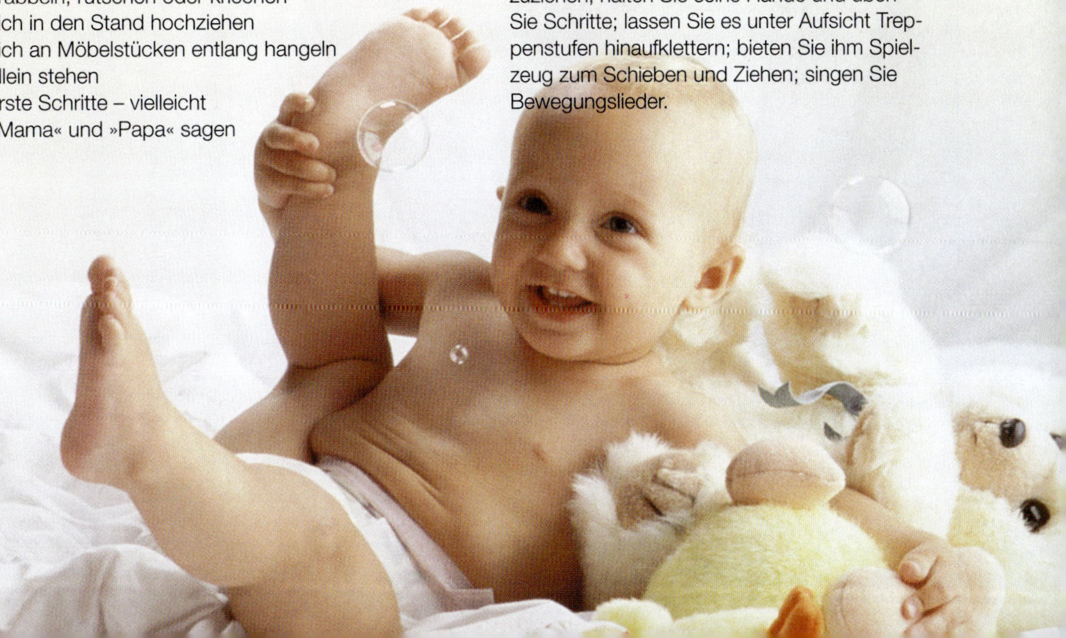

Babys wollen und müssen Zeit mit Menschen verbringen, die sie lieben und die ihnen helfen können, ihre Fähigkeiten zu entwickeln. Schauen Sie sich gemeinsam Bücher an, singen Sie Lieder oder machen Sie an sonnigen Tagen einen Spaziergang mit dem Kinderwagen. Das alles sind wunderbare Erfahrungen, die vergleichsweise wenig kosten.

Bewegung ist wichtig, aber vergessen Sie nicht, dass ein Baby auch Ruhezeiten braucht. Nach einem aktiven Tag mit Bauklötzen, Spielen und Gesang könnten Sie beispielsweise das Licht dimmen und mit Ihrem Baby gemütlich in Ihrem Schaukelstuhl kuscheln. Die friedlichen Momente tun beiden gut und verstärken beim Baby das Gefühl der Geborgenheit und des Geliebtwerdens.

Sicherheitsvorkehrungen

Bedenken Sie die folgenden Ratschläge:

- Lassen Sie Ihr Baby auf Betten, Sofas oder Tischen niemals unbeaufsichtigt. Normalerweise beginnen Säuglinge im Alter von vier bis sechs Monaten, sich zu rollen, aber auch Neugeborene können herunterfallen, wenn sie unerwartet mit den Füßen treten, sich drehen, winden oder rollen.
- Versehen Sie alle Treppen oben und unten mit Schutzgittern. Die Verletzungsgefahr ist für Babys und Kleinkinder auf Treppen besonders hoch. Halten Sie die Schutzgitter stets geschlossen.
- Verwenden Sie auf Schaukeln, Kinderwagen und Hochstühlen Anschnallgurte. Ohne T-Gurte, die zwischen den Beinen des Babys hindurchführen, kann es herausrutschen. Ältere Kinder könnten aufstehen und hintenüberkippen.
- Halten Sie Vorhänge, Schnüre und Tischdecken außer Reichweite des Babys. Zwischen sechs und neun Monaten sind sie eifrig damit beschäftigt, sich in den Stand hochzuziehen, und verwenden dazu alles, was sie zu fassen kriegen. Sie können sich an fallenden Gegenständen verletzen oder in Schnüren verwickeln.
- Verwenden Sie keine Laufhilfen. Babywalker auf Rädern helfen den Babys nicht, früher zu gehen; sie können im Gegenteil die Entwicklung verzögern, weil sie die Babys nicht dazu anregen, ihre Gehmuskeln zu verwenden. Zudem sind sie gefährlich.
- Leihen Sie Sicherheitsausrüstung für Babys nicht aus und kaufen Sie sie nicht gebraucht. Diese Ware ist ihren Preis nicht wert, weil sie alt ist und häufig die Anleitungen fehlen, aus denen Sie die richtige Verwendung erfahren. Selbst wenige Jahre alte Ausrüstung entspricht möglicherweise nicht mehr den aktuellen Sicherheitsvorschriften.

Tipps

Kinderbetreuung

Kinder verbringen häufig viele Stunden in einer Kinderbetreuung. Deshalb sollten Sie sich vergewissern, dass der Betreuer weiß, wie wichtig Bewegung ist – nicht zuletzt für Säuglinge. Entscheiden Sie sich für eine Betreuungsperson, die:

- sich in der körperlichen Entwicklung von Babys auskennt (und weiß, wann es in der Lage ist, sich zu drehen, sich mit Unterstützung aufzusetzen oder in den Stand hochzuziehen), damit er Ihrem Kind helfen kann, neue Fähigkeiten zu entwickeln;
- mit der mentalen Entwicklung vertraut ist und weiß, welche Aktivitäten für ein Kind in diesem Alter geeignet sind und wie er Lernprozesse fördern kann;
- das Kind nicht zu viel Zeit in Laufställen, Hochstühlen, und anderen die Bewegung einschränkenden Positionen verweilen lässt;
- ein sicheres Umfeld bietet, das Ihr Kind ungehindert erkunden kann;
- den Aktivitätstrieb des Kindes durch Interaktion, Gesang und Spiel fördert.

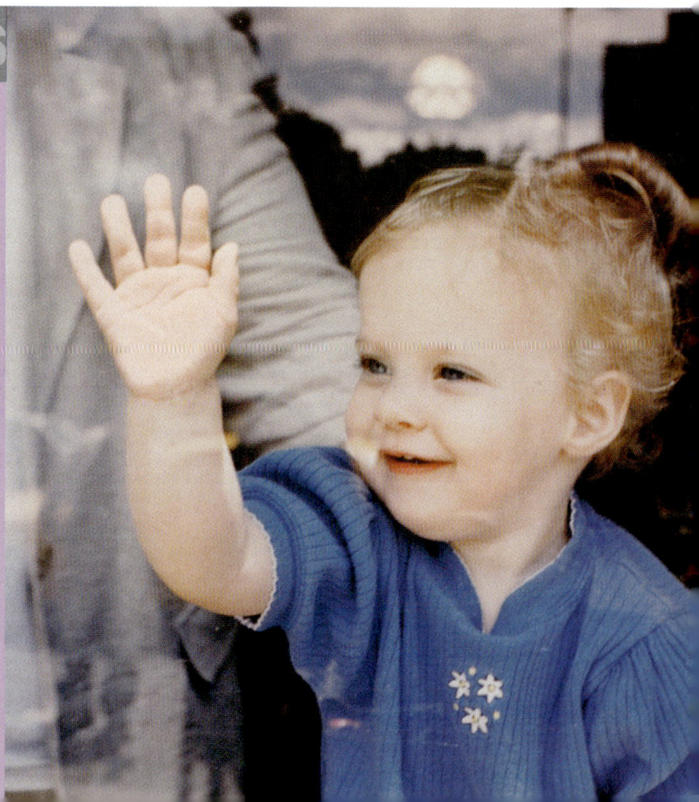

Treten und Lächeln in den ersten drei Monaten

Auch wenn es seltsam klingt, in solch jungem Alter von »Bewegungstraining« zu sprechen: Auch Babys bewegen ihren Körper. Sie wedeln und treten wild um sich, und diese Bewegung fördert ihre Beweglichkeit und trainiert ihre Muskeln.

Zeichen des Fortschritts

Junge Eltern berichten häufig, wie sie ihr Baby einfach nur anschauen und bestaunen. Während der ersten Monate scheint der Säugling kaum etwas anderes zu tun als zu schlafen und zu essen, und doch kommt hier und da bereits die Einzigartigkeit des kleinen Menschen zum Vorschein. Das Baby beginnt, die Gesichter seiner Eltern zu erkennen und beim Klang ihrer Stimmen zu lächeln.

Aus kleinen Schritten werden unversehens große Erfolge: Das Kind lernt in den ersten sechs Monaten, seinen Kopf ruhig zu halten, sich auf den Bauch oder Rücken zu drehen, nach Gegenständen zu greifen und mit Unterstützung aufrecht zu sitzen.

Bereits mit zwei bis drei Monaten zeigen sich neue Fähigkeiten. Das Kind interessiert sich zunehmend für seine Umwelt: Es streckt die Hand nach Gegenständen aus, führt eine Hand zum Mund oder greift nach einem Spielzeug. Bald entdeckt es, dass es die Rassel dazu bringen kann, Lärm zu machen – eine große Entdeckung!

Zeit auf dem Bauch

Babys sollten im wachen Zustand viel Zeit auf dem Bauch verbringen, damit sie ihre Hals- und Schultermuskeln kräftigen können. Einige Eltern scheuen sich, ihr Kind auf den Bauch zu legen, weil sie gehört haben, dass dadurch die Gefahr des plötzlichen Kindstodes steigt. Es stimmt, dass ein Baby nicht auf dem Bauch schlafen sollte, aber solange es wach und munter ist und ständig beaufsichtigt wird, besteht keine Gefahr.

Spätestens, wenn Ihr auf dem Bauch liegendes Baby müde wird, sollten Sie zur Stelle sein, um es hochzuheben oder umzudrehen. Beginnen Sie damit, Ihr Kind mehrmals täglich auf dem Bauch liegen zu lassen. Halten Sie diese Zeiten anfangs kurz, um das Baby nicht zu frustrieren. Je geschickter es wird, desto mehr wird es die Position mögen, und vielleicht demonstriert es dann die nächste neue Fähigkeit, indem es lächelt.

Mit dem Baby unterwegs

Rückentrage und Tragetuch erfüllen zwei Funktionen: Die Eltern können das Haus verlassen, und das Baby fühlt sich geborgen und ist glücklich. Gleichzeitig hat die Mutter oder der Vater die Arme frei, um leichte Taschen zu tragen. Mit dem Baby in der Trageschlinge können Sie spazieren gehen und sich etwas Bewegung verschaffen. Das Baby lernt unterdessen die Außenwelt kennen. Wählen Sie die Tragehilfe entsprechend dem Gewicht und dem Alter Ihres Kindes, und lesen Sie zum sicheren Gebrauch die Anleitung.

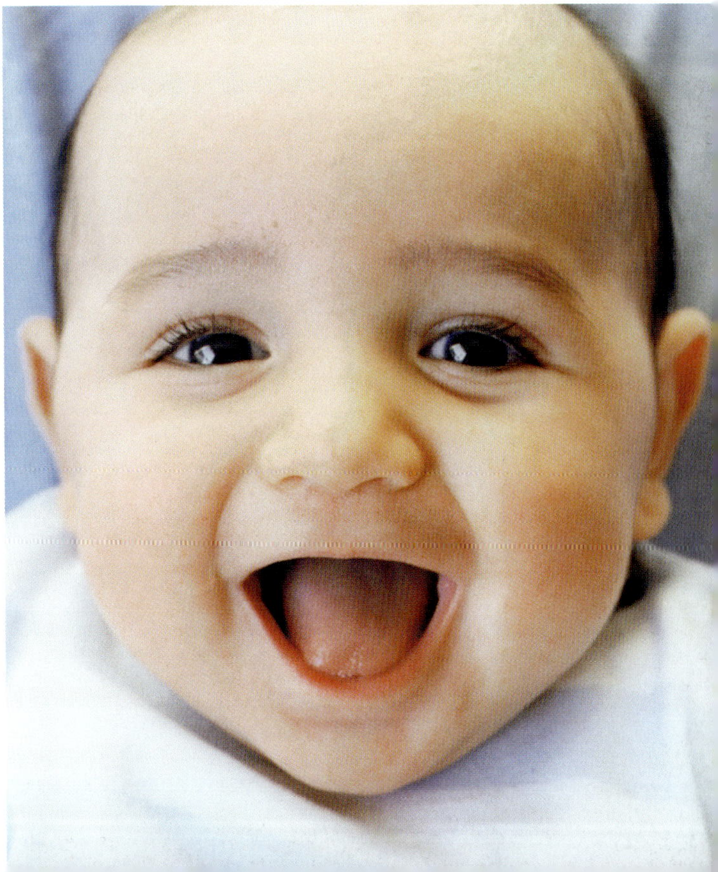

Ein glückliches Baby
Wenn Ihr Baby neue Fähigkeiten erlernt – zum Beispiel den Kopf gerade hält oder nach Spielzeug oder Ihren Fingern greift –, wird es vor Freude lächeln.

Erkundung zwischen drei und sechs Monaten

Die Bewegungen Ihres Babys, die zuvor zufällig und eckig wirkten, werden immer kontrollierter und zielstrebiger. Jetzt ist es an der Zeit, ein kindersicheres Spielzimmer oder eine Spielecke einzurichten, in der Ihr Baby seine Welt in aller Ruhe erkunden kann.

Verbesserte Koordination

Während dieser Monate wird Ihr Baby lernen, seinen Kopf hochzuhalten und mit Unterstützung aufrecht zu sitzen. Es beginnt die Faust zu öffnen und zu schließen. Zeit auf dem Bauch ist weiterhin wichtig, damit Ihr Baby seine Hals- und Oberkörpermuskulatur kräftigen kann. Auf dem Boden kann es lernen, sich aufzustützen – der erste Schritt zur Erkundung der Umwelt und zum seitlichen Rollen.

Ein sicherer Raum zur Erkundung

Stehhilfen, Babyhopser und andere Geräte dienen dazu, Babys an einem Ort zu halten, aber sie bieten keine ausreichende Bewegungsfreiheit. Stehhilfen machen Spaß und ermöglichen dem Kind zu springen, sich zu drehen und mit verschiedenen Spielsachen zu spielen. Ihr Einsatz sollte jedoch auf täglich 30 Minuten – verteilt auf zwei oder mehr kurze Perioden – beschränkt bleiben. Wenn Ihr Kind schreit oder sich zu langweilen scheint, nehmen Sie es heraus.

Widerstehen Sie der Versuchung, Ihr Baby in einen Babywalker mit Rädern zu setzen (mehr Informationen dazu auf Seite 86). Die bessere Alternative ist ein sicheres Spielzimmer (s. unten). Dieser Raum sollte einladend und anregend sein. Platzieren Sie Spielzeug in Reichweite des Kindes und setzen Sie sich auf den Boden, um mit dem Kind zu spielen.

Gesellige Wesen

In diesen Monaten erwacht in den Babys die Geselligkeit. Sie schauen intensiv auf Gesichter und beginnen zu lächeln. Sie genießen den Ausflug ins Freie, und sei es nur bis zur nächsten Straßenecke. Mit der Zunahme ihrer sozialen und körperlichen Fähigkeiten eröffnen sich völlig neue Bewegungsmöglichkeiten. Die Babys bezaubern mit einem Lächeln oder Glucksen und können lange am Stück spielen. Spielen kann auch bedeuten, dass sie einen Gegenstand zu greifen versuchen, den Sie ihm hinhalten. Nehmen Sie es dazu auf Ihren Schoß, wo es gleichzeitig üben kann, aufrecht zu sitzen.

Tipps

Eine sichere Spielecke

Als Spielplatz genügt ein Zimmer oder eine Zimmerecke, in der das Baby – unter Aufsicht – sicher spielen kann.

- Sichern Sie Treppen durch Schutzgitter ab.
- Verschließen Sie Steckdosen und hängen Sie Gardinenschnüre außer Reichweite.
- Räumen Sie zerbrechliche Gegenstände aus dem Weg.
- Entfernen Sie Tische und andere Möbelstücke, die umkippen können, und polstern Sie scharfe Kanten ab.

Sobald der Raum sicher ist, kann das Kind sich darin frei bewegen und seiner Neugier freien Lauf lassen.

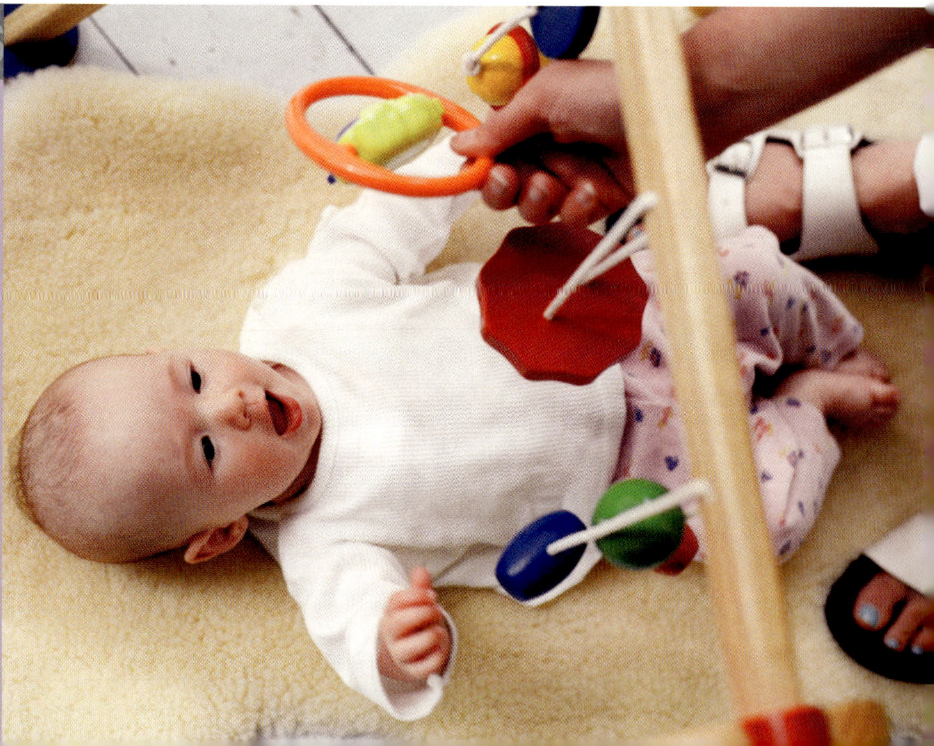

Sitzen und Stehen mit sechs bis neun Monaten

In diesem Alter werden Babys immer aktiver. Sie können Ihr Kind darin unterstützen, jene Fähigkeiten zu erlangen, auf die die meisten Eltern so ungeduldig warten, wie zum Beispiel Sitzen ohne Unterstützung oder erste Stehversuche.

Balanceakt

Die Fähigkeit, die eigene Haltung zu verändern, gehört zu den größten Lernerfolgen des Babys in diesen Monaten. Es kann in beide Richtungen rollen, ohne Unterstützung sitzen, sich sitzend drehen (ohne umzukippen), aus der Bauchlage in die Sitzposition wechseln und sich schließlich in den Stand hochziehen. Es entwickelt möglicherweise sogar neuartige Methoden, um zum gewünschten Zielort zu gelangen: durch Rollen, Krabbeln oder Kriechen. Eltern können Ihrem Kind helfen, das Sitzen zu trainieren, indem sie Gegenstände in seine Reichweite legen, nach denen es greifen kann.

Aufstehen

Wenn Ihr Kind sein eigenes Gewicht halten kann, ist es an der Zeit, dass es lernt, mit Hilfe zu stehen. Legen Sie es auf den Boden und halten Sie ihm die Hand hin, an der es sich in den Stand hochziehen kann. Sobald es etwas Übung hat, möchte es vielleicht kleine Sprünge machen. Machen Sie Musik an und lassen Sie das Kind den Rhythmus fühlen. Vielleicht gelingt es ihm auch, sich an den Laufgitterstangen oder am Sofa festzuhalten. Bald braucht es dazu keine Hilfe mehr.

Kopf und Körper

Die Kinder machen in diesen Monaten große kognitive Fortschritte. Sie lernen beispielsweise, dass ein Gegenstand – oder ein Mensch – immer noch da ist, auch wenn er halb verdeckt ist. Legen Sie ein Decke über ein Spielzeug – und siehe da! Es ist immer noch da. Deshalb eignet sich das Versteckspiel so gut für Babys in diesem Alter.

Ihr Baby beginnt außerdem, Ursache und Wirkung zu begreifen. Vielleicht erkennen Sie folgendes Spiel wieder: Das Baby schlägt begeistert mit dem Holzlöffel auf einen Kochtopf. Dabei lernt es den Zusammenhang von Ursache und Wirkung, weil es erkennt, dass es Lärm erzeugen kann, indem es auf den Topf schlägt: Das führt dazu, dass das Baby zufrieden ist, denn es bedeutet so viel wie: »Ich bin hier!«

Info

Zusammen spielen

Mit sechs Monaten erforscht ein Baby ein Spielzeug mit Mund und Händen. Auch das Schlagen und Werfen mit Spielzeug scheint allen Kindern der Welt gemeinsam zu sein. Wenn das Baby rund neun Monate alt ist, zeigt es bereits mehr Interesse, indem es sein Spielzeug sorgfältig inspiziert, um hinter seine Geheimnisse zu kommen.

Spiele sind eine gute Möglichkeit, um Ihr Baby mit neuen Denkweisen vertraut zu machen. Jetzt können Sie »Lirum, larum, Löffelstiel«, »Hoppe, hoppe, Reiter« und andere Kinderreime einführen. Gut eignen sich auch Spiele wie »Rate-in-welcher-Hand?«

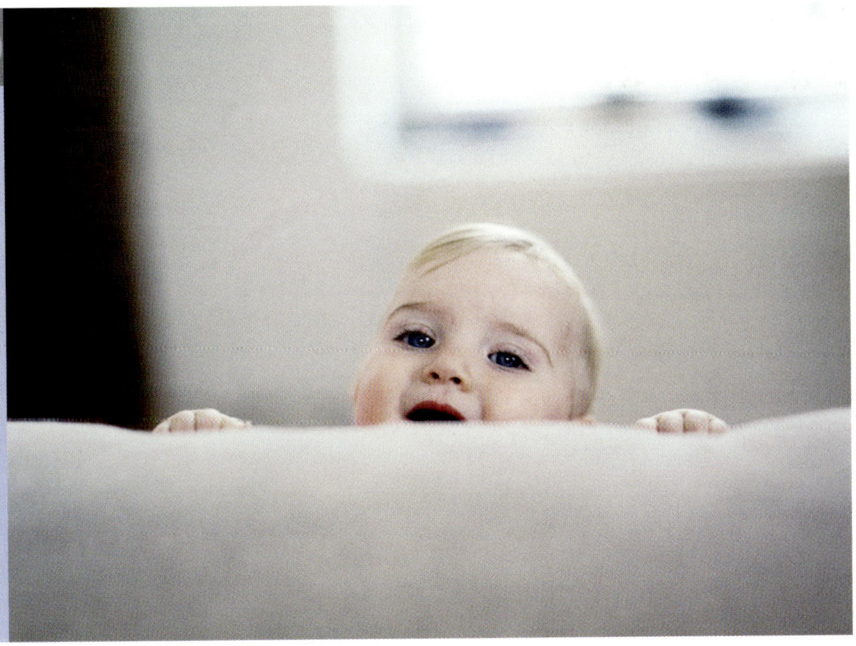

Bewegung zwischen neun und zwölf Monaten

Während dieser letzten Phase des ersten Lebensjahres scheinen Babys ständig irgendwohin unterwegs zu sein – die Treppe hinauf, unter den Tisch, von einer Zimmerecke zur anderen. Sie ziehen sich an allem hoch und hangeln sich an allem entlang.

Erste Gefahren

Die meisten Babys in diesem Alter können auf dem Hosenboden rutschen, kriechen oder krabbeln. Sie ziehen sich in den Stand hoch und hangeln sich an Möbelstücken entlang durch den Raum. Viele können schon fast laufen. Die Eltern können ihre Hände halten, während sie üben. Ideal ist Spielzeug, das sich schieben und ziehen lässt, denn die Babys können sich daran festhalten. Viele klettern gern auf Treppen – natürlich sollten die Eltern in der Nähe sein. Auf diese abenteuerlustige Person aufzupassen ist keine einfache Aufgabe.

Babys können leicht Dummheiten anstellen – es genügt der kurze Augenblick, wenn die Mutter oder der Vater telefoniert oder nach dem Essen sieht. Denken Sie also daran, Treppengitter und Türen geschlossen zu halten – besonders solche, die in riskante Räume wie Badezimmer oder Küche führen. Bewahren Sie scharfe und gefährliche Gegenstände hoch genug auf, denn Ihr Kind wird mit Sicherheit sämtliche Schubladen öffnen, die es erreichen kann.

Angesichts so vieler unzugänglicher Dinge wird sich Ihr Kind freuen, wenn es ein Schränkchen in Bodennähe nach Belieben in Besitz nehmen kann. Füllen Sie es mit ungefährlichem Spielzeug oder Haushaltsgegenständen wie beispielsweise Plastikdosen. So kann sich das Baby beschäftigen, während Sie etwas anderes erledigen.

Wenn Sie das Gefühl haben, dass Ihr Baby überall nur Chaos anrichtet, dann vergessen Sie nicht, dass es auf diese Weise wichtige Fähigkeiten erwirbt, seine Bewegungsmöglichkeiten verbessert und seine Umwelt erforscht.

Info

Wenn das Baby noch nicht laufen kann ...

Auch wenn Sie sich noch so sehr wünschen, dass Ihr Baby mit einem Jahr laufen kann – die meisten Kinder brauchen länger. Der Erwerb der einzelnen Fähigkeiten folgt keinem festgelegten Zeitplan. Vielmehr gibt es jeweils eine Spanne von mehreren Monaten, innerhalb derer die meisten Kinder einen bestimmten Entwicklungsschritt machen. Die Spanne für das Laufen lernen liegt in der Regel zwischen neun und sechzehn Monaten – aber das bedeutet nicht, dass nicht auch manch normales Kind erst später oder schon früher laufen lernt.

Kinder, die spät laufen lernen, sind im späteren Leben ebenso klug und körperlich aktiv wie ihre Altersgenossen, die früher laufen lernen.

Möglicherweise läuft ein Kind später, wenn auch seine Eltern erst spät zu laufen angefangen haben. In Ausnahmefällen jedoch deutet die Tatsache, dass ein Kind auch mit 18 Monaten noch nicht läuft, auf ein medizinisches Problem hin. Wenn Sie sich wegen der Entwicklung Ihres Kindes Sorgen machen, sollten Sie mit dem Kinderarzt über das Problem sprechen.

Wenn die Entwicklung Ihres Kindes bis zu diesem Zeitpunkt normal verlief, brauchen Sie sich keine Gedanken zu machen, falls es mit einem Jahr noch nicht zu laufen angefangen hat. Sorgen Sie sich nicht – Sie haben eben einfach ein Ereignis mehr, auf das Sie sich im zweiten Jahr freuen können.

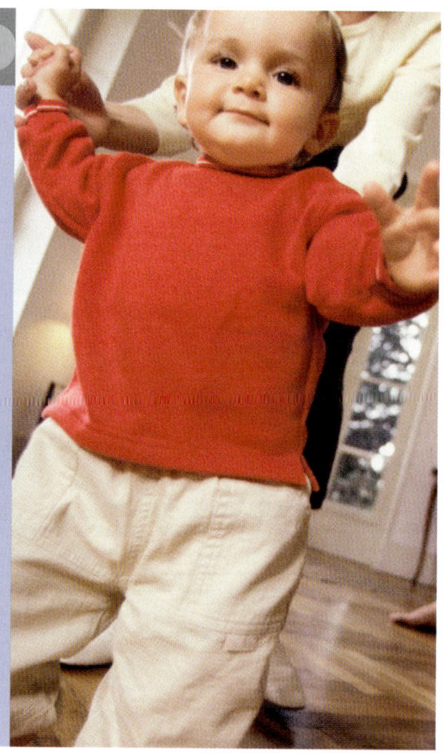

Spannendes Spielzeug

Es stimmt, dass Babys viel mehr an der Verpackung und am Geschenkpapier interessiert sind als am darin enthaltenen Geschenk. Dinge aus dem Haushalt interessieren Babys ebenso wie irgendwelches Spielzeug – oder sogar mehr.

Zwischen neun und zwölf Monaten mögen Babys große Pappschachteln, die sie stapeln oder durch die sie krabbeln können, und raschelndes Papier, das sie zerknüllen können. Aus der Spielzeugkiste eignen sich am besten Bälle und Bauklötze. Rollen oder reichen Sie den Ball Ihrem Baby, und zeigen Sie ihm, wie man Bauklötze stapelt – und wieder umwirft.

Bücher sind immer interessant. Stoff- und Pappbilderbücher lassen sich leichter umblättern. Besonders faszinierend sind Bücher mit Klappen, Geräuschen oder Fühlmaterialien. Wenn der eigene Vorrat knapp wird, können Sie auch die nächstgelegene Leihbücherei besuchen. Hier kann Ihr Kind eine ganz neue Welt entdecken.

Eltern müssen wachsam sein
Ständige Aufsicht ist wichtiger denn je, wenn Ihr Baby gelernt hat, im Handumdrehen von einer Zimmerecke zur anderen zu gelangen.

Frage: Mein zehn Monate altes Baby krabbelt noch nicht. Was soll ich tun?

Antwort: Krabbeln ist ein wichtiger Meilenstein, aber nicht jedes Kind krabbelt. Das braucht Sie nicht zu beunruhigen, solange die übrige Entwicklung Ihres Kindes stetig verlief und es rollt, sitzt, sich in den Stand zieht und so weiter. Die meisten Kinder entwickeln, bevor sie zu laufen beginnen, ihre ganz besondere Fortbewegungsweise, indem sie rollen, auf dem Hinterteil rutschen oder kriechen.

Auch wenn die motorische Fähigkeit des Krabbelns nicht entscheidend ist, können Sie sie fördern:

- Legen Sie Ihr Baby häufiger auf den Bauch, damit es in der richtigen Position zum Krabbeln ist.
- Helfen Sie Ihrem Kind, die Krabbelposition auf Händen und Knien einzunehmen.
- Legen Sie ein Spielzeug gerade außer Reichweite des Babys, damit es einen Anreiz zum Krabbeln hat.
- Lassen Sie Ihr Kind nicht zu lange im Bettchen liegen, damit es sich ausreichend bewegen kann.

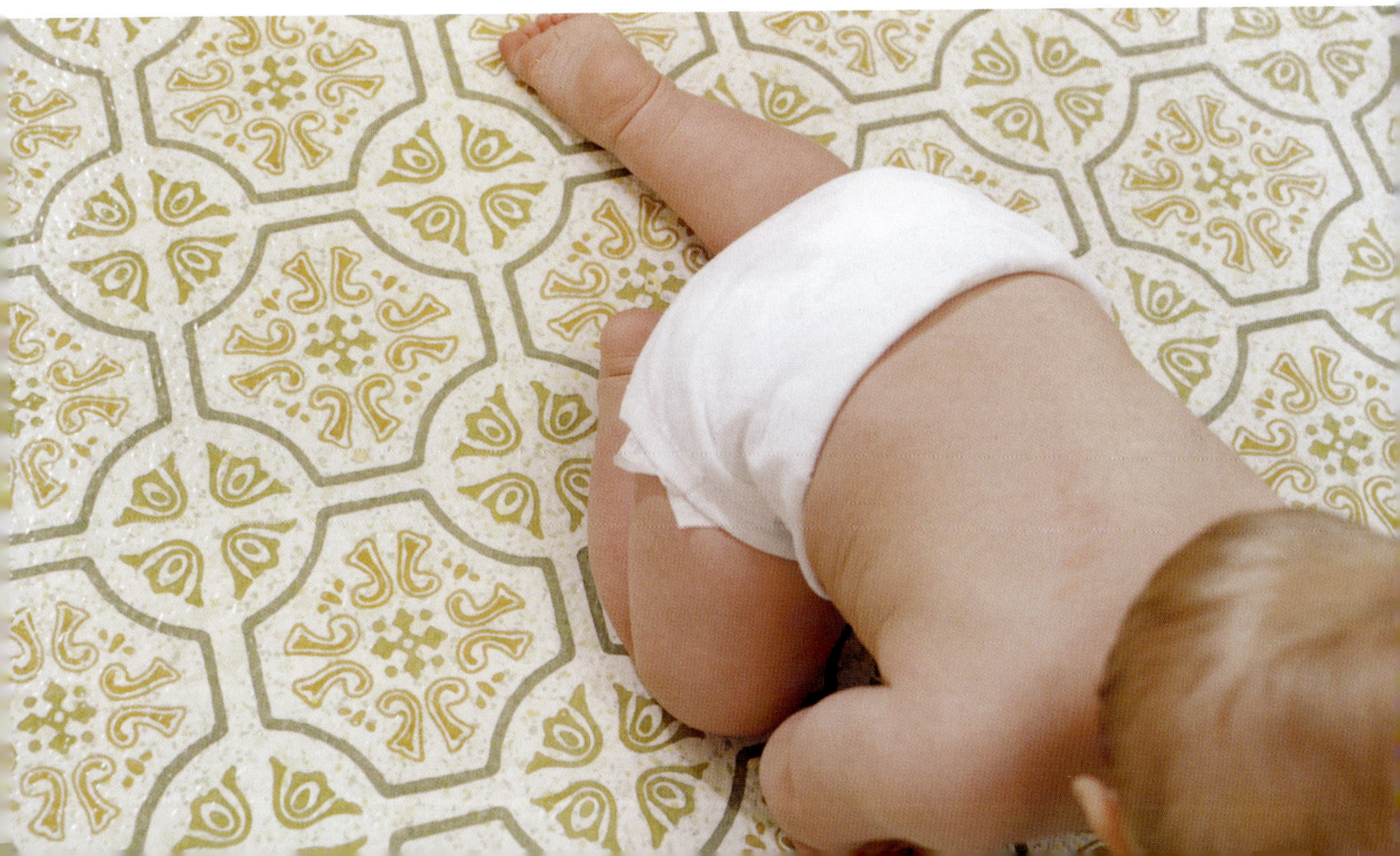

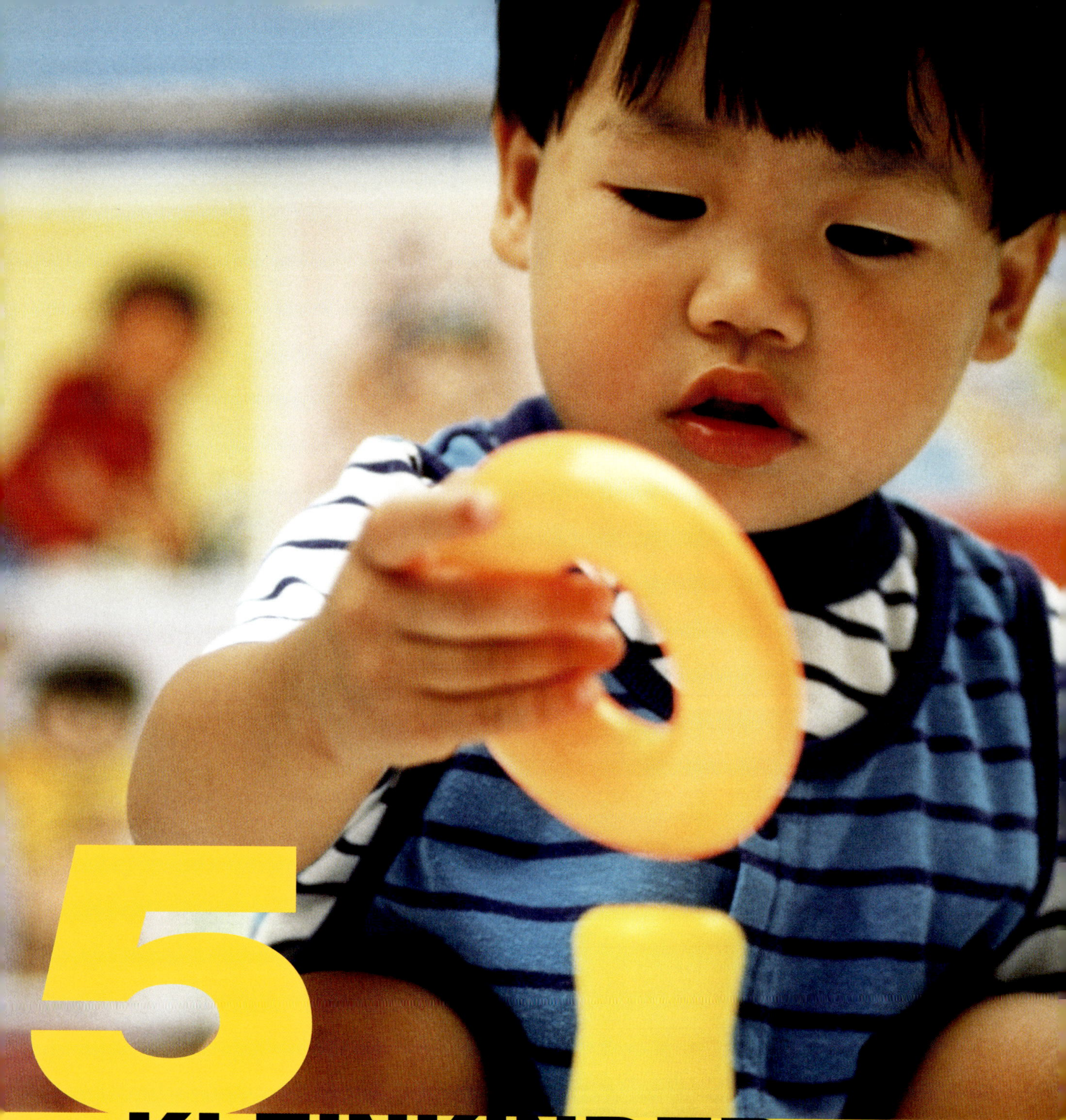

5 KLEINKINDER

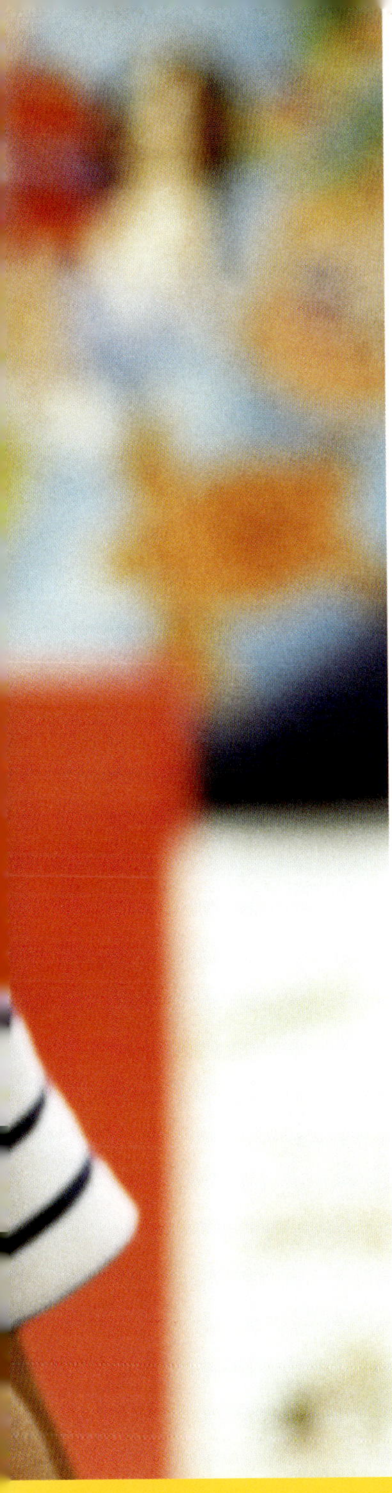

Im Alter zwischen eins und drei **wird aus dem Baby ein Kind** auf der Suche nach Unabhängigkeit. Die Eltern sollten ihm **diese Unabhängigkeit** auch bei der Ernährung und Bewegung gewähren – in vernünftigen Maßen.

1–3 Jahre

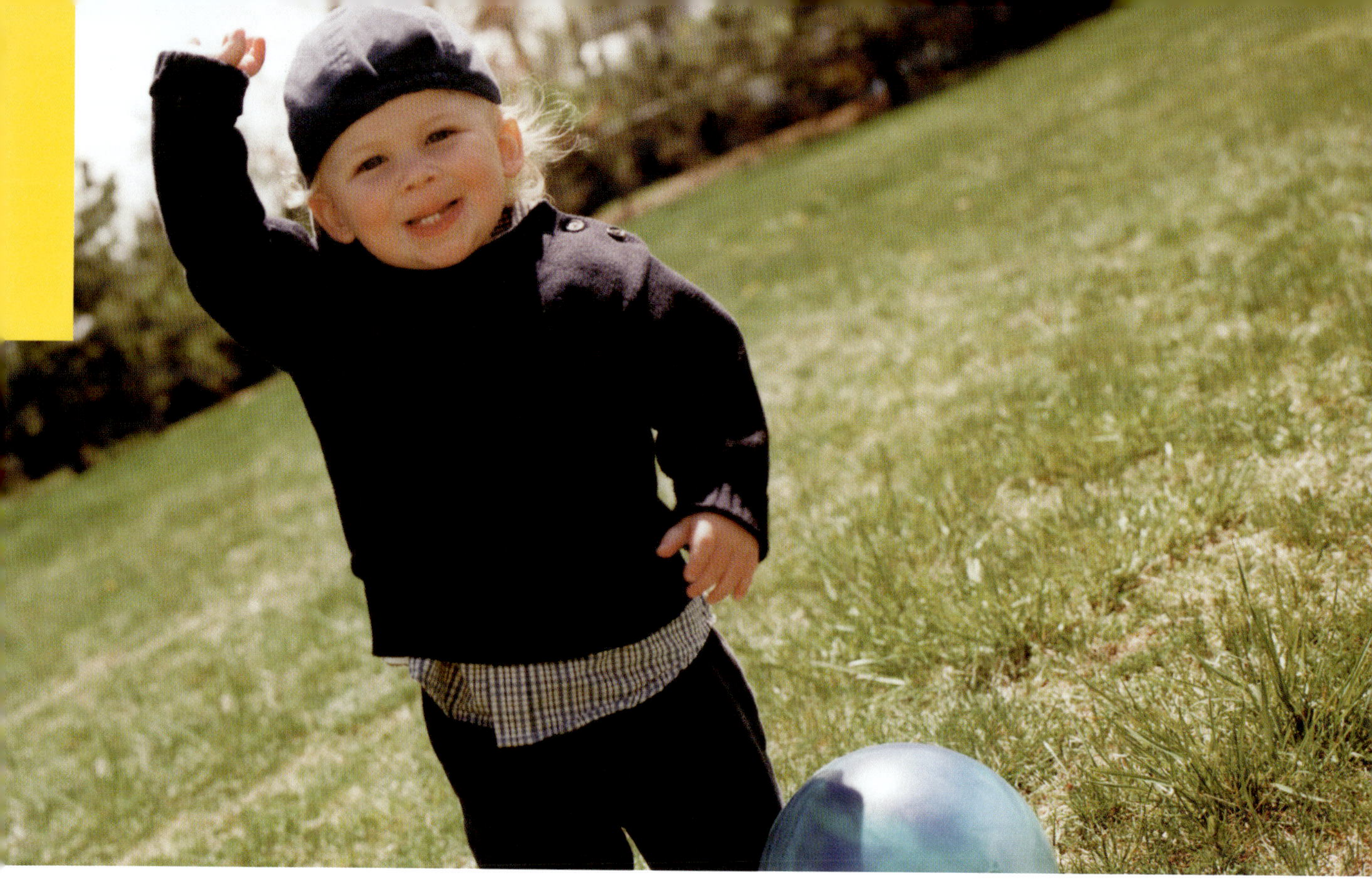

Auf Entdeckungsreise

Im Alter zwischen eins und drei sind Kinder zugleich unerträglich und bezaubernd. Bei ihrer Erkundung der Welt gehen sie aufs Ganze – und den Eltern gelegentlich auf die Nerven.

Grenzen setzen

Kleinkinder wollen Unabhängigkeit und bringen dies mitunter lautstark zum Ausdruck – die erste Trotzphase beginnt. Aber sie wollen sich auch nicht zu weit von Mutter oder Vater entfernen, die ihnen Sicherheit und Geborgenheit vermitteln. Eltern können das richtige Umfeld für ihre Kinder schaffen, indem sie in den Bereichen Essen und Bewegung Regeln einführen und Grenzen setzen.

Eltern haben die Aufgabe, ihr Kleinkind gesund zu ernähren. Aber jeder, der Kinder in diesem Alter kennt, weiß, welche großen Wert sie auf ihre Unabhängigkeit legen. Sie müssen geschickt vorgehen, um Ihrem trotzigen Kind gegenüber das Zepter in der Hand zu behalten. Bieten Sie Ihrem Kind mehrere Zwischenmahlzeiten zur Auswahl an. Damit geben Sie ihm das Gefühl, selbst zu entscheiden. So erreichen Sie, dass es etwas Gesundes isst – ohne den üblichen Kampf.

Die Eltern geben zudem den Rahmen für die körperliche Bewegung ihres Kindes vor. An Bewegungsdrang fehlt es den meisten Kleinkindern nicht – zum Schrecken vieler Eltern. Die Erwachsenen können jedoch kreativ mithelfen, diese Energie in vernünftige Bahnen zu lenken: Aktivitäten, die Spaß machen und gleichzeitig produktiv und sicher sind. Spielen Sie beispielsweise mit Ihrem Kind Fangen oder singen Sie mit ihm Bewegungslieder wie »Kopf und Schulter, Knie und Fuß«. Ebenso wichtig ist die Hilfe der Eltern, wenn es Zeit ist, eine Pause zu machen und schlafen zu gehen.

Kleinkinder sind wählerische Esser

Kleinkinder legen häufig auch beim Essen Wert auf Unabhängigkeit – nicht zuletzt, indem sie sich weigern überhaupt zu essen. Fast alle Kleinkinder sind beim Essen wählerisch. Kinder dieses Alters sind berüchtigt für ihre Reaktion auf neue Gerichte. Sie sind von Natur aus misstrauisch, und wenn sie bereit sind, einen Löffel voll zu probieren, lehnen sie den neuen Geschmack oder die neue Konsistenz häufig ab. Kleinkinder ziehen es manchmal auch vor, mit dem Essen zu spielen, oder sie wollen tagelang nur Makkaroni mit Käsesoße essen. Aber Sie als Eltern bestimmen, was auf den Teller kommt, und Sie brauchen selbstverständlich nicht jeden Tag Makkaroni mit Käsesoße anzubieten.

Ernährungsregeln

Wie sollte der Speiseplan Ihres Kleinkindes aussehen? Aus der Tabelle unten können Sie entnehmen, wie viel Ihr Kind von den verschiedenen Produktgruppen essen sollte. Die Zahl der täglichen Portionen basiert auf den Empfehlungen von Seite 40. Die Portionen sind kleiner als die für ältere Kinder empfohlenen – mit Ausnahme der Milchprodukte. (Kleinkinder brauchen über den Tag verteilt mindestens zwei Portionen Milchprodukte oder 350 ml Milch.) Für jede Produktgruppe ist die empfohlene Anzahl der Portionen angegeben. Denken Sie daran, dass jüngere Kinder anfangs vielleicht nicht so viel essen.

Vom Baby zum Kind

Babys wachsen unglaublich schnell – rund 8 cm alle drei Monate. Kleinkinder hingegen wachsen langsamer – nur 8–13 cm pro Jahr. Mit 18–24 Monaten verlangsamt sich das Wachstum deutlich. Auf das Gewicht bezogen braucht ein Kleinkind weniger Kalorien als ein Baby. Ähnliches gilt für die Vorschuljahre und darüber hinaus.

Das Kleinkindalter ist die Übergangsphase vom Baby zum kleinen Kind. In den Kleinkindjahren werden die Kinder schlanker, kräftiger und beweglicher. In dieser Zeit machen sie eine beträchtliche körperliche Entwicklung durch. Anfangs können sie kaum gehen, aber mit drei Jahren sind sie bereits flinke Läufer.

Wie viel sollte **Ihr Kleinkind essen?**

Kleinkinder benötigen kleinere und weniger Portionen als ältere Kinder – mit Ausnahme von Gemüse und Obst, wo die Zahl der Portionen gleich ist. Verwenden Sie diese Tabelle als Orientierungshilfe. Bedenken Sie jedoch, dass jedes Kind anders ist. Ihr Kinderarzt kann Ihnen speziell auf Ihr Kind abgestimmte Empfehlungen geben. Die Portionsgrößen können variieren, und Ihr Kind isst möglicherweise an manchen Tagen mehr als an anderen.

PRODUKTGRUPPE	TÄGLICHE PORTIONEN	PORTIONSGRÖSSE (12–24 MONATE)	PORTIONSGRÖSSE (24–36 MONATE)
Kohlenhydratreiche Produkte	mind. 4	¼–½ Scheibe Brot; 2–4 EL gekochter Reis, Nudeln oder Babybrei	½–1 Scheibe Brot; 4–8 EL gekochter Reis oder Nudeln; 30 g Frühstücksbrei
Milchprodukte	mind. 2	175 ml Milch oder Joghurt; 40 g Käse	175 ml Milch oder Joghurt; 40 g Käse
Eiweißprodukte	1–2	1–2 EL oder 15–30 g Fleisch; 1 Ei	30–55 g Fleisch, 1 Ei
Obst	2–3	1 kleine Banane, ½ Apfel oder Birne, 30 ml verdünnter Orangen- oder Apfelsaft	1 kleine Banane, ½ Apfel oder Birne, 30 ml verdünnter Orangen- oder Apfelsaft
Gemüse	2–3	40 g Brokkoli, Möhren, Mais, grüne Bohnen, Erbsen oder Tomaten	40 g Brokkoli, Möhren, Mais, grüne Bohnen, Erbsen oder Tomaten

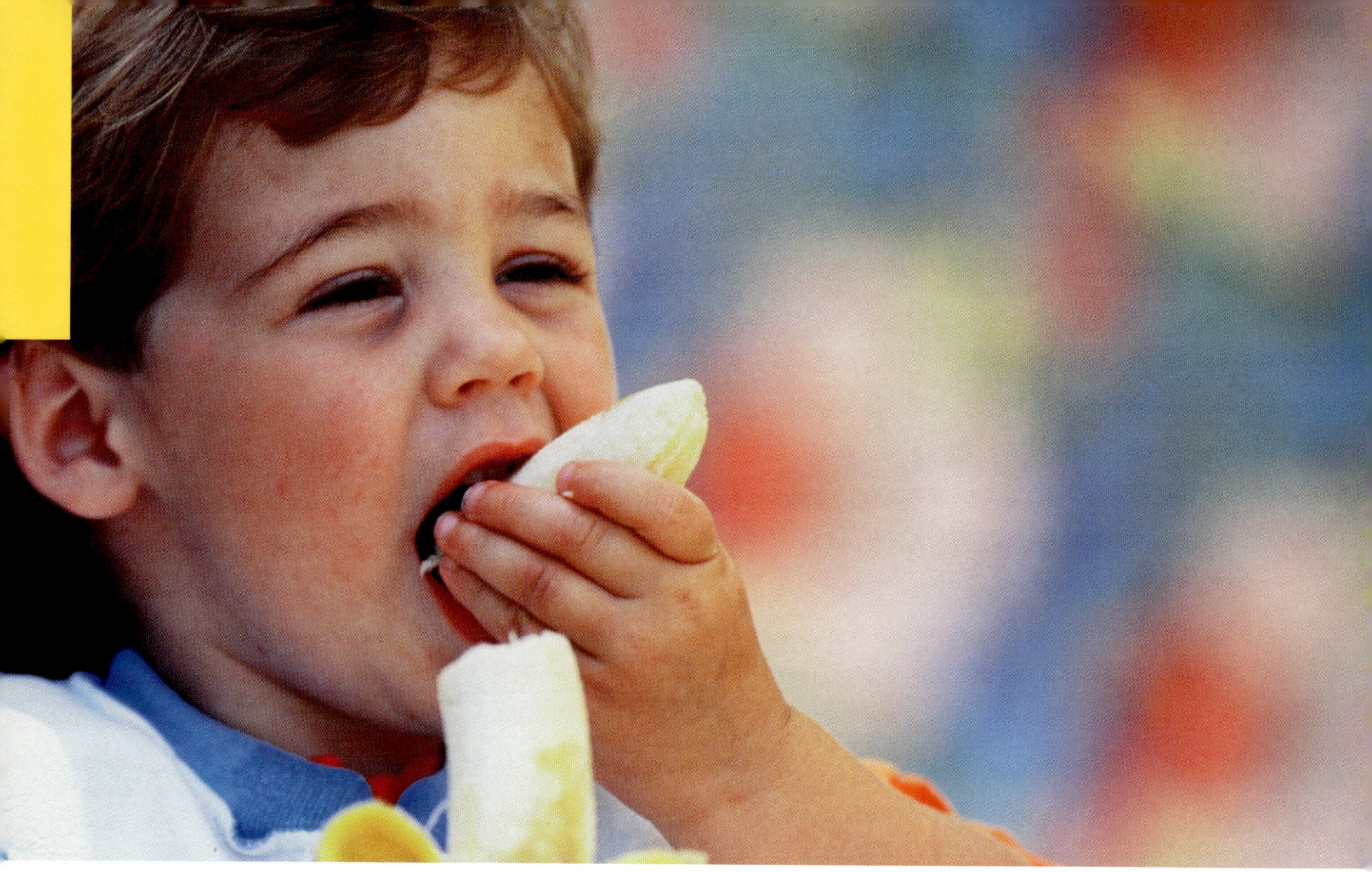

Ernährung für Kleinkinder

Kleinkinder beginnen zu entdecken, was ihnen schmeckt und was sie nicht mögen. Es ist die Aufgabe der Eltern, eine gesunde Auswahl anzubieten.

Was Kleinkinder brauchen

In der Regel brauchen Kleinkinder über den Tag verteilt 1000–1200 Kalorien. Während des zweiten Lebensjahres verabschieden sie sich von der fettreichen Säuglingsdiät. Ein Kind von zwei Jahren sollte nicht mehr als 35 Prozent seiner täglichen Kalorien in Form von Fett zu sich nehmen.

Im Folgenden finden Sie einige wichtige Komponenten einer gesunden Kleinkindernährung mitsamt den erforderlichen Mengen. (Mehr zu diesen wichtigen Nahrungsbestandteilen erfahren Sie auf den Seiten 34–39.)

Eiweiß: 14 Gramm pro Tag.

Kalzium: 600 Milligramm pro Tag – wegen des schnellen Wachstums hoher Bedarf in dieser Zeit.

Eisen: 8 Milligramm pro Tag.

Ballaststoffe: Es gibt keine offiziellen Empfehlungen für den Ballaststoffbedarf von Kindern, aber sie sollten weniger davon zu sich nehmen als die für Erwachsenen empfohlenen 30 Gramm pro Tag. Ballaststoffreiche Nahrung füllt schnell den Magen, und Kleinkinder haben weniger Appetit.

Die Milch macht's

Ein wichtiger Bestandteil der Kleinkindernährung ist Milch, liefert sie doch Kalzium und Vitamin D, die ein kräftiges Knochenwachstum fördern. Kinder unter zwei Jahren sollten Vollmilch erhalten, denn sie brauchen genügend Fett für ein normales Wachstum und die Entwicklung des Gehirns. Kinder über zwei können zu fettarmer Milch wechseln, solange sie sich im Übrigen abwechslungsreich ernähren.

Manche Kinder lehnen Kuhmilch anfangs ab, weil sie nicht wie Mutter- oder Flaschenmilch schmeckt. Wenn Ihr Kind etwa zwölf Monate alt ist und diese Schwierigkeit hat, können Sie versuchen, Vollmilch mit Flaschen- oder Muttermilch zu mischen. Verändern Sie allmählich die Mischung, bis Sie am Ende bei 100-prozentiger Kuhmilch angelangt sind.

Deckung des Eisenbedarfs

Ab zwölf Monaten besteht die Gefahr von Eisenmangel, wenn die Kinder keine Flaschenmilch mehr trinken oder keine mit Eisen angereicherte Babynahrung erhalten. Der übermäßige Genuss von Kuhmilch (mehr als 600 ml pro Tag) erhöht ebenfalls die Gefahr von Eisenmangel. Die Gründe sind folgende:

- Kuhmilch enthält wenig Eisen.
- Kinder, die viel Kuhmilch trinken, sind oft weniger hungrig und essen deshalb weniger eisenhaltige Nahrung.
- Milch vermindert die Aufnahme von Eisen und kann dazu führen, dass vermehrt Eisen ausgeschieden wird.

Eisenmangel kann das Wachstum des Kindes beeinträchtigen und zu Lern- und Verhaltensproblemen führen. Auch Anämie – die Verringerung der Zahl der roten Blutkörperchen – kann die Folge sein. Eisen wird für die Erzeugung der roten Blutkörperchen gebraucht, die den Sauerstoff in den gesamten Körper transportieren. Mangelt es an Eisen und an roten Blutkörperchen, so werden Körpergewebe und -organe nicht ausreichend mit Sauerstoff versorgt.

Eisenmangel kann folgendermaßen verhindert werden:

- Beschränken Sie den Milchgenuss Ihres Kleinkindes auf maximal 600 ml pro Tag.
- Achten Sie auf ein eisenhaltiges Nahrungsangebot (eine Liste solcher Lebensmittel finden Sie auf Seite 159).
- Geben Sie Ihrem Kind eventuell mit Eisen angereicherte Getreidemahlzeiten, bis es 18–24 Monate alt ist.

Sprechen Sie in jedem Fall vorher mit dem Kinderarzt und fragen Sie ihn um Rat, wenn Ihr Kind viel Kuhmilch trinkt oder Sie Sorge haben, dass es sich nicht ausgewogen ernährt. Geben Sie Ihrem Kind niemals ein Vitamin- oder Mineralpräparat, ohne vorher Ihren Arzt zu konsultieren.

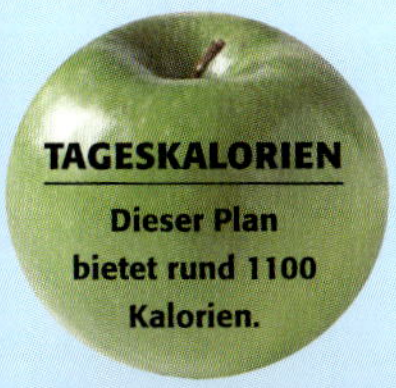

Speiseplan **für ein Kleinkind**

Bei den meisten Produkten variieren die Portionsgrößen je nach Alter und Appetit des Kindes. Als Getränk zwischen den Mahlzeiten eignen sich Milch und Wasser am besten. Gesüßte Getränke – auch verdünnte Fruchtsäfte – sollten ausschließlich zu den Mahlzeiten getrunken werden, um das Risiko von Karies zu verringern.

Frühstück

- kleines Glas Apfelsaft, mit Wasser verdünnt
- mit Vitaminen und Mineralien angereichertes Müsli mit Milch

GRUPPE	PORTIONEN
Kohlenhydrate	1
Milchprodukte	0
Eiweiß	0
Obst	1
Gemüse	0

Zwischenmahlzeit

- 1 kleine Banane
- 175 ml Milch

GRUPPE	PORTIONEN
Kohlenhydrate	0
Milchprodukte	1
Eiweiß	0
Obst	1
Gemüse	0

Mittagessen

- kleines Glas Apfelsaft, mit Wasser verdünnt
- 1 Rührei oder 1 gekochtes Ei mit Toast
- ein paar Weintrauben

GRUPPE	PORTIONEN
Kohlenhydrate	1 1/2
Milchprodukte	0
Eiweiß	1
Obst	2
Gemüse	0

Zwischenmahlzeit

- 1 Grissinistange mit Kichererbsenpaste
- einige rohe Möhrenstücke

GRUPPE	PORTIONEN
Kohlenhydrate	1/2
Milchprodukte	0
Eiweiß	0
Obst	0
Gemüse	1

Abendessen

- Nudeln mit Thunfisch und Mais
- 1 kleiner Becher Frischkäse

GRUPPE	PORTIONEN
Kohlenhydrate	1
Milchprodukte	1
Eiweiß	1
Obst	0
Gemüse	1

Zubettgehzeit

- 175 ml Milch

GRUPPE	PORTIONEN
Kohlenhydrate	0
Milchprodukte	1
Eiweiß	0
Obst	0
Gemüse	0

Essensvorlieben zwischen 12 und 14 Monaten

Aus kleinen Kindern werden Nahrungsexperten; sie lernen neue Geschmacksrichtungen und Nahrungskonsistenzen kennen und ernähren sich immer bewusster. Die Eltern haben jetzt die Möglichkeit, das Essverhalten Ihrer Kinder auf Jahre hin zu beeinflussen.

Veränderungen im Speiseplan

Sobald Sie etwas Routine erworben haben, ändert sich der Speiseplan Ihres Kindes schon wieder. Flasche und Babynahrung verlieren ihre Bedeutung und machen Milch und Familiengerichten Platz. Aber diese Veränderungen geschehen nicht über Nacht, und Sie können Ihrem Kind die Umgewöhnung erleichtern. Überprüfen Sie anhand der Tabelle auf Seite 95, ob Ihr Kind ausreichend Nährstoffe bekommt. Eltern von Kleinkindern haben noch eine andere wichtige Aufgabe: Sie helfen den Kindern, eine Vorliebe für gesunde Gerichte zu entwickeln. Die Gefahr, dass Kinder nährstoffreiche Nahrung ablehnen, ist größer, wenn sie sie in jungen Jahren nicht probiert haben.

Wenn Kinder etwas nicht mögen, dann essen sie es auch nicht – so einfach ist das. Lassen Sie sich jedoch nicht entmutigen, wenn Ihr Kleinkind etwas nicht beim ersten Mal mag. Kinder in diesem Alter gewöhnen sich nur langsam an neue Geschmacksrichtungen und Nahrungskonsistenzen, und manchmal müssen Sie etwas zehnmal oder öfter präsentieren, bevor Ihr Kind bereit ist, es zu probieren.

Geben Sie nicht auf, wenn Ihr Kind etwa grüne Bohnen beim ersten Mal verschmäht. Stellen Sie sie erneut auf den Tisch, damit es einen zweiten Versuch machen kann, ohne Ihr Kind zu drängen oder zu zwingen. Und vergessen Sie nicht, mit gutem Beispiel voranzugehen und selbst davon zu essen! Servieren Sie gesunde Gerichte, die Sie mögen, damit Ihr Kind sieht, dass Sie selbst gern essen, was Sie ihm anbieten.

Was Ihr Kind nicht essen sollte

Auch wenn das Ziel darin besteht, die Speisekarte des Kindes zu erweitern, müssen Eltern auf einen Teil ihrer Kontrolle über das Kind verzichten – selbst in diesem jungen Alter. Die

Tipps

Essen wie die Großen

Kleinkinder beginnen, selbstständiger zu essen – erst mit den Fingern und dann mit Besteck. Das ist mit viel Kleckerei verbunden, aber wenn Sie Ihrem Kind Gelegenheit zum Experimentieren geben, wird es seine Fähigkeiten mit der Zeit verbessern.

Auf Sicherheit achten

Sie sollten Ihr Kind nicht nur zum selbstständigen Essen ermuntern, sondern auch die Risiken verringern, indem Sie Essen servieren, dass sich leicht kauen und in kleine Häppchen zerteilen lässt. Bleiben Sie bei Ihrem Kind, wenn Sie ihm festes Obst oder Gemüse wie beispielsweise rohe Möhren oder Apfelschnitze hinstellen. Geben Sie ihm keine ganzen Nüsse.

Die Kleckerei verringern

So halten Sie die Kleckerei in Grenzen:

- Geben Sie Ihrem Kind Besteck von geeigneter Größe.
- Legen Sie eine Plastikunterlage unter den Kinderstuhl.
- Verwenden Sie große Plastiklätzchen oder Lätzchen mit Taschen.
- Servieren Sie Getränke in einer Schnabeltasse.
- Legen Sie sich einen feuchten Waschlappen zurecht, mit dem Sie Hände und Gesicht des Kindes nach dem Essen säubern.
- Nehmen Sie für auswärtige Mahlzeiten einen feuchten Waschlappen oder Wegwerftücher, ein Lätzchen und Ersatzkleidung mit, dann sind Sie auf alles vorbereitet.

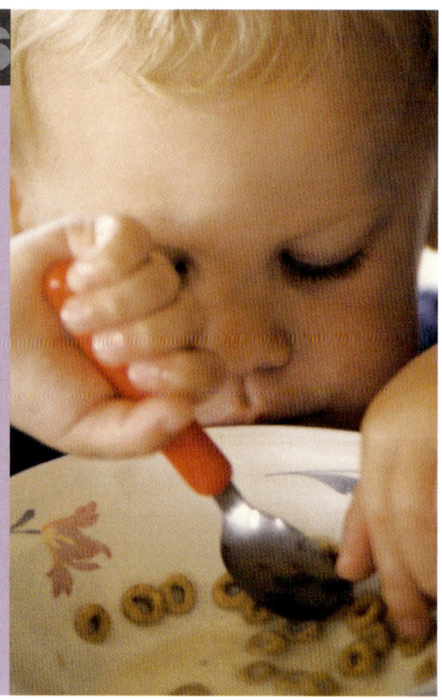

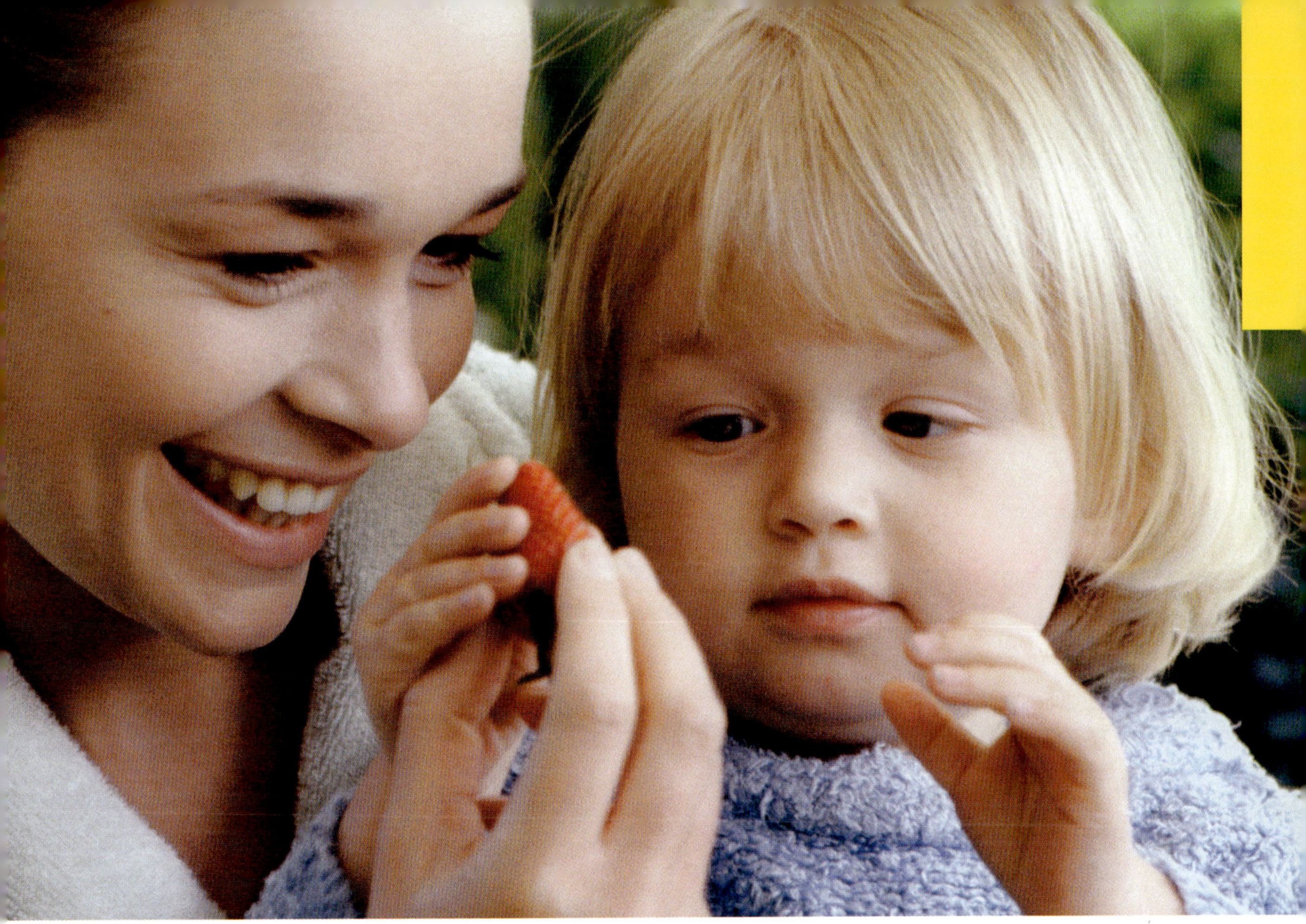

Eltern haben die Aufgabe, gesundes Essen bereitzustellen, aber es bleibt den Kindern überlassen, was sie davon essen und ob sie überhaupt essen. Beobachten Sie Ihr Kind: Wenn es mit seinem Essen zu spielen beginnt, ist es vielleicht satt.

Kindern zu erlauben, Mahlzeiten nicht zu essen, fällt uns schwer, denn wir wurden angehalten, unseren Teller leer zu essen und kein Essen verkommen zu lassen. Kinder sollten jedoch die Möglichkeit haben, auf ihre eigenen Hungersignale zu hören – eine wichtige Voraussetzung, um ein gesundes Körpergewicht zu halten. Das bedeutet, dass sie essen können, wenn sie hungrig sind, und dass sie auch einmal das Essen stehen lassen können, selbst wenn es sich um das sonntägliche Mittagsmahl handelt.

Wenn Kinder zum Essen gezwungen werden, obwohl sie keinen Hunger haben, verlieren sie mit der Zeit die Fähigkeit zu erkennen, wann sie satt sind. Das bedeutet jedoch nicht, dass sie den ganzen Tag über nach Belieben essen dürfen. Deshalb sind strukturierte Essenszeiten so wichtig. Das Kind

Gesund und vielfältig
Machen Sie Ihr Kind mit einer Vielzahl gesunder Lebensmittel vertraut – von den verschiedensten Obst- und Gemüsesorten bis hin zu Vollkornprodukten.

lernt, dass es zu bestimmten Zeiten des Tages Essen gibt. Zu diesen Zeiten kann es entscheiden, ob, was und wie viel es essen möchte. Wenn das Kind beschließt, nichts zu essen, bieten Sie ihm zur nächsten Mahlzeit wieder etwas an.

Essen üben

Lassen Sie Ihr Kind mit den Fingern essen und auch den Umgang mit Besteck üben. Achten Sie anfangs darauf, dass das Kind nicht zu hungrig ist, damit der Versuch nicht im Frust endet. Während der Eingewöhnungszeit sollten Sie gegebenenfalls helfen und das Kind füttern, aber achten Sie dabei auf die Signale des Kindes. Sie können jederzeit mehr anbieten, wenn das Kind noch hungrig ist, aber nichts mehr zurücknehmen, wenn Sie es überfüttert haben.

Tipps

Zähneputzen

Achten Sie auf saubere Zähne, um Plaque und Karies zu vermeiden. Auch wenn Ihr Kind mit der Zeit lernt, sich unter Aufsicht die Zähne selbst zu putzen, so müssen Sie doch regelmäßig nachhelfen.

- Putzen Sie die Zähne Ihres Kindes täglich zweimal – nach dem Frühstück und vor dem Schlafengehen.
- Verwenden Sie eine kindgerechte Zahnbürste mit weichen Borsten.
- Für Kinder unter zwei gibt es spezielle Zahncreme. Bringen Sie Ihrem Kind bei, die Zahncreme nicht herunterzuschlucken, sondern auszuspucken. Kinder über zwei können normale Zahncreme verwenden, jedoch in kleinen Mengen.
- Putzen Sie sorgfältig alle Zahnflächen, um Plaque und Essensreste zu entfernen. Vergessen Sie auch die Zahnrückseiten nicht.
- Um Karies zu vermeiden, sollten Sie Ihrem Kind wenig Süßigkeiten geben und es nicht über längere Zeit Saft oder Milch nuckeln lassen.

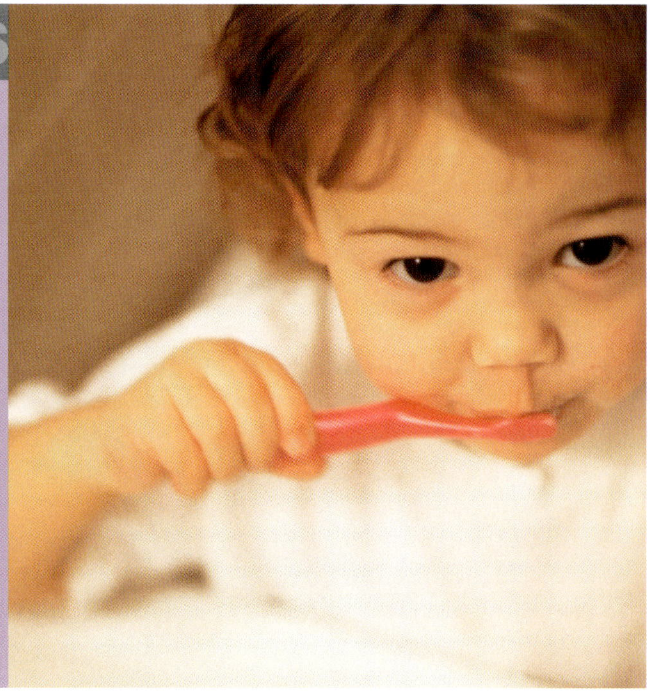

Wenn Sie Ihr Kind mit der Gabel oder dem Löffel füttern, sollten Sie der Versuchung widerstehen, dem Kind noch einen letzten Happen in den Mund zu schieben, wenn es bereits genug hat. Überlassen Sie die Initiative dem Kind, sobald es die Technik des Essens erlernt hat.

Wenig und oft

Viele Kleinkinder müssen häufig essen – bis zu sechsmal am Tag. Berücksichtigen Sie dies bei Ihrer Planung von Haupt- und Zwischenmahlzeiten. Und denken Sie daran, dass dies nur die Zeiten sind, zu denen Sie Ihrem Kind Essen anbieten. Möglicherweise lässt Ihr Kind einige dieser Gelegenheiten ungenutzt verstreichen.

Vermeiden Sie Naschereien direkt vor den Mahlzeiten, und beruhigen Sie den Hunger des Kindes auch nicht mit einem Glas Milch oder Wasser. Damit verringern Sie nur den Appetit und die Bereitschaft des Kindes, die neuen Gerichte zu probieren, die Sie während der Mahlzeiten anbieten.

Keine Flasche mehr

Ungefähr im Alter von zwölf Monaten wird Ihr Kind von Mutter- oder Flaschenmilch zu Kuhmilch wechseln. Bis dahin haben die meisten Kinder gelernt, aus einer Schnabeltasse zu trinken – erste Versuche sind ab dem sechsten Monat möglich –, sodass sich ein Wechsel von der Spezialmilch in der Flasche zur Kuhmilch in der Tasse anbietet. Wenn Sie stillen, sollten Sie Milch nur in der Schnabeltasse anbieten und die Flasche ganz überspringen. Kinder im Alter von 12–18 Monaten bekommen täglich 350-600 ml Milch. Mehr Milch gefährdet die Ausgewogenheit der Ernährung und erhöht das Risiko von Eisenmangel. (Näheres zum Eisenmangel auf Seite 97.)

Manche Kinder verbinden mit der Flasche Geborgenheit. Warten Sie mit dem Absetzen der Flasche nicht zu lange, da sich Ihr Kind sonst immer mehr an die Flasche gewöhnt und immer weniger bereit ist, darauf zu verzichten.

Setzen Sie die Flasche nicht von einem Tag auf den anderen ab, sondern reduzieren Sie ihren Einsatz allmählich, beispielsweise zu den Hauptmahlzeiten. Bieten Sie dem Kind nach Beginn der Mahlzeit Milch in einer Tasse an. In der Regel bleibt die Flasche vor dem Zubettgehen am längsten bestehen, weil sie fest zum abendlichen Ritual gehört. In diesem Fall können Sie Ihrem Kind zum Abendbrot eine Tasse Milch geben und anschließend mit dem übrigen Zubettgehritual (Bad, Gutenachtgeschichte, Zähneputzen und so weiter) fortfahren. Kinder sollten nicht mit der Flasche ins Bett gehen, da ansonsten ernste Zahnprobleme drohen.

Selber essen zwischen 24 und 36 Monaten

Mit den Monaten wächst das Bedürfnis Ihres Kindes nach Unabhängigkeit und Selbstbestimmung. Kein Wunder, dass diese Jahre als »Trotzphase« bezeichnet werden. Ihr Kind muss lernen, welches Verhalten zum Erfolg führt, und welches nicht.

Streit ums Essen

Wenn ein Zweijähriger nicht bekommt, was er will, können Sie sich auf einen gewaltigen Wutausbruch gefasst machen. Auch wenn dieses Verhalten die Eltern, gelinde gesagt, auf die Probe stellt, verfolgt es doch einen Zweck. Das Kind lernt jetzt, sich in der Welt zurechtzufinden, in ihr zu kommunizieren und den Gang des eigenen Lebens zu beeinflussen.

Kinder nutzen das Essen und die Mahlzeiten, um ihre Unabhängigkeit zum Ausdruck zu bringen. Deshalb können daraus schnell Konfliktthemen werden. Sie wollen, dass Ihr Kind das Gemüse auf seinem Teller isst; das Kind befördert es auf den Boden. Sie wollen, dass es das isst, was auch die Familie isst; das Kind besteht jedoch auf Pommes frites und weigert sich, irgendetwas anderes zu essen. Manche wohlmeinende Eltern sind versucht, den Löffel in die Hand zu nehmen und das Kind gegen seinen Willen mit dem gesunden Essen zu füttern. Vielleicht versuchen Sie auch, das Kind zu überreden, indem Sie ihm erzählen, dass es von Brokkoli groß und stark wird. Oder Sie fangen an, mit dem Kind zu verhandeln: »Wenn du noch drei Löffel Kartoffeln isst, bekommst du hinterher einen Keks.« Nur leider funktioniert auf die Dauer keine dieser Methoden.

Mit dem Essen spielen
Kleinkinder wollen alles erforschen – nicht zuletzt das Essen auf ihrem Teller. Beim Essen mit den Fingern lernen sie, wie sich die Nahrung anfühlt, bevor sie sie verzehren.

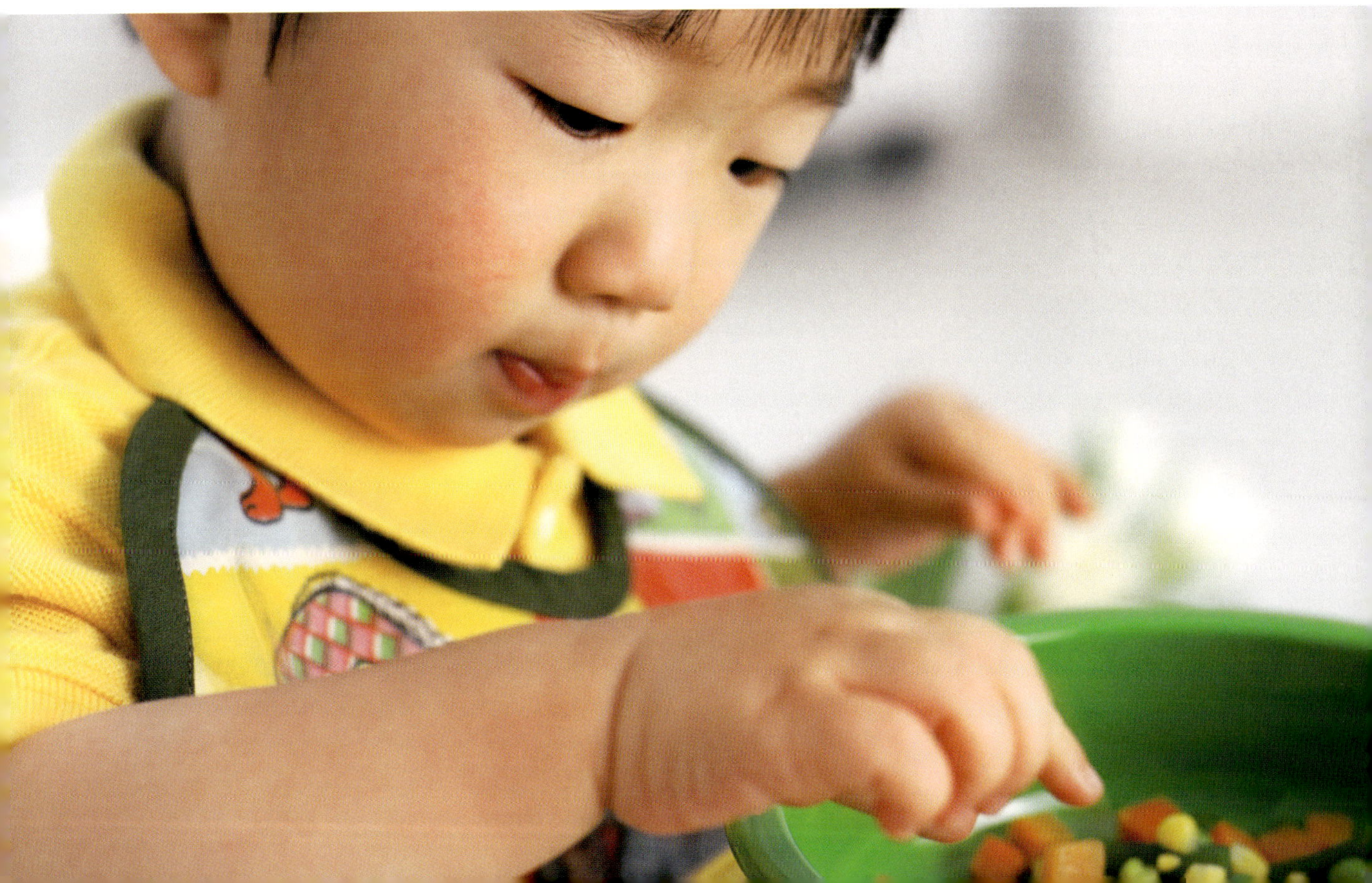

Info

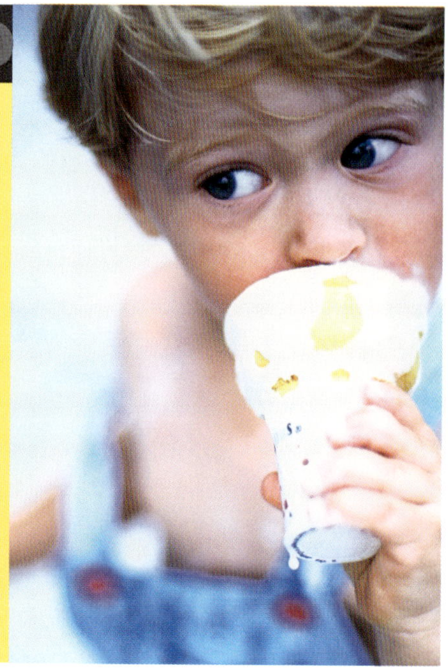

Setzen Sie Essen nicht als Belohnung ein

Widerstehen Sie der Versuchung, Ihr Kind mit Essen – insbesondere Süßigkeiten oder Gebäck – zu belohnen. Belohnungen in Form von Essen können sehr wirksam sein, die Methode hat aber einen entscheidenden Nachteil: Sie legt das Fundament für ein ungesundes Essverhalten. Wenn das Kind für gutes Verhalten einen Keks und kein Obst erhält, kann es daraus die Botschaft ableiten, dass Süßigkeiten wertvoller sind als anderes, gesünderes Essen.

Achten Sie darauf, dass Essen nicht die wichtigste Form von Zuwendung für Ihr Kind wird. Beherzigen Sie stattdessen die folgenden Ratschläge:

- Wenn Ihr Kind gelangweilt wirkt, versuchen Sie, es für ein Spiel oder ein Spielzeug zu interessieren.
- Wenn es Zeit mit Ihnen verbringen will, schenken Sie ihm für einige Augenblicke Ihre Aufmerksamkeit.
- Wenn es hungrig ist, können Sie ihm eine gesunde Zwischenmahlzeit anbieten.
- Wenn Ihr Kind etwas gut gemacht hat, geben Sie ihm einen Kuss.

Wie in allen anderen Bereichen der Kindererziehung ist hier Konsequenz das oberste Gebot. Beide Eltern sowie sämtliche Betreuer des Kindes sollten sich an dieselben Grundsätze halten. Ansonsten verunsichern Sie das Kind.

Übereifrige Eltern

Wenn Sie Ihr Kind füttern, wollen Sie Ihrem Kind sicher etwas Gutes tun. In Wirklichkeit nehmen Sie dem Kind damit aber ein Recht, das ihm in seinem Alter zusteht. Kinder müssen selbst entscheiden, was und wie viel sie essen – nur so lernen sie, auf ihre inneren Signale zu hören und zu erkennen, ob sie hungrig oder satt sind. Außerdem ist es wichtig, dass sie die nötigen Techniken üben, um eigenständig zu essen.

Nicht übertreiben

Wer hat seinem Kind nicht schon erzählt, dass Spinat stark macht. Unter Umständen jedoch führen solche Reden dazu, dass das Kind gesundes Essen nur noch stärker ablehnt. Und indem man ungesundes Essen verbietet, macht man es nur umso begehrenswerter. Das heißt nicht, dass Sie Ihr Kind nicht über die Vorteile einer gesunden Ernährung aufklären sollten; nur sollten Sie nicht übertreiben, indem Sie jeden verzehrten Bissen Spinat oder Brokkoli feiern und jede Essensverweigerung tadeln.

Verhandlungskünste

Kinder müssen selbst entscheiden, wann sie hungrig sind. Deshalb sollten Sie nicht versuchen, Ihr Kind zu überreden, eine bestimmte Menge zu essen. Damit erzeugen Sie nur unnötige Machtkämpfe bei Tisch: Das Kind besteht weinend darauf, weniger oder gar nichts zu essen. Diesen Kampf können Sie nicht gewinnen. Stattdessen lernt das Kind, Essen als Druckmittel einzusetzen.

Für manche Kinder werden die Mahlzeiten zu einem einzigen Verhandlungsmarathon, und viele Eltern verwenden den Nachtisch als Köder. Aber damit schaffen sie denkbar schlechte Voraussetzungen für eine gesunde Ernährung. Vielmehr vermitteln sie die Botschaft, dass Naschereien wertvoller sind als Hauptgerichte. Süßigkeiten sind für die Ernährung Ihres Kindes nicht notwendig, und vieles spricht dafür, sie während des Kleinkindalters ganz wegzulassen.

Wenn Ihr Kind Süßigkeiten probiert hat und danach verlangt, sollten Sie sie von Ihrer Einkaufsliste streichen. Als Eltern bestimmen Sie, was Sie im Haushalt vorrätig halten und was Sie Ihrem Kind servieren. Wenn Sie Süßigkeiten und andere ungesunde Lebensmittel gar nicht erst kaufen, vermeiden Sie, dass Ihr Kind sie sieht, danach schreit oder protestiert, wenn es sie nicht bekommt.

Wenn Ihr Kind um Süßigkeiten bettelt, sagen Sie einfach: »Wir haben keine.« Bieten Sie ihm anschließend zwei gesunde Alternativen an und lassen Sie es daraus auswählen. Auch wenn das Kind den Süßigkeiten nachtrauert, hat es so dennoch das gute Gefühl, mitentscheiden zu dürfen.

Wie bringe ich mein Kleinkind dazu, dass es gut isst?

Kleinkinder lernen schnell, was sie anstellen müssen, um das zu bekommen, was sie wollen. Als Eltern müssen Sie konsequent bleiben. Damit vermeiden Sie Auseinandersetzungen und fördern eine gesunde Ernährung. Hier einige Regeln:

- Füllen Sie die Vorratsschränke mit gesundem Essen: Kleinkinder essen, was ihnen angeboten wird, und sie betteln um Dinge, von denen sie wissen, dass sie sich im Vorratsschrank befinden.
- Servieren sie vernünftige Portionen: Eltern überschätzen oft die Mengen, die ihre Kinder essen. Besonders bei Gerichten, die nicht zu den Favoriten gehören, reichen häufig einige Esslöffel. Mit großen Portionen riskieren Sie, dass sich das Kind überfordert fühlt oder zu viel isst.
- Bieten Sie stets eine Auswahl an. Wenn ein Kind nur ein Gericht mag, sind manche Eltern geneigt, jeden Tag dasselbe auf den Tisch zu stellen, nur damit das Kind etwas isst. Aber irgendwann hat das Kind es vielleicht satt – und was dann? Außerdem verpassen Sie so die Gelegenheit, neue Gerichte einzuführen und die Zahl der Gerichte zu vergrößern, die Ihr Kind zu essen bereit ist. Bieten Sie auch Speisen an, die das Kind regelmäßig verschmäht. Möglicherweise wird Ihr Kind Sie eines Tages überraschen. Die meisten Essensmarotten halten nicht lange an, wenn Sie nicht darauf eingehen. Ihr Kind wird schon nicht verhungern. Eher stellt es sein Essverhalten um.

Frage: Mein Kind ist sehr wählerisch. Soll ich es zwingen, auch etwas anderes zu essen?

Antwort: Nein, zwingen Sie es nicht, aber bieten Sie weiterhin andere Dinge an, auch wenn sie häufig verschmäht werden. Essen kann sehr emotionsbeladen sein; versuchen Sie, einen kühlen Kopf zu bewahren, und gehen Sie überlegt vor. Helfen Sie Ihrem Kind, gesunde Vorlieben zu entwickeln, von denen es viele Jahre profitieren wird. Die meisten gesunden Kinder essen genug, um normal zu wachsen und sich zu entwickeln. Wenn Sie jedoch glauben, dass Ihr Kind nicht genug oder zu wenig Gesundes isst, sollten Sie Ihren Kinderarzt darauf ansprechen. Er kann Ihnen sagen, ob sich die Entwicklung Ihres Kindes im normalen Rahmen bewegt. In Ausnahmefällen wird der Arzt ein Vitaminpräparat vorschlagen.

- Essen Sie gemeinsam: Kinder akzeptieren einen gesünderen Speiseplan mit mehr Obst und Gemüse, wenn sie regelmäßig mit der Familie essen.
- Lassen Sie Ihr Kind gemeinsam mit Freunden, zu Hause oder auf dem Spielplatz, gesunde Dinge essen. Kinder sind eher bereit, Obst und Gemüse zu essen, wenn sie sehen, dass ihre Altersgenossen es ebenfalls tun.

Tipps

Gelungene Mahlzeiten

- Stellen Sie den Kinderstuhl an den Familientisch – es ist gut, wenn Kinder in diesem Alter ihre Eltern und Geschwister dabei erleben, wie sie gemeinsam gesunde Dinge essen.
- Bieten Sie verschiedene Gerichte an – bekannte und neue.
- Servieren Sie kleine Portionen.
- Zerteilen Sie das Essen in mundgerechte Häppchen.
- Servieren Sie Getränke erst, wenn Ihr Kind schon isst.
- Sprechen Sie über etwas anderes, als was Ihr Kind gerade isst (oder nicht isst).

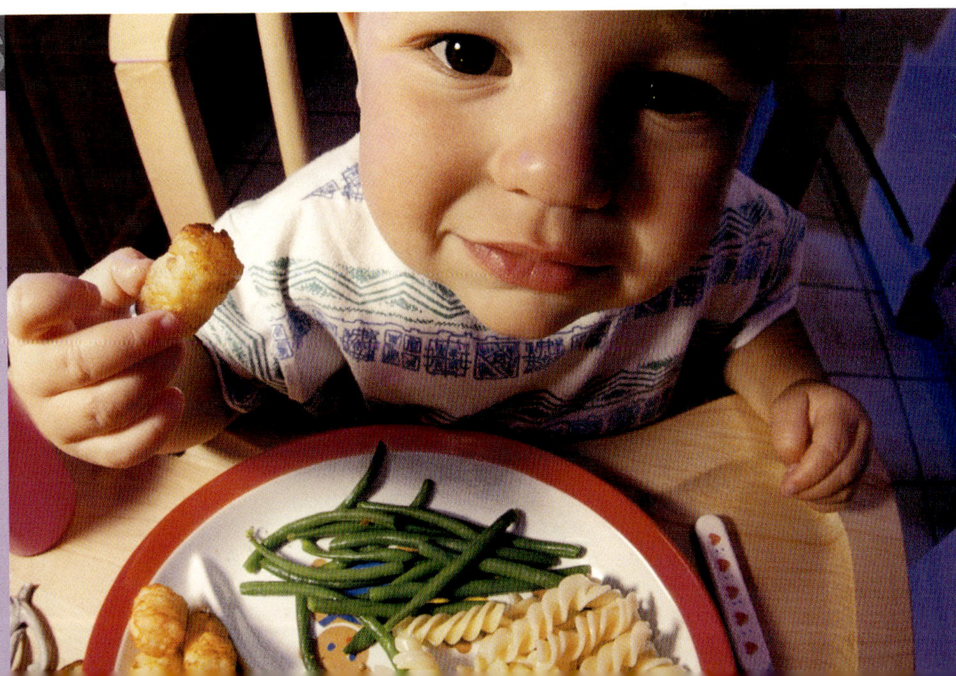

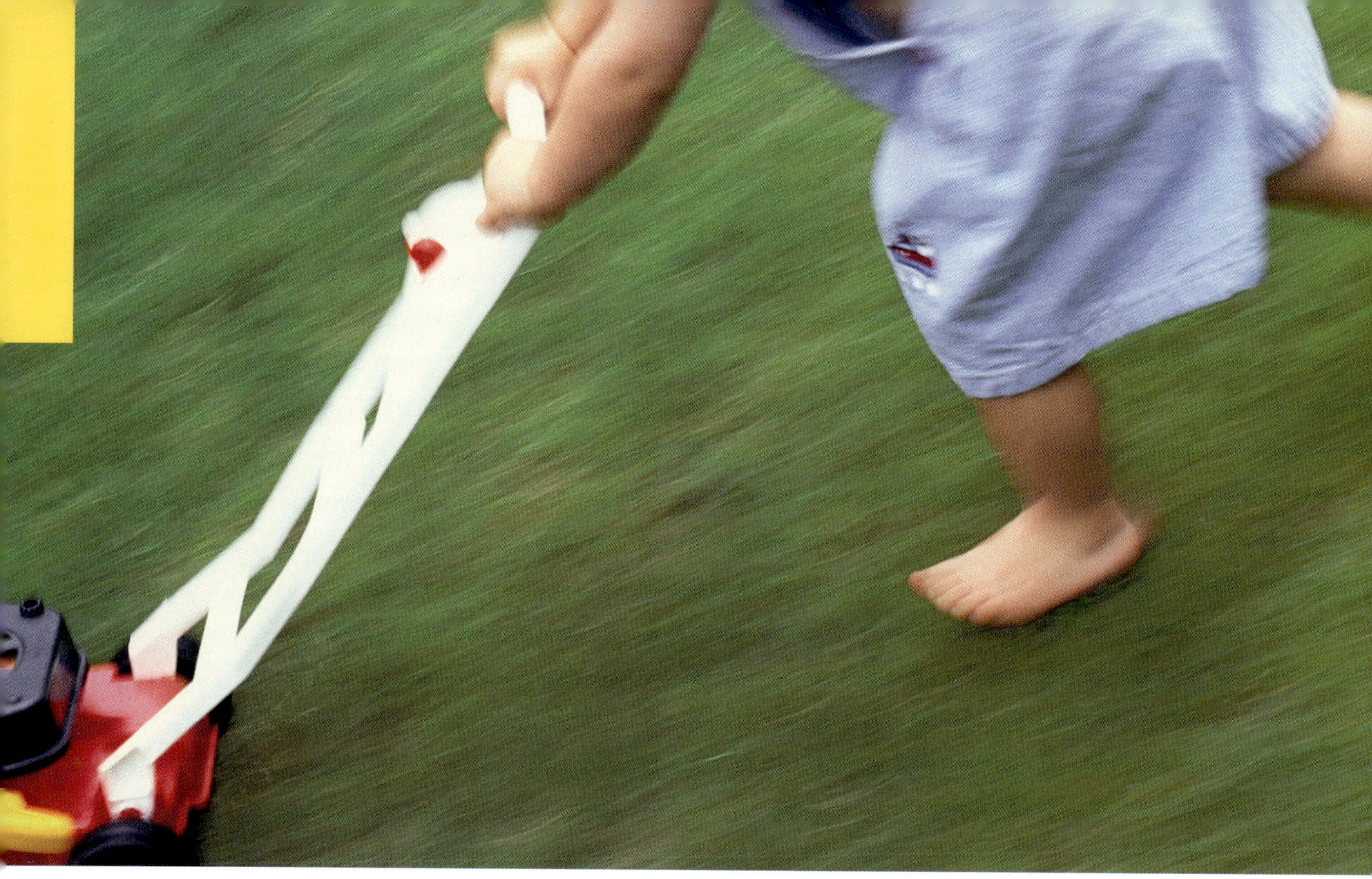

Bewegung für Kleinkinder

Kleinkinder haben allen Grund, auf neu Erlerntes wie Laufen, Rennen und Klettern stolz zu sein. Jetzt lernen sie wichtige Grundfähigkeiten und verbessern Muskelkraft, Balance und Koordination.

Körperliche Fähigkeiten

Jede neu erlernte Fähigkeit bildet den Ausgangspunkt für die nächste, und so entsteht allmählich das Fundament für kompliziertere Bewegungsabläufe wie Seilspringen, Fußball spielen oder Radschlagen. Kinder in diesem Alter wollen häufig mehr tun, als ihre körperlichen Fähigkeiten zulassen. Häufig probieren sie Neues so lange aus, bis sie es schließlich können – ganz gleich, nach wie vielen Versuchen.

Das bedeutet nicht, dass Kleinkinder diese Fortschritte allein machen. Vielmehr sind sie auf die Unterstützung ihrer Eltern angewiesen. Und so können Sie Ihrem Kind helfen:

- Machen Sie sich klar, welche Fähigkeiten unmittelbar bevorstehen und welche erst später an der Reihe sind.
- Bieten Sie dem Kind möglichst viele Gelegenheiten, körperlich aktiv zu sein.
- Wählen Sie nach Möglichkeit Aktivitäten, die der ganzen Familie Spaß machen.
- Sorgen Sie stets für die Sicherheit Ihres Kindes.
- Minimieren Sie sitzende Tätigkeiten wie Fernsehen.

Je mehr Gelegenheiten die Eltern bieten, desto aktiver wird das Kind. Nutzen Sie den natürlichen Bewegungsdrang Ihres Kindes. Bereits in diesem frühen Alter entwickelt das Kind Bewegungsmuster, die es während seiner ganzen Kindheit beibehält. Wenn sich ein dreijähriges Kind kaum bewegt, dann ist die Wahrscheinlichkeit groß, dass es sich auch im späteren Leben wenig bewegt.

Fähigkeiten **entwickeln**

Spielen und Lernen sind für Kleinkinder ein und dasselbe. Sie sollten Ihrem Kind viele Gelegenheiten bieten, um seine Fähigkeiten spielerisch zu trainieren – und gleichzeitig sorgfältig auf die Sicherheit des Kindes achten. Neben der körperlichen Entwicklung lernt das Kind noch auf anderen Ebenen. Bieten Sie Ihrem Kind die Möglichkeit, zu entdecken, Fragen zu stellen, seine Fantasie zu gebrauchen und Fähigkeiten wie das Spielen mit Bauklötzen oder das Malen mit Buntstiften zu trainieren.

FÄHIGKEITEN IM ZWEITEN LEBENSJAHR

- ohne Hilfe gehen
- beim Gehen ein Spielzeug ziehen
- beim Gehen ein Spielzeug tragen
- leicht vornüberbeugen und wieder aufrichten
- erste Versuche im Laufen
- einen Ball treten
- beim Treppensteigen am Geländer festhalten
- rückwärts gehen

FÄHIGKEITEN IM DRITTEN LEBENSJAHR

- ein oder zwei Sekunden auf einem Fuß balancieren
- klettern
- Ball von oben werfen
- tief vornüberbeugen, ohne zu fallen
- gut laufen und springen
- einen Ball vorwärts kicken
- Treppen steigen mit wechselnden Füßen
- Dreirad fahren

Info

Schuhe

Wenn Kleinkinder im Haus gehen lernen, können sie das barfuß tun. Im Freien sollten sie jedoch Schuhe tragen. Schuhe helfen zwar nicht beim Gehen, aber sie schützen die zarten Füße vor Verletzungen. Wählen Sie bequeme Turnschuhe oder Schuhe, die gut sitzen und den Fuß unterstützen. Kaufen Sie keine großen, klobigen Babyschuhe, mit denen Ihr Kind überall anstößt.
Schuhe für Kleinkinder sollten:

- biegsame Sohlen haben,
- flexibel genug sein, damit sich Fuß und Fußgelenk bewegen können,
- gut sitzen, damit die Füße darin nicht rutschen (Stolpergefahr).

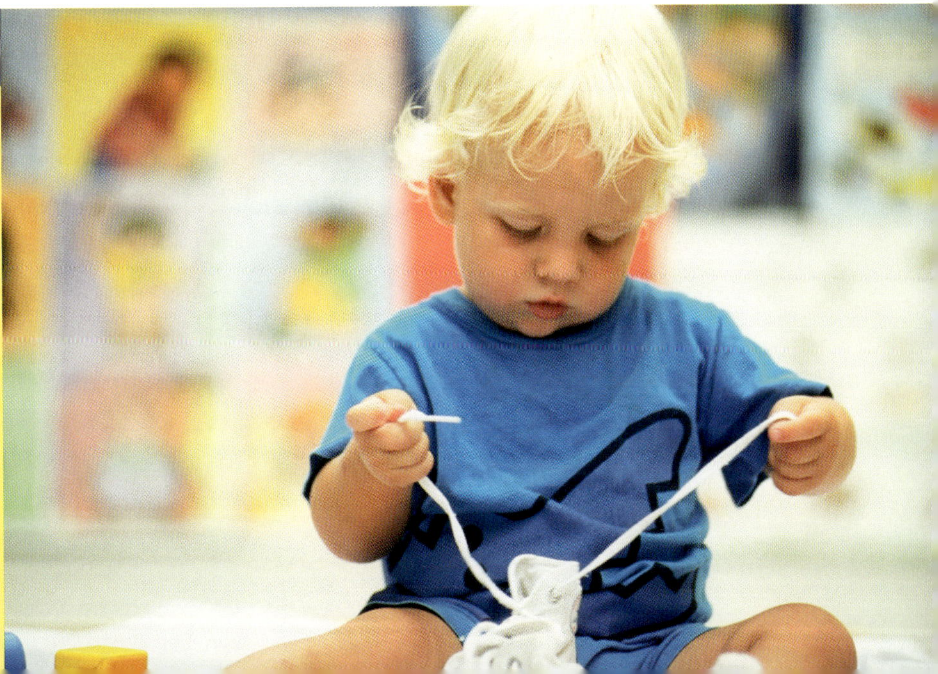

Wie viel **Bewegung ist genug?**

Kleinkinder brauchen täglich mindestens 30 Minuten Bewegung, z. B. beim Spielen auf einem Spielplatz, Spazierengehen im Freien oder in einer Musik- und Bewegungsgruppe. Zusätzlich sollten die Kinder mindestens 60 Minuten lang frei spielen, indem sie ihre Umwelt erkunden oder sich mit Spielzeug beschäftigen.

Kleinkinder sollten meistens in Bewegung sein, wenn sie wach sind, auch wenn sie den Eltern und Betreuern das Leben dadurch nicht einfacher machen. Kinder in diesem Alter sollten nicht für längere Zeit – mehr als 60 Minuten – inaktiv sein; es sei denn, sie schlafen. Vermeiden Sie Fernsehen ebenso wie lange Zeiten im Kinderstuhl; geben Sie Ihrem Kind stattdessen die Möglichkeit, sich auf dem Fußboden nach Lust und Laune zu bewegen.

	KÖRPERLICHE AKTIVITÄT	FREIES SPIEL
Zweites Lebensjahr	• gemeinsam Musik hören und tanzen • die Hände des Kindes halten, während es springt • gemeinsam den Garten oder den Spielplatz erkunden • unter Aufsicht Treppen steigen und Klettergeräte verwenden	• Spielzeug zum Schieben und Ziehen (Autos, Wagen zum Beladen und Entladen, Spieluhren) • Tiere oder Erwachsene bei der Arbeit imitieren (bei der Essenszubereitung, mit Werkzeug) • mit Formsortierern und anderem Bodenspielzeug spielen
Drittes Lebensjahr	• gemeinsam auf dem Spielplatz oder im Garten spielen • Spiele wie Nachmachen oder Ringelreihen • Ball spielen • an einer Musik- und Bewegungsgruppe teilnehmen • gemeinsame Übungen (s. die Vorschläge auf der rechten Seite)	• Fantasiespiele (mit Autos, Spielfiguren sprechen lassen, eine Puppe umsorgen) • mit Bauklötzen spielen • mit Buntstiften malen

Beschränken Sie die Fernsehzeit

Wenn Sie Ihr Kleinkind zu Hause betreuen, müssen Sie viele Stunden füllen und sind möglicherweise versucht, den Fernseher einzuschalten. Mit der Begrenzung der Fernsehzeit leisten Sie jedoch einen wesentlichen Beitrag zur Aktivität Ihres Kindes. Für Kinder unter zwei ist Fernsehen überhaupt nicht zu empfehlen. Für Drei- bis Fünfjährige liegen die offiziellen Empfehlungen bei maximal 30 Minuten. Dennoch gibt es keinen guten Grund, warum ein Kleinkind überhaupt fernsehen sollte. Es hat viel mehr davon, wenn es spielt, schaukelt oder ein Buch vorgelesen bekommt. Selbst Kinderprogramme sind nicht so bereichernd wie zum Beispiel die Erforschung eines Spielzeugs, gemeinsames Spielen oder Singen.

Wenn Sie Ihr über zweijähriges Kind dennoch fernsehen lassen wollen, sollten Sie sich auf hochwertige Kinderprogramme oder altersgerechte Videos beschränken und ein tägliches Zeitlimit von einer halben Stunde festsetzen.

Ein sicheres Umfeld

Wo immer ein Kleinkind aktiv ist, muss der Spielbereich sicher sein. Verwenden Sie im Haus Gitter und andere Sicherheitsvorkehrungen, um wenigstens einen Raum so sicher zu gestalten, dass das Kind sich darin frei bewegen kann. Achten Sie bei Betreuungseinrichtungen und Spielplätzen auf eine neuere, hochwertige Ausstattung, die zudem altersgerecht ist und Ihr Kind nicht überfordert.

Frage: Mein Kind möchte ununterbrochen Videos sehen. Wie soll ich mich verhalten?

Antwort: Kinder lieben Wiederholungen, was dazu führen kann, dass sie dasselbe Video immer wieder sehen wollen. Ein Kleinkind kann sehr hartnäckig sein. Denken Sie daran, dass Sie als Eltern die Entscheidungen treffen. Sie können sachlich »nein« sagen und die Aufmerksamkeit des Kindes auf eine andere Tätigkeit lenken. Nur wenige Eltern können behaupten, dass sie niemals ein Video oder eine DVD genutzt hätten, um ihr Kleinkind eine Weile zu beschäftigen. Verwenden Sie den Fernseher jedoch nicht als Babysitter oder als Ersatz für Ihre Zeit und Aufmerksamkeit. Beschäftigen Sie sich mit Ihrem Kind, insbesondere wenn Sie es den ganzen Tag über nicht gesehen haben. Kleinkinder brauchen viel Zeit – Aufsicht, Anleitung und Aufmerksamkeit. Aber Ihr Einsatz macht sich bezahlt, denn Ihr Kind lernt, eigenständig zu spielen und nicht ständig vor der Glotze zu sitzen. Bleiben Sie konsequent, wenn das Kind das nächste Mal Videos sehen will, und bieten Sie ihm Alternativen an, indem Sie beispielsweise gemeinsam malen oder puzzeln.

Auch ein »sicheres« Umfeld ersetzt nicht die Aufsicht. Kleinkinder haben noch kein Gefühl für Gefahren und krabbeln ohne Vorbehalt auf Klettergerüsten herum. Eine sorgfältige Aufsicht muss sein, denn auch wenn die Kinder immer geschickter werden, fehlt es noch an Balance, Koordination und Urteilsvermögen.

Bewegung außer Haus

Wenn Ihr Kleinkind Zeit bei einem Betreuer, einer Tagesmutter oder in einem Hort verbringt, sollten Sie sich vergewissern, dass es sich ausreichend bewegt.

- Kommen die Kinder an den meisten Tagen an die frische Luft?
- Gibt es einen Bewegungsplan, der auch befolgt wird?
- Können die Kinder ausreichend toben und spielen?

Auch auf Spielplätzen können Kinder wunderbar gemeinsam aktive Zeit verbringen. Ein Spielplatz ist auch eine gute Gelegenheit für Eltern, die ansonsten das Haus hüten, mit anderen Eltern ins Gespräch zu kommen.

Die Eltern können sich auch zu einer Spielgruppe zusammentun. Planen Sie einige Zeit für strukturierte Gruppenaktivitäten wie beispielsweise gemeinsame Wettspiele und Gesellschaftsspiele ein und lassen Sie sich die Kinder zeitweise auch selbst beschäftigen. Ideal dafür sind Spielplätze oder große Innenräume.

Wenn Kleinkinder in einer Gruppe zusammen sind, scheinen sie weniger miteinander zu spielen als ältere Kinder. Dennoch können Sie sicher sein, dass sie ihren Spaß haben. Irgendwann werden sie auch damit beginnen, mehr miteinander zu spielen.

Tipps

Bewegung für Eltern und Kinder im dritten Lebensjahr

- Gehen wie ein Pinguin, hüpfen wie ein Frosch, andere Tiere imitieren.
- Nehmen Sie Ihr Kind auf die Knie, spielen Sie »Hoppe, hoppe, Reiter«.
- Beugen Sie sich vor und berühren Sie mit den Händen den Boden. Laufen Sie mit den Händen vorwärts wie ein Tausendfüßler.
- Setzen Sie sich auf den Boden und lassen Sie Ihr Kind über Ihre Beine steigen, oder machen Sie eine Brücke und lassen Sie Ihr Kind unter sich hindurchkrabbeln.

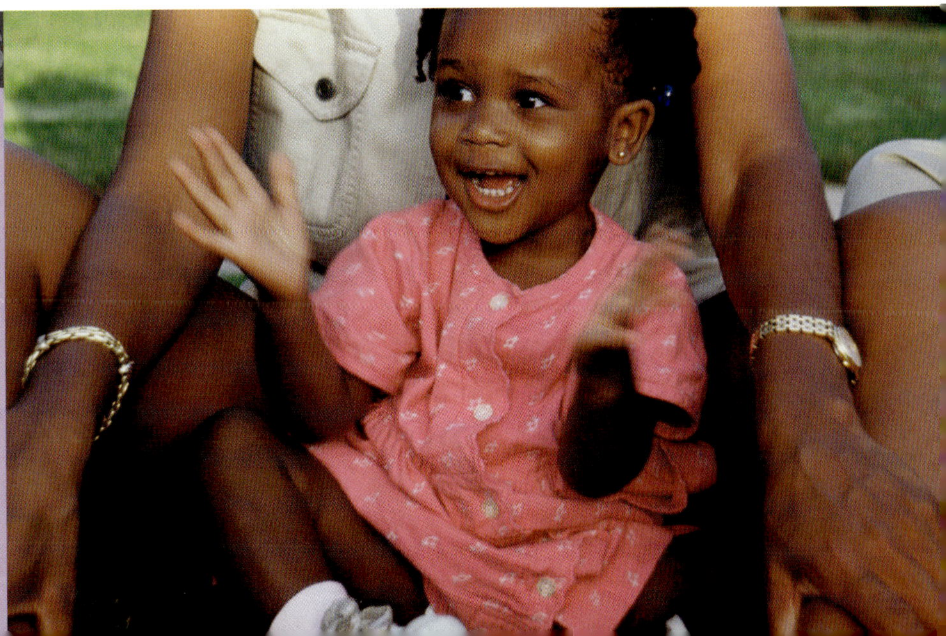

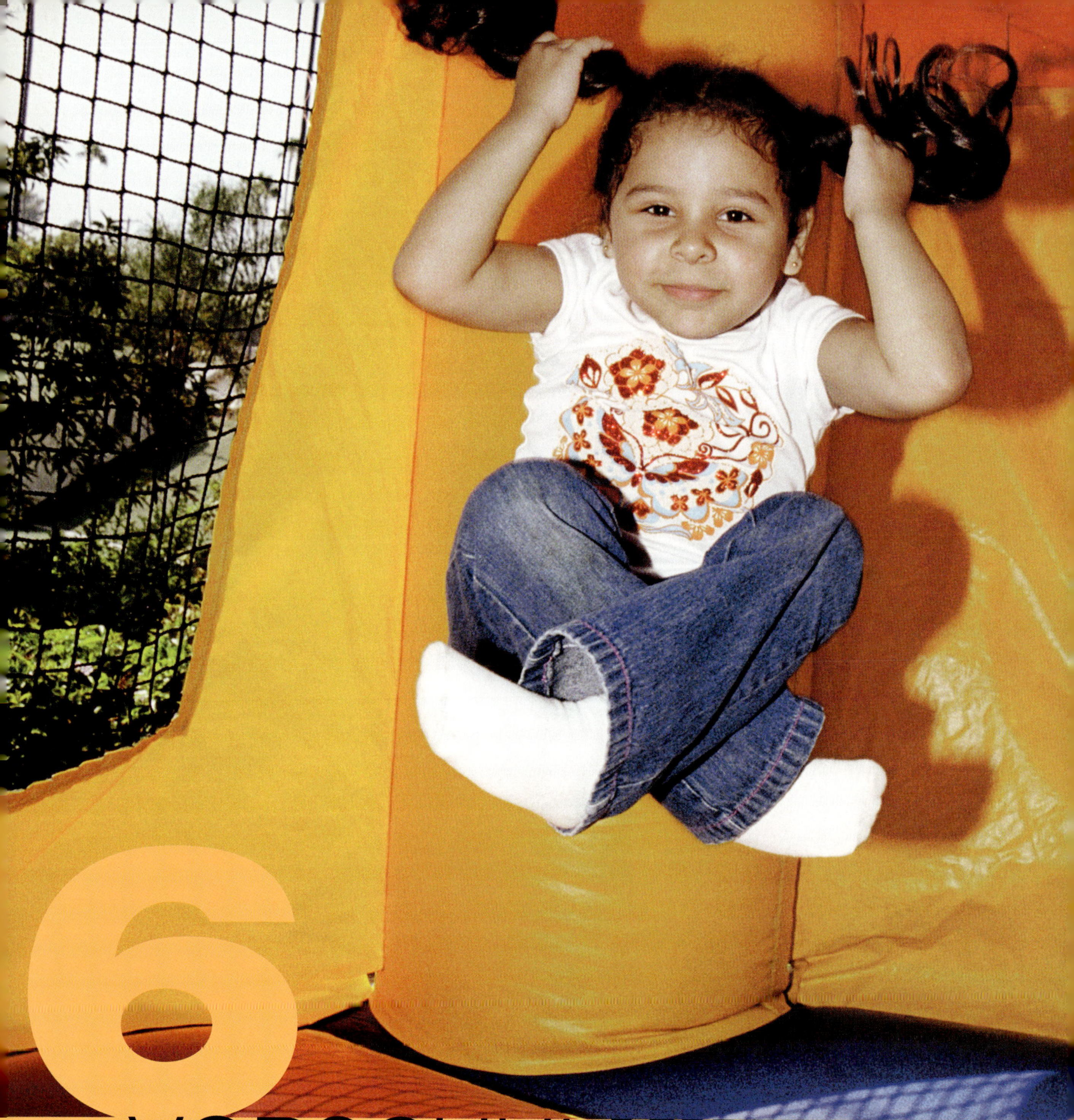

6 VORSCHUL**KINDER**

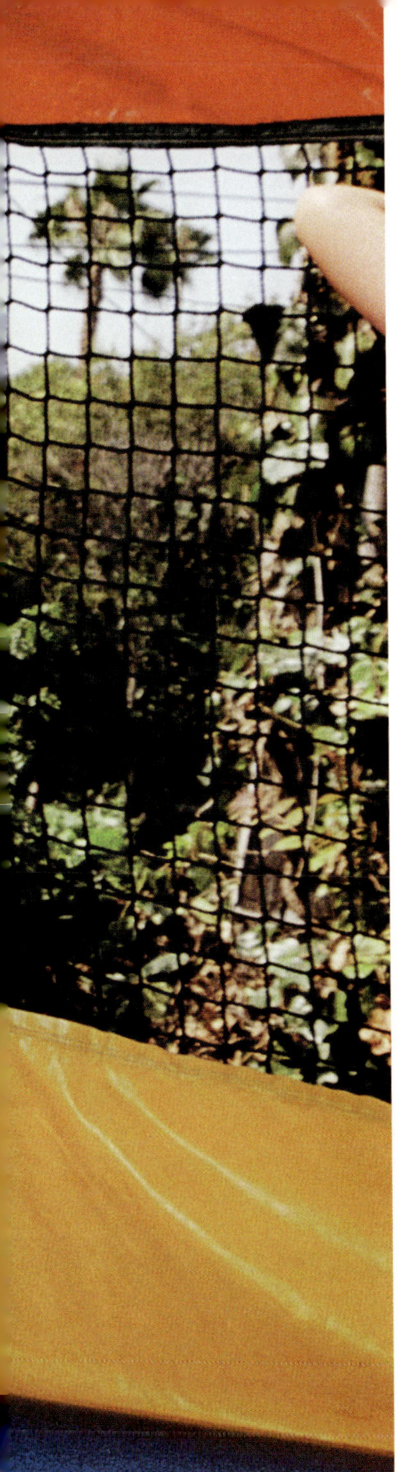

Ein Vorschulkind muss **lernen und wachsen**. Unterstützen Sie Ihr Kind dabei, indem Sie es **gesund ernähren**, es zu viel körperlicher Bewegung motivieren und ihm helfen, sich auf die **Grundschule vorzubereiten**.

3–5 Jahre

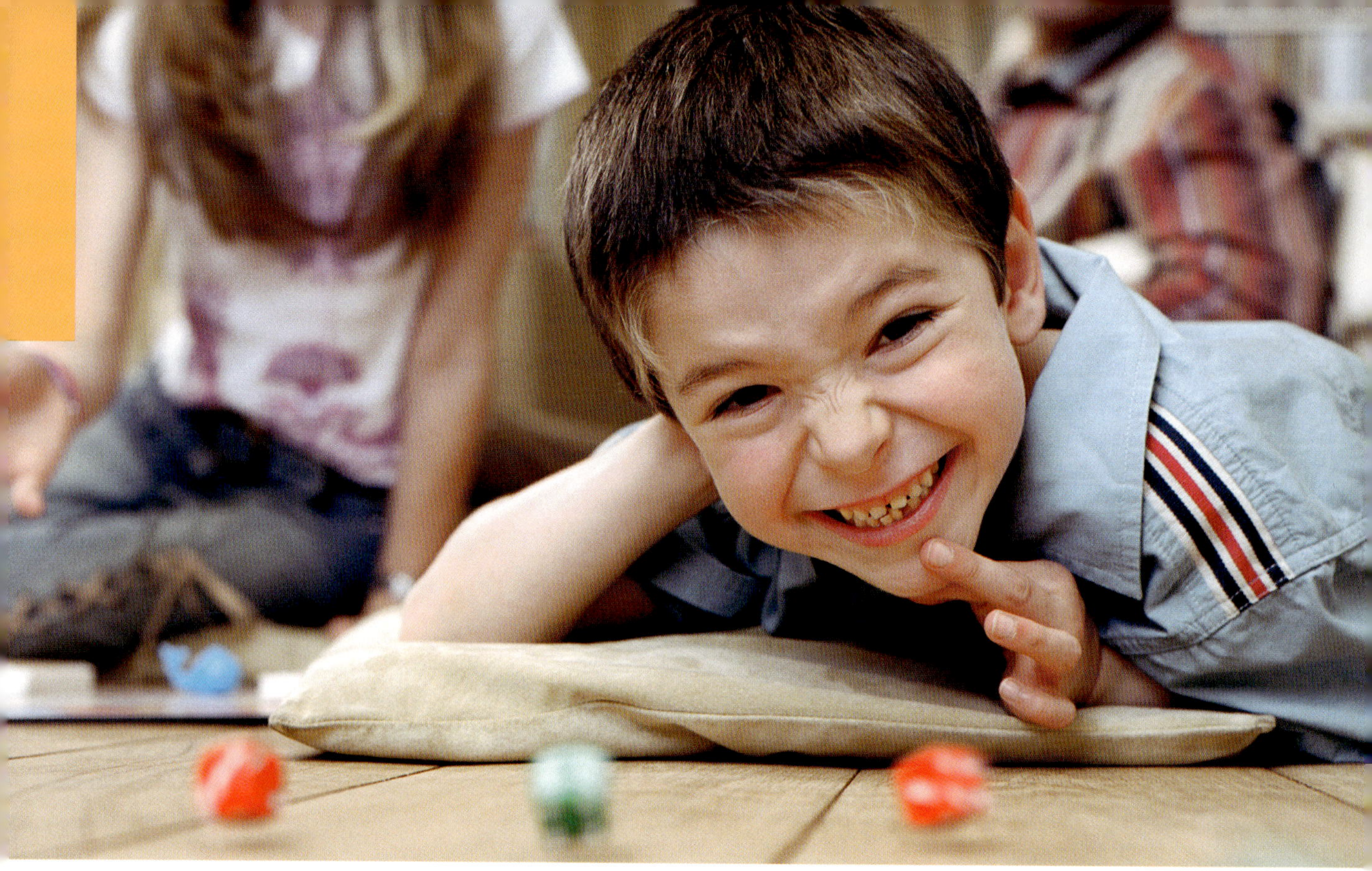

Kleine Persönlichkeiten

Im Alter von 3–5 Jahren lösen sich die Kinder aus der Abhängigkeit von ihren Eltern und werden zunehmend eigenständig. Gleichzeitig bewundern sie die Erwachsenen und wollen es ihnen recht machen.

Individuen entstehen

In diesem Alter beginnen Kinder, in die reale Welt einzutauchen, in der der Mond aus Mondgestein und nicht aus löchrigem Käse besteht. Sie denken zunehmend rational und können besser Regeln befolgen. Außerdem fangen sie an zu verstehen, dass bestimmte Verhaltensweisen bestimmte Konsequenzen haben – ein weiterer wichtiger Entwicklungsschritt.

Ihr Kind entwickelt sich zu einem Individuum. Es ist nicht länger ein Kleinkind: Wutausbrüche werden seltener und es ist eher zur Kooperation bereit – Kinder dieses Alters wollen es vor allem ihren Eltern recht machen. Und sie wollen überall dabei sein – sei es beim Spielen mit älteren Geschwistern, bei der Erledigung der Hausarbeit oder bei der Vorbereitung des Abendessens.

Neugierig und trotzig

Kinder im Vorschulalter sind mitunter ziemlich renitent und müssen erst lernen, wie man sich benimmt. Aber sie können jetzt besser kommunizieren. Sie nehmen die Welt mit wachen Augen wahr und sind von Natur aus neugierig. Ihr Entdeckungstrieb offenbart sich in den vielen Fragen, die sie ihren Eltern stellen:

- Was ist das für ein Käfer?
- Warum ist Eis kalt?

- Warum muss ich Schuhe anziehen?
- Wo ist die Sonne nachts?

Kinder lernen, indem sie Fragen stellen, und die Eltern sollten versuchen, diese zu beantworten. Dafür eignet sich das gemeinsame Abendessen besonders gut. Im Gespräch erwerben die Kinder auch wichtige sprachliche Fähigkeiten.

Kinder reden nicht nur gern, sie hören auch gern zu – besonders, wenn ihnen vorgelesen wird. Jetzt, da das Kind bereits älter ist, können Sie es aktiver beteiligen:

- Bitten Sie Ihr Kind, eine Geschichte »vorzulesen«, indem es umblättert und Ihnen das Geschehen beschreibt.
- Machen Sie Pausen und fragen Sie z. B: »Wohin geht Willi gerade?« oder: »Was passiert wohl als Nächstes?«
- Lassen Sie Ihr Kind Teile der Geschichte nachspielen.
- Schlagen Sie Ihrem Kind vor, zu der gerade gelesenen Geschichte ein Bild zu malen. Die meisten Kinder dieses Alters haben viel Spaß am Malen, Schneiden (mit Kinderscheren) und Kleben. Hängen Sie das Kunstwerk Ihres Kindes auf und sagen Sie, wie sehr es Ihnen gefällt.

Kinder im Vorschulalter wollen es ihren Eltern recht machen, können aber auch ziemlich bockig sein. Sie wollen, dass man ihnen zuhört. Ob neue Speisen oder erste Schwimmstunde – sie sagen Ihnen unmissverständlich, ob sie dafür oder dagegen sind. Aber so unabhängig und eigenwillig sie auch sind – die meisten Entscheidungen müssen immer noch die Erwachsenen für sie treffen. Wenn Sie die Zeit begrenzen, die Ihre Kinder vor Fernseher und Computer verbringen, helfen Sie ihnen, körperlich aktiver zu werden. Außerdem können Sie vernünftige Ernährungsgewohnheiten unterstützen, indem Sie gesunde Gerichte und Getränke kaufen und servieren.

Lernen, fit und gesund zu sein

Der Austausch im Geprách bietet den Eltern Gelegenheit, Einfluss auf die Entwicklung der Kinder zu nehmen. Ob Spiel oder Ernährung – Kinder im Vorschulalter wollen alles selbst tun, sind aber auch bereit, von Mutter und Vater zu lernen. Diese Zeit eignet sich besonders, um sie mit den Grundlagen einer gesunden Ernährung vertraut zu machen und an neue und aufregende Bewegungsmöglichkeiten heranzuführen.

In diesem Alter sind sie alt genug, um zu verstehen, was es heißt, satt zu sein. Kinder, die aufhören zu essen, wenn sie satt sind, werden nicht so leicht übergewichtig.

Ein ausgewogener Speiseplan bietet Ihrem Kind die erforderlichen Nährstoffe für eine gute Entwicklung und die nötige Energie, um die Welt auf seine Weise zu erforschen. Körperliche Aktivität fördert die Entwicklung von Kraft, Ausdauer und motorischen Fähigkeiten. Vorschulkinder, die sich vernünftig ernähren und viel spielen, erhalten ihr gesundes Körpergewicht und sind gut vorbereitet auf den nächsten Schritt ihn ihrem Leben: den Eintritt in die Grundschule.

Tipps

Kleine Gärtner

Die Pflege eines Gartens macht Kinder mit der Natur vertraut und weckt ihr Interesse an einer gesunden Ernährung. Außerdem ist Gartenarbeit mit viel körperlicher Bewegung verbunden. Hier einige Tipps, wie sie Ihr Kind im Garten beschäftigen können:

- Kaufen Sie kindgerechte Gartengeräte, wie beispielsweise Harke und Gießkanne. Größere Geräte sind für ein kleines Kind schwer zu handhaben und deshalb frustrierend.
- Verwenden Sie Samen statt Pflanzen – Kindern gefällt es, die jungen Triebe wachsen zu sehen. Nehmen Sie Samen, die pflegeleicht sind und schnell Resultate zeigen, damit die Kinder die Früchte ihrer Arbeit bald sehen können. Grüne Bohnen, Gurken und Kürbis eignen sich ebenso wie Sonnenblumen, Zinnien und Ringelblumen. Möhren brauchen eine Weile, bis sie erntereif sind – umso mehr Spaß macht es, sie aus dem Boden zu ziehen.
- Lassen Sie Ihr Kind mitentscheiden, was Sie pflanzen, und lassen Sie sich von ihm beim Pflanzen der Samen und Keimlinge helfen. Sie können Ihrem Kind auch ein Stück Beet überlassen, wo es nach Lust und Laune pflanzen oder in der Erde stochern kann.
- Verzichten Sie auf den Einsatz von Pestiziden und anderen Chemikalien.
- Schützen Sie Ihr Kind vor der Sonne – mit Hut und Sonnencreme.

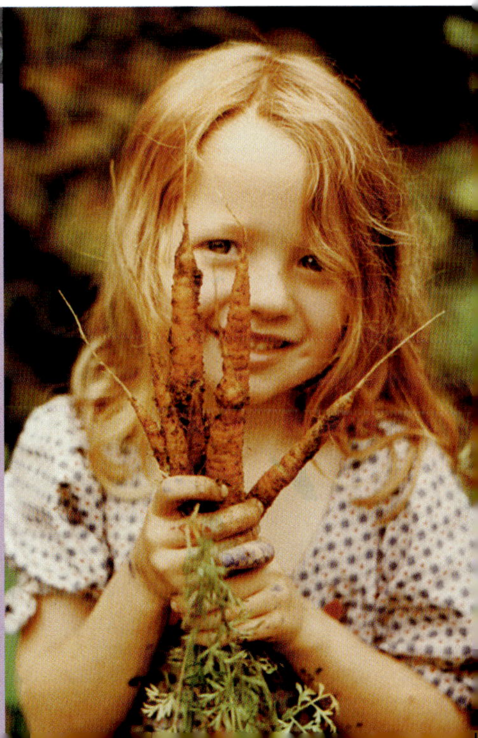

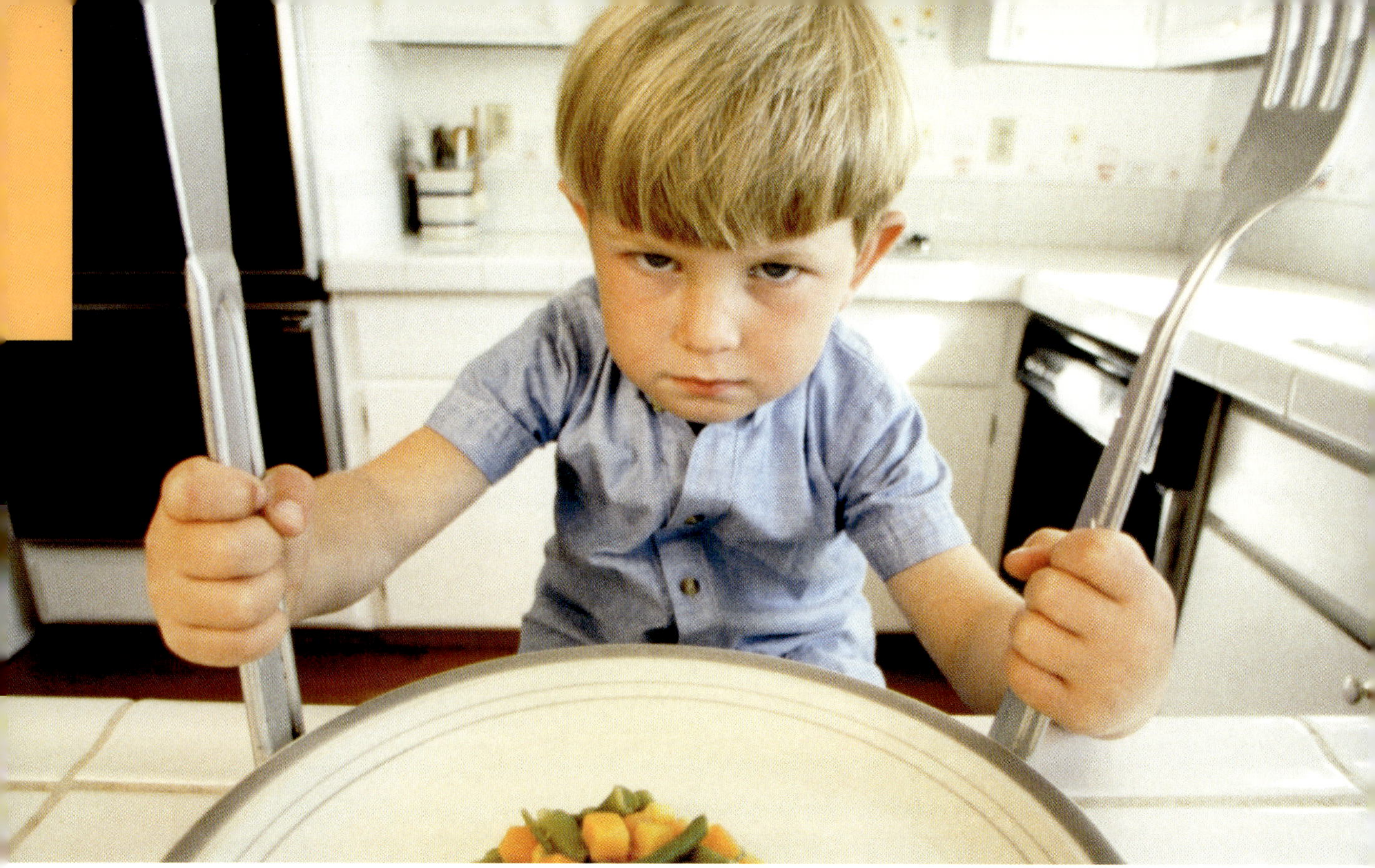

Ernährung für Vorschulkinder

Zu vielen Gerichten hat sich das Kind längst eine Meinung gebildet; dennoch haben Sie als Eltern immer noch viel Einfluss. Jetzt kann Ihr Kind viele neue Speisen kennen lernen.

Was Vorschulkinder brauchen

Vorschulkinder wachsen langsam und gleichmäßig, und zwischen dem dritten und dem sechsten Lebensjahr nimmt der tägliche Bedarf jährlich um rund 100 Kalorien zu. In diesen Jahren isst ein Kind etwa 1200–1600 Kalorien pro Tag – je nachdem, wie viel es sich bewegt. Im Folgenden finden Sie Richtwerte für den täglichen Bedarf Ihres Kindes an einigen wichtigen Nährstoffen (mehr zu Nährstoffen auf den Seiten 34–39):

Eiweiß: zwischen 14 und 20 Gramm täglich.

Ballaststoffe: Es gibt keine offiziellen Empfehlungen, aber 6 Gramm täglich ist ein guter Richtwert.

Kalzium: Der Kalziumbedarf liegt bei rund 700 Milligramm täglich, wenn das Kind vier Jahre alt ist. Kalzium kann zum Problem werden, wenn das Kind keine Milch trinkt. Aber es findet sich auch in anderen Milchprodukten wie Käse und Joghurt, und in Produkten, die mit Kalzium angereichert sind.

Eisen: rund 8 Milligramm täglich.

Die Rolle der Eltern

Ein Vorschulkind ist wahrscheinlich bereit, ein neues Gericht zu probieren, wenn die Eltern es darum bitten – insbesondere, wenn die Eltern es ebenfalls essen. Ihr Kind sieht, was Sie essen, und es lernt auch das richtige Verhalten während der Mahlzeiten. Von einem Vorschulkind können Sie mehr erwarten als von einem Kleinkind, jedoch keine Perfektion. Bringen Sie Ihrem Kind bei, mit Messer und Gabel zu essen,

Frage: Mein vierjähriger Sohn will keine neuen Gerichte probieren. Was soll ich tun?

Antwort: Wissenschaftliche Studien haben ergeben, dass man Kindern Gerichte sogar zehnmal oder noch öfter anbieten muss, bis sie essen. Geben Sie nicht zu schnell auf! Zwingen Sie Ihr Kind nicht und machen Sie keine große Sache daraus. Irgendwann wird Ihr Kind kosten – und das Gericht vielleicht sogar mögen.

die Serviette zu benutzen, gerade am Tisch zu sitzen und »Nein danke« statt »bäh!« zu sagen.

Es erfordert viel Geschick, die Essgewohnheiten eines Kindes zu lenken. Schließlich wollen Sie das Kind zu guten Entscheidungen ermuntern, ohne es zu drangsalieren. Sie sollten Ihre Rolle darin sehen, vorwiegend gesundes Essen auf den Tisch zu stellen. Vermeiden Sie es aber, bestimmte Produkte als »schlecht« zu deklarieren. Achten Sie darauf, dass Ihr Kind sich nährstoffreich ernährt, ohne dass Sie sich auf Verhandlungen einlassen, wie viel es vom Hauptgericht essen muss, um Nachtisch zu bekommen. Solche Ansätze führen letztlich dazu, dass das Kind mehr Kalorien zu sich nimmt.

So fördern Sie eine abwechslungsreiche Ernährung:

- Servieren Sie eine Vielzahl von Gerichten – auch solche, die das Kind schon mehrmals abgelehnt hat.
- Kaufen Sie gesund ein und begrenzen Sie die Verfügbarkeit von kalorienreichen, nährstoffarmen Produkten.
- Beteiligen Sie Ihr Kind an den Essensvorbereitung – lassen Sie es den Salat rupfen oder den Tisch decken.
- Achten Sie auf regelmäßige Mahlzeiten und Zwischenmahlzeiten, damit Ihr Kind nicht ständig nascht.
- Essen Sie gemeinsam und machen Sie aus den Mahlzeiten angenehme Familienzusammenkünfte.
- Ernähren Sie sich selbst auch gesund.

Tipps

Das Auge isst mit

Hier sind einige Ideen, wie Sie gesundes Essen appetitlich anrichten und interessant machen können:

Gesichter Ordnen Sie Obst oder Gemüse auf einem Teller, einer Scheibe Brot oder einem mit Streichkäse bestrichenen Brötchen in Form eines Gesichtes an. Wie wäre es mit Blaubeerlocken, Kiwiaugen, Erdbeernase und einem Bananenlächeln?

Blumen Ordnen Sie Apfelschnitze wie Blütenblätter an. Legen Sie die Blütenmitte mit Kiwischeiben aus.

Lustige Formen Verwenden Sie Ausstecher, um Käsescheiben oder belegten Broten die Form von Herzen, Sternen und Tieren zu geben.

Taler Rühren Sie einen Pfannkuchenteig an und backen Sie mit runden Förmchen in der Pfanne kleine Taler.

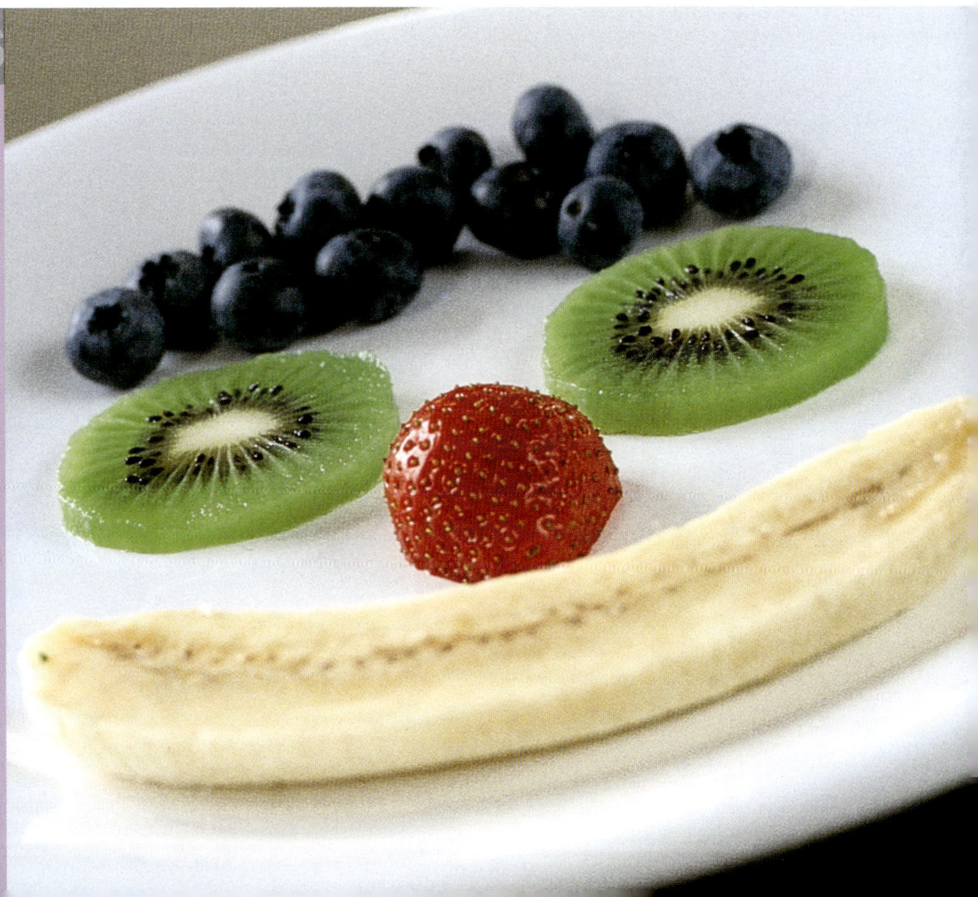

Ist Ihr Kind wirklich hungrig?

Eltern sollten mit ihren Kindern darüber sprechen, was es bedeutet, hungrig oder satt zu sein. Die meisten von uns werden mit der Fähigkeit geboren, den eigenen Nahrungsbedarf selbst einzuschätzen. Aber wir können auch lernen, diese Signale zu ignorieren, mit der Folge, dass wir zu viel essen. Kinder, die nicht erkennen, wann sie satt sind, haben häufiger mit Übergewicht zu kämpfen.

Etwa im Alter von drei bis fünf Jahren beginnen viele Kinder, das Wort »Hunger« für Langeweile, Einsamkeit, Traurigkeit und andere Gefühle zu verwenden, die sie nicht verstehen oder nicht benennen können. Wenn Essen aber als Mittel beispielsweise gegen Traurigkeit eingesetzt wird, entsteht eine Verbindung zwischen Traurigkeit und Essen, die sich später häufig nur schwer wieder rückgängig machen lässt. Die eigentlichen Ursachen der Traurigkeit bleiben außerdem unverändert bestehen.

Wenn sich Ihr Kind über Hunger beklagt, sollten Sie sich eine Minute Zeit lassen und ergründen, ob es sich wirklich um Hunger handelt. Wenn Ihr Kind sagt: »Ich bin hungrig«, könnten Sie fragen: »Was hast du gerade gemacht?«, oder: »Möchtest du, dass ich mit dir spiele?« Wenn Ihr Kind den Hunger schnell vergisst, wissen Sie, dass es nur Ihre Aufmerksamkeit wecken oder irgendwie beschäftigt werden wollte.

Genauso wichtig ist es, dass Sie Ihr Kind nicht unbedacht ermuntern, zu viel zu essen oder immer alles aufzuessen.

- Wenn Ihr Kind regelmäßig viel übrig lässt, könnten Sie seinen Teller weniger voll machen.
- Erklären Sie Ihrem Kind, dass es nicht weiter zu essen braucht, wenn es sich satt fühlt. Auf diese Weise lernen Kinder, auf ihre eigenen Hungersignale zu achten.
- Zeigen Sie Ihrem Kind, wie Sie langsamer essen, wenn Sie sich dem Sättigungsgrad nähern. Und sagen Sie nicht: »Ich bin satt, aber das schmeckt zu gut zum Aufhören.«

Denken Sie daran, dass Ihr Kind beobachtet, was andere tun, und hört, was andere sagen. Wenn Eltern und Geschwister gemeinsam vorleben, was gesunde Ernährung ist, kann das Kind diese positiven Beispiele nachahmen.

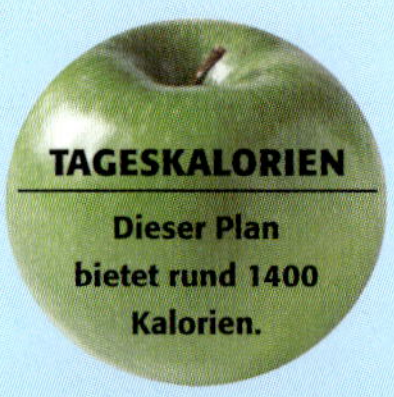

Speiseplan für **ein Kind im Vorschulalter**

Dieser Beispielplan spiegelt die Tatsache wider, dass die Mahlzeiten eines Vorschulkindes gleichmäßig über den Tag verteilt sein sollten. Beachten Sie, dass der Plan mindestens zwei Portionen Milch vorsieht – mit Müsli zum Frühstück, als Milchshake mit Obst am Vormittag und als ganze Portion vor dem Zubettgehen. Wenn Ihr Kind keine ganze Portion auf einmal trinkt, können Sie ihm kleinere Mengen über den Tag verteilt geben.

Frühstück

- kleines Glas Fruchtsaft, mit Wasser verdünnt
- mit Vitaminen und Mineralien angereichertes Müsli mit Milch
- Toastbrot mit Marmelade

GRUPPE	PORTIONEN
Kohlenhydrate	2
Milchprodukte	1/2 –1
Eiweiß	0
Obst	1
Gemüse	0

Zwischenmahlzeit

- 1/2–3/4 Portion Erdbeer-Bananen-Milchshake (siehe Rezept auf Seite 201)

GRUPPE	PORTIONEN
Kohlenhydrate	0
Milchprodukte	1/2 –1
Eiweiß	0
Obst	1
Gemüse	0

Mittagessen

- Linsensuppe mit einer Scheibe Brot
- ein paar Cocktailtomaten
- kleines Glas Fruchtsaft, mit Wasser verdünnt

GRUPPE	PORTIONEN
Kohlenhydrate	1
Milchprodukte	0
Eiweiß	1
Obst	0
Gemüse	1

Zwischenmahlzeit

- Bananensandwich (1 kleine Banane und 1 Scheibe Brot)

GRUPPE	PORTIONEN
Kohlenhydrate	1
Milchprodukte	0
Eiweiß	0
Obst	1
Gemüse	0

Abendessen

- Nudeln mit Fleischsoße (siehe Rezept auf Seite 199)
- grüne Bohnen
- Melonenwürfel

GRUPPE	PORTIONEN
Kohlenhydrate	2
Milchprodukte	0
Eiweiß	1
Obst	1
Gemüse	1

Zubettgehzeit

- 175 ml Milch

GRUPPE	PORTIONEN
Kohlenhydrate	0
Milchprodukte	1
Eiweiß	0
Obst	0
Gemüse	0

Info

Fernsehen macht dick

Ein im Jahr 2003 veröffentlichter umfassender Überblick über diverse Studien zum Thema Lebensmittelwerbung und Kinder kommt zu dem Schluss, dass Werbung Kinder in ihrem Essverhalten beeinflusst, und zwar nicht nur in Bezug auf Marken, sondern auch auf ganze Produktbereiche. Verschiedene Studien haben einen klaren Zusammenhang zwischen Fernsehkonsum und Essverhalten, Fettleibigkeit und Cholesterinspiegel festgestellt. Es gibt also gute Gründe, den Fernsehkonsum Ihres Kindes zu beschränken. Hier sind einige Regeln:

- Gestatten Sie Ihrem Kind täglich nicht mehr als 30 Minuten Fernsehen.
- Ziehen Sie werbefreie Sender und Videos vor, um die Kinder möglichst wenig Werbung auszusetzen.
- Sprechen Sie mit Ihrem Kind darüber, wie Werbung bestimmte Produkte, darunter Lebensmittel und Getränke, interessanter und wertvoller erscheinen lässt, als sie sind.

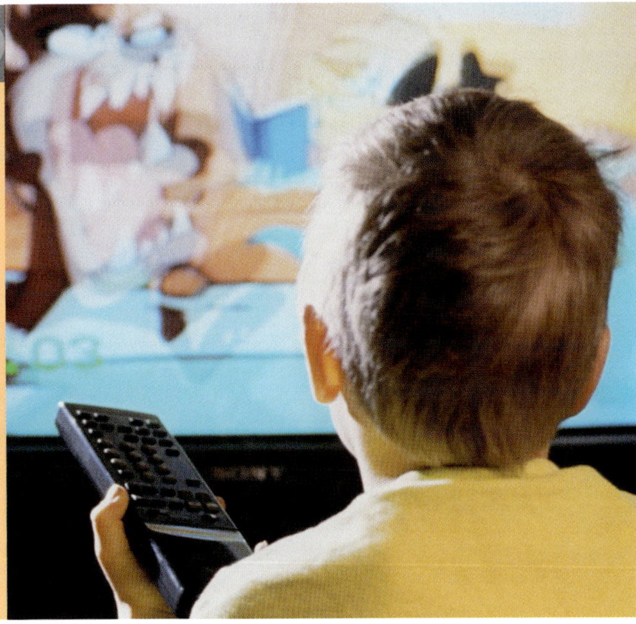

Lassen Sie Ihr Kind mitreden

Vielleicht beunruhigt Sie die Vorstellung, Ihr Kind im Vorschulalter entscheiden zu lassen, wie viel es isst. Aber die Entscheidungsfreiheit ist beschränkt. Die Eltern bestimmen den Rhythmus der Mahlzeiten und die Auswahl der Gerichte. Ein Kind von vier Jahren sollte sich seine Zwischenmahlzeit nicht nach Belieben aussuchen können. Aber Sie können ihm mehrere Dinge zur Auswahl anbieten und ihm freistellen, ob es überhaupt etwas essen will.

Es spricht nichts dagegen, dass Sie Gerichte servieren, von denen Sie wissen, dass Ihr Kind sie mag, aber sie sollten nicht ständig auf dem Speiseplan stehen. Bieten Sie eine vielfältige Auswahl an und beschränken Sie sich nicht auf Dinge, die Ihrem Kind bereits bekannt sind. Natürlich wünschen Sie sich, dass Ihr Kind sein Abendbrot isst, aber denken Sie daran, dass es einem gesunden Kind nicht schadet, wenn es einmal eine Mahlzeit auslässt. Wenn Ihr Kind beschließt, eine Mahlzeit nicht zu essen, sollten Sie es nicht drängen oder kritisieren. Akzeptieren Sie seine Entscheidung. Machen Sie Ihrem Kind klar, dass es zur nächsten regulären Mahlzeit wieder etwas gibt – aber nicht vorher.

Vorschulkinder, die »ständig futtern«

Im Durchschnitt isst ein Kind im Vorschulalter täglich drei Mahlzeiten und zwei bis drei Zwischenmahlzeiten. Aber wenn sie könnten, würden viele den ganzen Tag lang essen. Ein Kind, das sich ständig etwas in den Mund schiebt, empfindet vielleicht niemals Hunger. Es sollte aber wissen, wann es hungrig und wann es satt ist, weil es dann besser steuern kann, wie viel es isst. Vieles spricht gegen ständiges Futtern:

- Ist das Kind zu den Mahlzeiten hungrig, probiert es eher neue Gerichte und isst angebotene gesunde Lebensmittel.
- Kinder, die ständig zwischendurch etwas essen, bevorzugen in der Regel kalorienreiches Essen und Getränke, die Übergewicht fördern.
- Ein Kind, das regelmäßig zwischen den Mahlzeiten isst, (besonders Süßigkeiten) bekommt mit größerer Wahrscheinlichkeit Zahnprobleme.

Kinder im Vorschulalter lassen sich leicht ablenken; bestehen Sie also darauf, dass die Mahlzeiten am Tisch eingenommen werden, und schalten Sie den Fernseher aus.

Feste Essenszeiten sind außerdem wünschenswert, weil Kinder tägliche Gewohnheiten brauchen, auf die sie sich verlassen können. Wenn Kinder beispielsweise im Kindergarten Hunger bekommen, wissen sie, dass es nach dem Geschichtenvorlesen immer etwas zu essen gibt. Oder wenn sie am Nachmittag keinen Hunger haben, wissen sie, dass das Abendessen nicht weit ist. An aktiven Tagen ist es völlig normal, wenn ein Kind besonders hungrig ist und mehr Essen braucht als sonst. An solchen Tagen sollten Sie flexibel sein, wenn Ihr Kind nach einer zusätzlichen Zwischenmahlzeit verlangt oder zu den regulären Mahlzeiten mehr isst.

Wenn Ihr Kind Durst hat

Zuckerhaltige Getränke wie Cola und andere Brausegetränke enthalten sehr wenig Nährstoffe, dafür aber viel Zucker, der den Zähnen schaden kann. Außerdem sind Kinder, die viel zuckerhaltige Getränke konsumieren, eher übergewichtig, weil man schnell zu viel davon trinkt. Je älter die Kinder werden, desto größer ist die Gefahr, dass sie zu viel süße Getränke konsumieren. Cola enthält zudem Koffein, das für Kinder negative Auswirkungen haben kann (s. unten).

Vorschulkinder sollten keine zuckerhaltigen Brausegetränke bekommen, weil sie eine gute Ernährung behindern: Sie sind sehr sättigend und vermindern den Appetit der Kinder auf gesundes Essen mit den Nährstoffen, die sie brauchen. Am besten, sie kaufen überhaupt keine Cola oder andere Brausegetränke.

Zwar bieten reine Fruchtsäfte gesunde Vitamine, sie enthalten aber auch Zucker und Säuren, die den Zähnen schaden können. Mit Wasser verdünnte Fruchtsäfte sollten Sie deshalb möglichst nur zu den Mahlzeiten servieren. Die besten Getränke für Vorschulkinder – und für alle übrigen Kinder – für die Zeit zwischen den Mahlzeiten sind Milch, Wasser und ungesüßte Früchte- oder Kräutertees. Sie enthalten keinen zugesetzten Zucker, und Milch liefert wichtige Vitamine und Mineralien wie beispielsweise Kalzium. Wenn Ihr Kind keine Milch mag, können Sie versuchen, selbst Mixgetränke herzustellen, indem Sie weiche Früchte wie Bananen, Erdbeeren oder Mangos pürieren und mit Milch oder Joghurt mischen. Das ist auch eine gute Möglichkeit, um Kindern Obst schmackhaft zu machen.

Kinder und Koffein

Den meisten Eltern fiele es im Traum nicht ein, ihren Vorschulkindern Kaffee zu servieren, aber nicht selten bieten sie ihnen Cola und andere koffeinhaltige Brausegetränke an. Die Wirkung von zu viel Koffein auf Kinder ähnelt derjenigen auf Erwachsene:

- Nervosität
- Magenverstimmung
- Kopfschmerzen
- Konzentrationsschwierigkeiten
- Schlafprobleme.

Weil Vorschulkinder kleiner sind als Erwachsene, reichen schon sehr kleine Mengen Koffein, um diese negativen Wirkungen zu erzeugen. Koffein wirkt außerdem harntreibend. Bei Kindern kann dies, besonders an heißen Tagen, die Austrocknung fördern. (Zum Thema Austrocknung s. Seite 67.)

Getränkekalorien sind **nicht zu vernachlässigen**

Getränk ist nicht gleich Getränk. Milch hat mehr Kalorien als Cola, ist dabei jedoch reich an Nährstoffen, während Cola nur leere Kalorien liefert. Ungesüßter Orangensaft enthält etwa so viel Zucker wie ein Fruchtsaftgetränk, aber der reine Saft ist die bessere Wahl, weil er von Natur aus reich an Vitamin C ist und Ballaststoffe enthält. Wählen Sie als Getränk zwischen den Mahlzeiten Milch oder Wasser und beschränken Sie den täglichen Saftgenuss auf 150 ml.

GETRÄNK	MENGE	KALORIEN	ZUCKER
Wasser	150 ml	0	0 g
Fettarme Milch	150 ml	80	7,5 g
Ungesüßter Orangensaft	150 ml	55	13 g
Fruchtsaftgetränk	150 ml	58	15 g
Milchmixgetränk	150 ml	130	16 g
Cola und andere süße Brausegetränke	150 ml	58	16 g

Tipps

Picknick

Kinder in diesem Alter haben oft Spaß an einem Picknick. Machen Sie einen Ausflug zu einem nahe gelegenen Park oder See. Auch im Garten kann man gut picknicken.

- Erstellen Sie gemeinsam eine Liste mit geeigneten Lebensmitteln. Nehmen Sie mindestens ein Stück Obst und ein Stück Gemüse pro Person mit.
- Lassen Sie sich beim Vorbereiten von Ihrem Kind helfen. Packen Sie Papierteller mit aufgedruckten Gesichtern, spezielle Becher oder bunte Strohhalme ein.
- Vergessen Sie nicht, Servietten, Hüte, Sonnencreme, Spielzeug und eine große weiche Decke mitzunehmen.

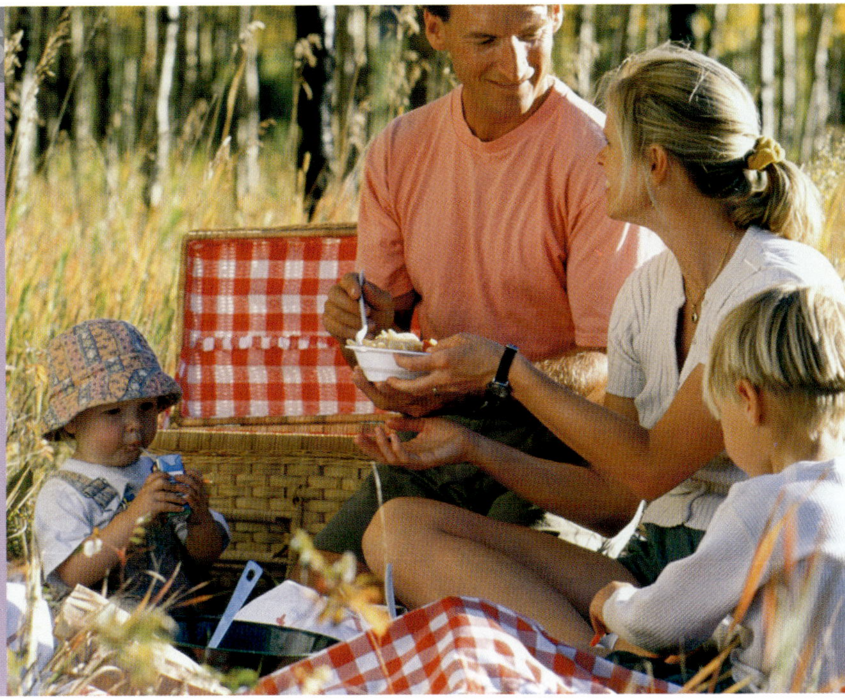

Um zu vermeiden, dass Ihr Kind zu viel Koffein zu sich nimmt, sollten Sie sich der Tatsache bewusst sein, dass auch in anderen Lebensmitteln wie Schokolade, Eiskaffee, Kakao und Tee Koffein enthalten ist.

Auch wenn es in Deutschland noch keine Richtlinien für den Koffeinkonsum von Kindern gibt, sollten Vorschulkinder nicht mehr als 45 mg Koffein täglich zu sich nehmen. Das entspricht der Durchschnittsmenge Koffein in einer Dose Cola oder vier 45-g-Riegeln Milchschokolade.

In der Küche helfen

Eine gute Möglichkeit, Mahlzeiten interessant zu machen, besteht in der Beteiligung der Kinder an der Vorbereitung. In diesem Alter umfasst die natürliche Neugier Ihres Kindes Essen und Kochen, und Sie können ihm kleine Aufgaben zuweisen, indem Sie es beispielsweise die Zutaten in die Mixerschüssel geben oder die Gerichte garnieren lassen. Leider stellt die Neugier der Kinder in der Küche auch eine Gefahr dar; verfolgen Sie also aufmerksam, was Ihr Kind tut, wenn Sie gemeinsam kochen. Kinder müssen lernen, dass sie elektrische Mixer, heiße Pfannen und Kochplatten nicht berühren dürfen. Es gibt einige einfache Regeln, die Sie im Interesse der Sicherheit Ihres Kindes beachten sollten:

- Erinnern Sie Ihr Kind regelmäßig daran, was es nicht berühren darf und wo es sich verletzen könnte.
- Sprechen Sie darüber, welche Küchentätigkeiten für Erwachsene und welche für Kinder geeignet sind.
- Stellen Sie Küchenregeln auf, wie beispielsweise die, dass Herdschalter und Messer tabu sind.

Auch ältere Kinder brauchen gelegentlich Hinweise zum sicheren Wirtschaften in der Küche. (Mehr Informationen zu diesem Thema finden Sie auf Seite 49.)

In der Küche mitzuhelfen macht nicht nur Spaß, Ihr Kind lernt auch dazu. Die gemeinsame Umsetzung eines Rezeptes bietet ihm Gelegenheit, seine mathematischen Fähigkeiten zu trainieren. Auch die Vorbereitung eines Picknickkorbs wird Ihrem Kind Spaß machen (s. die Tipps oben auf der Seite).

Dieses Alter eignet sich zudem hervorragend fur Spielzeug, das mit Küche und Kochen zu tun hat, wie beispielsweise eine Miniküche oder ein Kaufmannsladen. Weisen Sie Ihr Kind auf die gesunden Produkte hin und lassen Sie es ein Essen für Sie »zubereiten«. Wenn Ihr Kind gern malt, können Sie es eine Speisekarte für das Abendessen entwerfen lassen. Es kann sogar Bestellungen entgegennehmen und anschließend servieren, wie ein Kellner in einem Restaurant. Guten Appetit!

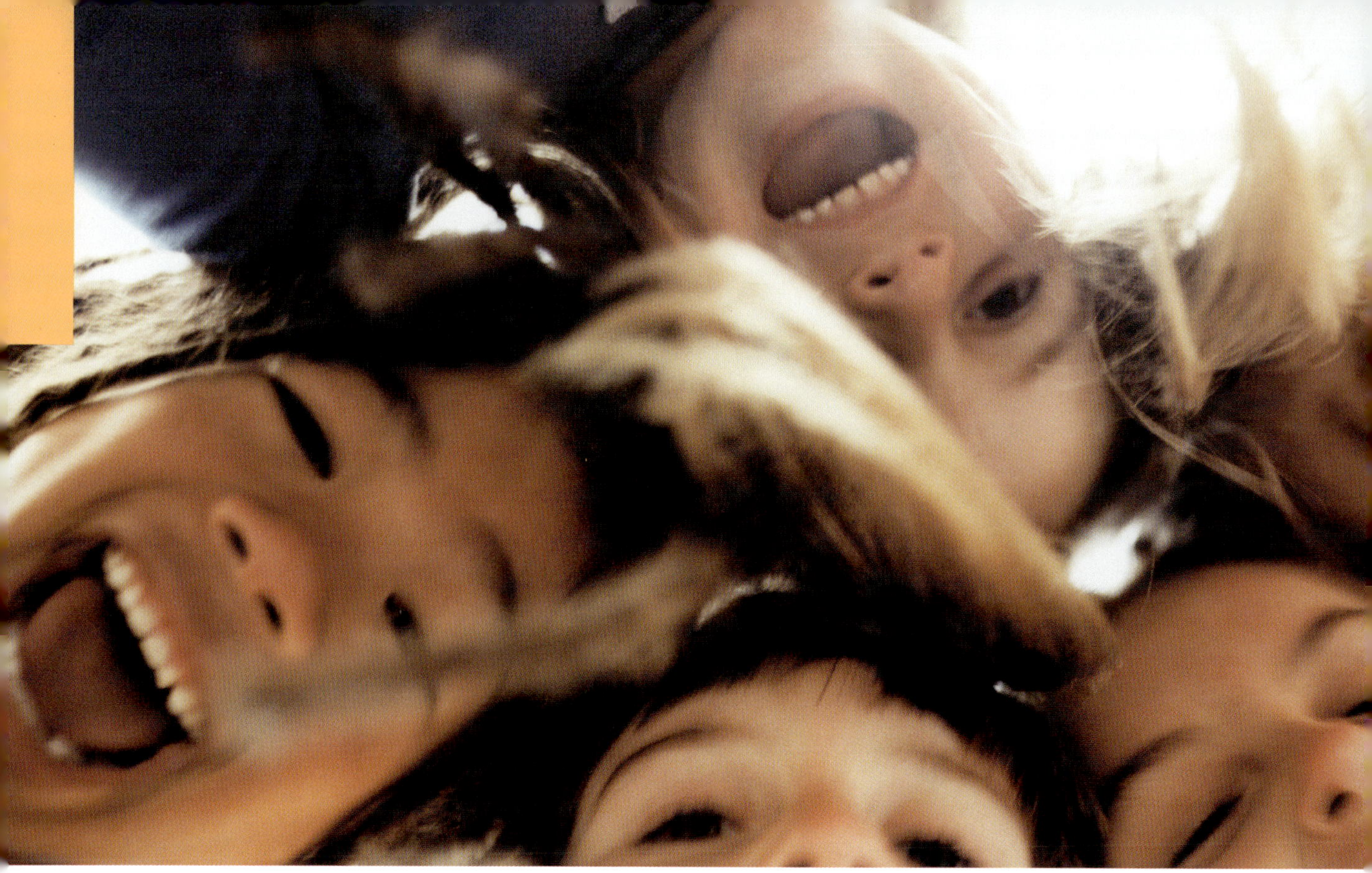

Bewegung für Vorschulkinder

Vorschulkinder haben ebenso wie Kleinkinder viel Energie, können sie jedoch organisierter einsetzen. Anstatt nur im Garten herumzutollen, fahren sie Dreirad oder jagen Schmetterlingen hinterher.

Vorschulkinder müssen spielen

Kinder in diesem Alter sind Macher – im wörtlichen Sinne. Kaum ist von einem Flugzeug die Rede, streckt das Vorschulkind die Arme zur Seite aus und »fliegt« durch den Raum. Wenn Musik erklingt, beginnt es fröhlich zu tanzen.

Vorschulkinder entdecken außerdem, was es heißt, mit statt neben einem Freund zu spielen, wie es für Kleinkinder typisch ist. Wenn Ihr Kind die meiste Zeit mit der Familie verbracht hat oder seine einzige Gruppenerfahrung der Besuch einer Musik- und Bewegungsgruppe war, ist es Zeit, dass Ihr Kind neue Freunde kennen lernt. Wenn Ihr Kind mit anderen Kindern zusammen ist, erwirbt es wichtige soziale Fähigkeiten: es lernt zu teilen und anderen den Vortritt zu lassen. Natürlich wird es Streit geben, aber die Kinder sind jetzt in einem Alter, in dem sie lernen, gemeinsam zu spielen und zu kooperieren. Vielleicht spielen sie ein Brettspiel, bauen zusammen eine Sandburg oder spielen Familie.

Wie viel Bewegung ist ausreichend?

Vorschulkinder brauchen täglich mindestens 30–60 Minuten strukturierte Spielzeit. Zusätzlich sollten Sie mindestens eine Stunde – vielleicht auch mehrere Stunden – mit freiem Spiel verbringen. Strukturiertes Spiel findet vermutlich im Kindergarten oder in der Vorschule statt. Sie können Laufspiele machen oder einfach Fangen oder Fußball spielen. Auch ein Ausflug auf den Spielplatz gefällt ihnen. Achten Sie lediglich darauf, dass die Spielgeräte sicher sind und dass Sie zuverlässig Aufsicht führen. (Mehr zum Thema Sicherheit erfahren Sie auf Seite 121.) Auch im Haus lassen sich viele lustige Dinge wie beispielsweise ein kindergerechtes Hindernisrennen organisieren (siehe unten). Legen Sie einen Spielbereich fest und räumen Sie alles weg, was zu Bruch gehen könnte. Oder gehen Sie ins Freie und bepflanzen Sie gemeinsam einen Teil des Gartens (s. Seite 111).

Freies Spiel bedeutet, dass das Kind ganz seiner eigenen Fantasie folgen kann – natürlich in einem sicheren Umfeld. Das Kind sollte aus einer Vielzahl von Aktivitäten wählen können, beispielsweise mit Spielzeug spielen, malen, basteln oder zeichnen, puzzeln oder sich verkleiden.

Im Rollenspiel schlüpfen Vorschulkinder häufig in geschlechtsspezifische Rollen, denn sie beginnen, sich mit anderen Vertretern ihres Geschlechts zu identifizieren. Ein Mädchen spielt möglicherweise, sie wäre ihre eigene Mutter, die im Garten »arbeitet«, während ein Junge seinen Vater dabei imitiert, wie er den Rasen mäht. Ihr Kind beobachtet selbstverständlich, wie Sie Ihre Zeit verbringen. Erfüllen Sie Ihre Vorbildfunktion, indem Sie sich regelmäßig körperlich bewegen. Ihr Kind wird darin etwas erkennen, was Eltern tun, und versuchen, es Ihnen nachzumachen.

Helfen Sie Ihrem Kind, Neues zu lernen

Vorschulkinder entwickeln mit der Zeit wichtige motorische Fähigkeiten. Sie hüpfen, machen lange Vorwärtssprünge, fangen Bälle, schlagen Purzelbäume, springen Seil oder stehen länger als fünf Sekunden auf einem Bein.

Eltern können Ihrem Kind helfen, diese neuen Fähigkeiten zu erwerben, indem sie mit ihnen zusammen spielen und üben. Versuchen Sie doch einmal Folgendes:

- Spielen Sie Nachmachen. Jeder ist einmal mit Vormachen dran. Springen und hüpfen Sie oder laufen Sie rückwärts.
- Spielen Sie sich den Fußball zu, oder stecken Sie für das Kind ein »Tor« ab, auf das es zielen kann.
- Spielen Sie Ballwerfen mit einmal Aufprallen.
- Üben Sie mit Papierflugzeugen zu werfen.
- Balancieren Sie einen Jonglierball auf dem Kopf.
- Üben Sie balancieren.
- Spielen Sie »Schubkarre«, indem Sie die Beine Ihres Kindes festhalten, während es auf den Händen vorwärts geht.

Tipps

Wie Sie Kinder im Haus in Bewegung halten

Solange sich Kinder ständig im Haus aufhalten, übt der Fernseher eine große Anziehungskraft auf sie aus. Probieren Sie die folgenden Vorschläge aus:

Schatzsuche Verstecken Sie kleine »Schätze« irgendwo im Haus und geben Sie Tipps wie »heiß« und »kalt«.

Hindernisrennen Arrangieren Sie einen Parcours aus Stühlen, Kartons und Spielzeug für die Kinder.

Weiches Spielzeug Spielen Sie mit Schaumstoffbällen Kegeln, Fußball oder Fangen oder mit einem Luftballon Volleyball.

Höhlen und Zelte Bauen Sie ein kleines Zelt oder eine Höhle aus Laken, Pappkartons oder Stühlen.

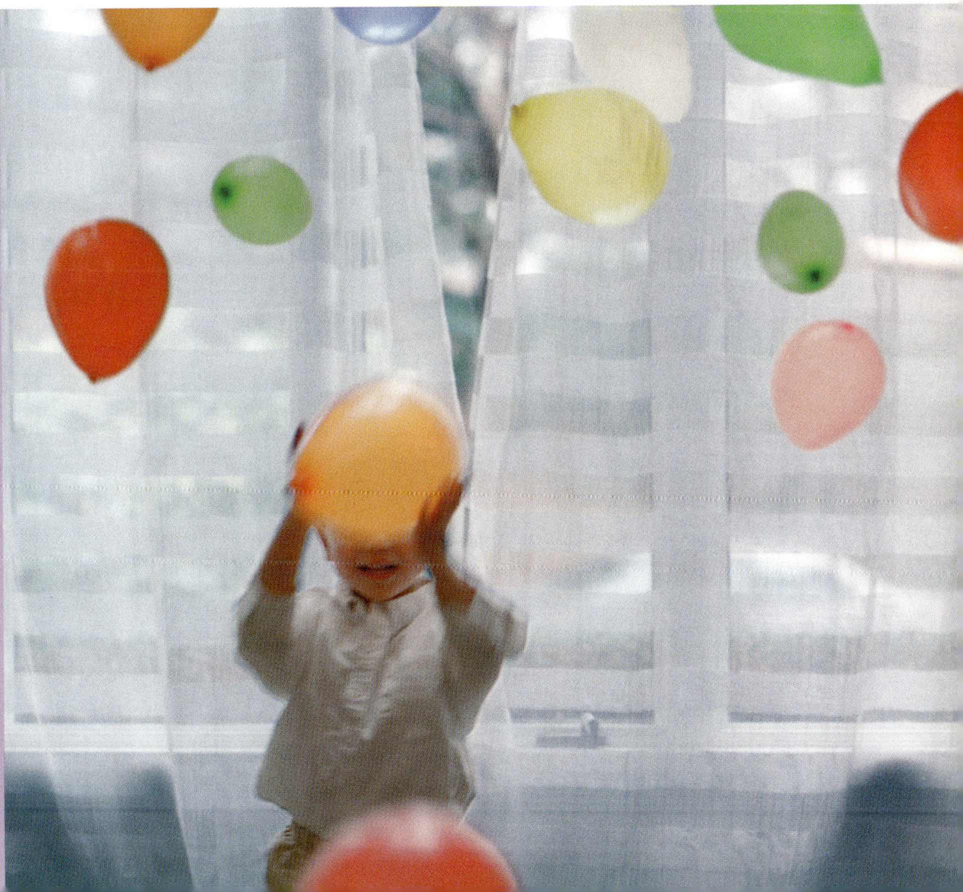

Tipps

Halten Sie die Kinder auf Trab

Sie wissen, dass Ihr Kind Energie im Überfluss hat, und trotzdem hören Sie es beim Familienspaziergang nach kurzer Zeit klagen: »Ich bin müde!« Müde ist das Kind vermutlich noch lange nicht, sondern nur gelangweilt. Ein flotter Spaziergang nach dem Geschmack eines Erwachsenen ist für ein Kind uninteressant. Lockern Sie den Familienspaziergang auf:

- Bestimmen Sie Ziele, beispielsweise einen nahe gelegenen Park oder See oder das Haus von Freunden.
- Gehen Sie rückwärts, springen Sie seil, oder legen Sie einen Teil des Weges hüpfend zurück.
- Rennen Sie mit Ihrem Kind bis zum nächsten Baum oder Laternenmast.
- Zeigen Sie ihm interessante Käfer, Pflanzen, Steine oder Wolken.
- Spielen Sie »Ich sehe was, was du nicht siehst«.
- Singen Sie Lieder oder sagen Sie Kinderreime auf.

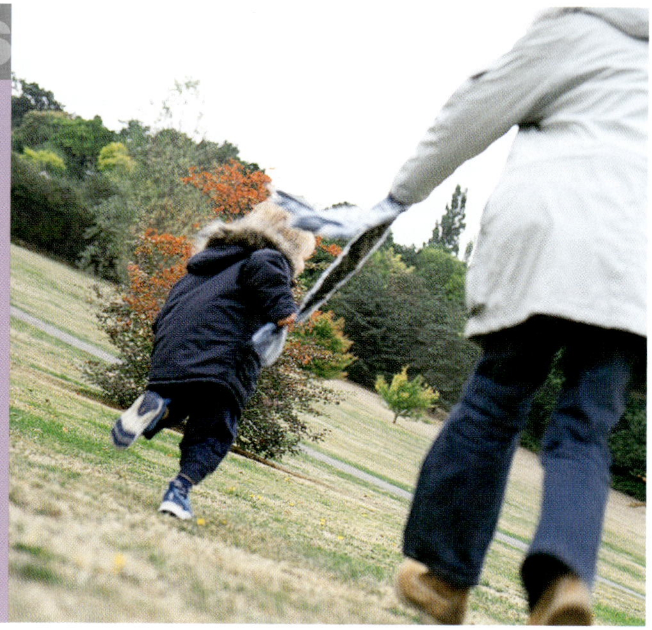

Das sehr aktive Vorschulkind

Einige Eltern befürchten, ihr Kind sei hyperaktiv oder leide an ADHS (Aufmerksamkeits-Defizit-Syndrom mit Hyperaktivität, s. Seite 179). Syndrome dieser Art werden bei Vorschulkindern allerdings nur außerordentlich selten diagnostiziert, weil Aktivität und kurze Aufmerksamkeitsspannen für sie normal sind. Erst wenn die Kinder älter sind und größere Erwartungen an sie gestellt werden, wird deutlich, ob ein Kind eine Konzentrationsschwäche hat oder deutlich aktiver ist als seine Altersgenossen.

Um zu erkennen, ob die Überaktivität Ihres Kindes zu einem Problem werden könnte, sollten Sie sich folgende Fragen stellen:

- Ist die Aktivität meines Kindes für Kinder dieses Alters ungewöhnlich?
- Ist mein Kind in allen Situationen (zu Hause, im Kindergarten und so weiter) hochgradig aktiv, oder nur in bestimmten Situationen?
- Ist mein Kind ständig hochgradig aktiv oder nur zeitweise? Tritt das Problem besonders an Tagen auf, an denen das Kind nicht im Freien spielen konnte?

Wenn Ihr Kind sehr aktiv ist, sollten Sie Situationen vermeiden, in denen es gezwungen ist, lange Zeit still zu sitzen. Sorgen Sie für ein sicheres Umfeld, in dem Ihr Kind aktiv sein kann, auch wenn es nicht ins Freie kommt (einige Ideen dazu finden Sie auf Seite 119). Viele Vorschulkinder werden im Lauf der Jahre ganz von alleine ruhiger und konzentrierter. Wenn Sie immer noch besorgt sind, können Sie sich mit Ihren Fragen an Ihren Hausarzt wenden.

Vorbereitung auf die Schule

Gemeinsame Aktivität kann viel Spaß machen, denn Vorschulkinder lieben es zu lernen. Aus einem Spaziergang wird ein Naturlehrgang, wenn die Kinder das Blatt auf der Wasseroberfläche, den Käfer auf dem Boden oder den Vogel auf dem Zaunpfahl entdecken. Aus demselben Spaziergang kann eine Schnitzeljagd werden, indem Sie Dinge benennen, die Ihr Kind suchen kann: eine rote Tür, eine Katze, eine Flagge oder etwas Quadratisches. Sogar zählen können Sie mit Ihrem Kind auf diese Weise üben, indem Sie fragen: Wie viele Fenster hat das Haus da drüben? Siehst du irgendwo eine Drei?

Ganz nebenbei können Sie Ihr Kind so auf den Schulbeginn vorbereiten. Es lernt, die Welt und ihre Funktionsweise besser zu verstehen. Und es macht sich mit wichtigen Grundkonzepten wie Zahlen, Buchstaben und Farben vertraut. Andere organisierte Aktivitäten wie Schwimmen oder Tanzgruppen helfen ebenfalls, das Kind auf die Schulzeit vorzubereiten. Das Kind lernt, Teil einer Gruppe zu sein und Anweisungen zu befolgen, und es gewöhnt sich an die vorübergehende Trennung von Mutter und Vater.

Alt genug für Mannschaftssport?

Viele Eltern möchten ihre Kinder möglichst früh an organisierten Sportarten teilnehmen lassen. Auch wenn manche Vereine Kinder bereits ab vier aufnehmen, sollten Sie mit Mannschaftssportarten warten, bis Ihr Kind etwas älter ist. Vorschulkinder können noch keine komplexen Regeln verstehen, und ihre Aufmerksamkeitsspanne, ihre Fähigkeiten und ihre Koordination sind noch nicht ausreichend entwickelt.

Anstatt eine spezielle Sportart zu erlernen, sollten Kinder dieses Alters weiter ihre Grundfähigkeiten ausbauen, indem sie beispielsweise auf einem Bein hüpfen, Bälle fangen, Purzelbäume schlagen und vielleicht Fahrrad fahren. Wenn Sie Ihrem Kind einen Ballsport beibringen wollen, können Sie ihm fürs Erste die Grundtechniken zeigen, beispielsweise, wie man einen weichen Ball wirft und fängt.

Sicherheitsfragen

Ganz gleich, wie sich Ihr Kind körperlich betätigt – Sicherheit bleibt ein Problem, weil Koordination, Gleichgewichtssinn und Urteilsvermögen von Vorschulkindern noch in der Entwicklung begriffen sind.

- Ein Kind sollte immer einen Helm tragen, wenn es Dreirad oder Fahrrad fährt.
- Sprechen Sie mit Ihrem Kind über Sicherheit im Straßenverkehr. Auch das vorsichtigste Kind könnte einem Ball auf die Straße nachlaufen.
- Ein Vorschulkind sollte im Wasser ständig von einem Erwachsenen beaufsichtigt werden, auch wenn es bereits schwimmen kann.

Es ist ein schwieriges Alter, weil die Kinder mehr Unabhängigkeit wollen – und auch bekommen sollten – gleichzeitig aber nicht unbeaufsichtigt bleiben können. Kinder dieses Alters brauchen immer noch Eltern, die ihnen Grenzen setzen. Ein Vorschulkind weiß beispielsweise nicht, wann es an einem heißen Sommertag eine Pause einlegen sollte. Vermutlich weiß es auch nicht, wann es lange genug vor dem Fernseher oder dem Computer gesessen hat. Vorschulkinder sollten in ihrer wachen Zeit nicht länger als eine Stunde ohne Bewegung sein, und das ist auch ein Grund, warum zu viel Fernsehen nicht ratsam ist: Ihr Kind könnte sich an eine Lebensweise ohne ausreichend Bewegung gewöhnen. Gewichts- und Fitnessprobleme sind dann vorprogrammiert.

Gehören Vorschulkinder an den Computer?

Die Nutzung des Computers ist wie Fernsehen eine sitzende Tätigkeit, die zeitlich beschränkt bleiben sollte. Achten Sie darauf, dass die Zeit, die Ihr Kind täglich vor dem Fernseher oder dem Computer verbringt, zusammen eine Stunde nicht übersteigt. Wenn Sie Ihrem Kind Zugang zum Computer gewähren, sollten Sie Software und erlaubte Internetadressen sorgfältig auswählen. Stellen Sie den Computer so auf, dass Sie Ihr Kind im Blick haben.

Auch wenn sich viele Websites und Computerspiele an diese Altersgruppe richten, ist es wertvoller für das Kind, wenn es im Freien spielt, mit den Eltern spricht oder ein Bild malt. Ein Kinderarzt formulierte es so: »Ein Computer kann weder Werte, Beziehungen oder Selbstsicherheit vermitteln, noch die Fähigkeit, sich Ziele zu setzen und zu träumen.«

Info

Sicherheit auf dem Spielplatz

Ein Spielplatz bietet Kindern eine wunderbare Gelegenheit, ihrer Neugier freien Lauf zu lassen und sich körperlich zu bewegen. Im Interesse der Sicherheit Ihres Kindes sollten Sie Folgendes beachten:

- Wählen Sie einen Spielplatz, der in gutem Zustand ist und einen weichen Boden hat (Sand, eine dicke Schicht Hackspäne oder Gummimatten).
- Bringen Sie Ihrem Kind elementare Sicherheitsregeln bei, wie zum Beispiel die, dass es sich auf der Schaukel festhält, und dass es eine Rutsche niemals mit dem Kopf zuerst hinunterrutscht.
- Passen Sie stets auf Ihr Kind auf und bleiben Sie in seiner Nähe, wenn es Geräte benutzt, bei denen Verletzungsgefahr besteht. Achten Sie darauf, dass es den Spielbereich nicht verlässt.
- Lenken Sie Ihr Kind zu Geräten, die für sein Alter geeignet sind.
- Achten Sie auf herausstehende Haken und Schrauben, an denen sich Ihr Kind verletzen könnte.

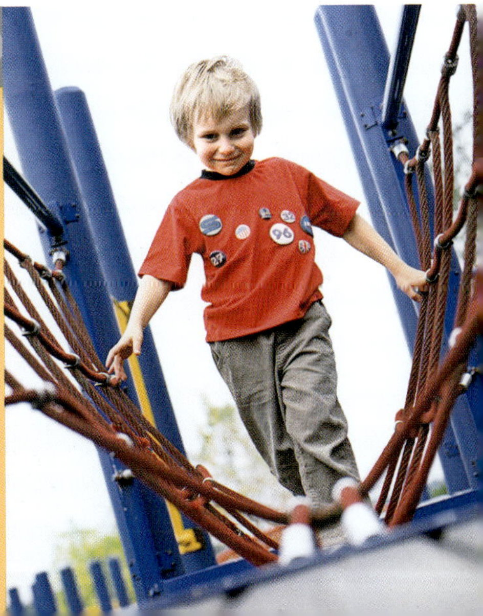

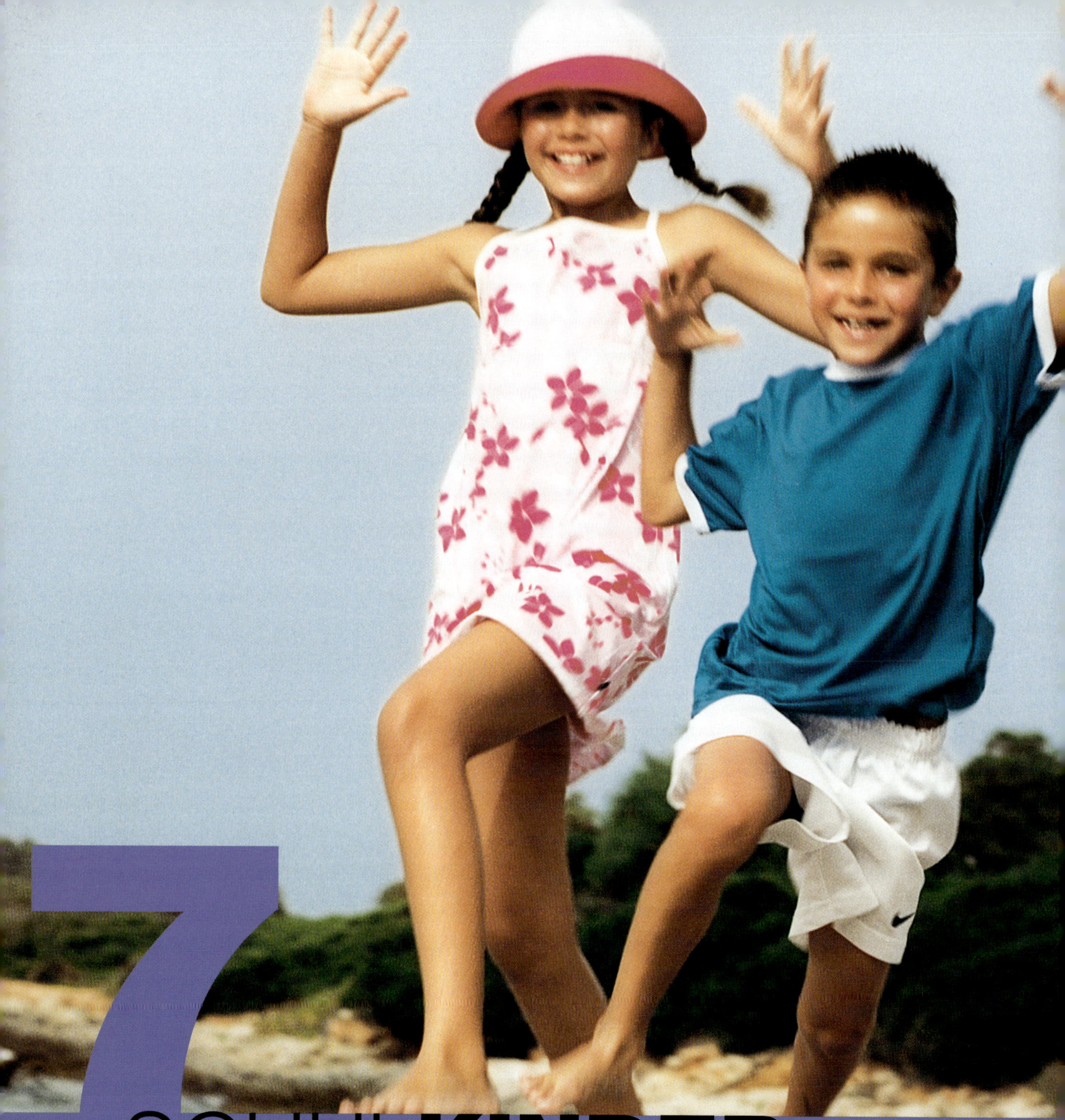

7 SCHUL**KINDER**

Kinder im Schulalter werden **zunehmend selbstständig** und lernen, auf sich selbst aufzupassen. Fördern Sie **gesunde Ess- und Bewegungsgewohnheiten**, indem Sie Grenzen setzen und Ihrem Kind ein Vorbild sind.

6–12 Jahre

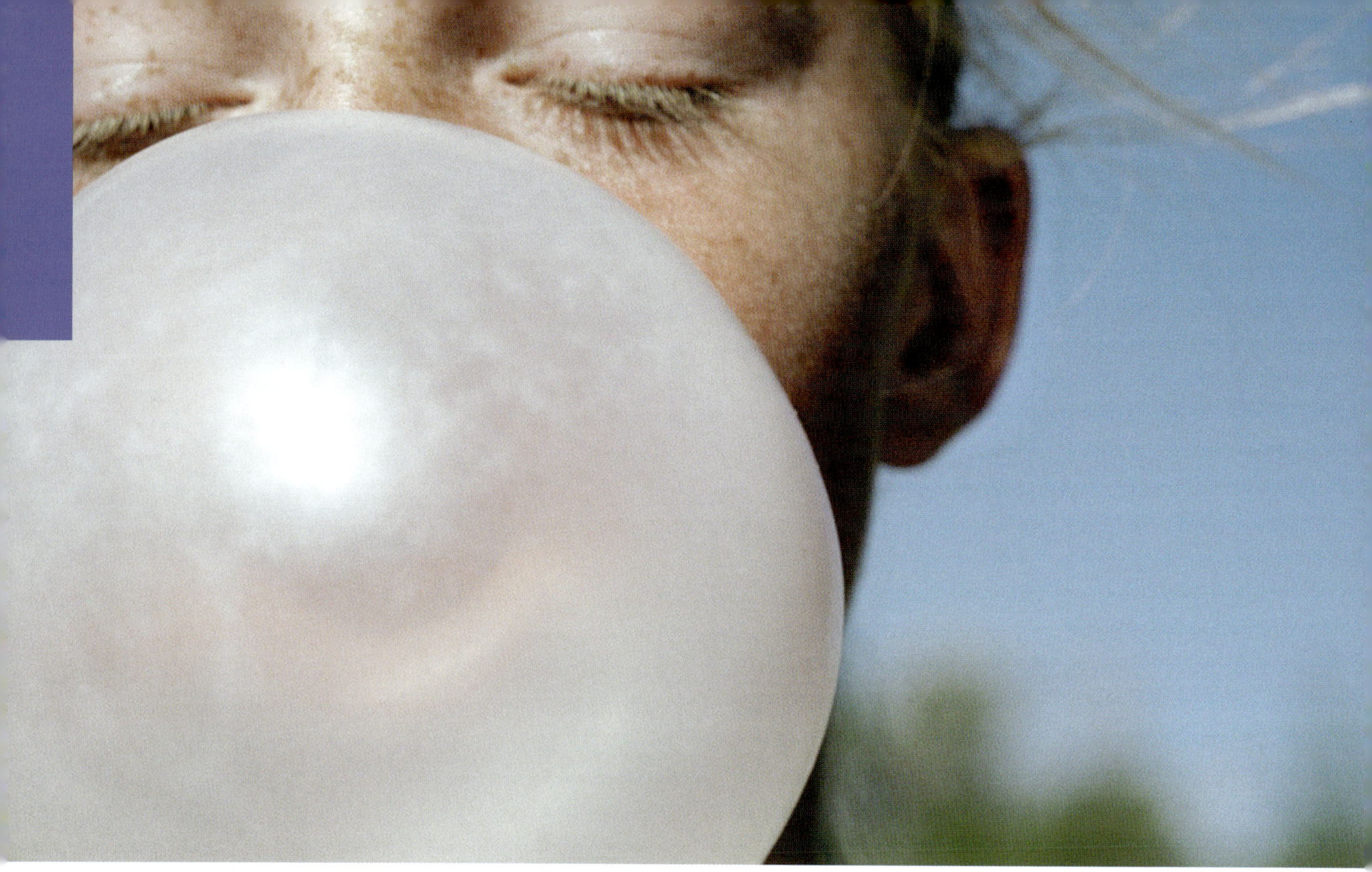

Dramatische Veränderungen

Im Alter von sechs bis zwölf werden aus den Kindern, die sich an ihre Eltern klammern, langsam Teenager, die ihre eigenen Vorstellungen ausleben wollen – oft nach dem Vorbild von Gleichaltrigen.

Zunehmende Unabhängigkeit

Das körperliche Wachstum verläuft bei Kindern im Schulalter stetig, bis zu den großen Veränderungen mit Beginn der Pubertät – bei Mädchen in der Regel zwischen acht und zwölf, bei Jungen zwischen zehn und vierzehn Jahren. Gesunde Ernährung und ausreichend körperliche Bewegung sind in diesen Jahren besonders wichtig. Weil die Kinder zunehmend selbst steuern, was sie essen und wie viel sie sich bewegen, kommen auf die Eltern ganz neue Herausforderungen zu.

Gesunde Ernährung

Auch wenn Kinder in diesem Alter immer mehr Dinge selbst entscheiden, sollten die Eltern in Sachen Ernährung immer noch das Ruder in der Hand behalten, um ihre Kinder in die richtige Richtung lenken zu können. Dazu müssen Sie ihnen eine große Auswahl gesunder Gerichte anbieten, denn was Kinder in diesem Alter essen, hängt immer noch weitgehend davon ab, was zu Hause auf den Tisch kommt oder zu Hause vorrätig ist.

In der Schule, im Kino, auf Geburtstagsfeiern und bei anderen Anlässen lassen sich die Kinder häufig von dem beeinflussen, was ihre Altersgenossen essen. Es ist nicht tragisch, wenn Ihr Kind von Zeit zu Zeit weniger gesundes Essen genießt, solange aus der Ausnahme nicht die Regel wird. Ein ansonsten gesunder Speiseplan kann die Nachteile gelegentlicher Ausschweifungen ausgleichen.

Eine positive Einstellung zur Fitness

Kinder im Schulalter brauchen regelmäßige Bewegung. Mit gelegentlichem Fahrradfahren am Nachmittag ist es nicht getan. Viele Eltern melden ihre Kinder in Sportvereinen an, um ihnen genügend Bewegung zu verschaffen. Damit können sie in den Kindern Begeisterung für eine Sportart wecken – oder aber Frust- und Minderwertigkeitsgefühle auslösen, die den Kindern den Spaß an der Bewegung verderben. Akzeptieren Sie es, wenn Ihr Kind keine Lust oder kein Interesse an Mannschaftssportarten zeigt. Es gibt zahlreiche andere Möglichkeiten, wie es sich bewegen kann.

Individualsportarten wie Schwimmen oder Walking können zu Bewegungsgewohnheiten führen, die ein Leben lang bestehen bleiben. Seilspringen und Fangen ermöglichen mindestens ebenso viel körperliche Aktivität wie ein Fußballspiel. Auch wenn Ihr Kind an organisiertem Sport teilnimmt, sollten Sie darauf achten, dass noch Zeit für Spaß und freies Spiel bleibt. Sie können gelegentlich auch gemeinsam Sport treiben. Das ist eine gute Möglichkeit, um Ihrem Kind die Liebe zur Bewegung – in welcher Form auch immer – beizubringen.

Zuversicht hilft

Bewegung fördert Koordination und Kraft, sodass die Kinder Selbstvertrauen und eine positive Einstellung zum eigenen Körper entwickeln – Gefühle, die das Selbstwertgefühl steigern. Das ist besonders wichtig für Schulkinder, die ihren Körper zum ersten Mal gründlich in Augenschein nehmen und sich fragen, ob sie normal sind. Wenn sie sich als weniger sportlich empfinden, sehen sie sich vielleicht als Außenseiter. Und je näher die Pubertät rückt, desto genauer nehmen Kinder ihren Körper wahr. Manche Jungen leiden darunter, dass sie kleiner oder weniger muskulös sind als ihre Freunde. Ein Mädchen sorgt sich möglicherweise wegen ihres Gewichts oder des Beginns ihrer Regel.

Ein Besuch beim Hausarzt kann Ihnen und Ihrem Kind Sicherheit geben. Ein übergewichtiges Kind möchte vielleicht mit einem Arzt sprechen, besonders wenn es sich wegen seines Gewichts Sorgen macht. Wenn das Problem jetzt behandelt wird, können Sie dem Kind spätere Hänseleien ersparen, besonders wenn die Pubertät einsetzt.

Wenn Sie sich in der Schule Ihres Kindes umsehen, werden Sie Kinder von unterschiedlichstem Körpertyp und unterschiedlicher sportlicher Begabung entdecken. Vergessen Sie jedoch nicht, dass jedes Kind regelmäßig spüren muss, dass es geliebt wird.

Fit für die Zukunft
Schulkinder brauchen eine nährstoffreiche und ausgewogene Ernährung und regelmäßige Bewegung, um für die Pubertät gewappnet zu sein, die ihren Körper und ihr Leben verändern wird.

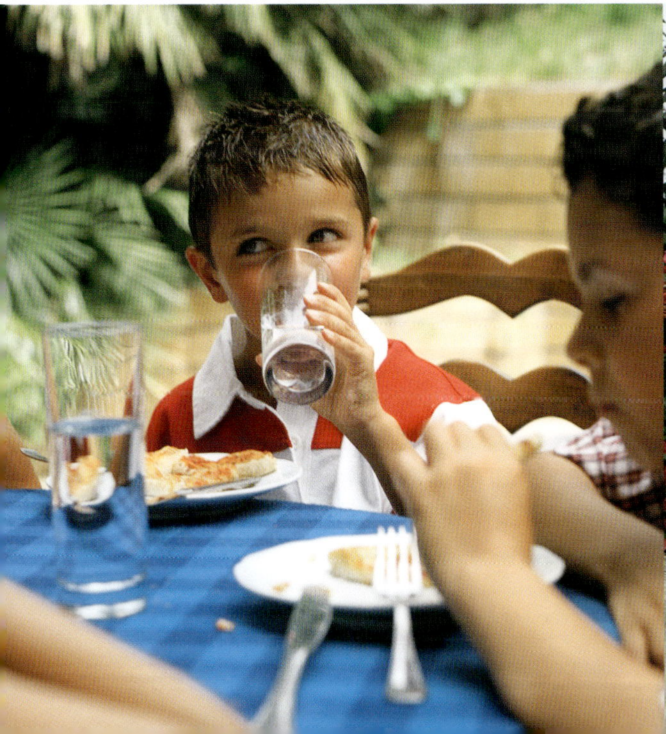

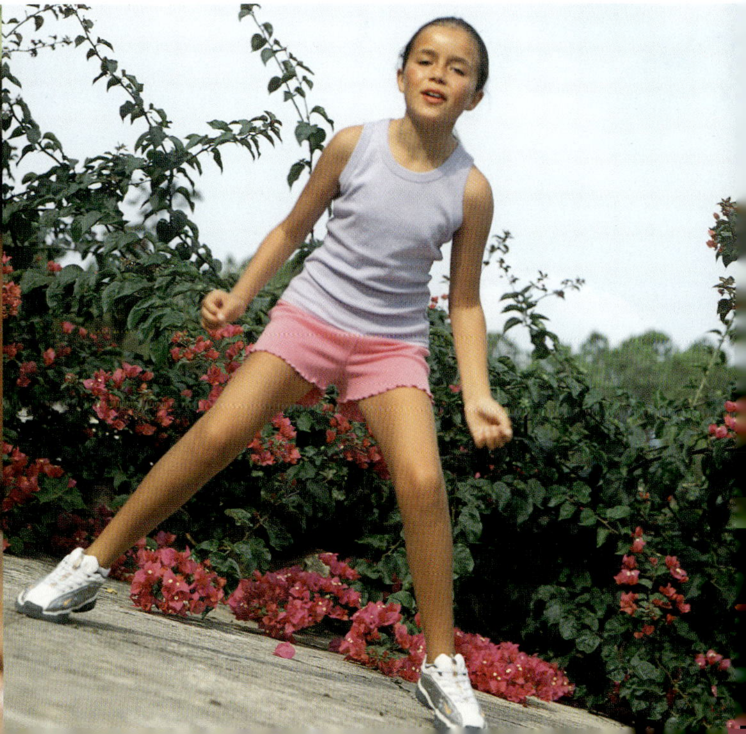

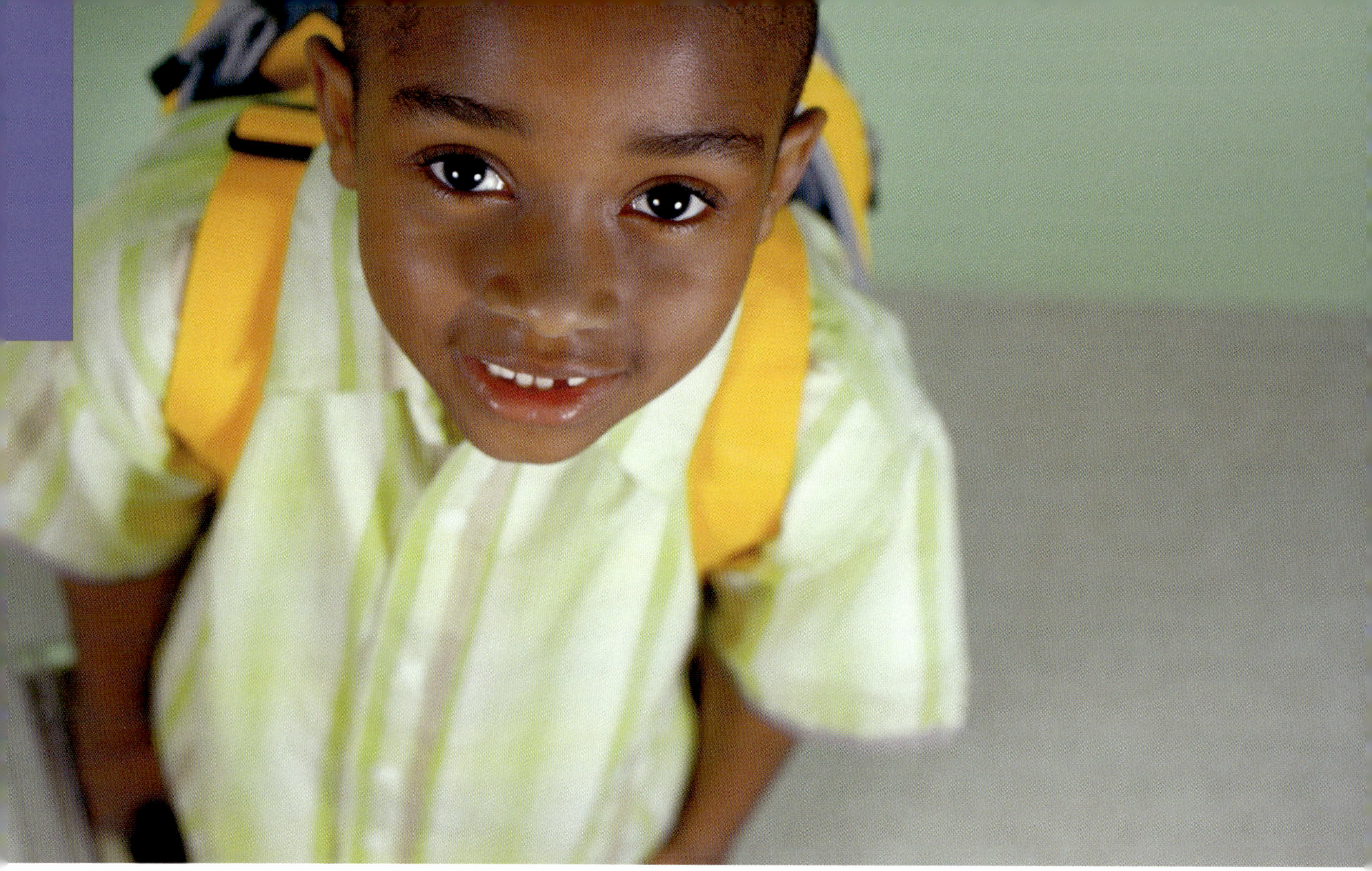

Ernährung für Schulkinder

Die Einschulung ist ein guter Zeitpunkt, um den Kindern mehr Kontrolle über die eigene Ernährung zu geben – wenn auch in bestimmten Grenzen.

Gute Entscheidungen

Mehr Entscheidungsbefugnis für die Kinder kann bedeuten, dass Sie sie stärker in die Essensvorbereitung einbeziehen und ihnen im Lauf der Jahre beibringen, Produktaufschriften zu lesen und als informierte Kunden gesunde Entscheidungen zu treffen (mehr dazu auf Seite 48). Helfen Sie Ihrem Kind, Ernährungsprobleme zu vermeiden.

- Ein Kind, das zu wenig oder nicht gesund isst, kann an Ernährungsmangel leiden. Kalzium kann zu einem Problem werden – besonders für Kinder ab neun Jahren.
- Ein Kind, das zu viel isst, kann Gewichtsprobleme bekommen, wie die vielen Kinder, die bereits heute mit überzähligen Pfunden kämpfen.

Für einen anstrengenden Schultag braucht Ihr Kind genügend Energie und Nährstoffe. Gesunde Ernährung fängt mit dem Frühstück an. Auch wenn bei Ihnen morgens Hektik herrscht, alle früh aufstehen müssen und die Versuchung groß ist, nur schnell unterwegs beim Bäcker etwas Süßes zu holen – mit einem gesunden Frühstück legen Sie die beste Grundlage für den Tag. Auch wenn Ihr Kind morgens noch müde ist, sollte es zumindest ein Schälchen Cornflakes oder Müsli essen. Rührt es das Frühstück nicht an, geben Sie ihm ein Pausenfrühstück mit. Der Hunger kommt bestimmt, und Fastfood und Süßigkeiten sind in der Nähe der Schule ohne Schwierigkeit erhältlich und üben eine große Anziehungskraft aus. Steuern Sie mit abwechslungsreichen Pausenpaketen dagegen.

Täglicher Nährstoffbedarf

Die folgende Tabelle zeigt den Nährstoffbedarf von Kindern im Schulalter. Sie werden feststellen, dass Ihr Kind mit zunehmenden Alter mehr essen und mehr Kalorien zu sich nehmen wird. Ein Kind, dass sehr aktiv oder für sein Alter groß gewachsen ist oder an einem Wettbewerbssport teilnimmt, braucht möglicherweise mehr Kalorien als offiziell empfohlen. Verwenden Sie diese Zahlen als grobe Orientierung und nicht als grammgenaue Vorschrift. (Vorschläge, wie Sie diesen Bedarf in die Praxis umsetzen können, finden Sie in den Beispielspeiseplänen auf den Seiten 130 und 133.)

NAHRUNGSBESTANDTEIL	KINDER VON 6–8	KINDER VON 9–12
Kohlenhydrate	200–250 g	300 g
Eiweiß	20–28 g	28–42 g
Fett	48–60 g	60–75 g
Ballaststoffe	10–12 g	14–17 g
Tagessumme Kalorien	**1600–2000 Kalorien**	**1800–2200 Kalorien**

Info

Müsli ist toll

Kinder im Schulalter erhalten in der Regel sämtliche Vitamine und Mineralien, die sie benötigen, indem sie sich abwechslungsreich ernähren. Eine gute Möglichkeit zum Start in den Tag sind mit Vitaminen und Mineralien angereicherte Cerealien. Sie eignen sich nicht nur als Frühstück, sondern auch als Zwischenmahlzeit, besonders wenn sie wenig zugesetzten Zucker enthalten. Fettarme Milch liefert außerdem Kalzium, Vitamin A und D.

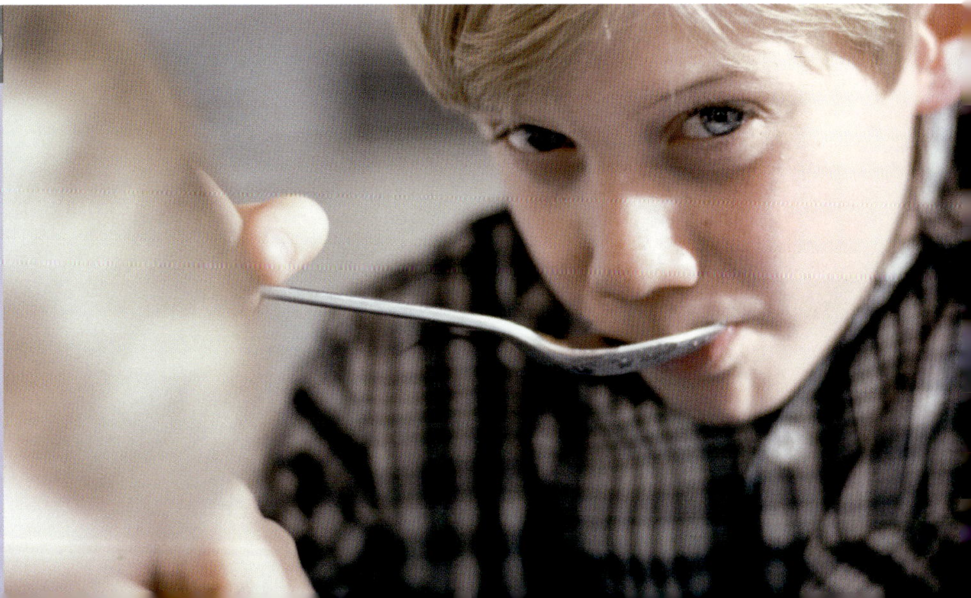

Pausensnacks für Schulkinder

Die Versuchung ist groß, den Kindern Geld für den Bäcker mitzugeben. Doch das landet oft bei einer Imbissbude oder wird für andere Dinge ausgegeben. Häufig ist deshalb ein Pausenpaket die bessere Alternative.

Gut essen in der Schule

Auch wenn Ihr Kind nicht mit Ihnen am Tisch sitzt, sollte es eine Auswahl an gesunden, nährstoffreichen Nahrungsmitteln erhalten. Das ist allerdings gar nicht so leicht, denn auf dem Schulweg und in der Schule locken Süßigkeiten und Snacks, die in der Regel zu süß und zu fett sind.

Wenn Sie Ihrem Kind ein geeignetes Pausenpaket mitgeben, schaffen Sie die besten Voraussetzungen dafür, dass es ausreichend Energie und Nährstoffe für den anstrengenden Schulalltag zu sich nimmt – wenn es die Pausenbrote auch isst. Manchmal ist es eine schwierige Aufgabe, dass Kind für sein Lunchpaket zu begeistern. Aber mit ein wenig Übung werden Sie es bald heraushaben.

Bei Pausenbroten ist Abwechslung die oberste Devise. Bieten Sie Ihrem Kind nicht jeden Tag das Gleiche an, und berücksichtigen Sie seine persönlichen Vorlieben. Sie können kleine Überraschungen dazulegen, z.B. Nüsse oder Rosinen, damit sich Ihr Kind auf sein Pausenpaket freut. Obst und Gemüse wirken einladender, wenn es in mundgerechte Stücke geschnitten ist. Geben Sie dem Kind auch etwas zu trinken mit. Es muss ausreichend trinken, und das Pausenbrot »rutscht« dann besser.

Gemeinsam entscheiden

Es lohnt sich, Kinder zu ermuntern, ein Pausenpaket von zu Hause mitzunehmen. Ältere Kinder können es selbst zusammenstellen, wenn sie wollen. Wenn Sie das Pausenpaket für Ihr Kind packen, sollten Sie zwei Regeln beachten:

- Ihr Kind muss gemeinsam mit Ihnen den Inhalt auswählen.
- Es muss sich einverstanden erklären, die Pausenbrote zu essen.

Es bringt natürlich rein gar nichts, wenn Sie die schönsten und gesündesten Sachen einpacken, Ihr Kind aber von vornherein beschlossen hat, sie nicht anzurühren. Jüngere Kinder können Sie von der Idee des Lunchpakets begeistern, indem Sie ihnen bunte Brotboxen kaufen. Auch wenn kleinere

Tipps

Appetitlich und hygienisch

Bei der Vorbereitung des Pausenpakets für Ihr Kind sollten Sie einige Regeln beachten:

- Verpacken Sie Joghurt, Fleisch oder andere Lebensmittel, die gekühlt werden müssen, in Kühltüten.
- In einer Brotbox bleibt das Pausenbrot appetitlicher als in Frühstücksbeuteln oder Butterbrotpapier.
- Waschen Sie die Brotboxen jeden Tag aus.
- Wer die Pausenpakete zusammenstellt, sollte sich zuvor die Hände waschen.
- Legen Sie eine Serviette oder etwas Küchenpapier zum Händeabwischen dazu.
- Erinnern Sie die Kinder daran, sich vor und nach dem Essen die Hände zu waschen.

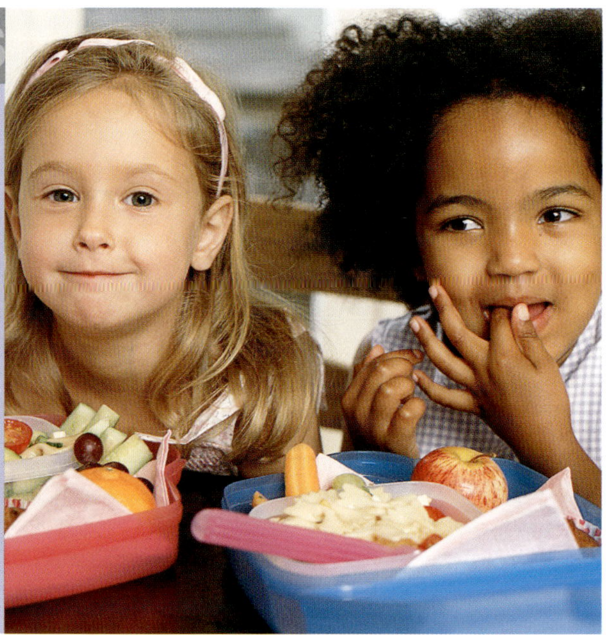

Pausenbrot oder Fastfood

Auch wenn an einigen Schulen inzwischen Schulessen angeboten wird: Ein von zu Hause mitgebrachtes Pausenpaket ist häufig die beste Wahl. Hier der Vergleich eines Pausenpakets, einer Schulmahlzeit und eines typischen Fastfoodgerichts in Bezug auf Kalorien- und Fettgehalt sowie die wichtigsten Nährstoffgruppen.

Pausenpaket

- Putenbrust auf Vollkornbrot mit Salat und Tomatenscheiben
- 1 Banane
- 1 fettarmer Müsliriegel
- 200ml fettarme Milch

NAHRUNGSGRUPPE	PORTIONEN
Kohlenhydrate	2
Milchprodukte	1
Eiweiß	1
Obst	1
Gemüse	1/2

Diese Mahlzeit hat 500 Kalorien, davon 23 Prozent Fett.

Schulmahlzeit

- Gemüsepfanne mit Rindfleisch
- Brötchen
- Apfel
- 1 Stück Nusskuchen
- 200ml fettarme Milch

NAHRUNGSGRUPPE	PORTIONEN
Kohlenhydrate	1
Milchprodukte	1
Eiweiß	1
Obst	1
Gemüse	1

Diese Mahlzeit hat 575 Kalorien, davon 35 Prozent Fett.

Fastfoodgericht

- Cheeseburger
- Pommes frites
- Schokoladenmilchshake

NAHRUNGSGRUPPE	PORTIONEN
Kohlenhydrate	3
Milchprodukte	1
Eiweiß	1
Obst	0
Gemüse	0

Diese Mahlzeit hat 958 Kalorien, davon 33 Prozent Fett.

Kinder sich nicht für den Nährwert der eingepackten Dinge interessieren, haben sie vielleicht Spaß daran, selbst auszuwählen und einzupacken, was sie in den Unterrichtspausen essen wollen.

Erstellen Sie eine Liste gesunder Gerichte, wie beispielsweise Käse, Obst, Rosinen und Nüsse, aus der Ihr Kind auswählen kann. Auch die Überreste vom letzten Abendessen eignen sich. Wenn den Kindern der Inhalt der Vesperdosen schmeckt, essen sie mehr, sodass sie genug Energie haben, um zu lernen und zu spielen.

Wenn Ihr Kind nach der Schule noch Sport macht, ist die Brotbox der geeignete Ort, um eine zusätzliche Zwischenmahlzeit oder ein Getränk zu verstauen.

Gesunde Brotzeit

Viele Kinder nehmen Schokoriegel mit in die Schule, mit entsprechend viel Zucker und Kalorien. Meist haben sie dann aber auch Hunger auf etwas Herzhaftes, und machen vielleicht einen Abstecher zum Imbiss oder Supermarkt, um sich Pommes frites oder Chips zu kaufen. Es ist gar nicht so aufwendig, zu Hause ein Pausenpaket mit abwechsungsreichen Zutaten zusammenzustellen. Hier sind einige Vorschläge:

- Milch und Milchprodukte wie Joghurt oder Früchtequark
- Vollkornbrot oder -brötchen, dünn mit Butter oder Frischkäse bestrichen; als Belag: fettarmer Käse, Schinken oder Wurst, rohes Gemüse, z.B. Salat, Gurke oder Tomate
- frisches Obst
- rohes Gemüse
- Wraps (Pute oder Schinken mit fettarmem Käse aufgerollt in einer Weizentortilla)
- Cracker-Sandwichs (Vollkorncracker mit Streichkäse)
- rohes Gemüse mit fettarmer Dipsoße oder Dressing
- etwas Süßes, wie beispielsweise Nüsse oder Trockenfrüchte, Vollkornkekse.

Als Getränke bieten sich an:

- Mineralwasser
- Fruchtsaftschorle
- ungesüßer Früchte- oder Kräutertee.

Ihr Kind muss nicht ganz auf Dinge wie Schokoriegel verzichten – sie sollten aber die Ausnahme bleiben.

Gesunde Ernährung für Sechs- bis Achtjährige

In den Jahren vor der Pubertät sollten Sie die Gelegenheit wahrnehmen, die Essgewohnheiten Ihres Kindes positiv zu beeinflussen. Beteiligen Sie Ihr Kind am Einkauf und an der Vorbereitung der Mahlzeiten, und bringen Sie ihm etwas über gesunde Ernährung bei.

Ein gutes Vorbild

Kinder in diesem Alter brauchen dieselbe Vielfalt in ihrer Ernährung wie jüngere Kinder, aber inzwischen können sie besser verstehen, warum nährstoffreiches Essen für ihre Gesundheit und ihr allgemeines Wohlbefinden so wichtig ist. Es ist nicht allzu schwer, die Kinder anzuleiten, denn Kinder dieses Alters wollen es ihren Eltern immer noch recht machen und folgen häufig ihrem Rat. Schulkinder beginnen, die Grundlagen und Prinzipien der Ernährung zu verstehen, und können dieses Wissen anwenden. Fördern Sie gute Entscheidungen, indem Sie z.B. zu Hause einen Wochenplan aufhängen, in dem Ihr Kind jeden Tag eintragen kann, ob es die empfohlenen fünf Portionen Obst und Gemüse gegessen hat. Helfen Sie Ihrem Kind dabei, sich gesund zu ernähren, indem Sie ihm eine Vielfalt von Gerichten servieren, die seinem Nährstoffbedarf entsprechen. Reden Sie mit Ihrem Kind – in Begriffen, die es verstehen kann – über die Bedeutung einer gesunden Ernährung.

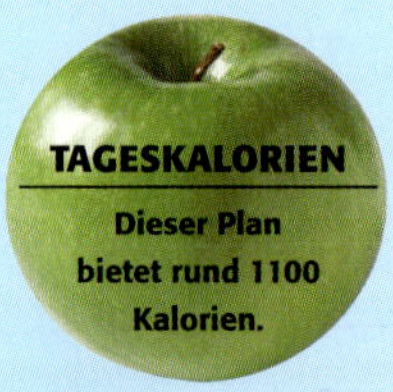

Speiseplan **für Kinder von sechs bis acht**

Geschmack und Vorlieben von Kindern sind sehr unterschiedlich. Nehmen Sie den folgenden Plan also nicht zu wörtlich. Verstehen Sie ihn vielmehr als groben Anhaltspunkt, welche Arten von Nahrungsmitteln ein Kind im Schulalter in welchen Mengen essen sollte.

Frühstück

- 150 ml Apfelsaft
- 3 Essl. leicht gesüßte Vollkornflakes
- 200 ml fettarme Milch
- 1 Scheibe Vollkorntoast mit Marmelade oder magerem Schinken

GRUPPE	PORTIONEN
Kohlenhydrate	2
Milchprodukte	1
Eiweiß	0
Obst	1
Gemüse	0

Zwischenmahlzeit

- 1 Banane oder ein anderes Lieblingsobst

GRUPPE	PORTIONEN
Kohlenhydrate	0
Milchprodukte	0
Eiweiß	0
Obst	1
Gemüse	0

Mittagessen

- Thunfischsandwich (zwei Scheiben Vollkornbrot, Thunfisch, Gurke)
- rohe Möhrenstangen
- 150g fettarmer Joghurt
- 1 Essl. Rosinen

GRUPPE	PORTIONEN
Kohlenhydrate	2
Milchprodukte	1
Eiweiß	1
Obst	1
Gemüse	1

Zwischenmahlzeit

- 200ml fettarme Milch
- 1 Scheibe Vollkornbrot mit Erdnussbutter

GRUPPE	PORTIONEN
Kohlenhydrate	1
Milchprodukte	1
Eiweiß	0
Obst	0
Gemüse	0

Abendessen

- 2–3 Fischstäbchen
- 2 Essl. Kartoffelbrei
- 3 Essl. Erbsen
- ein paar Cocktailtomaten
- kleine Portion Apfelstrudel mit Vanillesauce

GRUPPE	PORTIONEN
Kohlenhydrate	1
Milchprodukte	0
Eiweiß	1
Obst	1
Gemüse	2

Tipps

Pizza selbst gemacht

Pizza ist beliebt bei Kindern und Erwachsenen und leicht zuzubereiten. Selbst gebackene Pizza schmeckt Kindern besonders gut. Hier einige Ideen für Boden und Belag:

- **Böden:** (verwenden Sie nach Möglichkeit Vollkornprodukte): Backmischung, fertiger dünner Pizzaboden, Brötchenhälften oder Pittabrot.
- **Soßen:** Pizzasoße (hausgemacht mit Tomaten und Gewürzen oder aus Dose oder Flasche), Olivenöl, Pestosoße.
- **Belag:** (braten oder kochen Sie verschiedene Gemüsesorten, Fleisch oder Meeresfrüchte je nach gewünschter Konsistenz vor): Artischockenherzen, grüne, rote und gelbe Paprika, Brokkoli, Möhren, Blumenkohl, Oliven, Auberginen, Zwiebeln, Pilze, Kartoffeln, Frühlingszwiebeln, Spinat, Mangold, frische und sonnengetrocknete Tomaten, Kürbis, Mais, Ananas, Huhn oder Pute, magerer Schinken, Putenwurst, Shrimps, Dosenthunfisch oder Rinderhack.
- **Käse:** Mozzarella, Parmesan, Pecorino oder Gruyère.
- **Gewürze:** Pfeffer, Knoblauch, Oregano, Thymian, Basilikum, Rosmarin, Chiliflocken.

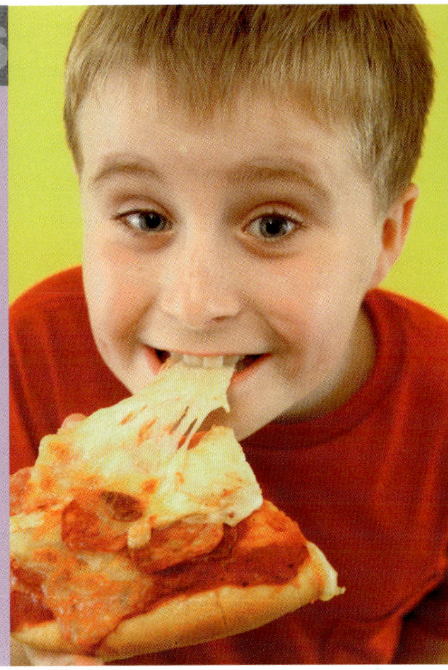

Kinder kochen selbst

Eine andere Möglichkeit, Kinder für gesundes Essen zu interessieren, besteht darin, sie in die Vorbereitung der Mahlzeiten für sich und die Familie einzubeziehen.

Lassen Sie Ihr Kind bei der Rezeptauswahl, dem Einkauf und der Zubereitung des Abendessens mitmachen. Vielleicht kann Ihr Kind sogar einzelne Aufgaben komplett übernehmen, insbesondere wenn Sie mit etwas Einfachem wie Pizza (s. oben) beginnen. Kochen macht Spaß, und eine Pizzaparty ist ein guter Einstieg. Erhöhen Sie den Spaßfaktor, indem Sie Freunde Ihres Kindes dazu einladen.

Bereiten Sie die Zutaten – Böden, Soßen, Käse, Beläge und Gewürze – im Voraus zu und lassen Sie die Kinder jeweils ihre eigene Pizza zusammenstellen. Wenn sie aus einer Vielzahl von Zutaten auswählen können, ist die Versuchung größer, Neues und Unbekanntes auszuprobieren. Sprechen Sie während der Vorbereitung über die verschiedenen Zutaten und ihre Bedeutung für eine gesunde Ernährung: Vollkornmehl bietet komplexe Kohlenhydrate, Brokkoli liefert Vitamine und Ballaststoffe, und Käse ist reich an Kalzium. Erklären Sie den Backprozess – wie heiß und wie lange – und lassen Sie die Kinder entscheiden, ob die Pizza weich oder knusprig werden soll. Wenn die Pizza fertig ist, setzen Sie sich zusammen, loben Sie die Kinder für ihre Werke und genießen Sie die Früchte der Arbeit gemeinsam.

Der Bissen zwischendurch

Meistens ist eine gesunde Zwischenmahlzeit besser, als wenn die Kinder zu lange hungern müssen, bis beispielsweise das Abendessen fertig ist. Nach der Schule stehen häufig Hausaufgaben, Sport oder Verabredungen auf dem Programm. Die Kinder brauchen eine gesunde Zwischenmahlzeit, um konzentriert und aufmerksam zu bleiben.

Für eine kleine Zwischenmahlzeit vor dem Abendessen spricht außerdem, dass der Hunger dann nicht so groß wird, dass das Kind sich womöglich überisst, wenn es endlich etwas zu Essen bekommt. Stattdessen können Sie das Abendessen auch mit einer Suppe oder einem Salat beginnen, bevor Sie die Hauptmahlzeit auf den Tisch stellen.

Es ist gut, wenn Ihr Kind Sie um Erlaubnis fragt, bevor es sich eine Zwischenmahlzeit genehmigt; überlassen Sie jedoch die Zubereitung nach Möglichkeit dem Kind. Bieten Sie ihm gesunde Zwischenmahlzeiten wie Obst, Käse und Cracker oder Gemüse wie Möhren und Sellerie mit Joghurtdip oder Frischkäse an. (Eine Liste von gesunden Zwischenmahlzeiten finden Sie auf Seite 134.) Mit etwas Anleitung lernen die Kinder, Obst und Gemüse zu waschen, den Frischkäse auf die Selleriestange oder die Möhre zu streichen und einen Joghurtbecher ohne große Mühe (und mit nur wenigen Spritzern) zu öffnen.

Gesunde Ernährung für Neun- bis Zwölfjährige

Jungen und Mädchen dieses Alters sind keine Kinder mehr, aber auch noch keine Teenager. Bei den meisten Kindern zeigen sich in dieser Zeit die Vorboten der Pubertät – verbunden mit einem größeren Appetit und einem erhöhten Nährstoffbedarf.

Wachstum

Der für den Übergang zur Pubertät charakteristische Wachstumsschub beginnt bei Mädchen im Durchschnitt mit 10½ und bei Jungen mit 12½ Jahren. Mit der Beschleunigung des Wachstums nimmt auch der Kalorienbedarf zu. Das gilt insbesondere für Jungen. Kinder benötigen in dieser Zeit täglich rund 200–300 Kalorien zusätzlich – oder mehr, wenn sie sehr aktiv sind. Sportlich aktive Kinder brauchen während dieser Jahre unter Umständen bis zu 2500 Kalorien täglich.

Ausreichend Kalzium

Jungen und Mädchen zwischen sieben und zehn brauchen täglich 900 mg Kalzium. Mit dem Beginn der Pubertät erhöht sich der Bedarf an dem Mineral, das für die Knochenentwicklung benötigt wird, auf 1100 mg, ab 13 Jahren auf 1200 mg täglich. Eine ideale Kalziumquelle ist Milch, aber manche Kinder in diesem Alter mögen oder vertragen keine Milch (mehr dazu auf Seite 175).

Kalziumreiche Alternativen zu Milch sind:

- 100 g Dosensardinen in Tomatensoße (460 mg Kalzium)
- 50 g Emmentaler (360 mg Kalzium)
- 150 g fettarmer Joghurt (240 mg Kalzium)
- 200 ml mit Kalzium angereicherter Saft (144 mg Kalzium)
- 50 g Mandeln (120 mg Kalzium)

Informierte Verbraucher

Falls sich Ihre Kinder dafür interessieren, können Sie ihnen erklären, wie man Lebensmitteletiketten liest (s. Seite 48). Bringen Sie den Kindern bei, dass eine gute Ernährung Wohlbefinden und Wachstum fördert. Diese Botschaft ist besonders wichtig, wenn die Kinder von der Grundschule auf die weiterführende Schule wechseln und beginnen, bezüglich ihrer Ernährung selbstständig Entscheidungen zu treffen. Der Einfluss der Altersgenossen nimmt zu, und niemand stellt sich in diesem Alter gern außerhalb der Gruppe. Folglich fällt es vielen Kindern schwer, gesunde Entscheidungen zu treffen.

Was Eltern sagen ... über das häusliche Essen

»Ich versuche, abwechslungsreich zu kochen, und wir essen selten Fastfood (mir schmeckt es nicht, und die Kinder haben es kaum kennen gelernt). Cola und Junkfood kommen gar nicht erst ins Haus, aber gelegentlich bekommen die Kinder es, wenn wir auswärts essen oder sie bei Freunden eingeladen sind. Nichts ist »verboten«. Ich versuche ihnen lediglich beizubringen, einige Dinge in Maßen zu genießen. Wir legen außerdem viel Wert auf ein gemeinsames Abendessen. In der Regel gelingt uns das, wenn auch häufig nicht vor 20 Uhr.

Meine beiden Töchter wissen, wie wichtig körperliche Fitness ist, ohne die schlanke Linie zu übertreiben. Sie wissen, dass die Models, die überall zu sehen sind, Kunstprodukte sind, und dass die sehr schlanken Figuren im Fernsehen nicht unbedingt gesund sind.«

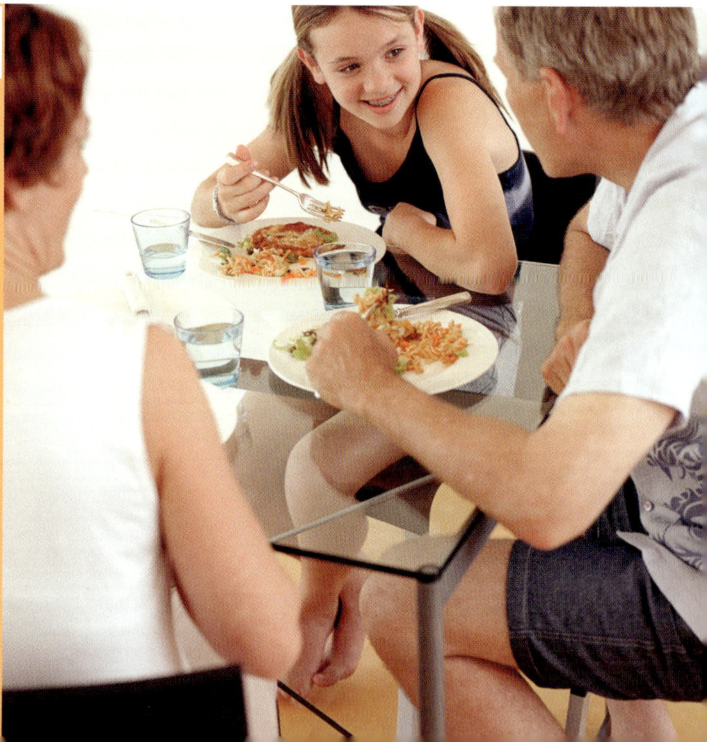

Speiseplan **für Kinder von neun bis zwölf**

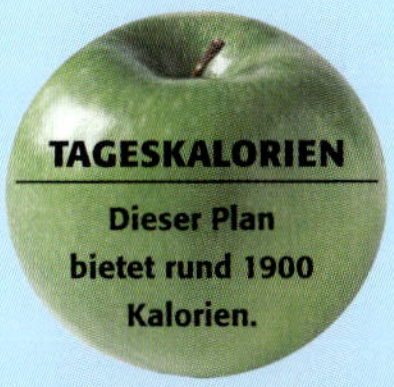

Sie werden in dieser Zeit möglicherweise dramatische Unterschiede bei den Essensmengen feststellen, die Ihr Kind zu sich nimmt – auch im Vergleich zu anderen Kindern dieses Alters. Besonders mit Einsetzen der Pubertät nimmt der Appetit sprunghaft zu. Verwenden Sie den folgenden Speiseplan als Anhaltspunkt und passen Sie ihn gegebenenfalls an den erhöhten Kalorienbedarf Ihres Kindes an.

Frühstück

- 150ml mit Kalzium angereicherter Orangensaft
- 6 Essl. leicht gezuckertes Vollkornflakes
- 200ml teilentrahmte Milch

GRUPPE	PORTIONEN
Kohlenhydrate	2
Milchprodukte	1
Eiweiß	0
Obst	1
Gemüse	0

Zwischenmahlzeit

- 1 Apfel oder ein anderes Lieblingsobst

GRUPPE	PORTIONEN
Kohlenhydrate	0
Milchprodukte	0
Eiweiß	0
Obst	1
Gemüse	0

Mittagessen

- Schinken- und Käsesandwich (2 Scheiben Vollkornbrot, Streichkäse, 1 dünne Scheibe Schinken, Tomatenscheiben)
- rote Paprikastreifen
- 250 ml Joghurtgetränk
- 1 fettarmer Müsliriegel
- 1 Mandarine

GRUPPE	PORTIONEN
Kohlenhydrate	3
Milchprodukte	1
Eiweiß	1
Obst	1
Gemüse	1

Zwischenmahlzeit

- 1 kleines Vollkornpittabrot mit Kichererbsenpaste
- 200ml fettarme Milch

GRUPPE	PORTIONEN
Kohlenhydrate	1
Milchprodukte	1
Eiweiß	0
Obst	0
Gemüse	0

Abendessen

- 50–75g Brathähnchen
- 6 Essl. gemischtes gekochtes Gemüse
- 75g zerstampfte Kartoffeln
- kleine Portion Milchreis

GRUPPE	PORTIONEN
Kohlenhydrate	2
Milchprodukte	0
Eiweiß	1
Obst	0
Gemüse	2

Nicht nur die Altersgenossen beeinflussen das Essverhalten Ihres Kindes. Auch die Werbung hat die Kaufkraft der Kinder entdeckt. Etliche Reklamespots suggerieren den Kindern, wie cool und stark sie werden, sobald sie die beworbenen Produkte essen oder trinken. Leider haben diese zuckerhaltigen Getränke und fett- und kalorienreichen Lebensmittel wenig gesunden Nährwert.

Helfen Sie Ihrem Kind, ein informierter Verbraucher zu werden, indem Sie die Behauptungen der Reklamespots in Frage stellen. Ermuntern Sie es, die Inhaltsangaben der beworbenen Produkte mit denen anderer, gesünderer Produkte zu vergleichen. Vielleicht will Ihr Kind dann immer noch dieselben Produkte, aber es lernt, Werbung kritischer zu betrachten.

Wenn die Zeit fehlt

Die Terminkalender vieler Schulkinder sind dicht gefüllt. Fußballspiele und Musikstunden können Ihre Pläne für ein gesundes Abendessen durchkreuzen. Verzichten Sie trotzdem nicht auf gemeinsame Familienmahlzeiten. Achten Sie vor allem weiter auf eine gesunde, abwechslungsreiche und nährstoffreiche Ernährung.

Gemeinsam verbrachte Zeit

Die gemeinsame Essenszubereitung erfüllt einen doppelten Zweck: Sie verbringen wertvolle Zeit mit Ihrem Kind, und alle ernähren sich ausgewogen. Veranstalten Sie zu Hause ein Abendessen mit Gerichten aus einem anderen Land und schlagen Sie Ihrem Kind vor, einen Freund dazu einzuladen. Suchen Sie gemeinsam nach Rezepten und besorgen Sie gemeinsam die Zutaten. Wenn das Essen Ihrem Kind schmeckt, können Sie einmal gemeinsam ein Restaurant mit der Küche dieses Landes zu besuchen. Wählen Sie gemeinsam mit Ihrem Kind weitere internationale Geschmacksrichtungen aus.

So vermeiden Sie zu viele Zwischenmahlzeiten

Je älter Ihr Schulkind wird, desto unabhängiger wird es auch. Auf sich allein gestellt wird es jedoch nicht immer die gesündeste Wahl treffen, vor allem hinsichtlich der Zwischenmahlzeiten nach der Rückkehr von der Schule.

Der kleine Hunger

Nach einem langen Tag brauchen Kinder Energie, um bis zum Abendessen durchzuhalten. Eine Zwischenmahlzeit nach der Schule kann Teil einer gesunden Ernährung sein. Wichtig ist nur, die richtige Nahrung in der richtigen Menge bereitzustellen. Ein perfekter Snack dämpft den Hunger nach der Schule, ohne den Appetit aufs Abendessen zu nehmen.

Wenn Kinder – insbesondere solche, die nach der Schule in ein leeres Haus zurückkehren – ihre eigene Wahl treffen, entscheiden sie sich vielleicht für Chips und Cola in den Stunden vor der Hauptmahlzeit. Lösen Sie das Problem, indem Sie die Auswahl der Snacks begrenzen. Halten Sie frisches Obst und verzehrbereites rohes Gemüse stets sichtbar vorrätig. Kaufen Sie keine fetten, süßen oder salzigen Snacks – oder bewahren Sie sie unzugänglich auf. Sie können auch am Vorabend eine Zwischenmahlzeit für Ihr Kind vorbereiten.

Wenn Ihr Kind nach der Schule »ausgehungert« erscheint, sollten Sie prüfen, was es in den Pausen isst. Vielleicht wirft es das vorbereitete Pausenbrot ungegessen weg, oder das Pausenpaket reicht nicht aus.

Wenn Kinder nach der Schule in ein leeres Haus zurückkehren, naschen sie leicht zu viel. Vielleicht essen sie aus Langeweile oder schätzen die Mengen falsch ein. Auch mit elf oder zwölf kann man manche Kinder noch nicht allein lassen. Suchen Sie nach Alternativen; vielleicht kann das Kind den Nachmittag in einem Kinderhort oder bei Nachbarn verbringen. Je weniger Zeit es allein verbringt, desto geringer ist die Gefahr, dass es sich den Magen übermäßig vollschlägt.

Kinder naschen gern
Eltern müssen das Essverhalten Ihrer Kinder im Auge behalten. Nichts sollte verboten sein, aber die Häufigkeit sollte beschränkt bleiben.

Tipps

Gesunde Snacks

Kinder sagen zu einer Zwischenmahlzeit, die die Eltern als »gesund« bezeichnen, schnell »igitt«, wenn sie ihnen nicht schmeckt. Um dies zu vermeiden, sollten Sie eine Auswahl verschiedener gesunder Snacks bereithalten und beobachten, was davon den Kindern wirklich schmeckt – oder überhaupt nicht. Nehmen Sie von Zeit zu Zeit neue Dinge in die Auswahl auf. Beteiligen Sie Ihr Kind an der Suche nach neuen Snacks. Hier sind einige Vorschläge für die Zwischenmahlzeit nach der Schule:

- zuckerarme Frühstücksflakes
- fett- und zuckerarme Müsliriegel
- Reis- oder Maispuffer
- Brötchen oder Pittabrot
- selbst gebackene Obstmuffins
- Popcorn aus der Mikrowelle
- fettarme Tortillachips
- Erdnussbutter auf Apfelschnitzen oder Vollkorncrackern
- rohes Gemüse (z.B. Brokkoli, Sellerie oder Möhren) mit Joghurt-Dressing oder Kichererbsenpaste zum Dippen
- frisches Obst (z.B. Äpfel, Aprikosen, Bananen, Nektarinen oder Ananas) mit Streichkäse oder Joghurt zum Dippen
- Obstsalat
- Trockenobst (Äpfel, Aprikosen, Bananen oder Rosinen)
- hart gekochte Eier
- fettarmer Käse
- Mixgetränke aus Milch oder fettarmem Joghurt und Obst

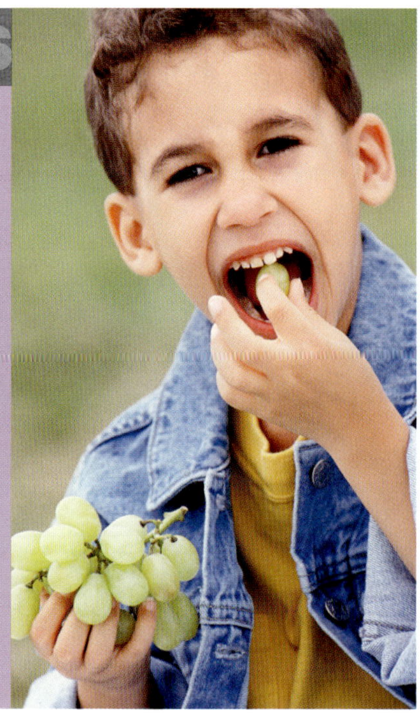

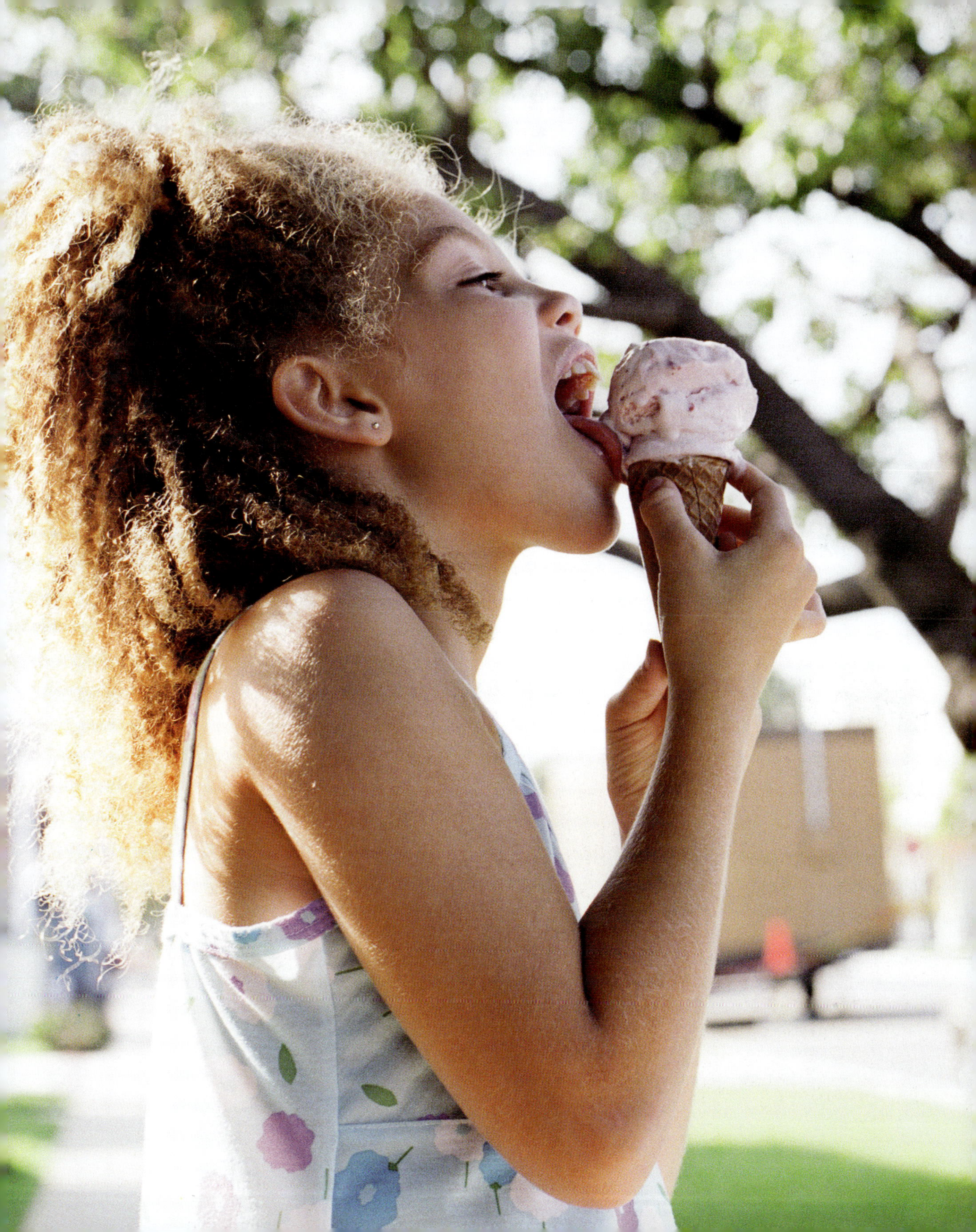

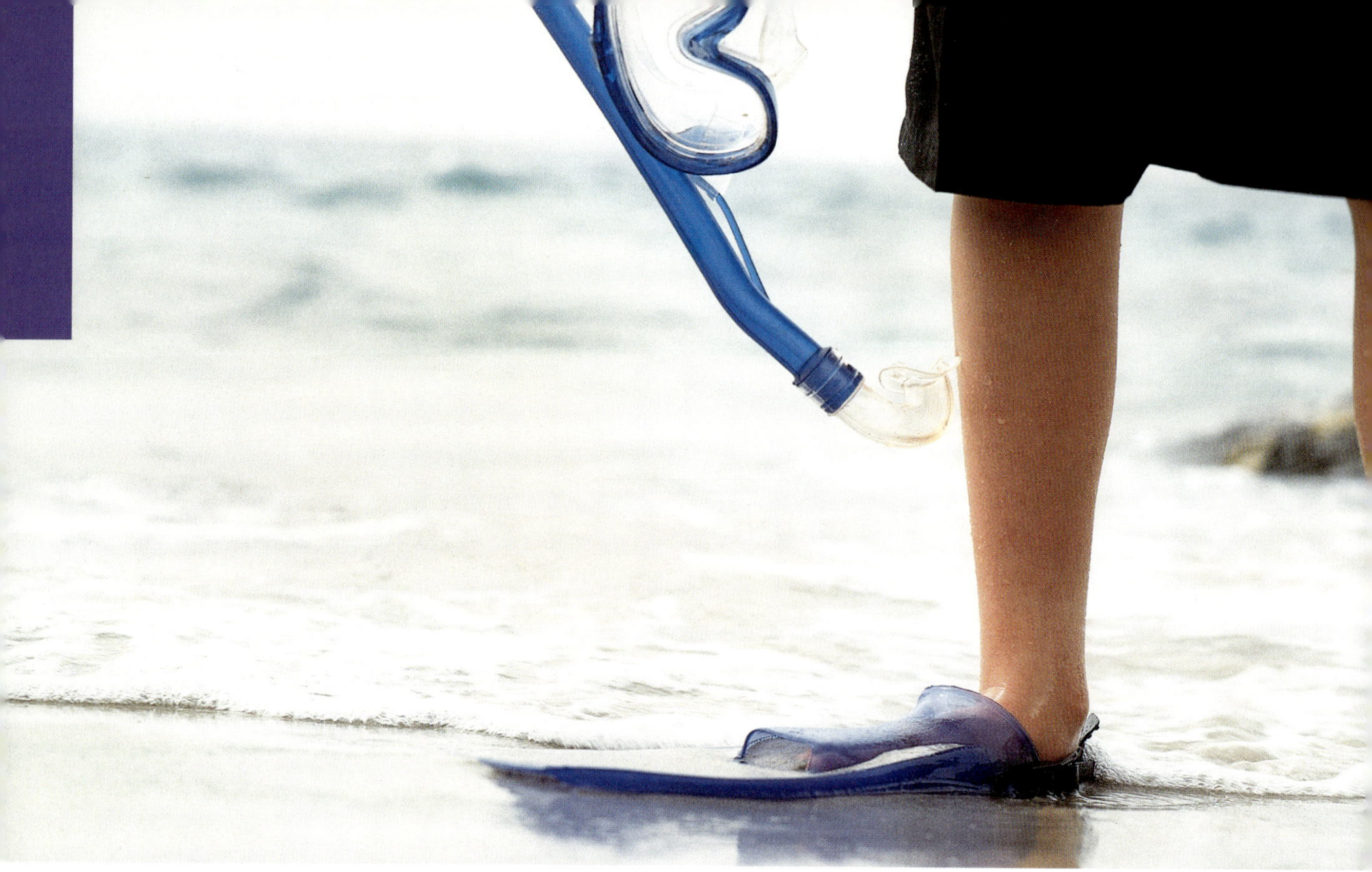

Fitness für Schulkinder

Wenn Ihr Kind kein Interesse an Mannschaftssport zeigt, braucht Sie das nicht zu beunruhigen. Vielleicht spielt es lieber auf eigene Faust oder bevorzugt Individualsportarten wie Schwimmen oder Radfahren.

Vorteile körperlicher Bewegung

Da viele Schulkinder ihre Zeit vermehrt sitzend verbringen, beispielsweise vor dem Fernseher oder dem Computer, müssen die Eltern ihnen helfen, körperliche Aktivitäten zu finden, die ihnen Spaß machen und Erfolgserlebnisse vermitteln.

Manche Kinder bevorzugen traditionelle Sportarten wie Gymnastik oder Fußball. Andere sind schnelle Läufer oder haben ein besonderes Talent, auf einem Bein zu hüpfen. Viele Schulkinder sind bei den Pfadfindern, gehen campen oder beschäftigen sich auf andere Weise im Freien, wobei sie viel frische Luft bekommen und wertvolle Fähigkeiten erwerben. Schwierig wird es jedoch mit Kindern, denen jede Neigung zu sportlicher Betätigung fehlt.

Schulkinder sollten sich täglich mindestens 30 Minuten körperlich bewegen – davon 10 bis 15 Minuten mit erhöhter Intensität. Das kann im Sportunterricht oder in den Schulpausen, im Mannschafts- oder Individualsport nach der Schule oder im Spiel mit Freunden geschehen. Schulkinder sollten außerdem täglich mindestens 60 Minuten mit altersgerechtem freien Spiel verbringen, indem sie beispielsweise Theater oder Kaufmannsladen spielen, Blätter sammeln oder eine Höhle aus Stühlen oder ein Baumhaus bauen.

Kinder im Schulalter interessieren sich nicht groß für die Bedeutung von Bewegung für ihre Gesundheit, aber sie haben nichts gegen Bewegung, solange sie Spaß macht. Fördern Sie die Bewegung Ihres Kindes, indem Sie:

- Familienausflüge organisieren,
- Ihrem Kind die Teilnahme an Sportkursen ermöglichen,
- Ihr Kind nach der Schule zum Spielplatz begleiten,
- Zeit für freies Spiel lassen,
- Zeit für gemeinsame Aktivität mit Ihrem Kind reservieren.

Falls Ihr Kind zu den Kindern gehört, die lieber lesen, Musik hören oder vor Video- oder Computerspielen sitzen, können Sie versuchen, einen Plan mit Belohnungen wie beispielsweise kleinen Fähnchen für jeden Tag, an dem sich das Kind bewegt hat, aufzustellen. (s. Seite 60 und 138.)

Während die Kinder in den ersten Schuljahren grundlegende Fertigkeiten und einfache Regeln lernen, sind die Unterschiede bei den athletischen Fähigkeiten in der Regel weniger stark ausgeprägt. Mit den Jahren werden diese Unterschiede deutlicher. Auch wenn häufig ein Zusammenhang zwischen Interesse und Begabung besteht, kann doch jedes Kind ein großes Engagement für eine Sportart entwickeln. Ebenso ist es möglich, dass sehr begabte Kinder kaum Interesse zeigen. Helfen Sie Ihrem Kind, die Aktivität zu finden, die seinen Begabungen und Interessen am besten entspricht (s. unten).

Der passende Sport für Ihr Kind

Jede Sportart fördert bestimmte Fähigkeiten. In der folgenden Tabelle finden Sie diverse Sportarten und Aktivitäten mit den dabei trainierten körperlichen und geistigen Fähigkeiten. Anhand dieser Informationen können Sie für Ihr Kind eine geeignete Beschäftigung auswählen. Wenn Ihr Kind bislang wenig Ausdauer zeigt und gern schwimmt, könnten Sie ihm beispielsweise vorschlagen, einer Schwimmmannschaft beizutreten.

SPORTART	KRAFT	BEWEGLICHKEIT	KOORDINATION	KONZENTRATION	KÖRPERBEHERRSCHUNG	REAKTIONSVERMÖGEN	AUSDAUER
Schlagball	✔✔	✔	✔✔✔	✔✔✔	✔	✔✔	✔
Basketball	✔✔	✔	✔✔✔	✔✔✔	✔✔✔	✔✔✔	✔✔✔
Fußball	✔	✔	✔✔✔	✔✔✔	✔✔	✔✔✔	✔✔✔
Hockey	✔✔✔	✔	✔✔✔	✔✔✔	✔✔✔	✔	✔✔✔
Schwimmen	✔✔	✔	✔	✔	✔	✔	✔✔✔
Schlittschuhlaufen	✔	✔✔✔	✔✔✔	✔✔✔	✔✔✔	✔	✔✔
Inlineskating	✔	✔✔	✔✔✔	✔✔	✔✔✔	✔	✔✔
Tanzen	✔	✔✔✔	✔✔✔	✔✔✔	✔✔✔	✔	✔✔
Gymnastik	✔✔	✔✔✔	✔✔✔	✔✔✔	✔✔✔	✔	✔
Radfahren	✔✔	✔	✔✔	✔✔	✔	✔	✔✔✔
Laufen	✔	✔✔	✔	✔✔	✔	✔✔✔	✔✔✔
Golf	✔	✔	✔✔✔	✔✔✔	✔✔✔	✔	✔
Tennis	✔	✔	✔✔✔	✔✔✔	✔✔✔	✔✔✔	✔✔
Fechten	✔	✔✔	✔	✔✔✔	✔✔✔	✔✔	✔
Kampfsport	✔	✔✔✔	✔	✔✔✔	✔✔✔	✔	✔

LEGENDE
- ✔ geringe Bedeutung
- ✔✔ mittlere Bedeutung
- ✔✔✔ große Bedeutung

Fitness für Sechs- bis Achtjährige

Eltern genießen es, Babys und Kleinkinder wachsen und sich entwickeln zu sehen – sie wissen, was sie erwarten dürfen und können den raschen Fortschritt messen. Doch auch ältere Kinder durchlaufen bestimmte Entwicklungsstadien.

Bewegung fördern

Im Alter zwischen sechs und acht erlernen und meistern die Kinder wichtige körperliche Fähigkeiten wie Springen, Werfen und Fangen. Die meisten benötigen weitere Jahre, bis sie diese Fähigkeiten kombinieren und zum Beispiel einen Ball im Lauf werfen können. Wettbewerbsdruck sind sie noch nicht gewachsen, und sie verstehen noch keine komplexen Regeln.

Jetzt ist es an der Zeit, dass Sie Ihrem Kind elementare Fähigkeiten, einfache Regeln und einen Sinn für Leistungserfolge beibringen. Wichtig ist, dass Sie eine Grundlage schaffen, die Ihrem Kind hilft, eine lebenslange Begeisterung für Bewegung und Aktivität zu entwickeln.

Freies Spiel

Als Sie ein Kind waren, haben Sie vermutlich viel Zeit mit freiem Spiel verbracht, auch wenn niemand es so genannt hat. Freies Spiel bedarf keines Unterrichts oder besonderer Ausrüstung. Es ist vielmehr das, was Kinder tun, wenn sie selbst entscheiden können, wie sie sich im Freien beschäftigen wollen. Freies Spiel kann für so verschiedene Dinge stehen wie Seilspringen, Tanzen, Fangen, Schnitzeljagd oder Radfahren, um nur einige Möglichkeiten zu nennen.

Wie können Sie das freie Spiel Ihres Kindes fördern? Es ist erstaunlich, auf was für Ideen Kinder kommen, sobald sie Gelegenheit haben, ihre eigene Kreativität einzusetzen. Nichts fördert das freie Spiel mehr als ein abgeschalteter Fernseher oder Computer. Sie können Ihrem Kind zusätzlich helfen, indem Sie es regelmäßig ins Freie schicken und stets eine Auswahl von Spielzeug und Sportgeräten griffbereit halten. Bei warmem Wetter können Rasensprenger und Wasserschlauch bereits Wunder wirken. Wenn der eigene Garten seinen Reiz verliert, können Sie auf nahe gelegene Spielplätze, Parkwiesen und Sportanlagen ausweichen. Wenn es schneit, ist es Zeit für das Bauen eines Schneemanns oder eine Schneeballschlacht.

Freies Spiel bringt unter Umständen mehr körperliche Aktivität mit sich als Schulsportstunden oder Mannschafts-

Was Eltern sagen … zum Thema Motivation

»Ich habe zwei Kinder, eine achtjährige Tochter und einen zehnjährigen Sohn. Wir haben nach Möglichkeiten gesucht, wie sie sich mehr bewegen könnten. Wir beschlossen, eine Woche lang alle Aktivitäten zu protokollieren, und haben gemeinsam eine Tabelle erstellt. Oben stehen die Wochentage und links die Lieblingsbeschäftigungen der Kinder (freie Tätigkeiten und organisierten Sport). Unsere Tochter wählte Schwimmen, Tanzen und »Himmel und Hölle«. Unser Sohn entschied sich für Radfahren, Fußball und Skateboardfahren. Wer an einem Tag Zeit mit einer dieser Aktivitäten verbringt, steckt ein Fähnchen in das entsprechende Feld. Die Tabelle erwies sich als so motivierend, dass wir das Verfahren einen Monat lang fortsetzten. Beide Kinder setzten sich Ziele für diesen Monat. Wer sein Ziel erreichte, durfte sich eine gemeinsame Unternehmung wie beispielsweise einen Kinobesuch wünschen.

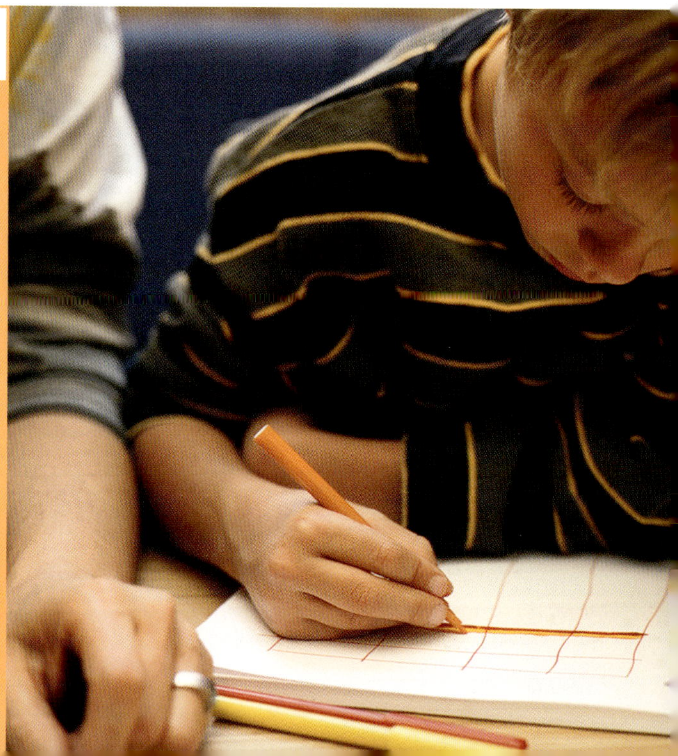

Tipps

Was ist im Schrank?

Die Verfügbarkeit vieler Spiel- und Sportgeräte fördert die Spiellust der Kinder. Hier sind einige Ideen:

- ein Basketball
- ein Fußball
- Jonglierbälle
- Schläger und Ball für Federball oder Strandtennis
- Boccia-Kugeln
- Drachen
- Frisbeescheibe
- Gummiringe
- Kreide
- Sprungseil
- Hulahoopreifen
- Rollerblades
- Tennisball und -schläger

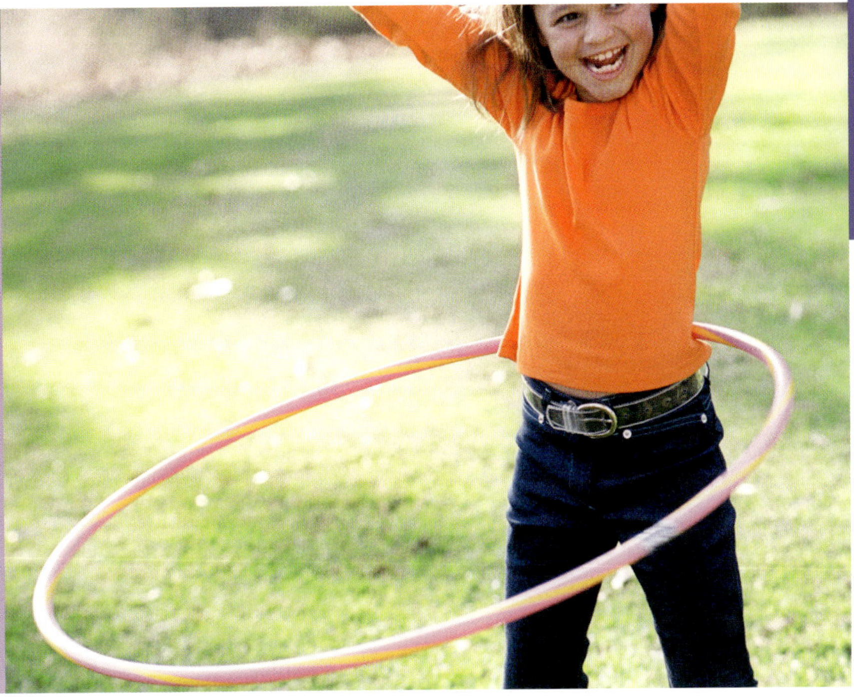

sport, wo ein Kind möglicherweise nur 20 Minuten aktiv ist und den Rest der Zeit auf der Bank sitzt, sich umzieht oder in einer Warteschlange steht.

Hier sind einige Vorschläge, was Sie unternehmen könnten:

- Erkundigen Sie sich, wie die Sportstunden in der Schule Ihres Kindes aussehen.
- Achten Sie darauf, dass Ihr Kind stets mit geeigneter Sportbekleidung und Schuhwerk zum Sportunterricht kommt, um diese Chance zur körperlichen Aktivität nicht zu verpassen.
- Erkundigen Sie sich nach Spiel- und Sportangeboten der Sportlehrer vor und nach der Schule.

Organisierter Sport

Viele Schulkinder haben Spaß an organisierten Sportaktivitäten wie beispielsweise Gymnastik, Ballett oder Volleyball. Sie haben hier die Möglichkeit, aktiv zu sein, neue Fähigkeiten zu erlernen und Spaß zu haben.

Mannschaftssport

Das Spiel in einer Mannschaft kann den Teamgeist und das Selbstbewusstsein des Kindes fördern. Es birgt jedoch auch viele Risiken. Es reicht nicht, wenn der Trainer die Regeln und die einzelnen Spieltechniken erklärt. Das Kind muss auch emotional und körperlich in der Lage sein, sie auszuführen. In diesem Alter gibt es Fähigkeiten, die manche Kinder überfordern. Die Kinder erleben das als Niederlage und Frustration, insbesondere wenn Eltern oder Trainer unrealistische Erwartungen haben oder die Leistungen des Kindes allzu streng bewerten.

Wenn Sie der Ansicht sind, dass Ihr Kind an einem Mannschaftssport teilnehmen kann, sollten Sie sich nach Vereinen oder Trainern umsehen, deren Betreuungskonzept Ihnen zusagt. In diesem Alter sollte die Betonung auf Bewegung, Spaß und dem Erlernen von Grundfähigkeiten liegen. Denken Sie daran, dass Erfolg nicht bedeuten muss, das Siegestor zu schießen. Wenn ein Kind lernt, den Ball an einen Mitspieler abzuspielen, der näher zum Tor steht, trägt es ebenso zum Erfolg der Mannschaft bei.

Für Kinder in diesem Alter eignen sich besonders solche Vereine, in denen Rivalität und Wettbewerb nur eine untergeordnete Rolle spielen. Auch wenn Kinder mit besonderer sportlicher Begabung von einer Wettbewerbsatmosphäre profitieren können, sind die meisten Kinder dort besser aufgehoben, wo der Sieg nicht mehr zählt als die individuelle Entfaltung des einzelnen Kindes. Anhand der folgenden Fragen wird es Ihnen leichter fallen eine geeignete Sportart oder Aktivität für Ihr Kind auszuwählen:

Tipps

Beiläufiges Training

Indem Sie Ihrem Kind aktive Tätigkeiten in und außerhalb des Hauses zuweisen, können Sie die körperliche Bewegung beiläufig in seinen Tagesablauf integrieren. Schlagen Sie ihm vor,

- sein Zimmer zu reinigen
- die Wäsche zusammenzulegen
- zu fegen und staubzusaugen
- abzustauben
- den Garten zu bewässern
- Blätter zusammenzuharken
- Schnee zu schippen
- Vögel zu beobachten
- einzukaufen
- den Hund auszuführen.

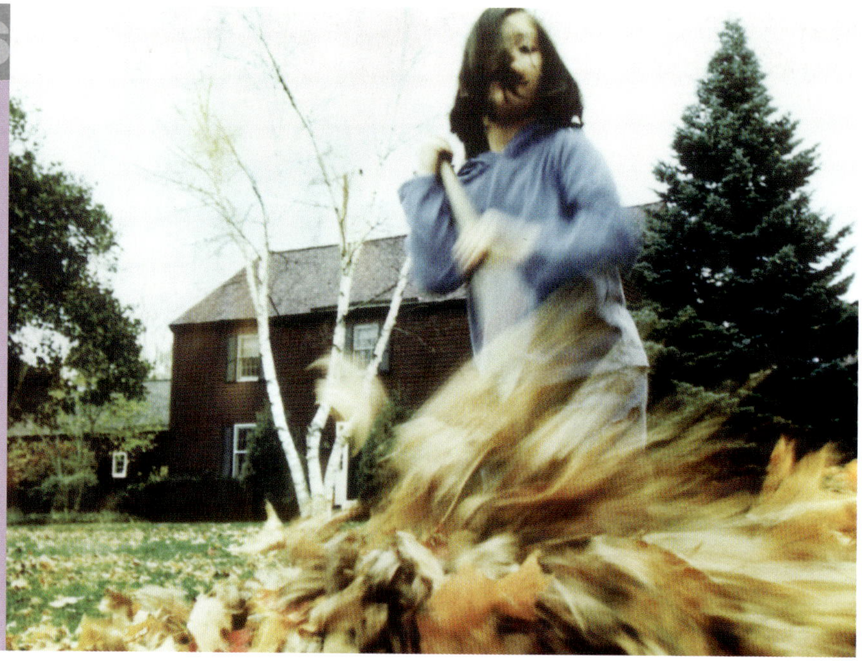

- Erhalten alle Beteiligten gleich viel aktive Spielzeit?
- Lässt der Trainer die Spieler ihre Positionen wechseln, sodass jedes Kind einmal auf einer anderen Position spielen darf?
- Berücksichtigt der Trainer die individuellen Bedürfnisse und Fähigkeiten der Kinder?
- Werden alle Kinder entsprechend ihren Möglichkeiten gelobt?

Achten Sie auf Hinweise, dass Ihr Kind möglicherweise keinen Spaß am Training oder den Spielen hat. Sprechen Sie mit dem Kind über seine Sorgen und beratschlagen Sie sich gegebenenfalls mit dem Trainer. Wenn sich die Kinder überfordert fühlen, verlieren sie womöglich das Interesse an jeglicher Art von Sport, weil sie sich für unbegabt halten.

Individualsport

Mannschaftssport ist gut für Kinder, die daran Spaß haben. Aber wie viele Eltern spielen regelmäßig Fußball? Individualsportarten wie Schwimmen, Tennis, Laufen oder Radfahren hingegen bleiben häufig weit über die Schulzeit hinaus interessant. Auch in den Individualsportarten können die Kinder ihre Fitness und ihre Körperbeherrschung verbessern und ihr Selbstvertrauen steigern. Zudem fällt es ihnen hier leichter, ihren eigenen Rhythmus zu finden und ihre Fähigkeiten selbstständig zu verbessern.

Natürlich variieren Trainingseifer und -intensität von Kind zu Kind. Turnen oder Eislauf erfordern viele Stunden intensives Training. Hier spielen Wiederholung und Beharrlichkeit eine so große Rolle, dass manche Kinder bereits in jungen Jahren eine wahre Meisterschaft entwickeln. Aber auch ohne das Ziel einer olympischen Medaille können Kinder aus diesen Sportarten großen Nutzen ziehen.

Welche Sportart?

Um Enttäuschungen für die Kinder zu vermeiden, sollten die Eltern bei der Auswahl geeigneter Sportarten behilflich sein. Gehen Sie von den Interessen des Kindes aus und berücksichtigen Sie seine körperlichen und geistigen Fähigkeiten sowie seinen Körpertyp. Ein groß gewachsenes Kind hat vielleicht mehr Spaß an Basketball, während ein kleineres Kind möglicherweise mit Tennis glücklicher wird.

Berücksichtigen Sie auch das Temperament des Kindes. Ein stiller und sanfter Junge ist vielleicht nicht der geborene Fußballspieler, hat aber möglicherweise Spaß an Judo. Einem quirligen Mädchen fehlt vielleicht die Geduld und die Körperbeherrschung, um Ballett zu tanzen, während ihm eine schnelle Sportart wie Volleyball mehr zusagt.

Sie können Ihrem Kind behilflich sein, sollten dabei aber nicht vergessen, dass die Entscheidung größtenteils dem Kind selbst überlassen bleiben sollte. Wie bei der Ernährung

Vorurteil: **Die Teilnahme am Schulsport ist genug Bewegung für Kinder.**

Tatsache: Kinder brauchen regelmäßig Bewegung – etwa eine Stunde täglich –, um dem Schulunterricht aufmerksam folgen zu können, und der Schulsport kann diesen Bedarf kaum abdecken. In den Sportstunden vergeht viel Zeit, ohne dass sich die Kinder bewegen: Sie ziehen sich um, lauschen Anweisungen und stehen in Warteschlangen, sodass die aktive Zeit begrenzt ist. In den Schulpausen stehen oder sitzen die Kinder häufig auf dem Schulhof. Nicht immer sind Spielplätze, Klettergerüste oder Tischtennisplatten vorhanden, und nur wenige Kinder nutzen sie.

Nach Jahren sparsamer Investitionen sind die Sporteinrichtungen vieler Schulen unzureichend oder nicht mehr vorhanden. Folglich finden viele Sportaktivitäten außerhalb der Schule in gemieteten Sportzentren oder Parks statt. Kinder mit einer natürlichen Abneigung gegen den Sportunterricht, den sie mit Anstrengung und Schweiß assoziieren, sind unter solch mangelhaften Bedingungen noch weniger bereit, sich zu engagieren. Wenn Sie mit dem Zustand des Sportunterrichts an der Schule Ihres Kindes unzufrieden sind, könnten Sie versuchen, sich mit anderen Eltern zusammenzuschließen und bei den örtlichen Behörden auf einer Verbesserung der Bedingungen hinzuwirken.

können die Eltern im Wesentlichen versuchen, dem Kind eine Reihe vernünftiger Alternativen anzubieten. (Hinweise zur Wahl einer geeigneten Sportart für Ihr Kind finden Sie auf Seite 137.)

Wenn Ihr Kind nicht besonders groß ist, aber Basketball spielen möchte, oder wenn es nicht kräftig ist, aber turnen möchte, sollten Sie ihm eine Chance geben. Schließlich besteht das Ziel nicht darin, Spitzensportler zu züchten, sondern einem Kind beizubringen, wie gut es tut, sich zu bewegen und Zeit im Freien zu verbringen.

Fitness für die Familie

Überlassen Sie es nicht ausschließlich Ihrem Kind, sich zu bewegen. Seien Sie ihm ein Vorbild und zeigen Sie ihm, dass auch Sie Spaß an einer aktiven Lebensführung haben – insbesondere dann, wenn Sie mit der Familie gemeinsam Zeit verbringen. Vielleicht nehmen Sie gemeinsam Reitstunden, besuchen einen Tennisplatz oder verbringen einen verregneten Samstag im Schwimmbad. Ein kleiner innerfamiliärer Wettbewerb kann nicht schaden, aber nehmen Sie es nicht zu schwer, wenn Ihr Zehnjähriger Sie schlägt!

Info

Sommerlager und -freizeiten

Für Kinder sind die Sommerferien eine wichtige Abwechslung. Nach einem anstrengenden Schuljahr tun sie ihnen gut. Aber wenn zu wenig passiert, langweilen sie sich möglicherweise und bekommen nicht genug Bewegung. Eine Lösung könnten organisierte Aktivitäten im benachbarten Freizeitzentrum oder in einem Sommerlager sein. Hier können die Kinder aus einer Vielzahl von Aktivitäten wählen – von Sport und Handwerk bis zu Musik und Kunst – und an Exkursionen zu interessanten Orten teilnehmen. Die damit verbundene körperliche Bewegung wird Ihrem Kind in jedem Fall gut tun. Wenn das Ferienende naht, will sich Ihr Kind möglicherweise gar nicht mehr von seinen neuen Freunden trennen.

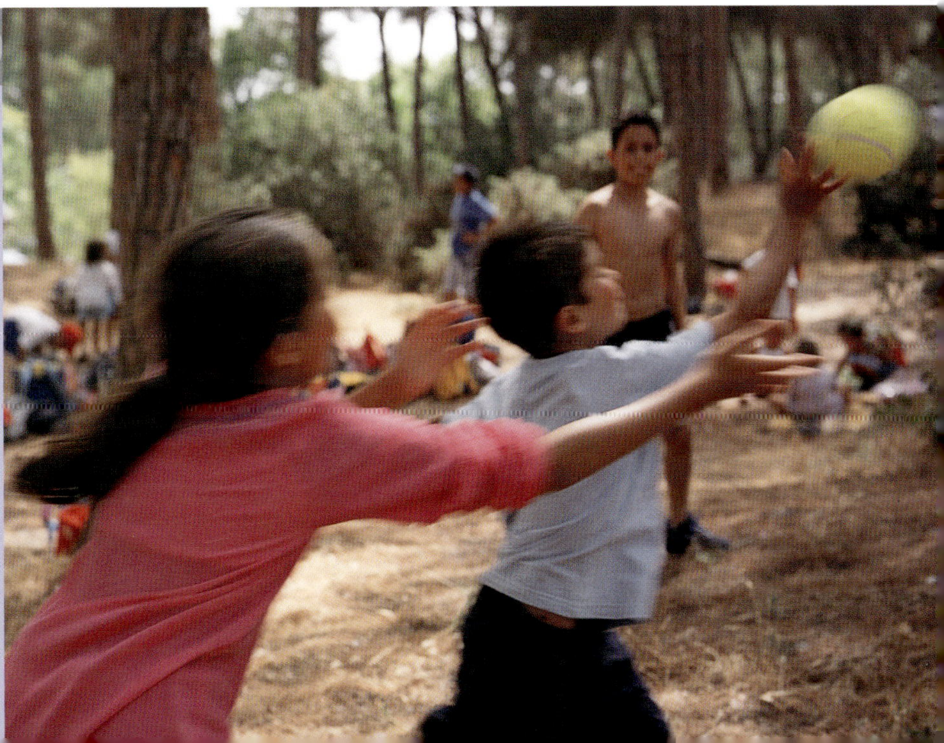

Fitness für Neun- bis Zwölfjährige

Neun- bis Zwölfjährige mit ihren zunehmenden motorischen Fähigkeiten können viel Spaß an Bewegung haben. Es gibt zahlreiche Sportarten und Aktivitäten, die Ihr Kind ausprobieren kann – ganz gleich, wie sportlich es ist.

Eltern spielen eine wichtige Rolle

Jedes Kind kann in diesen Jahren seine Fähigkeiten verbessern und erweitern und Erfolgserlebnisse haben. Nachdem die Kinder die Grundlagen der gewählten Sportart erworben haben, können sie jetzt einzelne Techniken verfeinern, indem sie ihren Kopfsprung verbessern, den Ball exakt in die Torecke zu schießen lernen oder ihren Freiwurf perfektionieren. Die Eltern können helfen, indem sie Ihre Kinder daran erinnern, dass Erfolg im Sport auch mit Spaß zu tun hat, und indem sie ihnen über Enttäuschungen und Misserfolge hinweghelfen.

Hilfreiche Fragen

Wenn Ihr Kind eine Mannschaftssportart betreibt, sollten Sie sicherstellen, dass das Sportprogramm nach wie vor den Bedürfnissen Ihres Kindes entspricht. Stellen Sie sich die folgenden Fragen:

- Wie wettbewerbsorientiert ist dieser Sportverein? Besonders für Neun- bis Zwölfjährige sollte die Antwort lauten: »Wir spielen hauptsächlich zum Spaß.«
- Gilt der Grundsatz, dass bei den Spielen alle Kinder zum Zuge kommen? Kein Kind sollte sich übergangen fühlen.
- Wie häufig trainiert die Mannschaft? Drei Trainingsnachmittage und ein Spiel pro Woche sind für die meisten Schulkinder zu viel.
- Wie werden Verletzungen behandelt? Der Trainer und seine Assistenten sollten Erste Hilfe beherrschen und einen Lebensrettungskurs besucht haben.

Neues ausprobieren

Möglicherweise ist es schon einige Jahre her, dass Sie und Ihr Kind sich für eine Sportart oder Aktivität entschieden haben. Eventuell ist die Begeisterung für die Sportart mittlerweile verklungen oder Ihr Kind hat sich weiterentwickelt und die einmal gewählte Aktivität entspricht nicht mehr seinen Interessen. Es will vielleicht lieber dasselbe machen wie seine Freunde oder einfach etwas Neues ausprobieren.

Wenn Ihr Kind an einer Aktivität keinen Spaß mehr hat – oder über Misserfolge enttäuscht ist –, ist es möglicherweise

Tipps

Unendlich viele Möglichkeiten

Klassische Sportarten sind nicht die einzige Möglichkeit, um aktiv zu sein. Hier sind einige Alternativen, die für Ihr Kind interessant sein könnten:

- **Bogenschießen**
- **Fechten**
- **Jonglieren**
- **Reiten**
- **Eisstockschießen**
- **Tanzen**
- **Softball**
- **Karate**
- **Klettern**
- **Rudern**
- **Hockey**

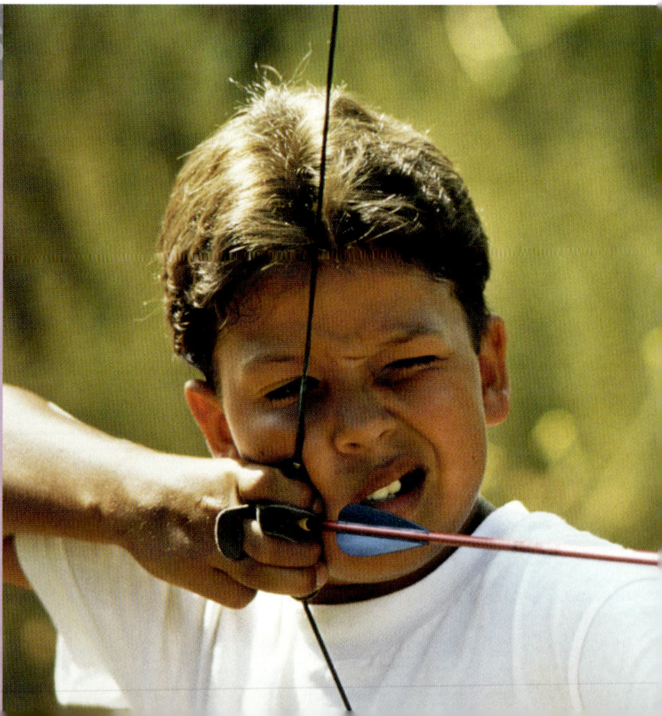

an der Zeit, etwas Neues auszuprobieren. Das bedeutet nicht, dass die mit Basketball oder Gymnastik verbrachte Zeit verloren ist. Ihr Kind sollte viele Aktivitäten kennen lernen, und die bisherigen Erfahrungen waren lediglich der erste Schritt. Die Kinder entwickeln sich weiter, und ihre Aktivitäten sollten jeweils dem entsprechen, was ihnen Spaß macht und Erfolgserlebnisse ermöglicht. Wenn sie Sport als lästige Pflicht empfinden, besteht die Gefahr, dass sie sich gar nicht mehr bewegen und übergewichtig werden.

Gelegenheitssportler

Manche Kinder streben im Sport nach Spitzenleistung, während andere auch ohne großen sportlichen Ehrgeiz vollkommen glücklich – und fit – sind. Die meisten Kinder fallen in die zweite Kategorie, aber wo der Druck groß ist, Bestleistung zu zeigen, gerät der Sport selbst leicht in den Hintergrund. Dabei profitiert jedes Kind vom Sport, und es ist wichtig, dass wir alle Kinder ermuntern, Sport zu treiben, auch wenn sie nicht zu denen gehören, die die Medaillen gewinnen.

Im Alter zwischen zehn und achtzehn Jahren geht das sportliche Engagement deutlich zurück. Aber warum sollte ein Kind, das gern Sport treibt, sein Interesse daran verlieren? Die Antwort liegt möglicherweise in der zunehmenden schulischen und zeitlichen Auslastung. Wenn Ihr Kind drauf und dran ist, jeder sportlichen Betätigung den Rücken zu kehren, sollten Sie nach einer Lösung suchen:

- Ein Kind, das gern turnt, aber keinen Spaß an Wettbewerben und langen Trainingsstunden hat, könnte in eine Gruppe ohne Wettbewerbsambitionen wechseln.
- Wenn ein Kind gern Basketball spielt, aber den Mut verliert, weil es weniger Körbe wirft als seine Mitspieler, könnten Sie versuchen, eine Gruppe auf seinem Niveau zu finden, und es ermuntern, das Training fortzusetzen.
- Wenn ein Kind etwas Neues, z.B. Rollerblades, ausprobieren möchte, können Sie dafür sorgen, dass es die richtige Ausrüstung (s. Seite 65) und Anleitung erhält und, falls erforderlich, einen sicheren Ort zum Trainieren findet. Wenn die erste Zeit Enttäuschungen bringt – und das ist leicht möglich –, ermuntern Sie es zum Weitermachen.

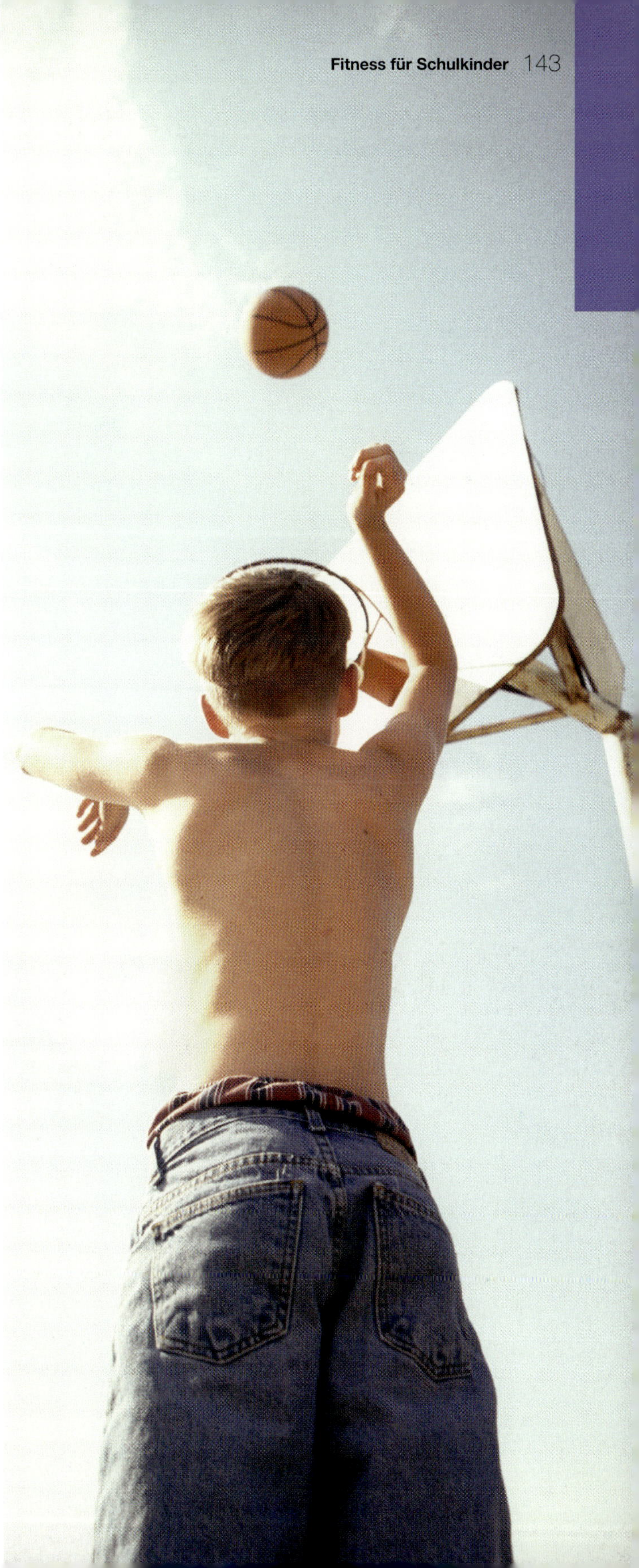

Verschiedene Fitnesstypen
Der Sportler möchte vielleicht in einer Basketballmannschaft mitspielen, während der Gelegenheitssportler zufrieden ist, wenn er auf dem Spielplatz oder in der Garageneinfahrt Korbwürfe trainieren kann. Der ganz und gar Unsportliche ist vermutlich auf die Hilfe der Eltern angewiesen, die ihn ermuntern, sich körperlich zu betätigen.

Der Sportmuffel

Manche Kinder sind von Natur aus unsportlich veranlagt und haben an keinerlei sportlicher Betätigung Spaß. Sie scheuen sich vielleicht vor körperlicher Aktivität, weil sie übergewichtig sind und sich beim Sport genieren, oder sie haben eine weniger entwickelte Bewegungsmotorik als ihre Altersgenossen. Andere Kinder haben gesundheitliche Probleme, die ihre Bewegungsmöglichkeiten einschränken.

Kinder dieses Alters sind sich solcher Schwierigkeiten bereits bewusst und wurden möglicherweise auch schon deswegen gehänselt. Manches Kind verzichtet daraufhin auf jede sportliche Betätigung – ein Umstand, der nicht gerade das Selbstvertrauen stärkt. Anstatt sich eine andere aktive Beschäftigung zu suchen, meidet es jede unnötige Bewegung und wird zum Stubenhocker.

Wenn Ihr Kind kein Interesse an Bewegung zeigt oder eine Sportart aufgegeben hat, versuchen Sie Folgendes:

- Suchen Sie nach etwas Neuem und versuchen Sie Ihr Kind dafür zu interessieren (s. Seite 165).
- Begrenzen Sie die sitzend verbrachte Zeit, beispielsweise vor dem Fernseher oder dem Computer oder beim Lesen. Ermuntern Sie Ihr Kind, das Buch gelegentlich aus der Hand zu legen und sich ein wenig zu bewegen.

Seien Sie verständnisvoll

Fast alle Kinder finden etwas, das sie gut genug können und das ihnen Spaß macht. Unsportliche Kinder benötigen jedoch mitunter die Hilfe ihrer Eltern, um diese Aktivität zu finden. Beginnen Sie mit etwas, das Ihrem Kind Spaß macht. Wenn der Schwimmverein Ihr Kind überfordert, können Sie ihm vorschlagen, stattdessen regelmäßig das benachbarte Schwimmbad zu besuchen. Finden Sie heraus, was die Freunde Ihres Kindes bevorzugen. Erkundigen Sie sich über die Angebote des örtlichen Freizeit- oder Sportzentrums, und präsentieren Sie Ihrem Kind eine breite Auswahl. Möglicherweise geht Ihr Kind lieber zum Sport, wenn ein Freund es begleitet. (Weitere Ideen finden Sie auf Seite 142.)

Pflegen Sie andere Interessen

Nicht jeder freie Augenblick im Tagesablauf Ihres Kindes muss mit Gymnastikübungen gefüllt sein. Ein unsportliches Kind hat möglicherweise mehr davon, wenn es auch anderen Interessen nachgehen kann.

Betrachten Sie den Wochenplan Ihres Kindes. Gibt es eine AG, in der es die Zeit nach der Schule verbringen kann? Für die Abende und Wochenenden könnten Sie sich nach Angeboten in den Bereichen Musik, Kunst oder Theater

Info

Wenn Ihr Kind den Sport ganz aufgeben will

Wenn ein Kind seinen Sport aufgibt, geht das bei Eltern und Kind nicht ohne Emotionen ab. Ist Ihr Kind mit einer Sportart unglücklich, sollten Sie als Erstes mit ihm darüber reden. Denken Sie daran, dass der Verzicht so lange kein Problem ist, wie das Kind anderweitig ausreichend Bewegung hat.

Eltern sollten sich in dieser Situation folgende Fragen stellen:

- Ist dieser Sport überhaupt für mein Kind geeignet?
- Hat mein Kind ebenso viel Interesse an diesem Sport wie ich selbst?
- Bleibt meinem Kind genug unverplante Zeit?
- Hat es in letzter Zeit öfter Misserfolge in dem Sport erlebt?

Kinder verlieren eventuell die Lust am Sport, weil sie einen übermäßigen Druck verspüren oder weil sie neben Schule und anderen Aktivitäten zu wenig Zeit dafür haben. Wenn der Tagesablauf Ihres Kindes überfrachtet ist, könnte es durchaus sinnvoll sein, dass es auf die Ausübung einer Sportart verzichtet.

Wenn Sie mit Ihrem Kind sprechen, finden Sie vielleicht eine Möglichkeit, wie Sie die Situation verbessern oder das Problem lösen können. Sie könnten beispielsweise mit dem Trainer über das Problem der fehlenden freien Zeit reden. Oder Sie helfen Ihrem Kind, seine Fähigkeiten zu verbessern oder mit Enttäuschungen besser umzugehen. Vielleicht ist es auch möglich, andere Aktivitäten zu reduzieren, um mehr freie Zeit zu schaffen. Wenn Ihr Kind dann immer noch keinen Spaß an dieser Sportart hat, ist es Zeit, sich nach einer Alternative umzusehen.

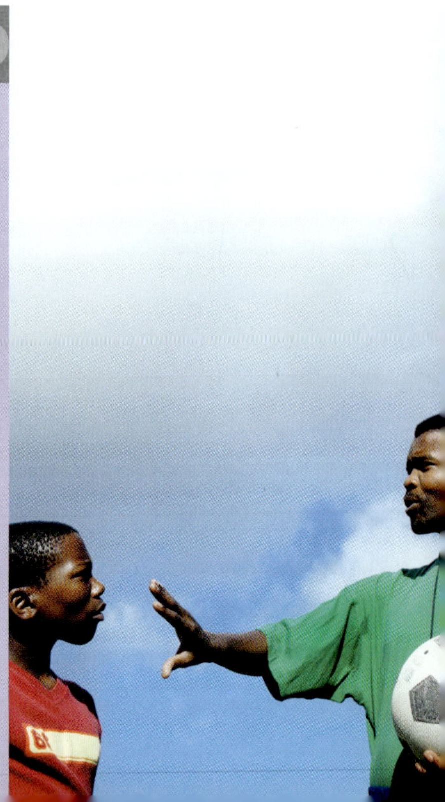

Tipps

Zu Fuß zur Schule

Wenn Ihr Kind zu Fuß zur Schule geht, sollten Sie darauf achten, dass ihm unterwegs nichts zustoßen kann.

- Bringen Sie Ihrem Kind Verhaltensregeln für Fußgänger und Radfahrer im Straßenverkehr bei.
- Finden Sie die sicherste Route zur Schule heraus.
- Sorgen Sie dafür, dass Ihr Kind den Weg gemeinsam mit Freunden zurücklegt.
- Bitten Sie Ihre Nachbarn, ein Auge auf die Kinder zu werfen, die zu Fuß zur Schule gehen.
- Achten Sie darauf, dass die Schule an viel befahrenen Kreuzungen Schullotsen aufstellt.

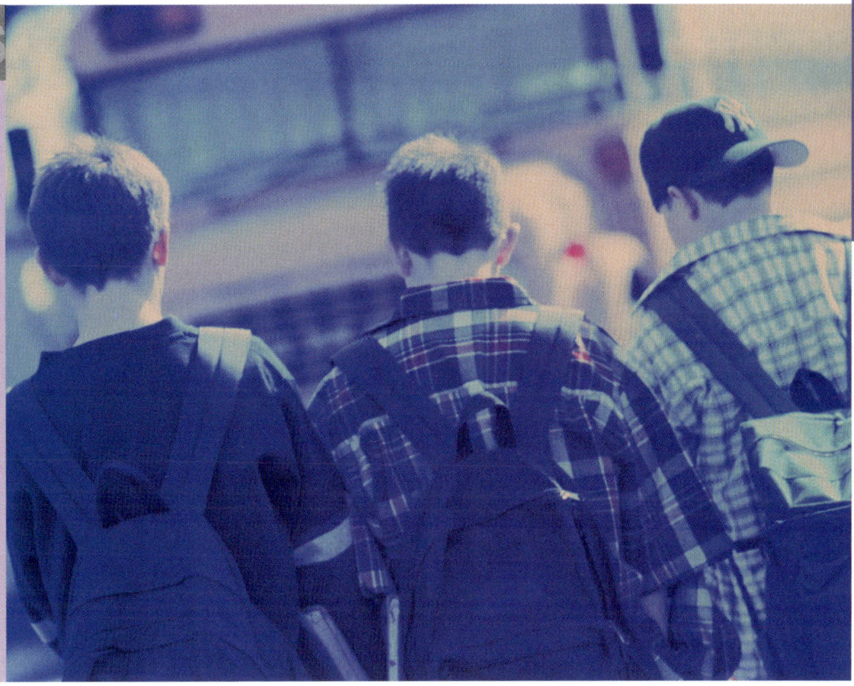

erkundigen. Ermöglichen Sie Ihrem Kind in den Sommerferien die Teilnahme an einer Kinderfreizeit. Organisieren Sie Familienausflüge und -ferien entsprechend den Hobbys Ihres Kindes. Wenn es gern mit Modelleisenbahnen spielt, könnten Sie ein Eisenbahnmuseum besuchen. Wenn es Tennis mag, könnten Sie zu einem Tennismatch gehen.

Ermuntern Sie Ihr Kind weiterhin zum »freien Spiel«, indem Sie eine breite Auswahl an Sportgeräten und Spielen bereithalten (mehr dazu auf Seite 139). Bei einem notwendigen Aufenthalt im Haus bieten Tischtennis oder Tischfußball zumindest mehr Bewegung als Fernseher und Computer, auch wenn sich die Zahl der verbrannten Kalorien in Grenzen hält.

Der Sportler

Manche Kinder haben sich mittlerweile eindeutig für eine Sportart entschieden. Sie haben enge Kontakte zu Trainern und Mitspielern entwickelt und investieren viel Zeit und Kraft in die gewählte Sportart. In dieser Situation können die Eltern die Bemühungen Ihres Kindes unterstützen, während sie gleichzeitig auf mögliche Veränderungen achten. Stellen Sie sicher, dass Ihr Kind:

- den schulischen Anforderungen gewachsen ist,
- genug Ruhe und Schlaf bekommt,
- den Sport immer noch mit Spaß betreibt.

Seien Sie für Ihr Kind da, wenn es Hilfe beim Training wünscht, aber zwingen Sie es nicht. Einige Kinder profitieren von der elterlichen Unterstützung, während andere die Lust verlieren, sobald die Eltern zu stark drängen. Unterstützen Sie Ihr Kind, indem Sie bei den Spielen zuschauen und es anfeuern, es sei denn, Ihr Kind möchte nicht, dass Sie zu den Spielen kommen. (Nehmen Sie das nicht persönlich – viele Kinder wollen das nicht.) Vermeiden Sie jeden negativen Kommentar über andere Spieler oder Mannschaften, und streiten Sie nicht mit anderen Eltern darüber, welches Kind wie oft zum Einsatz kommt. Überlassen Sie diesen Job dem Trainer. Und analysieren Sie nicht die Leistung Ihres Kindes.

Manche Eltern setzen Ihre Kinder in diesem Alter unter hohen Leistungsdruck in einer bestimmten Sportart. Das sollten Sie unter allen Umständen vermeiden. Lassen Sie Ihr Kind Neues ausprobieren und eine Vielzahl körperlicher Aktivitäten kennen lernen. Ihr oberstes Ziel sollte darin bestehen, in Ihrem Kind eine dauerhafte Begeisterung für eine aktive Lebensführung zu wecken. Außerdem benötigt Ihr Kind ausreichend unverplante Zeit, um sich mit anderen Spielen zu beschäftigen und Interessen nachzugehen, die möglicherweise nichts mit Sport und Training zu tun haben. (Weitere Informationen zu den Bedürfnissen sportlicher Kinder finden Sie auf Seite 182.)

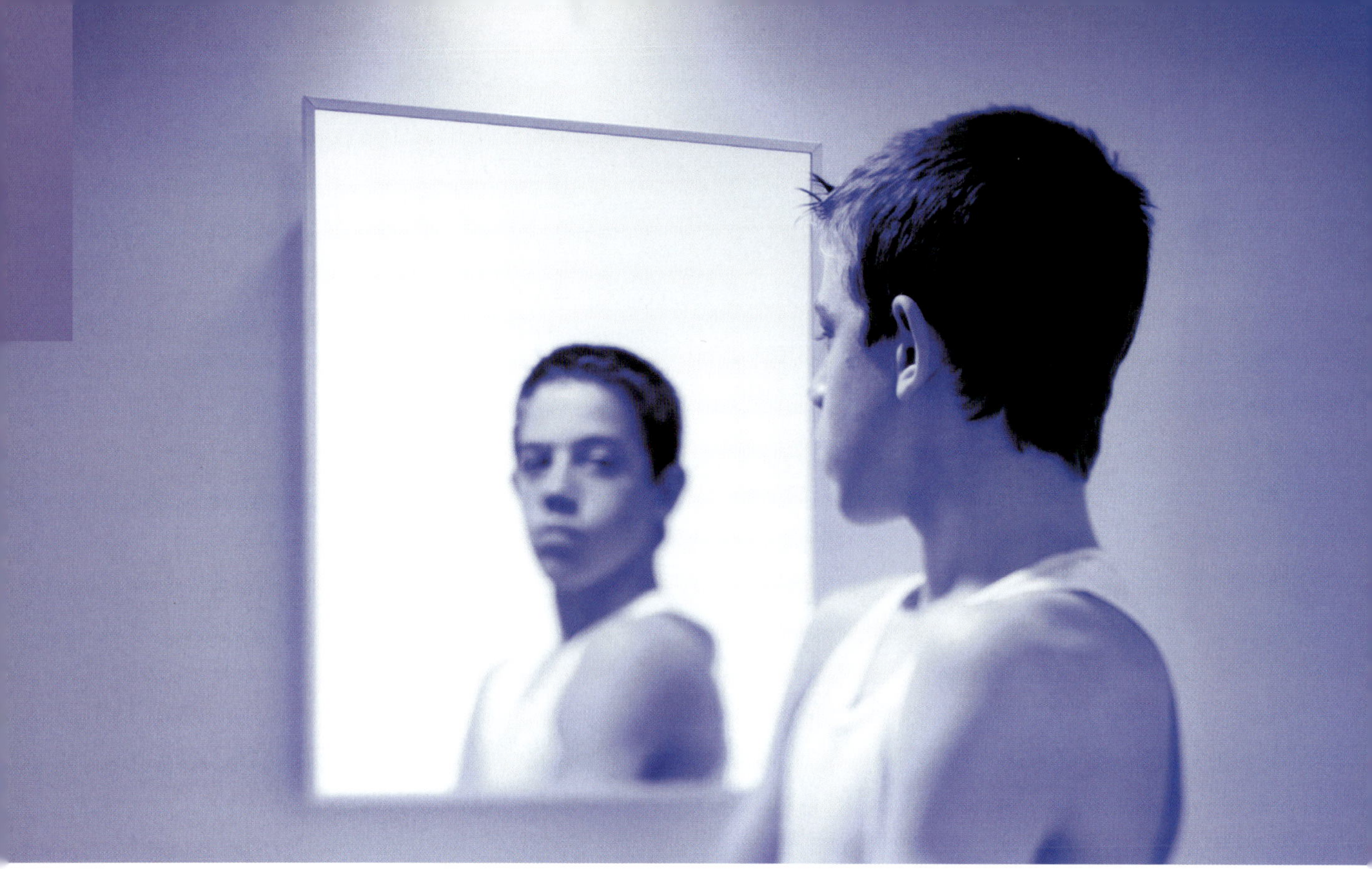

Pubertät

Bei den meisten Kindern zeigen sich jetzt die ersten Anzeichen der Pubertät. Die Veränderungen können Ängste und Gefühle auslösen, die sich auch auf das Ess- und Bewegungsverhalten auswirken.

Kreativität ist gefragt

Kinder entwickeln sich unterschiedlich, sodass Ihr Zehnjähriger möglicherweise sehr viel größer ist als seine Freunde. Das kann in Sportarten wie Basketball vorteilhaft sein, während es beim Turnen eher von Nachteil ist. Mit der Zeit verschwindet der Größenunterschied möglicherweise wieder, wenn andere Kinder aufholen oder die Frühentwickler sogar überholen.

Die ersten Veränderungen der Pubertät wie wachsende Brüste oder Schamhaar sind vielen Kindern peinlich. Sie scheuen die Schulsportstunden, weil sie sich nicht vor ihren Mitschülern umziehen wollen. Ein Mädchen, dessen Brüste sich zu formen beginnen, geniert sich möglicherweise und braucht einen BH, um sich wohler zu fühlen. Seien Sie offen für Gespräche mit Ihrem Kind, aber erwarten Sie nicht, dass es seine Bedürfnisse und Nöte von sich aus anspricht. Bieten Sie Ihre Hilfe an.

Alle Kinder durchlaufen die Pubertät, aber die Entwicklungsphasen können so verschoben sein, dass ein Kind sich leicht unwohl fühlt, wenn seine Entwicklung früher – oder später – einsetzt, als bei seinen Altersgenossen. Als Eltern sollten Sie Ihren Kindern die bevorstehenden Veränderungen bereits erklären, bevor sie eintreten. Die Kinder sollten wissen, dass diese Veränderungen normal sind. Betonen Sie die Bedeutung guter Ernährung und ausreichender Bewegung für ein gesundes und kräftiges Wachstum und die Entwicklung des Körpers.

Erste Anzeichen der Pubertät

Mit der Pubertät beginnt für das Kind eine Zeit geistiger, emotionaler und körperlicher Veränderungen. Neben einem verstärkten Längenwachstum zeigen sich unter anderem folgende Veränderungen.

Jungen:

- Vergrößerung der Hoden und des Penis
- Haarwachstum im Schambereich
- beginnender Körpergeruch eines Erwachsenen
- die Haut wird fettiger, möglicherweise bildet sich Akne

Mädchen:

- die Brüste beginnen zu wachsen
- Haarwachstum im Schambereich
- beginnender Körpergeruch eines Erwachsenen
- die Haut wird fettiger, möglicherweise bildet sich Akne

Gewichtszunahme

Es ist ganz normal, wenn der Körperfettanteil vor der Pubertät zunimmt. Beruhigen Sie Ihr Kind, wenn es sich für übergewichtig hält, es aber nicht ist. Kinder, die in dieser Zeit allzu sehr zunehmen, sind allerdings gefährdet, auch als Erwachsene übergewichtig zu bleiben. Wenn Sie das Gefühl haben, dass Ihr Kind übermäßig zunimmt, fragen Sie Ihren Hausarzt.

Der Body Mass Index (BMI) kann Ihnen dabei helfen, das Gewicht Ihres Kindes je nach Körpergröße und Alter zu beobachten. Verändert er sich stärker als erwartet, ist es an der Zeit zu handeln. Fragen Sie Ihren Hausarzt, welche Möglichkeiten es gibt. Diäten sind für ein Kind in der Regel ungeeignet und schaden seiner Entwicklung. (Zu BMI und Gewichtsproblemen bei Kindern s. Seiten 18–19.)

Mögliche Essstörungen

Auch wenn es normal ist, während der Pubertät jährlich 4,5 kg oder mehr zuzunehmen, empfinden sich besonders Mädchen in diesem Alter häufig als zu dick. Sie wachsen aus ihren Kleidern heraus und haben nicht länger jene schlanke Figur, die die Modemagazine und das Fernsehen beherrscht. Gewichts- und Figurängste können in gefährlichen Essstörungen wie beispielsweise Anorexia nervosa (Magersucht) und Bulimia nervosa (Bulimie) münden.

Essstörungen treten besonders häufig bei Teenagern auf, aber auch jüngere Mädchen mit früh einsetzender Pubertät sind gefährdet – insbesondere, wenn sie etwas übergewichtig sind. Die Frühentwickler sind größer und reifer als ihre Freunde, und sie empfinden sich leicht als dick. Mädchen, die sich mit dem Gedanken, erwachsen zu werden, schwer tun, fürchten die Pubertät und betrachten die Veränderungen als etwas Unerwünschtes.

Seien Sie aufmerksam für eventuelle Anzeichen, dass Ihr Kind Probleme mit seiner Größe oder seinem Gewicht hat und darauf mit Abmagerungsversuchen oder exzessivem Training reagiert. Achten Sie auf Veränderungen, wenn Ihr Kind beispielsweise bestimmte Produkte nicht isst, Mahlzeiten auslässt, nicht mit der Familie essen will oder ständig die Produktaufschriften studiert.

Falls Sie sich Sorgen um das Essverhalten Ihres Kindes machen, sollten Sie Ihren Hausarzt um Rat fragen. Warten Sie nicht zu lange damit. Je früher die Verhaltensweisen erkannt und behandelt werden, desto eher lassen sich Essstörungen vermeiden. (Mehr über Essstörungen erfahren Sie auf Seite 163.)

Frage: **Meine Tochter ist stark übergewichtig und will in ein Feriencamp zum Abnehmen fahren. Soll ich sie fahren lassen? Und was ist das eigentlich genau?**

Antwort: Es ist zu begrüßen, dass Ihre Tochter die Motivation verspürt, in ihrem Leben etwas zu verändern. Es kann für sie ein positives Erlebnis sein, wenn sie in ein Feriencamp fährt, wo sie mit anderen Kindern zusammenkommt, die dasselbe Problem haben. Wenn Ihre Tochter übergewichtig ist, haben Sie vielleicht bereits mit dem Arzt über geeignete Maßnahmen gesprochen, wie sie ein gesunderes Gewicht erreichen kann. Fragen Sie Ihren Hausarzt, ob solche »Abnehmferien« im Rahmen des langfristigen Gewichtsreduzierungsprogramms sinnvoll erscheinen.

Abnehm-Camps sind in Deutschland eine relativ neue Erscheinung. Ihr Schwerpunkt liegt auf der Förderung eines gesunden Ess- und Bewegungsverhaltens. Kinder lernen, was gesunde Ernährung ist und was sie selbst dazu beitragen können, während sie gleichzeitig Spaß haben und das Campleben genießen. Prüfen Sie die Angebote genau und lassen Sie sich von Ihrer Krankenkasse beraten. Bedenken Sie, dass kein Camp in der Lage ist, die Gewichtsprobleme Ihres Kindes vollständig zu lösen. Nach ihrer Rückkehr braucht Ihre Tochter Ihre Hilfe, um ein gesünderes und aktiveres Leben zu führen.

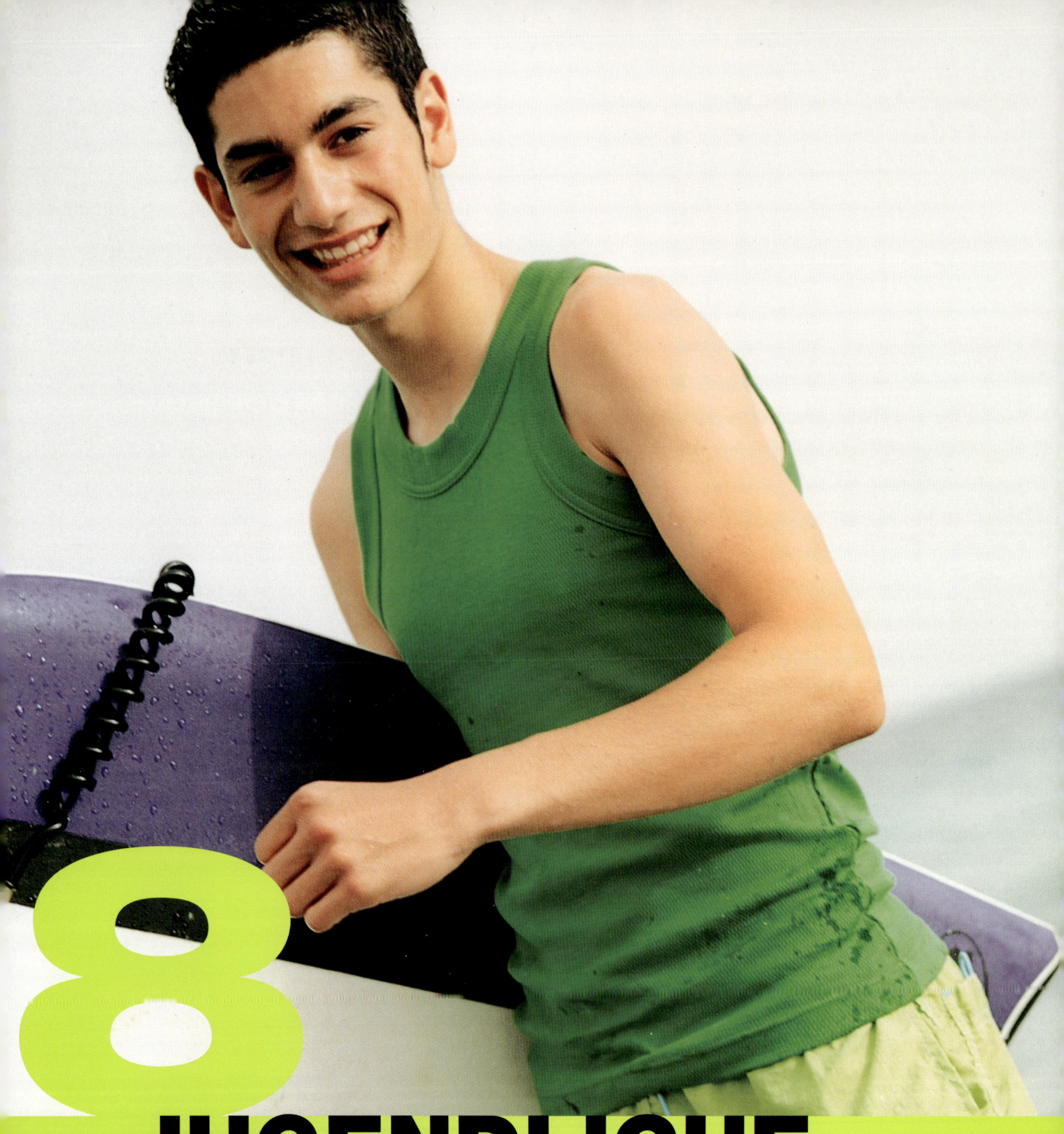

8 JUGENDLICHE

Auf dem **Weg zum Erwachsenwerden** müssen Teenager lernen, gut **auf sich selbst aufzupassen**. Zu Hause bekommen sie **Unterstützung**, auch wenn es um **Essen und Bewegung** geht.

13–18 Jahre

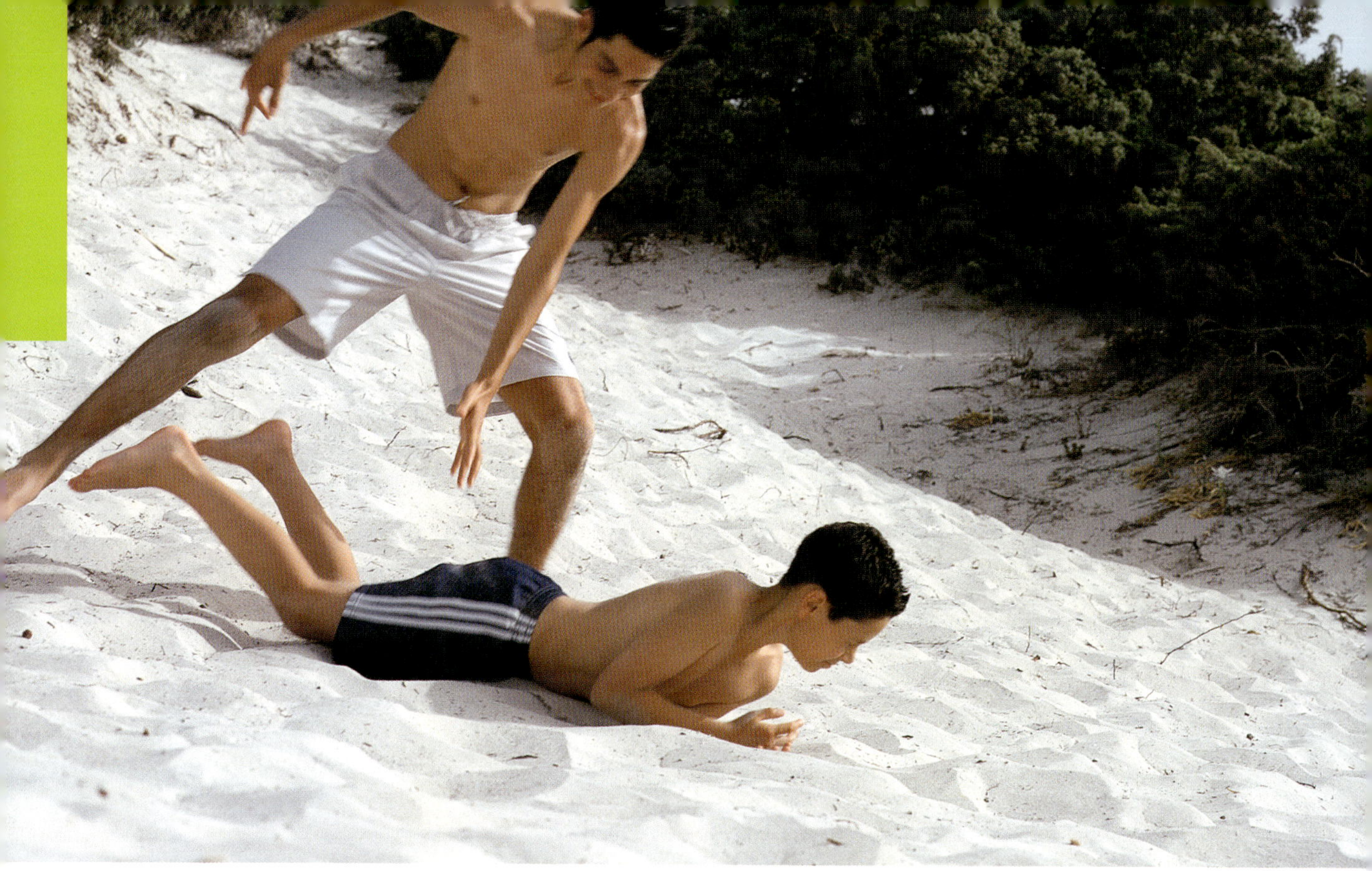

Reifeprozess

Die Teenagerjahre zwischen 13 und 18 sind reich an Konflikten, spielen sich in dieser Zeit doch große Veränderungen ab. Als Eltern erleben Sie, wie Ihre Kinder immer erwachsener werden.

Herausforderungen

Schon kurz nach der Geburt Ihres Babys bekommen die meisten Mütter die ersten Warnungen bezüglich der bevorstehenden Teenagerjahre zu hören:

»Sie ist so zauberhaft. Warten Sie nur, bis die Jungs vor der Tür stehen.«

»Nicht mehr lange, und er wird sie nach Ihrem Autoschlüssel fragen!«

Sobald aus Ihrem Baby ein Teenager geworden ist, werden Sie diese Kommentare nur allzu gut verstehen.

Es ist ein normaler Teil des Erwachsenwerdens, wenn Teenager sich enger zu ihren Freunden hingezogen fühlen und gleichzeitig von ihren Eltern abzurücken scheinen. Das ist eine normale Phase, die es den Jugendlichen erlaubt, ihre eigene Identität zu entwickeln. Vielleicht sind Sie über diese Entwicklung nicht immer glücklich, aber bis die Teenagerjahre vorüber sind, sind die meisten Eltern durchaus zufrieden mit dem einzigartigen Ergebnis.

Große Kinder, große Veränderungen

Gute Ernährung und adäquate Bewegung sind wichtig in dieser Zeit, in der die Kinder erwachsen werden und fast so schnell wachsen wie in ihrem ersten Lebensjahr. Bei ihrem Eintritt in die Teenagerjahre haben viele Mädchen bereits einen größeren Wachstumsschub und den Beginn der Regelblutung hinter sich (mehr Informationen zur Pubertät finden

Sie auf Seite 146). Die meisten Jungen, deren größter Wachstumsschub ein oder zwei Jahre später als bei Mädchen stattfindet, durchleben jetzt die große Veränderungen. Während sich der Körper der Jugendlichen verändert, wandelt sich auch ihre Einstellung dazu. Im Lauf der Jahre freunden sie sich zunehmend mit ihrem Körper und seinem Aussehen an. Dieser Prozess gelingt besser, wenn die Teenager sich gesund ernähren und körperlich aktiv bleiben.

Ihr Kind soll sich zu einem unabhängigen Menschen entwickeln, der die richtigen Entscheidungen treffen und auf sich selbst aufpassen kann. Als Eltern leisten Sie ihm dabei Schützenhilfe. Indem Sie selbst sich gesund ernähren und bewegen, erhöhen Sie die Wahrscheinlichkeit, dass Ihr Kind dieselben guten Gewohnheiten dauerhaft übernimmt.

Mutter und Vater sind immer noch Vorbild

Was auch immer Teenager sagen oder tun – die Eltern behalten während der Teenagerjahre ihre einflussreiche Vorbildfunktion. Besonders wichtig ist der elterliche Einfluss in den Bereichen Fitness und Ernährung, zumal heute eine zunehmende Zahl von Teenagern übergewichtig ist.

Jüngere Teenager haben bessere Chancen, Gewichtsprobleme zu überwinden, aber ältere übergewichtige Teenager entwickeln sich mit größerer Wahrscheinlichkeit zu fettleibigen Erwachsenen – mitsamt den zugehörigen Gesundheitsproblemen. Auch wenn manche Ihrer Bemühungen ins Leere laufen, sollten Sie Ihre guten Vorsätze nicht aufgeben, sondern weiterhin gesund einkaufen, gemeinsame Mahlzeiten zubereiten und regelmäßige Bewegung fördern.

Unternehmen Sie jede Anstrengung, um Ihren Teenager in Familienaktivitäten und -mahlzeiten einzubinden. Denken Sie außerdem daran, dass Ihr Kind Sie beobachtet. Ihr Verhalten hinterlässt wahrscheinlich einen dauerhafteren Eindruck als viele Ratschläge und Moralpredigten zusammen.

Sie benötigen viel Fingerspitzengefühl, um zu erkennen, wann Ihr Rat erforderlich ist und wann Ihr Kind seine Entscheidungen selbst treffen sollte. Die Teenagerjahre sind eine Zeit des Übergangs, in der die Eltern auf einen Teil ihrer Kontrolle verzichten müssen – wenn auch dosiert und innerhalb klar definierter Grenzen. Die Eltern müssen weiterhin zuverlässig präsent bleiben, denn auch wenn die Teenager ihre Unabhängigkeit proben, brauchen sie immer noch Vater und Mutter.

Info

Teenager und Diabetes Typ 2

Menschen, die an Diabetes leiden, haben einen erhöhten Blutzuckerspiegel, verursacht durch einen Mangel an Insulin – ein Hormon, das von der Bauchspeicheldrüse produziert wird. Diabetes vom Typ 1 liegt vor, wenn der Körper kein Insulin mehr produziert. (Mehr zu Diabetes vom Typ 1 auf Seite 176.) Diabetes vom Typ 2 bedeutet, dass Insulin zwar noch produziert wird, aber seine Funktion nicht mehr wirksam erfüllen kann (Insulinresistenz). Für die Entstehung dieser Krankheit ist häufig Übergewicht verantwortlich. Diabetes, Insulinresistenz und Übergewicht erhöhen das Risiko, dass ein Teenager in späteren Jahren Herz- oder Nierenprobleme entwickelt oder einen Schlaganfall erleidet.

Übergewichtige Teenager

Einst galt Diabetes vom Typ 2 ausschließlich als Erwachsenenkrankheit, heute jedoch begegnen wir diesem Typ zunehmend auch bei Kindern. Auch wenn die Zahl der an Diabetes Typ 2 leidenden Kinder in Deutschland bislang gering ist, sind sich viele Experten einig, dass sich hier mit der Zunahme fettleibiger Kinder und Jugendlicher ein Problem anbahnt. (Mehr zum Diabetes vom Typ 2 auf Seite 21.)

Diabeteskontrollen

80 Prozent der Kinder mit Diabetes vom Typ 2 haben zum Zeitpunkt der Diagnose, die häufig in die Pubertät fällt, deutliches Übergewicht. Übergewichtige Kinder sollten auf Diabetes hin untersucht werden, insbesondere wenn Diabetes vom Typ 2 in der Familie bereits aufgetreten ist oder das Kind an Bluthochdruck (einem Risikofaktor für Herzerkrankungen) oder Acanthosis nigricans (eine Hauterkrankung, die besonders häufig in Kombination mit einer Insulinresistenz auftritt) leidet. Eine vorbeugende Untersuchung ist wichtig, weil ein Kind mit Diabetes vom Typ 2 möglicherweise keine augenfälligen Symptome zeigt.

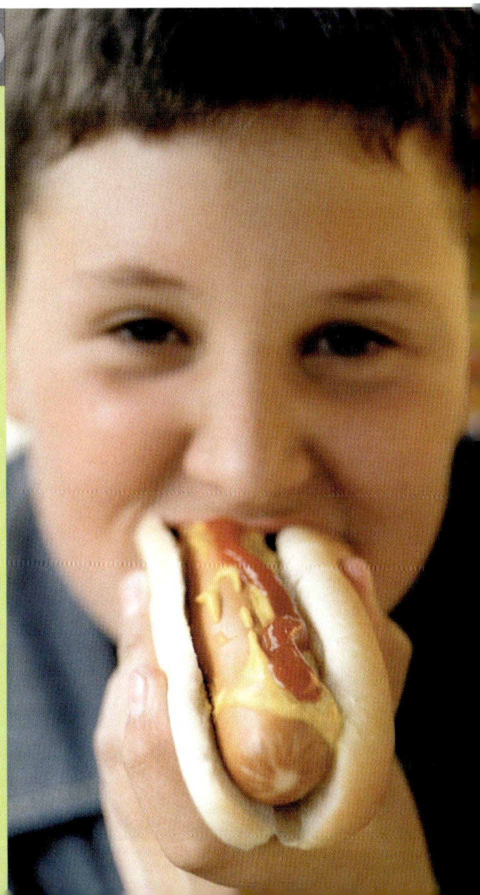

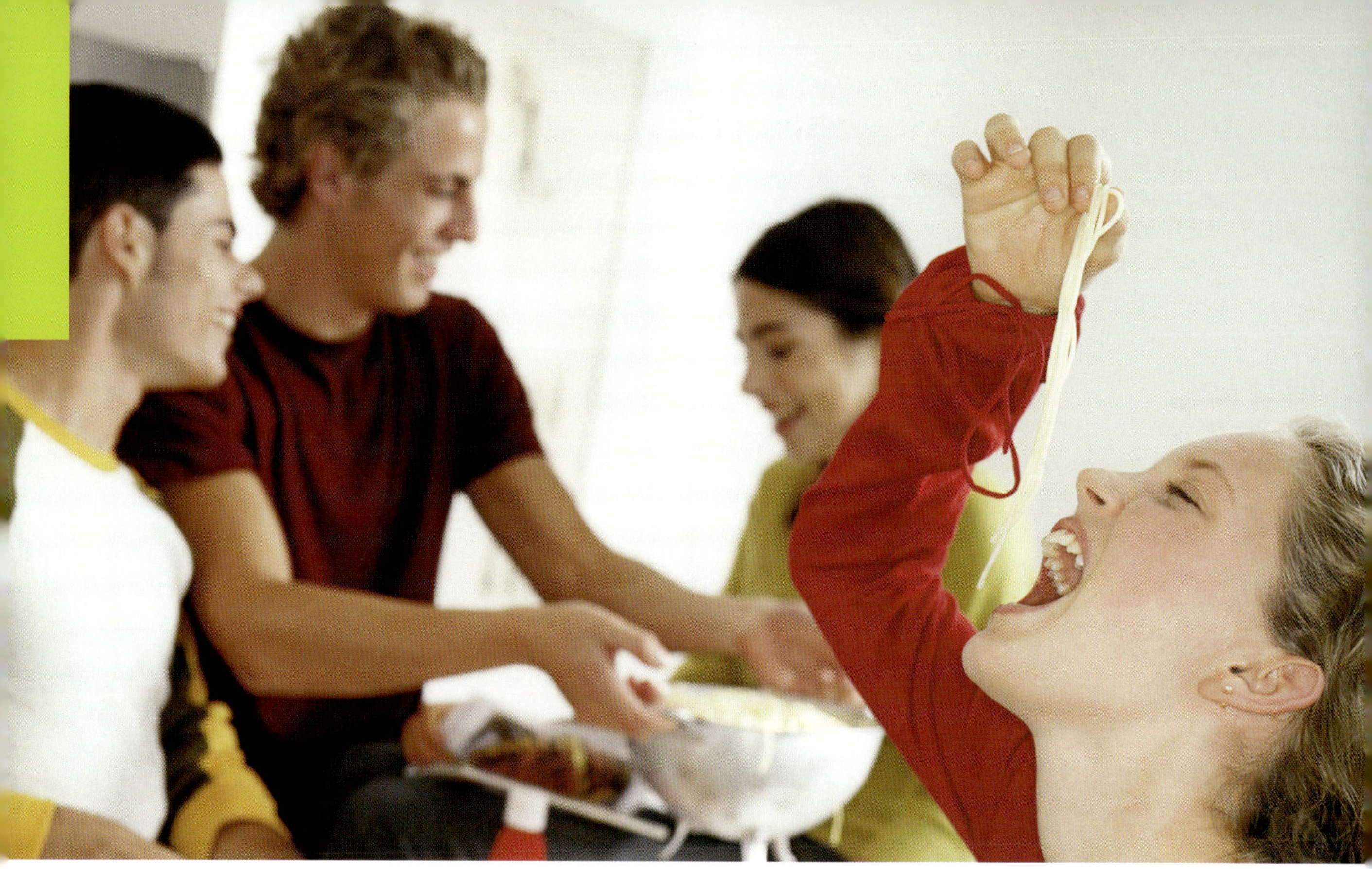

Ernährung für Jugendliche

Wegen ihres raschen Wachstums brauchen Teenager zusätzliche Kalorien. Sie benötigen die richtige Ernährung für kräftige Knochen und einen gesunden Körper.

Zwang hilft nicht weiter

Als Eltern wissen Sie über gute Ernährung und die Erfordernisse Ihres Kindes Bescheid, aber Sie können einen Teenager nicht zu seinem Glück zwingen. Doch selbst wenn Ihr Kind Ihre Ratschläge zur gesunden Ernährung ignoriert, liegt es immer noch an Ihnen, welche Gerichte zu Hause auf den Tisch kommen und was sich im Kühlschrank findet.

Fördern Sie gute Essgewohnheiten weiterhin damit, dass Sie selbst gesund essen und Familienmahlzeiten vorbereiten. Kinder, die regelmäßig mit ihrer Familie essen, ernähren sich gesünder und treffen auch dann gesündere Entscheidungen, wenn sie nicht zu Hause essen. Organisieren Sie das Familienleben nach Möglichkeit so, dass die Kinder zu den Mahlzeiten zu Hause sein können. Das gibt dem Leben Ihres Kindes etwas mehr Struktur – in einer Zeit, in der vieles andere im Umbruch ist.

Freiheit der Wahl

Während Sie einerseits diese Struktur schaffen, müssen Sie andererseits flexibel sein und dem Teenager eine gewisse Entscheidungsfreiheit bei seiner Ernährung lassen. Hier sind einige Vorschläge, wie Sie Ihr Kind einbeziehen können:

- Die Vorlieben und Abneigungen Ihres Kindes haben sich möglicherweise mit den Jahren verändert. Bieten Sie ihm an, mit Ihnen einzukaufen oder eine Liste von Gerichten fürs Abendessen zusammenzustellen.

Täglicher Nahrungsbedarf

Mädchen benötigen in den Teenagerjahren im Durchschnitt weniger Kalorien als Jungen. Ein aktiver Teenager (Mädchen oder Junge) isst mehr als einer, der viel Zeit im Sitzen verbringt. Mit den Jahren gleicht sich der Bedarf immer mehr den empfohlenen Mengen für Erwachsene an.

NAHRUNGSBESTANDTEIL	TEENAGER (MÄDCHEN)	TEENAGER (JUNGEN)
Kohlenhydrate	246–280 g	300–370 g
Eiweiß	41–45 g	42–55 g
Fett	61–70 g	73–91 g
Ballaststoffe	16–18 g	16–18 g
Täglicher Kalorienbedarf	**1845–2110 Kalorien**	**2200–2750 Kalorien**

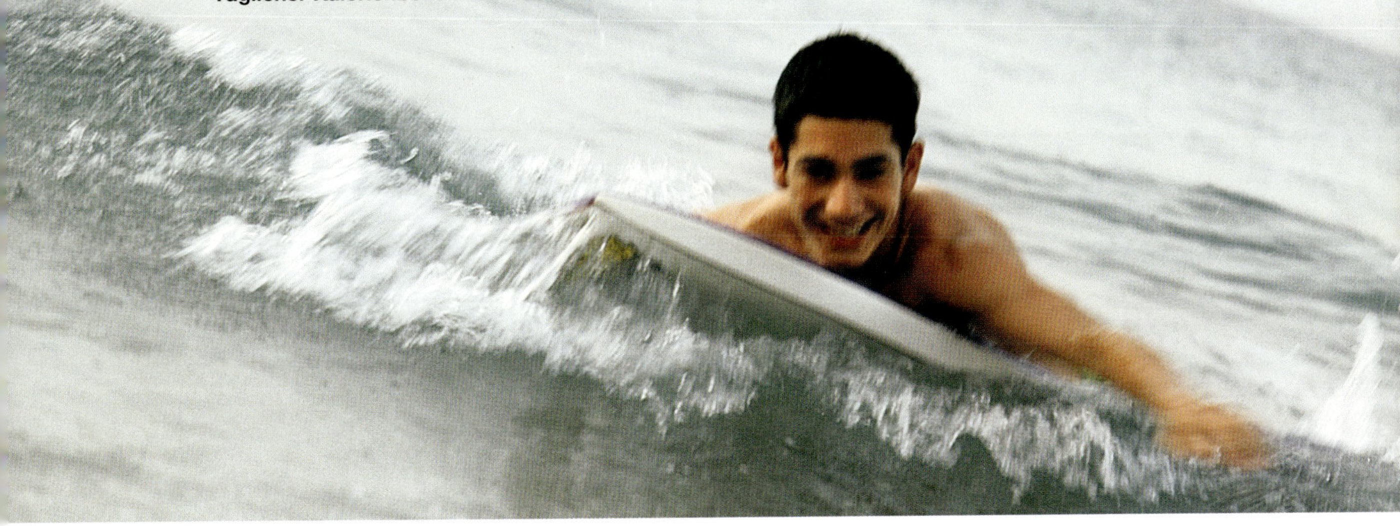

- Lassen Sie sich einmal in der Woche von Ihrem Sohn oder Ihrer Tochter bei der Vorbereitung des Abendessens helfen oder übertragen Sie ihm bzw. ihr bestimmte ständige Aufgaben wie die Zubereitung des Salats. Ihr Kind lernt dabei die Grundlagen einer gesunden Ernährung kennen und erwirbt einige elementare Kochkünste. Außerdem können Sie so etwas Zeit miteinander verbringen und sich über Neuigkeiten austauschen.
- Lassen Sie gelegentlich Ihr Kind die Gerichte für das Familienabendessen auswählen oder zubereiten.
- Schlagen Sie ihm vor, Freunde zum gemeinsamen Essen einzuladen. Ihr Kind kann die Gerichte gemeinsam mit Ihnen auswählen und vorbereiten.

Teenager brauchen Frühstück

Auch wenn Teenager selbst entscheiden, was sie essen, sollten es täglich drei Mahlzeiten sein. Das fängt mit dem Frühstück an: Teenager, die nicht vernünftig frühstücken,

- haben Mühe beim Lernen,
- nehmen während des übrigen Tages mehr Kalorien zu sich,
- leiden mit doppelter Wahrscheinlichkeit an Eisenmangel,
- haben einen erhöhten Body Mass Index (BMI).

Teenager, die regelmäßig frühstücken,

- ernähren sich insgesamt gesünder,
- leisten in der Schule mehr und können sich besser konzentrieren,
- bewegen sich mehr.

Im Idealfall hat Ihr Kind morgens Zeit, um vor der Schule ganz in Ruhe zu frühstücken. Viele Teenager müssen das Haus jedoch sehr früh verlassen. Wenn nicht viel Zeit für das Frühstück bleibt, bieten Sie schnelle Varianten an.

Müsli und Frühstückscerealien sind ein schnelles Gericht. Sie können ein Müsli selber mischen – beispielsweise mit Haferflocken, Kleie, zerstoßenen Nüssen und Mandeln und klein geschnittenen Trockenfrüchten wie Aprikosen, Datteln oder Rosinen. Bei Frühstückscrealien gibt es erhebliche Unterschiede, was den Nährwert, Zucker- und Fettgehalt angeht. Viele Sorten enthalten Unmengen an Zucker und anderen überflüssigen Zusätzen. Wählen Sie Sorten mit wenig Zucker und viel Ballaststoffen. Wenn Ihr Kind auf gesüßte Cerealien besteht, können Sie eine süße Sorte mit einer ungesüßten mischen.

Legen Sie einen Vorrat von Mischpackungen mit Nüssen, Sonnenblumenkernen und Trockenobst an, die Ihr Sohn bzw. Ihre Tochter unterwegs essen kann. Frisches Obst und Joghurt sind ebenfalls für ein schnelles Frühstück oder zum Essen unterwegs geeignet.

Ein Frühstück ist in jedem Fall besser als kein Frühstück; dennoch sollte es zum Frühstück nur in Ausnahmefällen Kuchen oder Schokoriegel geben.

Imbissbuden

Für ein Kind, das regelmäßig gesund frühstückt, sind Imbissbuden, Kioske und Automaten weniger verführerisch – zumindest in den Morgenstunden. Fett- und zuckerreiche Snacks und Getränke sind im Umkreis jeder Schule erhältlich, und nicht wenige Jugendliche kaufen sich nach der Schule Pommes frites oder einen Burger – um dann zu Hause satt in einem gesunden Mittagessen herumzustochern. Der Grund für die Anziehungskraft von Fastfood und Brause ist offensichtlich: Diese Lebensmittel sind leicht konsumierbar, einigermaßen erschwinglich und schmecken den meisten Kindern. Ihr Nährwert ist allerdings außerordentlich gering, sie sind äußerst fettreich bzw. stark zuckerhaltig und können den Zähnen schaden.

Eine einfache Lösung ist nicht in Sicht, denn Sie können Ihr Kind schließlich nicht ständig begleiten, um zu kontrollieren, was es den ganzen Tag über isst. Sie können lediglich so weitermachen wie bisher und sicherstellen, dass Ihr Kind zu Hause ausreichend gesundes Essen vorfindet. Außerdem können Sie es ermuntern, sein Pausenpaket selbst und nach eigenem Geschmack zusammenzustellen, sodass es sich auf die Pausenbrote freut, sie in die Schule mitnimmt und dann auch isst.

Tipps

Frühstücksideen

Wenn Ihr Kind die typischen Frühstücksgerichte verschmäht, können Sie versuchen, kreative Alternativen anzubieten, wie beispielsweise ein Sandwich oder ein Mixgetränk mit frischem Obst (siehe Seite 201). Hier sind einige Vorschläge, wie Sie versuchen können, den Frühstücksappetit eines Teenagers zu wecken:

- **Beeren und Toast mit Weichkäse** Bestreichen Sie Vollkorntoast mit Weichkäse und legen Sie Erdbeerscheiben oder anderes Obst darauf.
- **Bananenrolle** Bestreichen Sie einen Vollkornfladen mit Erdnussbutter, belegen Sie ihn mit einer Banane und streuen Sie Rosinen darüber.
- **Cornflakes mit Obst** Ergänzen Sie die Frühstücksflocken mit verschiedenem Obst.
- **Joghurt mit Nüssen** Mischen Sie Joghurt mit Nüssen und etwas Honig.
- **Obstquark** Mischen Sie zuckerarmes Obstkompott mit Quark oder Joghurt.
- **Rührei** Wie wäre es einmal mit Rührei, zum Beispiel mit Tomate und Champignons?

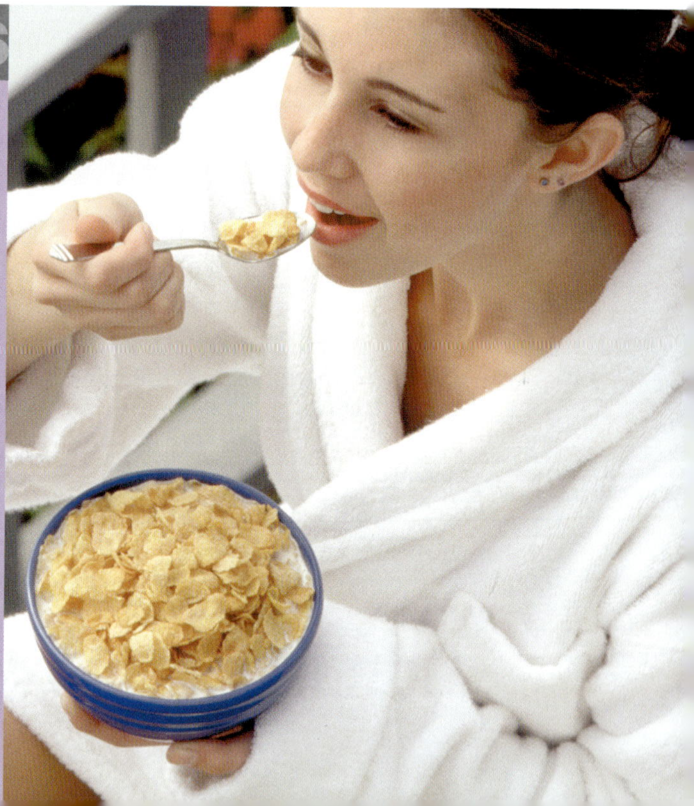

Info

Warum Familienmahlzeiten wichtig sind

Was zählt als Familienmahl? Sämtliche Zeit, die die Familie gemeinsam am Esstisch verbringt – egal, ob es sich um Essen vom Lieferservice oder aus der eigenen Küche handelt. Familienmahlzeiten sind sowohl für Eltern als auch für Kinder ein wohltuendes Ritual. Die Jugendlichen erleben, dass ihre Eltern für sie sorgen. Die Eltern genießen das Zusammensein, das allen die Gelegenheit bietet, Neuigkeiten auszutauschen.

Teenager, die an regelmäßigen Familienmahlzeiten teilnehmen,

- essen im Durchschnitt mehr Obst, Gemüse und Vollkornprodukte,
- essen weniger ungesunde Snacks,
- zeigen weniger Neigung zu rauchen, Alkohol zu trinken oder Cannabis und andere Drogen zu konsumieren.

Manche Teenager haben für gemeinsame Mahlzeiten wenig übrig – was nicht verwundert angesichts der Bedeutung, die sie der eigenen Unabhängigkeit beimessen. Gelegentlich ist es nicht einfach, sie dazu zu bewegen, sich an den gemeinsamen Esstisch zu setzen oder rechtzeitig nach Hause zu kommen. Erlauben Sie, dass Ihr Kind einen Freund zum Essen einlädt, oder servieren Sie das Lieblingsgericht Ihres Kindes. Achten Sie auf eine ruhige und entspannte Atmosphäre bei Tisch.

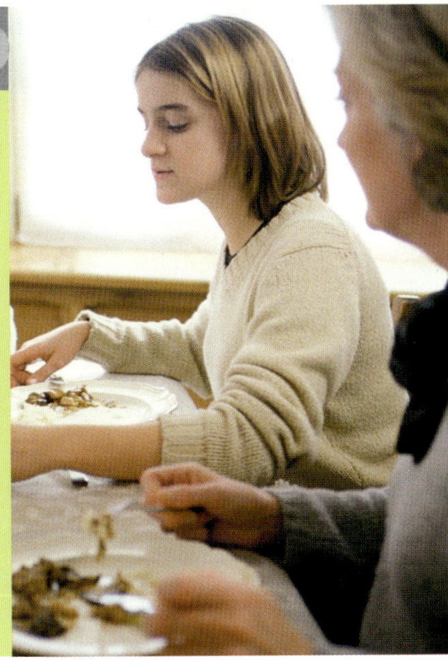

Andere Versuchungen

Wenn Eltern ihren Kindern beibringen, sich gesund zu ernähren, versuchen sie gleichzeitig die Botschaft zu vermitteln, dass man seinen Körper generell pfleglich behandeln muss. Das ist wichtig, denn für Jugendliche ist es üblich, diverse riskante Verhaltensweisen auszuprobieren, Zigaretten zu rauchen oder Alkohol zu trinken. Manche Eltern werfen schlicht das Handtuch, weil sie meinen, sie könnten sowieso nichts ausrichten. Aber das stimmt nicht. Für das Rauchen und andere gefährliche Verlockungen gilt: Es ist am besten, die Kinder frühzeitig aufzuklären, damit sie eine klare Vorstellung von den Risiken haben.

Weder rauchen noch trinken

Ihr Kind weiß vermutlich bereits, dass Rauchen ernste Krankheiten wie Lungenkrebs und Herzprobleme verursachen kann. Und es weiß wahrscheinlich auch, dass Alkohol dem Körper auf die Dauer schweren Schaden zufügt. Das Problem besteht darin, dass diese Gesundheitsrisiken in weiter Ferne zu liegen scheinen.

Langfristige Risiken beeindrucken möglicherweise weniger als kurzfristige Konsequenzen. Wer trinkt, läuft Gefahr, wegen Trunkenheit am Steuer belangt zu werden. Ein Teenager, der raucht, erholt sich langsamer von Erkältungen und anderen Atemwegsinfektionen, ist weniger fit im Sport und hat – vielleicht das stärkste Argument – einen schlechten Atem.

Machen Sie Ihrem Kind unmissverständlich klar, dass zu einem gesunden Lebensstil der Verzicht auf Zigaretten und Alkohol gehört. Vermitteln Sie aussagefähige Fakten, aber übertreiben Sie die Angstmacherei nicht. Bleiben Sie vor allem offen für Gespräche. Vielleicht möchte Ihr Kind mit Ihnen nicht über alles reden, aber wenn Sie ihm mit Liebe und Verständnis begegnen, werden Sie staunen, wie viel es Ihnen anvertraut.

Fragen: **Meine Tochter behauptet, dass sie raucht, um schlank zu bleiben. Wie überrede ich sie zum Aufhören?**

Antwort: Machen Sie Ihrer Tochter klar, dass das Rauchen als Methode zur Gewichtskontrolle der Anfang einer lebenslangen Abhängigkeit sein kann. Ermuntern Sie sie, so bald wie möglich mit dem Rauchen aufzuhören. Wenn Ihre Tochter Gewichtsprobleme hat, können Sie ihr helfen, ihr Schlankheitsziel durch eine gesunde Ernährung und ausreichend Bewegung zu erreichen. Die beste Möglichkeit, mit dem Rauchen aufzuhören, besteht in der schrittweisen Reduzierung des täglichen Zigarettenkonsums. Vielleicht kann Ihre Tochter ihre Freunde überreden, mit ihr gemeinsam das Rauchen aufzugeben. Wenn Sie selbst rauchen, sollten Sie mit gutem Beispiel vorangehen und das Rauchen aufgeben.

Gesunde Ernährung für 13- bis 15-Jährige

In diesem Alter hat Ihr Kind möglicherweise einen größeren Appetit – besonders in Zeiten verstärkten Wachstums während der Pubertät. Ein gesundes und kräftiges Wachstum setzt eine nährstoffreiche Ernährung mit ausreichend Kalzium und Eisen voraus.

Die Auswirkungen der Pubertät

Vor der Pubertät haben Mädchen und Jungen ähnliche Ernährungsbedürfnisse, aber mit Beginn der Pubertät ändert sich dies aus verschiedenen Gründen. Mädchen erleben den größten Wachstumsschub mit rund zwölf Jahren, während Jungen diesen Punkt erst mit etwa 14 Jahren erreichen.

Bei den Mädchen fällt der größte Wachstumsschub ungefähr mit der ersten Monatsblutung zusammen. Während sich ihr Wachstum anschließend verlangsamt, legen die Jungen in diesem Alter erst richtig los. Während der Pubertät benötigen Jungen mehr Kalorien als Mädchen, weil sie durch die männlichen Hormone stärker wachsen und mehr Muskeln entwickeln. Weil der Anfangszeitpunkt der Pubertät von Kind zu Kind verschieden ist, variiert der Kalorienbedarf der Jungen und Mädchen einer Altersgruppe stark.

Unterschiede bei Jungen und Mädchen

Auch der Bedarf an einzelnen Nährstoffen ist unterschiedlich. Jungen und Mädchen brauchen Eisen, aber menstruierende Mädchen – insbesondere wenn sie sehr aktiv sind – benötigen besonders viel, um Eisenmangel und Blutarmut vorzubeugen. Jungen und Mädchen brauchen Kalzium, aber für Mädchen ist es besonders wichtig, denn bei ihnen ist das Risiko größer, im späteren Leben Osteoporose zu entwickeln.

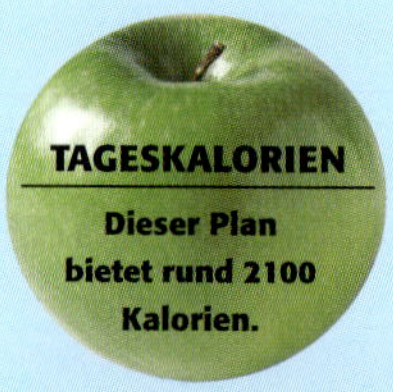

Speiseplan für 13- bis 15-Jährige

Milchprodukte spielen in diesem Speiseplan eine wichtige Rolle: Milch, Käse und Joghurt liefern sowohl Eiweiß als auch Kalzium. Was sie nicht enthalten, ist Eisen. Achten Sie also auf alternative Eisenlieferanten, wie beispielsweise speziell angereicherte Cerealien, Hülsenfrüchte und Nüsse.

Frühstück

- 150 ml Fruchtsaft
- 6 Essl. mit Eisen angereicherte Frühstücksflocken
- [illegible]00 ml fettarme Milch
- 1 Scheibe Vollkorntoast mit Marmelade

GRUPPE	PORTIONEN
Kohlenhydrate	3
Milchprodukte	1
Eiweiß	0
Obst	1
Gemüse	0

Mittagessen

- Salat aus 50–75 g Thunfisch, 150 g Nudeln und 3 Essl. Mais
- 150 g fettarmer Joghurt
- 150 ml Fruchtsaft
- fettarmer Müsliriegel

GRUPPE	PORTIONEN
Kohlenhydrate	3
Milchprodukte	1
Eiweiß	1
Obst	0
Gemüse	1

Zwischenmahlzeit

- 250 ml Milchshake
- 1 Apfel oder ein anderes Lieblingsobst

GRUPPE	PORTIONEN
Kohlenhydrate	0
Milchprodukte	1
Eiweiß	0
Obst	1
Gemüse	0

Abendessen

- 150 g Pfannengemüse mit 50–75 g Rindfleisch
- 4 gehäufte Essl. gekochter brauner Reis oder Nudeln
- Vanillepudding mit 1 Banane

GRUPPE	PORTIONEN
Kohlenhydrate	2
Milchprodukte	0
Eiweiß	1
Obst	1
Gemüse	2

Zwischenmahlzeit

- 1 Scheibe Vollkornbrot mit Schnittkäse

GRUPPE	PORTIONEN
Kohlenhydrate	1
Milchprodukte	1
Eiweiß	0
Obst	0
Gemüse	0

Tipps

Ausreichend Eisen

So stellen Sie sicher, dass Ihr Kind genug Eisen bekommt:

- Verwenden Sie für die Mahlzeiten Zutaten mit hohem Eisengehalt (Fleisch, Geflügel, Fisch, Bohnen, Tofu), und servieren Sie eisenhaltige oder mit Eisen angereicherte Zwischenmahlzeiten.
- Verbessern Sie die Eisenaufnahme des Körpers, indem Sie eisenhaltige Produkte zusammen mit Produkten servieren, die Vitamin C enthalten, wie beispielsweise Tomaten, Brokkoli, Orangen oder Erdbeeren.
- Vermeiden Sie Kaffee und Tee zu den Mahlzeiten. Beide enthalten Gerbsäure, die die Eisenaufnahme reduziert.

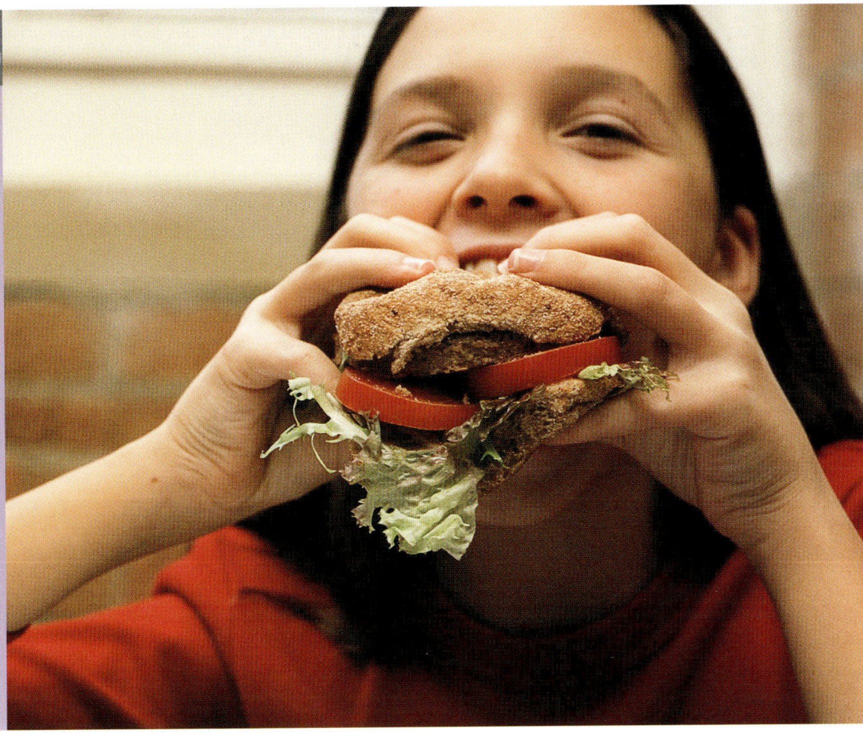

Gesundes Knochenwachstum

Kinder und Jugendliche benötigen Kalzium, um gesunde Knochen zu entwickeln – ein Vorgang, der mit Ende der Teenagerjahre so gut wie abgeschlossen ist. Aufgrund des natürlichen Alterungsprozesses verlieren die Knochen anschließend an Dichte. Dieser Knochenverlust ist bei älteren Menschen manchmal so ausgeprägt, dass die Knochen schwach werden und leicht brechen – ein Prozess, der als Osteoporose bezeichnet wird.

Wenn Kinder als Teenager genug Kalzium und Bewegung bekommen, stärkt das ihre Knochen für das ganze Leben. Untersuchungen zeigen aber, dass viele Mädchen und Jungen im Alter zwischen 13 und 18 nicht die empfohlene Tagesmenge Kalzium zu sich nehmen. Teenager, die rauchen, Limonade oder koffeinhaltige Getränke oder Alkohol konsumieren, bekommen noch weniger Kalzium, weil diese Substanzen die Kalziumaufnahme durch den Körper beeinträchtigen.

Manche Mädchen vermeiden Milchprodukte, weil sie glauben, Milch und Käse machen dick. Das ist aber nicht der Fall. Ein Glas (200 ml) Magermilch beispielsweise enthält nur 66 Kalorien und kein Fett, und sie liefert bereits 30 Prozent des Tagesbedarfs an Kalzium. Wenn sich Ihre Tochter all Ihren Bemühungen zum Trotz weigert, Milchprodukte zu essen, sollte sie mit Kalzium angereicherte Lebensmittel essen und möglicherweise zusätzlich Kalzium einnehmen. Sprechen Sie gegebenenfalls mit Ihrem Hausarzt oder Ihrem Ernährungsberater. (Weitere Informationen zu Kalzium finden Sie auf Seite 38, eine Liste kalziumreicher Alternativen zur Milch auf Seite 132.)

Vermeidung von Eisenmangel

Jungen und Mädchen benötigen für diverse Körperfunktionen Eisen. Wenn der Eisennachschub gering ist und die Eisenvorräte des Körpers aufgebraucht sind, kann der Körper nicht genug rote Blutkörperchen bilden, um den Sauerstoff in sämtliche Zellen des Körpers zu transportieren. In diesem Fall spricht man von einer Eisenmangel-Anämie. Mädchen benötigen aufgrund des Blutverlusts während der Menstruation mehr Eisen aus der Nahrung als Jungen.

- Jungen benötigen täglich 12 mg.
- Mädchen benötigen täglich 15 mg.
- Sportliche Kinder benötigen mehr, weil sie beim Schwitzen Eisen verlieren.

Ein Eisenmangel kann sich schleichend einstellen, sodass Sie und Ihr Kind die Symptome – vor allem Müdigkeit und Muskelschwäche – nicht bemerken.

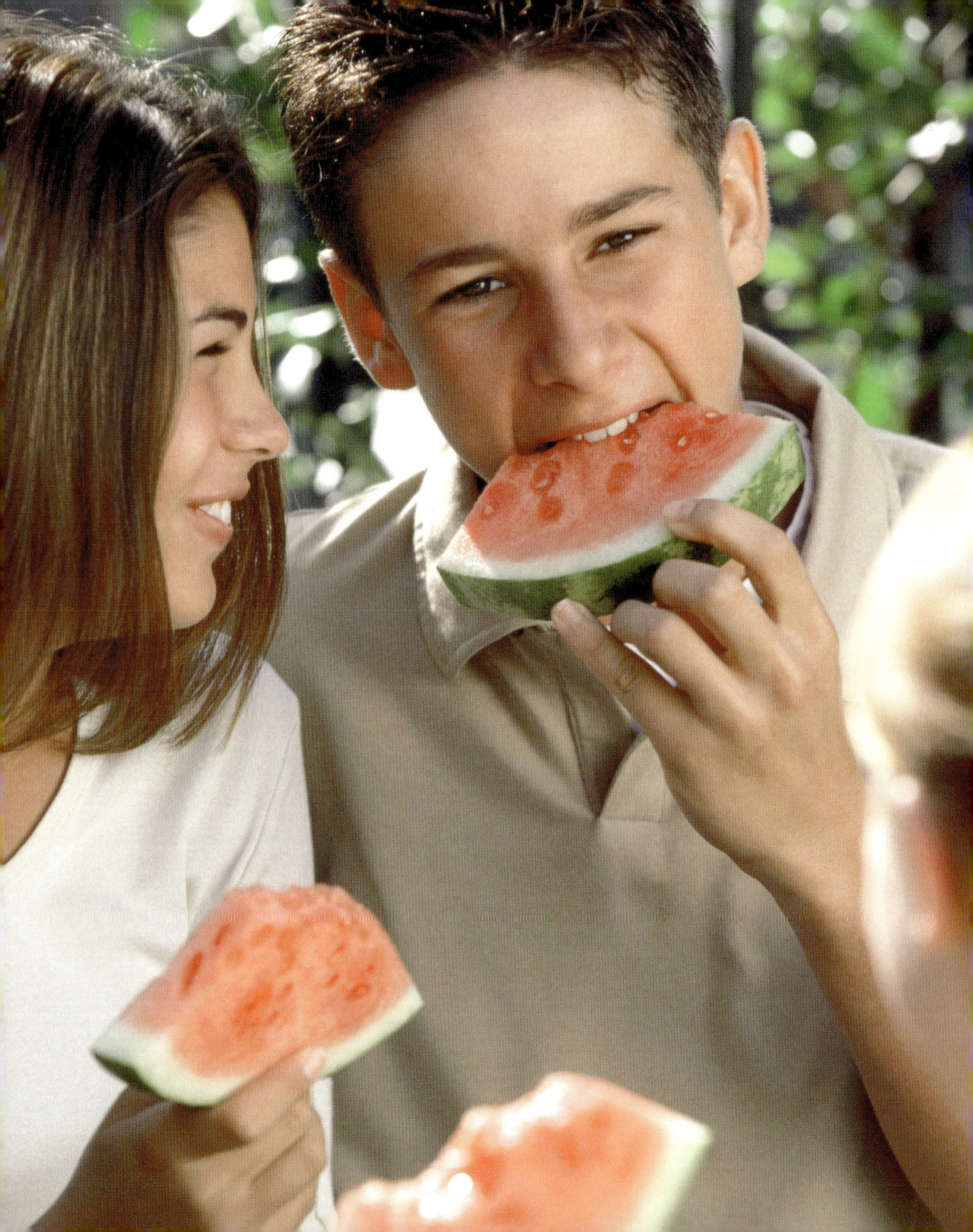

Info

Verschiedene Arten von Vegetariern

Viele Menschen, die sich als Vegetarier bezeichnen, sind eigentlich Halbvegetarier. Sie verzichten zwar auf rotes Fleisch, essen aber Geflügel oder Fisch. Selbst bei denen, die auf jegliches Fleisch verzichten, gibt es Unterschiede:

- **Ovo-Lacto-Vegetarier:** essen Milchprodukte und Eier.
- **Lacto-Vegetarier:** essen Milchprodukte; keine Eier.
- **Ovo-Vegetarier:** essen Eier; keine Milchprodukte.
- **Veganer:** essen ausschließlich Produkte pflanzlicher Herkunft; keine Eier, keine Milchprodukte, keinen Honig.

Achten Sie darauf, ob Ihr Teenager eine sehr strikte Diät befolgt. Eine vegetarische Lebensweise ist noch lange keine Rechtfertigung für die drastische Reduzierung der Kalorienaufnahme oder für den vollständigen Verzicht auf Fett. Ein Kind mit Essstörungen entwickelt möglicherweise ein sehr restriktives Essverhalten und bezeichnet es als »Vegetarismus«, weil dieser gesellschaftlich akzeptiert und für gesund gehalten wird.

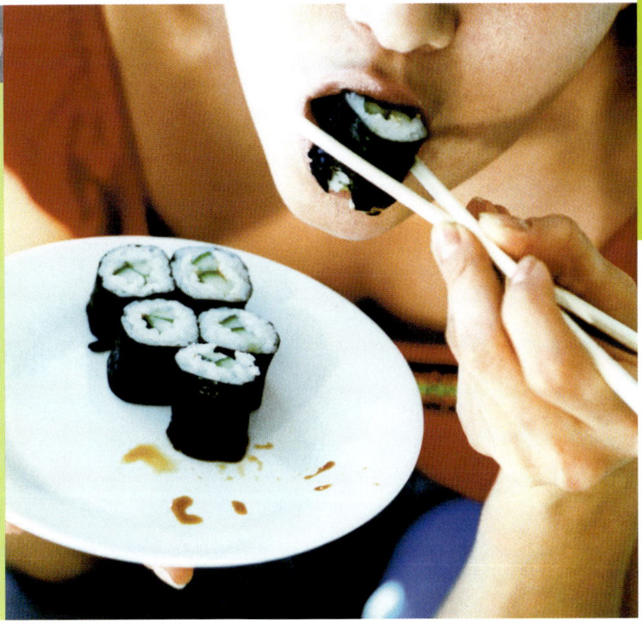

Vegetarier

Teenager bringen ihre Unabhängigkeit häufig über die Nahrung zum Ausdruck, die sie essen. Eine denkbare Variante ist die Entscheidung, kein Fleisch mehr zu essen. Diese Haltung ist unter Teenagern verbreitet, die sich dabei möglicherweise auf die Rechte der Tiere oder auf gesundheitliche Gründe berufen oder einfach nur ihre Freunde nachmachen.

Eine gut geplante vegetarische Ernährung kann äußerst gesund sein – selbst für Teenager. Vegetarier essen häufig mehr von den Produkten, von denen die meisten Teenager zu wenig bekommen – Obst und Gemüse. Viel Obst und Gemüse bedeutet viel Ballaststoffe und wenig Fett, eine Kombination, die die Gesundheit des Herzkreislaufsystems nachweislich verbessert. Zur Unterstützung Ihres Kindes könnte die ganze Familie mindestens einen Abend in der Woche vegetarisch essen.

Deckung des Nährstoffbedarfs

Je weniger restriktiv die vegetarische Diät ist, desto eher ist garantiert, dass Ihr Kind ausreichend Eiweiß und sämtliche benötigten Nährstoffe erhält. Die beste vegetarische Diät für Jugendliche im Wachstum ist diejenige, die den Verzehr von Milchprodukten und Eiern gestattet. Eine strengere Diät kann zu einer Unterversorgung mit bestimmten Nährstoffen wie Eisen, Eiweiß, Zink, Kalzium sowie den Vitaminen D und B_{12} führen. Kalzium ist für alle Vegetarier ein Problem, die keine Milchprodukte essen. Teenager sollten wissen, welche Nährstoffe in ihrer vegetarischen Diät möglicherweise fehlen, damit sie sie gegebenenfalls ersetzen können. Anderenfalls drohen ernsthafte Mangelerscheinungen.

Je nach dem Typ der gewählten vegetarischen Diät (s. oben) können wichtige Nährstoffe fehlen. Im Folgenden sind diese Nährstoffe und mögliche Quellen aufgeführt:

- Eiweiß: Milchprodukte, Eier, Tofu, Hülsenfrüchte, Nüsse
- Vitamin B_{12}: Milchprodukte, Eier, mit Vitaminen angereicherte Produkte wie Cerealien, Brot oder Sojagetränke
- Vitamin D: Milchprodukte, angereicherte Cerealien, Margarine
- Kalzium: Milchprodukte, dunkelgrünes Blattgemüse, Brokkoli, Kichererbsen, mit Kalzium angereicherte Produkte wie Orangensaft, Sojagetränke, Cerealien
- Eisen*: Hülsenfrüchte, Vollkornprodukte, brauner Reis, grünes Blattgemüse, angereicherte Cerealien und Brot
- Zink: Weizenkeime, Nüsse, angereicherte Cerealien, Hülsenfrüchte.

(*Diese Lebensmittel enthalten zwar Eisen, sie haben aber einen geringeren Eisengehalt als Fleisch.)

Vielfalt und Ausgewogenheit
Frisches Obst ist wichtig für eine gesunde Ernährung. Vermeiden Sie jedoch restriktive Diäten, die ausschließlich rohe Lebensmittel zulassen oder auf Obst und Fruchtsäfte beschränkt sind.

Ernährung für 16- bis 18-Jährige

Für die meisten älteren Teenager ist die stärkste Wachstumsphase vorüber, und sie gewöhnen sich allmählich an ihren veränderten Körper. Jugendliche in diesem Alter haben meist zahlreiche Interessen – gesunde Ernährung und viel Bewegung sollten dazugehören.

Regeln für Eltern und Kinder

Ältere Teenager sind meist viel unterwegs und jobben eventuell am Nachmittag. Vielleicht sind sie auch schon in der Lage, ihre Wäsche selber zu waschen und ihr Geld zu verwalten. Unter all diesen neuen Aufgaben ist eine sehr wichtige, die häufig vergessen wird: richtig zu essen – auch wenn Mutter und Vater nicht zur Stelle sind. Viele Jugendliche sorgen selbst für ihr Abendessen. Aber wählen sie dann Gerichte, die ihren Nährstoffbedarf decken? Diese Frage wird noch wichtiger, wenn sich Ihr Kind anschickt, sein Zuhause zu verlassen.

Abwechslungsreich und ausgewogen

Sie wissen, was Ihr Kind braucht, aber wie lassen sich diese Informationen in einfache Faustregeln fassen, die es leicht befolgen kann? Bestimmt will es keine Prozente und Gramme zählen. Vermitteln Sie dem Teenager stattdessen die allgemeinen Prinzipien und die Bedeutung einer ausgewogenen und abwechslungsreichen Ernährung.

Glücklicherweise interessieren sich die meisten Kinder in den späten Teenagerjahren bereits für die eigene Gesundheit. Die Eltern können helfen, indem sie zuverlässige Nährstoffquellen und Gesundheitsinformationen bereitstellen und einen Arztbesuch vorschlagen, um mögliche Sorgen anzusprechen. (Nützliche Adressen zum Thema Ernährung und Bewegung finden Sie auf Seite 202.)

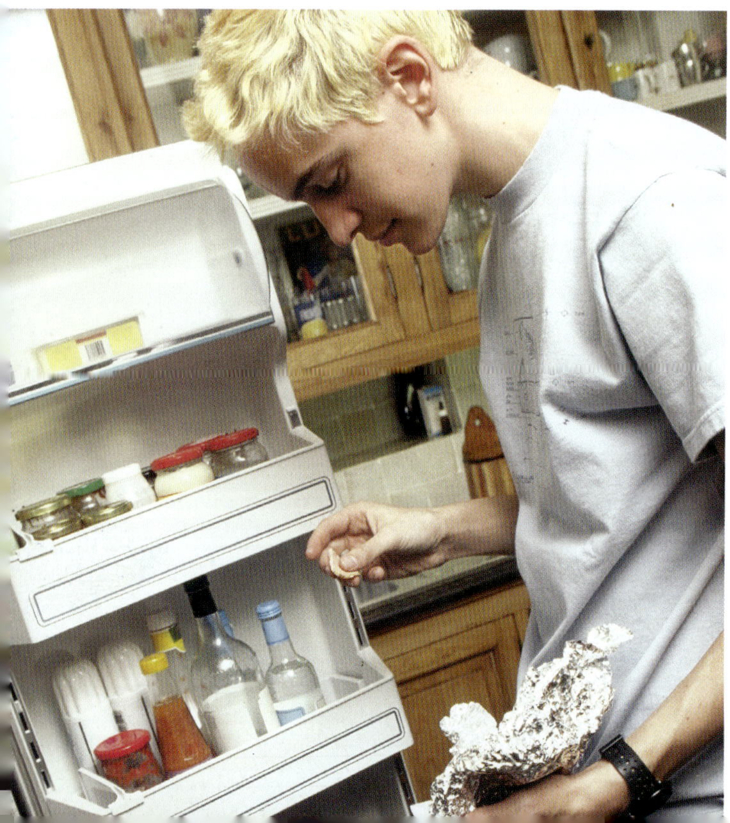

Der Einfluss der Eltern

Ältere Teenager sollten wissen, wie Ernährung funktioniert und wie sie sich gesund ernähren können, denn sie verbringen mehr Zeit außer Haus und haben die Möglichkeit und die Freiheit zu essen, was sie wollen. Manch einer entscheidet sich möglicherweise für eine Dose Cola und eine Tüte Chips zum Mittagessen. Unter Beachtung folgender Regeln können Sie Ihren Einfluss jedoch immer noch geltend machen:

- Legen Sie Wert auf gemeinsame Familienmahlzeiten.
- Seien Sie Vorbild, indem Sie sich selbst gesund ernähren.
- Kaufen Sie gesunde Nahrungsmittel ein.
- Zeigen Sie Ihrem Kind, wie man gesunde Mahlzeiten und Snacks zubereitet.
- Berücksichtigen Sie den Terminkalender Ihres Kindes.
- Fragen Sie Ihr Kind (ohne Vorwurf) ob und was es tagsüber gegessen hat.

Alles Weitere muss dem Teenager überlassen bleiben. Auch wenn Eltern sich damit schwer abfinden können: Es liegt jetzt größtenteils in der Verantwortung des Kindes, was es isst und was nicht. Bleibt zu hoffen, dass die jahrelange Einübung guter Gewohnheiten Wirkung gezeigt hat und Ihr Kind auf den ersten Härtetest vorbereitet ist: wenn es zum ersten Mal nicht mehr im Elternhaus wohnt.

Was ist im Kühlschrank, Mama?
Ältere Teenager stellen sich Snacks und Mahlzeiten häufig selbst zusammen. Achten Sie also stets darauf, dass ausreichend gesunde Lebensmittel vorrätig sind.

TAGESKALORIEN

Dieser Plan bietet rund 2500 Kalorien.

Speiseplan für 16- bis 18-Jährige

Dieser Plan ist speziell auf Jungen zugeschnitten, die in der Regel mehr Kalorien benötigen als Mädchen. Reduzieren Sie die Portionsgrößen, um die Kalorien anzupassen, aber behalten Sie die Verhältnisse und die Zahl der Portionen für jede Nahrungsgruppe bei. Für sehr aktive Teenager, insbesondere Jungen, können Sie am Vormittag eine Zwischenmahlzeit ergänzen, am besten mit einem Eiweißprodukt statt mit Nudeln, Kartoffeln, Reis oder Brot.

Frühstück

- 150 ml Fruchtsaft
- 2 Rühreier
- 2 Scheiben Vollkorntoast
- 200 ml fettarme Milch

GRUPPE	PORTIONEN
Kohlenhydrate	2
Milchprodukte	1
Eiweiß	2
Obst	1
Gemüse	0

Mittagessen

- Hähnchensandwich (2 Scheiben Vollkornbrot, 75 g Hähnchenfleisch, 1 Teelöffel Mayonnaise)
- gemischter Salat
- 1 zuckerarmer, fettarmer Müsliriegel
- 150 ml Fruchtsaft

GRUPPE	PORTIONEN
Kohlenhydrate	3
Milchprodukte	0
Eiweiß	1
Obst	0
Gemüse	1

Zwischenmahlzeit

- 40 g Käse auf 1 Scheibe Vollkornbrot
- 100 g Weintrauben
- 200 ml fettarme Milch

GRUPPE	PORTIONEN
Kohlenhydrate	1
Milchprodukte	2
Eiweiß	0
Obst	2
Gemüse	0

Abendessen

- 225 g Nudeln mit Soße aus frischen Tomaten (siehe Rezept auf Seite 198)
- 115 g Hühnerbrust
- gemischter Salat mit fettarmem Dressing
- 1 Portion Obst oder Obstsalat

GRUPPE	PORTIONEN
Kohlenhydrate	3
Milchprodukte	0
Eiweiß	2
Obst	1
Gemüse	2

Zwischenmahlzeit

- 3 Essl. Cerealien
- 200 ml fettarme Milch

GRUPPE	PORTIONEN
Kohlenhydrate	1
Milchprodukte	1
Eiweiß	0
Obst	0
Gemüse	0

Info

Allein zu Haus

Auch wenn Ihr Kind zu Hause überaus motiviert war, sich gesund zu ernähren und ausreichend zu bewegen, kann sich das ändern, wenn es nicht mehr zu Hause wohnt. Das unbeschränkte Cafeteria- oder Kantinenangebot, enge Zeitpläne, Fastfoodrestaurants und Partys tun ein Übriges. Der Auszug aus dem Elternhaus verleitet viele Jugendliche dazu, an Gewicht zuzulegen und ungesunde Gewohnheiten wie Rauchen anzunehmen.

Eltern können ihre Kinder nicht daran hindern, die neu gewonnene Freiheit auszukosten, aber sie können ihnen einige Ratschläge mitgeben. Erklären Sie ihnen, dass es möglich ist, inmitten all der neuen Versuchungen und Zwänge eine gesunde Lebensweise beizubehalten. Schlagen Sie Ihrem Teenager vor:

- in der Kantine oder Cafeteria unter allen Angeboten sorgfältig auszuwählen und sich eine ausgewogene Mahlzeit zusammenzustellen,
- die Portionsgrößen zu beachten,
- nicht beim Lernen zu essen,
- sich gesunde Snacks wie Möhren, Äpfel und Brezeln zuzulegen,
- Sportangebote in seiner Nähe zu finden und zu nutzen,
- Treppen zu Fuß zu gehen, mit Fahrrad oder Rollerblades zum Unterricht oder zur Arbeit zu fahren, zu joggen und überhaupt jede Gelegenheit zu nutzen, sich körperlich zu bewegen.

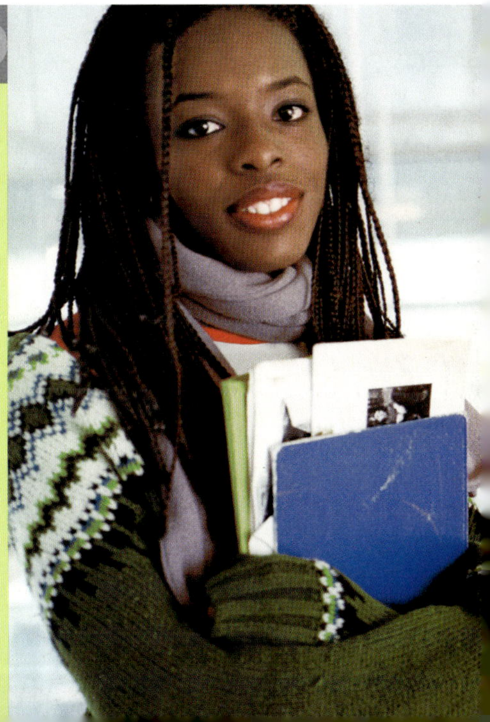

Tipps

Fastfood-Bestellung

Versuchen Sie Ihrem Teenager einige Tipps mit auf den Weg zu geben, wie man in Fastfood-Restaurants leichtere Mahlzeiten essen kann. Schlagen Sie ihm vor,

- keine »XXL«-Gerichte zu bestellen,
- Mineralwasser oder Lightprodukte zu trinken,
- auf Mayonnaise zu verzichten und fettarme Soßen zu bevorzugen,
- sich über den Nährwert der angebotenen Speisen zu informieren,
- lieber einen Hähnchenburger oder einen Salat zu essen als einen Standardburger, Pommes frites oder Frittiertes,
- als Nachtisch Obst zu essen.

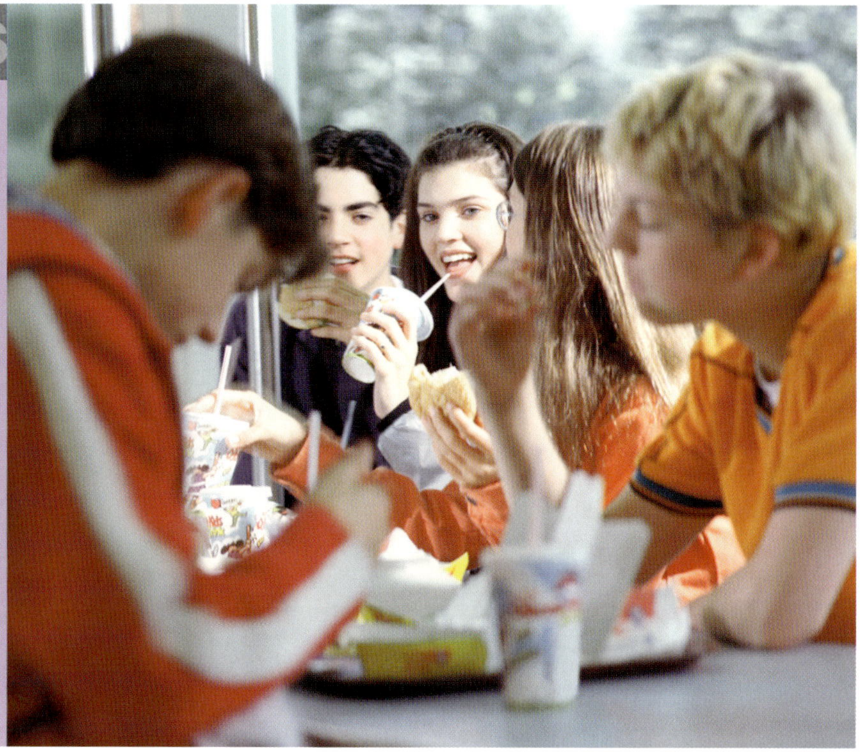

Kinder lieben Fastfood

Jugendliche essen heute viel häufiger aushäusig als vor 30 Jahren, und nicht selten entscheiden sie sich für Fastfood. Manche Teenager essen Fastfood, weil es schnell geht und die Zeit für anderes nicht reicht. Andere mögen es, weil es ihnen schmeckt. Aber es ist in der Regel reich an Kalorien und Fett. Eine große Burgermahlzeit mit Pommes und Limonadegetränk kann mehr als die Hälfte des empfohlenen täglichen Fett- und Kalorienbedarfs abdecken.

Ein Jugendlicher, der häufig Fastfood isst, greift im Durchschnitt seltener zu Milch, Obst, Gemüse und Vollkornprodukten. Auch wenn Sie Fastfood aus dem Speiseplan des Teenagers nicht vollständig verbannen können, können Sie doch dazu beitragen, seinen Anteil zu reduzieren.

Gesündere Alternativen

Wenn Sie Ihr Kind bitten, weniger Fastfood zu essen, sollten Sie gleichzeitig Alternativen vorschlagen. Wenn es wenig Zeit für die Mahlzeiten hat, ist ein Baguette mit Putenbrust vom Bäcker oder in einem Café eine gute Alternative zu einem übergroßen Cheeseburger. Selbst ein Stück Pizza mit Salat ist noch besser als die typische Burgerportion, insbesondere wenn Ihr Kind auf das Brausegetränk verzichtet und stattdessen Wasser oder Fruchtsaft trinkt. Und selbst in einem Fastfoodrestaurant gibt es häufig »leichtere« Alternativen (siehe oben). Ihr Kind könnte auch ein Pausenpaket von zu Hause mitnehmen. Halten Sie gesunde Lebensmittel vorrätig, insbesondere diejenigen, die Ihr Kind besonders gern isst, damit es sich selbst eine Mahlzeit zusammenstellen kann.

Die Lust auf Fastfood ist vielleicht geringer, wenn Sie zu Hause regelmäßig gemeinsam mit der ganzen Familie essen. Familienmahlzeiten sind für gewöhnlich gesünder, und allein schon die Tatsache, dass sie in gemeinsamer Runde eingenommen werden, übt einen positiven Einfluss auf Ihr Kind aus. (Mehr zu Familienmahlzeiten auf Seite 155.)

Mädchen und Diäten

In einer vor kurzem veröffentlichten Studie äußerten sechs von zehn Mädchen im Teenageralter, dass sie sich wohler fühlen würden, wenn sie dünner wären. Sie meinten, dass schlanke Mädchen beliebter und für Jungen attraktiver seien und mehr Freundinnen und Freunde hätten. Zwei Drittel der Befragten fanden, dass sie abnehmen müssten; dabei waren nur 19 Prozent tatsächlich übergewichtig. Für übergewichtige

Mädchen im Teenageralter ist es ratsam, abzunehmen. Es besteht aber die Gefahr, dass sie Modediäten, Fastenkuren und Appetitkiller verwenden oder im Übermaß trainieren. Diese Methoden haben in der Regel langfristig nicht die gewünschte Wirkung – vielmehr können sie besonders in der Phase des Wachstums großen Schaden anrichten.

Mädchen mit Gewichtsproblemen, die versuchen abzunehmen, setzen sich häufig unrealistische Ziele. Wenn Ihre Tochter mit ihrem Gewicht unzufrieden ist, sollten Sie einen Termin beim Hausarzt vorschlagen. Der Arzt misst Körpergröße und Gewicht und kann daraus den BMI errechnen, um herauszufinden, ob tatsächlich ein Problem vorliegt. (Mehr Informationen zum BMI finden Sie auf Seite 18.) Wenn Ihre Tochter übergewichtig ist, kann der Arzt geeignete Maßnahmen vorschlagen und sie gegebenenfalls an einen anerkannten Ernährungsberater verweisen. Hat Ihre Tochter kein Übergewicht, sollte der Arzt ihr zureden, auf eine Diät zu verzichten.

Der Wunsch nach einer schlankeren Figur ist unter Mädchen so verbreitet, dass Sie sogar dann mit Ihrer Tochter darüber reden sollten, wenn Sie bislang nichts Ungewöhnliches feststellen konnten. Fragen Sie Ihre Tochter, ob sie versucht hat abzunehmen, und ergründen Sie die Einstellung Ihrer Tochter zum eigenen Körper. Was Sie zu hören bekommen, wird Sie möglicherweise erstaunen.

Extremfälle

Rund fünf bis zehn Prozent der Mädchen im Teenageralter zeigen Symptome von Magersucht oder Bulimie. Beide Essstörungen können extrem gesundheitsschädlich und unter Umständen lebensbedrohlich sein.

Ein Mädchen, das an Magersucht leidet, hat große Angst davor, zuzunehmen. Auch wenn es extrem dünn ist, fühlt es sich immer noch zu dick. Es drückt sich möglicherweise vor Familienmahlzeiten und anderen geselligen Aktivitäten. Bulimie ist gekennzeichnet durch wiederkehrende Phasen gierigen Essens gefolgt von dem Versuch, die Nahrung wieder loszuwerden – durch Erbrechen oder mittels Abführmitteln.

Eine eingeschränkte Kalorienaufnahme während der Pubertät kann das Wachstum beeinträchtigen und den Beginn der Regelblutung verzögern. Ein deutlicher Gewichtsverlust nach dem Beginn der Regelblutung kann dazu führen, dass die Menstruation unregelmäßig eintritt oder ausbleibt. Lassen Sie sich ärztlich beraten, wenn Sie den Verdacht haben, dass Ihre Tochter an Magersucht oder Bulimie leidet. Die Behandlung sollte durch Experten erfolgen, die mit den komplexen medizinischen, ernährungstechnischen und psychologischen Problemen von Teenagern mit Essstörungen vertraut sind. Viele Teenager mit Magersucht oder Bulimie leiden gleichzeitig unter Depressionen oder starken Ängsten.

Info

Symptome einer Essstörung

Wenn Ihr Kind an einer Essstörung leidet, sollten Sie frühzeitig fachlichen Rat suchen. Magersucht zeigt sich bei einem Mädchen im Teenageralter häufig dadurch, dass sie

- in kurzer Zeit stark abnimmt,
- sehr wenig zu essen scheint, die Nahrung in kleine Bissen zerlegt oder mit dem Essen spielt,
- lockere Kleidung trägt, um einen Gewichtsverlust zu kaschieren,
- übertrieben viel trainiert,
- die Regel nicht bekommt.

Bulimie ist schwieriger zu erkennen, weil keine dramatische Gewichtsabnahme stattfindet. Achten Sie darauf, ob Ihr Kind:

- häufige Gewichtsschwankungen zeigt,
- viel Zeit auf der Toilette verbringt – insbesondere nach den Mahlzeiten,
- viel isst, ohne entsprechend zuzunehmen,
- im Übermaß trainiert, um die Mahlzeiten zu kompensieren,
- die Regel unregelmäßig oder gar nicht bekommt,
- schadhaften Zahnschmelz hat (durch häufiges Erbrechen).

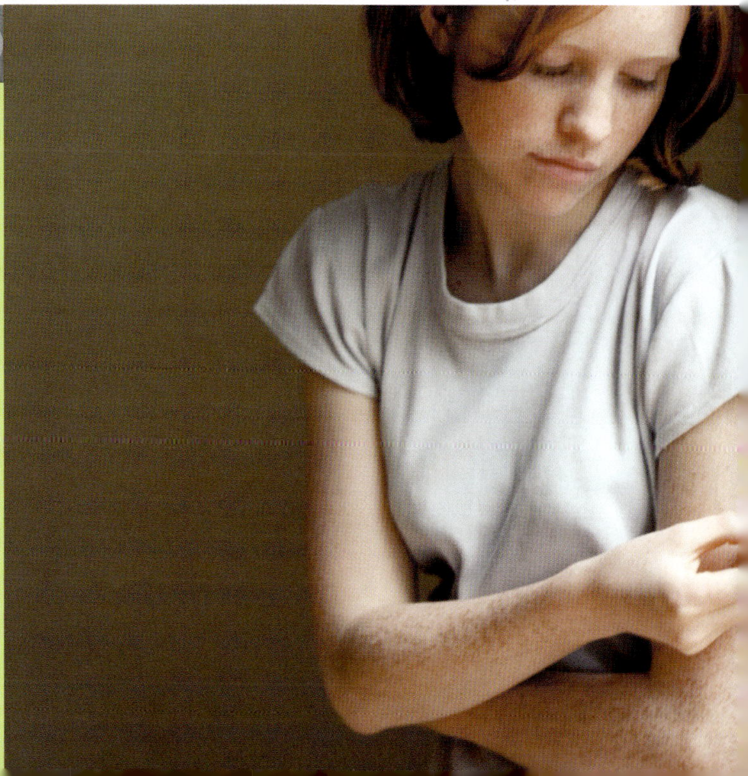

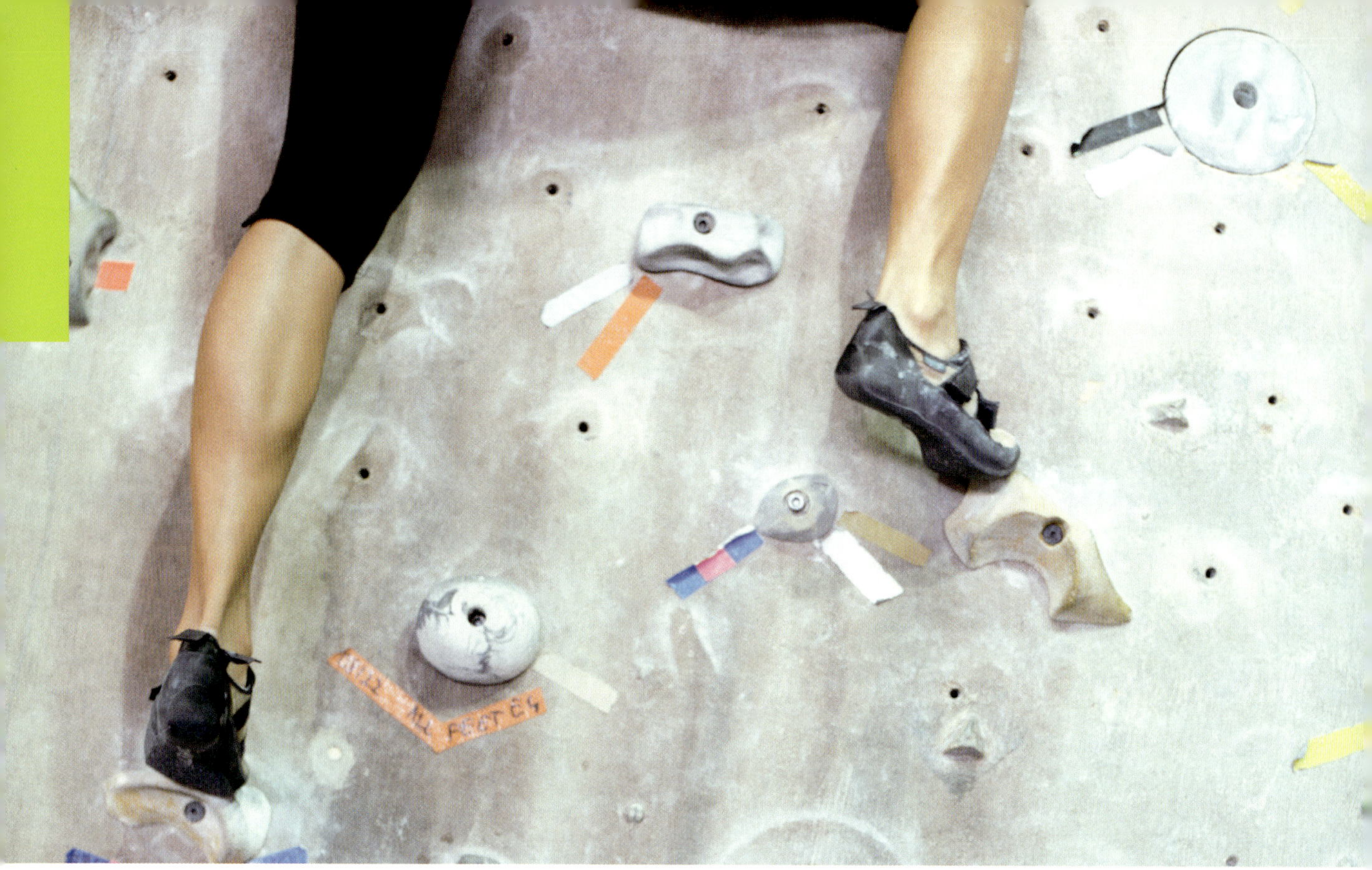

Fitness für Jugendliche

Einen Teenager mit einem Mobiltelefon in der einen und einer Computermaus in der anderen Hand zu veranlassen, sich ausreichend zu bewegen, fällt schwer. Aber Bewegung ist in diesen Jahren wichtig.

Vernetzte Teenager

Glauben Sie, dass Ihr Kind sich genugt bewegt? Diese Frage lässt sich nur schwer bejahen, wenn Jugendliche viele Stunden vor dem Fernseher verbringen, im Internet surfen, E-Mails schreiben und SMS verschicken. Und während sie vorm Computer sitzen, essen sie, hören Musik und telefonieren dabei. Wenn sie keine Lust mehr darauf haben, machen sie vielleicht eine Pause – und spielen ein Computerspiel.

Keiner dieser Zeitvertreibe erfordert viel körperliche Aktivität; dabei müssen Teenager ihre Körper genauso bewegen wie kleinere Kinder. Abgesehen von den gesundheitlichen Vorteilen der Bewegung brauchen sie aktiv verbrachte Zeit, damit sie nicht in den passiven Trott geraten, der für viele Erwachsene kennzeichnend ist. Jüngere Kinder bewegen sich häufig auf natürliche Weise – in den Schulpausen, beim Mannschaftssport, oder indem sie mit dem Rad durch die Gegend fahren. Aber in den Teenagerjahren muss Bewegung geplant und häufig mühsam zwischen diverse Pflichten und Hobbys eingepasst werden.

Wie viel Bewegung ist genug?

Die Bewegungsempfehlungen für Jugendliche berücksichtigen, dass sie schon halbe Erwachsene sind und nicht mehr im Garten spielen. Teenager sollten sich jeden Tag bewegen und mindestens dreimal in der Woche 20 Minuten lang intensiv Sport treiben. Diese Empfehlungen kann ein Jugendlicher erfüllen, indem er läuft, schwimmt, spielt, Fußball spielt, Aerobic macht – oder irgendetwas anderes unternimmt, das sein Herz schneller schlagen lässt, die Atmung beschleunigt und den Schweiß in die Poren treibt.

Um sich jeden Tag zu bewegen, kann ein Teenager verschiedene Sportarten betreiben oder aber den Alltag aktiv gestalten. Im Lauf der Woche kann er schwimmen gehen, eine lange Fahrradtour unternehmen oder einen Freund zu Fuß besuchen, anstatt mit dem Bus zu fahren. Selbst Aktivitäten, die niemand als Sport bezeichnen würde – Treppen steigen, Rasen mähen oder Fußboden wischen – können zu einer aktiven Lebensweise beitragen. Mit anderen Worten – Sie sollten Ihr Kind ermuntern, sich so viel wie möglich zu bewegen.

Experten raten Erwachsenen, sich täglich mindestens 30 Minuten lang zu bewegen, und auch Teenager können sich an dieser Zielmarke orientieren. Besser ist es, wenn sie sie übertreffen. Erwähnen Sie sie dem Teenager gegenüber und lassen Sie ihn entscheiden, wie er sie erreichen will. Erwarten Sie nicht zu viel und zeigen Sie Verständnis dafür, dass Ihr Kind Lern- und andere Verpflichtungen hat, die nicht gestrichen werden können. Aber ermuntern Sie Ihr Kind, Zeiten der Inaktivität mit Bewegungspausen aufzulockern und freie Zeit aktiv zu nutzen.

Bewegungsideen

Für jeden Geschmack gibt es eine geeignete Sport- oder Bewegungsart. Vielleicht hat Ihr Kind nichts übrig für traditionelle Sportarten – oder die immer gleichen Trainingsprogramme haben ihre Anziehungskraft verloren. Schlagen Sie Ihrem Teenager doch eine der folgenden Alternativen vor:

- Frisbee
- Tanz (Salsa, Hiphop, Jazz)
- Wassersport (Schwimmen, Tauchen, Rudern, Kajak)
- Fechten
- Reiten
- Klettern (Natur- und Kunstfelsen)
- Snowboard/Ski
- Skateboard
- Eislauf
- Freilandsportarten (Wandern, Mountainbike)
- Fitnesstraining (Pilates, Kickboxen, Yoga).

Info

Was ist Geocaching?

Vielleicht ist Geocaching das Richtige für Ihren Teenager. Bei diesem Abenteuersport, der erst wenige Jahre alt ist, werden mit Hilfe von GPS-Geräten Verstecke gesucht, wie sie mittlerweile von Geocachern in fast 200 Ländern eingerichtet wurden. Wer diese Verstecke finden will, muss häufig große Strecken zu Fuß zurücklegen, sodass Sie und Ihr Kind reichlich Bewegung bekommen. Eine Aufsicht durch Erwachsene ist ratsam, damit sich die Jugendlichen nicht verlaufen.

Sie wissen nie, was in den Verstecken zu finden ist (zum Beispiel CDs, ein kleines Spielzeug), aber es gibt dort immer ein Logbuch, in das Sie sich eintragen können. Die Geocacher nehmen etwas aus dem Cache heraus und hinterlassen etwas anderes für den nächsten Finder.

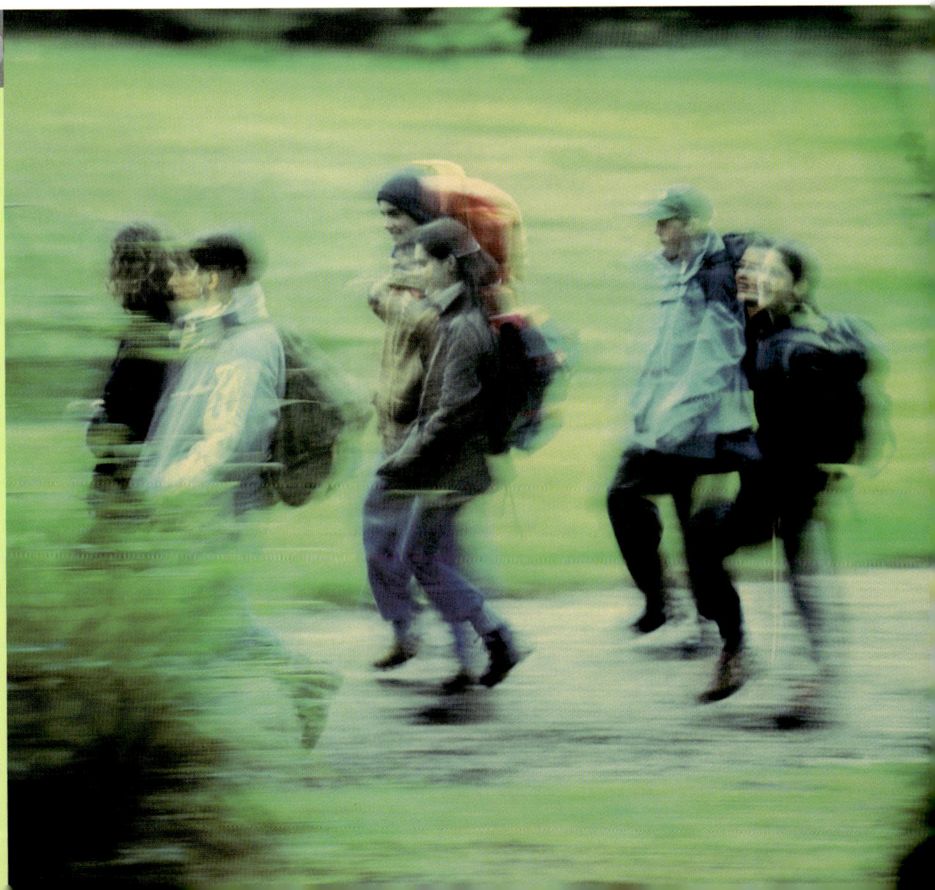

Bewegung für 13- bis 15-Jährige

Nur jeder zweite Schüler treibt zu Beginn der Mittelstufe regelmäßig Sport. Fördern Sie die Bewegung des Teenagers, indem Sie mit ihm über die Vorteile von regelmäßigem Sport und über praktische Umsetzungsmöglichkeiten sprechen.

Teenager vom Sofa locken

Sie sagen: »Heute ist ein so schöner Tag – warum treibst du nicht ein bisschen Sport?« Ihr Kind denkt: »Immer willst du mir Vorschriften machen.« Ob Ihr Kind schließlich tut, was Sie ihm vorschlagen, oder nicht – dieser Ansatz ist verkehrt, denn er übergeht den eigentlichen Wunsch jedes Teenagers: Er möchte als selbstständiger Mensch wahrgenommen werden, der tun und lassen kann, was er will.

Eine Möglichkeit, Ihrem Kind die gewünschte Selbstständigkeit zuzugestehen, besteht darin, es entscheiden zu lassen, wie es sich bewegen will. Aber bevor Sie den Teenager nach seinen Ideen fragen, sollten Sie überlegen, was für Ihre Familie praktikabel und finanzierbar ist. Es gibt so viele Möglichkeiten, sich zu bewegen, dass jedes Kind etwas finden sollte, das ihm Spaß macht. (Eine Liste möglicher Aktivitäten finden Sie auf Seite 165.)

Wahrscheinlich interessiert sich Ihr Kind besonders für das, was auch seine Freunde machen. Der Gruppendruck ist stark, und Sie können versuchen, Ihr Kind über diesen Umweg zu sportlicher Aktivität zu animieren. Schlagen Sie ihm beispielsweise vor, eine Gruppe von Freunden zu organisieren, die gemeinsam einen Sportkurs besucht.

Fernsehhypnose
Jugendliche verbringen immer mehr Zeit im Sitzen: vor der »Glotze« und vor dem Computer – und häufig naschen sie dabei.

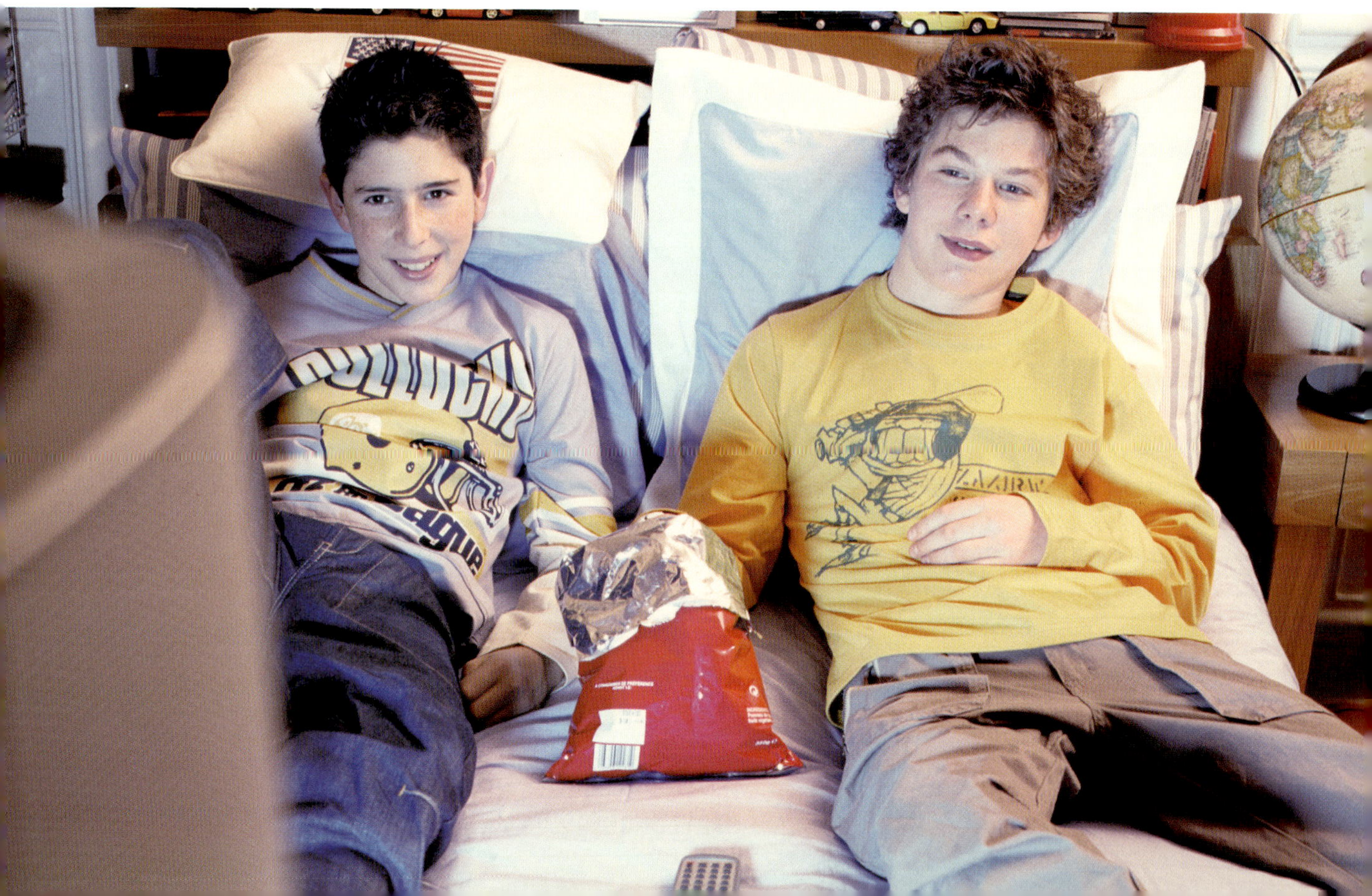

Info

Beispiel für einen Fitness-Vertrag

Manche Teenager sind empfänglich für einen solchen spielerischen »Vertrag«, in dem die Erwartungen und Zuständigkeiten von Kind und Eltern klar definiert werden.

Für den Teenager
Ich erkläre mich einverstanden, dreimal in der Woche mindestens 30 Minuten lang Sport zu treiben. Ich bin außerdem bereit, die »passiv« verbrachte Zeit zu beschränken. Dazu gehört:

- Fernsehen, Videos und DVDs
- Computernutzung zum Vergnügen
- Videospiele

Ich verpflichte mich, diese Beschäftigungen an Schultagen auf eine Stunde, an schulfreien Tagen auf maximal drei Stunden und in der Wochensumme auf acht Stunden zu beschränken. Ungenutzte Zeiten kann ich »ansparen«, um sie nach Absprache später zu nutzen.

Unterschrift:

____
(Teenager)

Für die Eltern
Im Gegenzug werde ich die Bemühungen meines Kindes, dreimal wöchentlich Sport zu treiben, unterstützen. Wenn erforderlich, fahre ich mein Kind und bis zu zwei Freunde zum Schwimmbad, zum Park oder zu einer anderen Freizeiteinrichtung. Für die vereinbarten Aktivitäten stelle ich die erforderliche Ausrüstung (Kleidung, Schuhe, Schutzausrüstung) zur Verfügung. Ich beschaffe außerdem ein Fernseh-Programm, damit mein Kind seine Fernsehzeit gezielt nutzen kann. Ich zahle zudem die Leihgebühren für genehmigte Videos und DVDs.

Unterschrift:

____
(Mutter oder Vater)

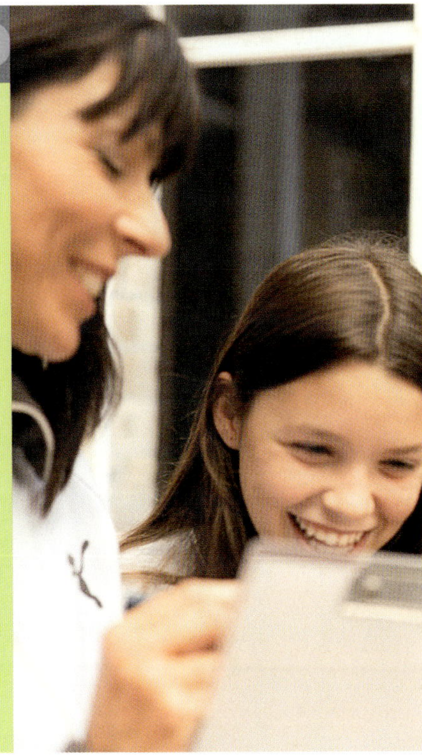

Teenager genießen es, sich erwachsen zu fühlen und Aufgaben zu übernehmen, die sie älter und klüger erscheinen lassen. Halten Sie nach Aktivitäten Ausschau, die das Selbstvertrauen und die Selbstachtung Ihres Kindes stärken. Vielleicht kann Ihr Teenager als Betreuer bei einem Sommercamp oder als Schiedsrichterassistent in der Sportmannschaft einer jüngeren Schwester oder eines Bruders mitwirken. Wenn diese Tätigkeiten mit körperlicher Aktivität verbunden sind, bekommt Ihr Kind zusätzlich Bewegung.

Neben der Förderung der Bewegung müssen die Eltern die Zeit beschränken, die Teenager mit Fernsehen, Videos und Computerspielen verbringen.

Fitness-Vertrag

Wenn Sie mit Ihrem Kind häufiger über das Thema Bewegung streiten, kann es Ihnen beiden eine Hilfe sein, einen »Vertrag« zu schließen. Dieser vermittelt zwei Botschaften: dass Sie es mit der Bewegung ernst meinen, und dass Sie auf die Kooperation Ihres Kindes Wert legen. Achten Sie darauf, dass der Vertrag nicht als Bestrafung, sondern als Möglichkeit verstanden wird, die gegenseitigen Erwartungen und Zuständigkeiten klar zu formulieren.

Ein Vertrag sollte sowohl das Ziel als auch die Pflichten von Kind und Eltern festhalten. Gehen Sie folgendermaßen vor:

- Eltern und Kind erstellen je eine Liste mit Zielen.
- Erarbeiten Sie gemeinsam Ziele und Erwartungen, die von beiden Seiten getragen werden.
- Formulieren Sie auf der Basis dieser Ziele eine Vereinbarung. Fassen Sie sich möglichst konkret und lassen Sie kleine Schritte zu. (Ein Beispiel finden Sie oben.)
- Bringen Sie die Vereinbarung an sichtbarer Stelle an – beispielsweise an der Kühlschranktür.

Sie können auch Ihre eigenen sportlichen Verpflichtungen in die Vereinbarung aufnehmen – durch Ihr Vorbild können Sie die Motivation Ihres Kindes deutlich verstärken. Andernfalls wird Ihr Kind seinen Spaß daran haben, Sie auf die Widersprüche in Ihrem eigenen Verhalten hinzuweisen.

Wie bei jedem Vertrag sollten Sie auch bei diesem flexibel sein und bereit dazu, bei einer Veränderung der Rahmenbedingungen nachzuverhandeln. Denn schließlich ist nicht der Vertrag das Ziel, sondern positive Veränderungen im Verhalten des Teenagers. Vermutlich wird sich der Vertrag irgendwann erübrigen, wenn Ihr Kind sich einen gesünderen Lebensstil angewöhnt hat.

Fitness für 16- bis 18-Jährige

Wenn Teenager älter werden, nehmen ihre Verpflichtungen zu und ihre freie Zeit wird weniger. Die Eltern geraten zunehmend in eine Zuschauerrolle, während die Teenager selbst versuchen müssen, ausreichend Bewegung in ihren Tagesablauf zu integrieren.

Gedrängter Alltag

Viele Teenager versuchen Nebenjobs, Freundschaften, Hausaufgaben und andere Aktivitäten unter einen Hut zu bekommen. Gleichzeitig denken sie über ihre Zukunft nach und schreiben vielleicht Bewerbungen. Ihr Kalender ist kaum weniger gefüllt als der ihrer Eltern. Die Zeitknappheit verleitet manche Teenager dazu, ihren Sport aufzugeben – wenn das nicht schon früher geschehen ist. Jugendliche mit vorwiegend sitzenden Beschäftigungen bewegen sich möglicherweise so gut wie gar nicht.

Wenn Sie stets die Bedeutung von Fitness betont haben, stellen Sie jetzt vielleicht erfreut fest, dass die Botschaft angekommen ist. Ältere Teenager sind bisweilen empfänglicher für die Ratschläge Ihre Eltern hinsichtlich Fitness und Bewegung – manche lassen sich sogar animieren, eine Runde zu laufen, ins Schwimmbad zu gehen oder einen Aerobic-Kurs zu belegen. Warnungen wegen drohender zukünftiger Herz- und Kreislaufprobleme stoßen zumeist auf taube Ohren; überzeugender klingen da schon die unmittelbaren Vorteile einer aktiven Lebensweise – mehr Energie und Wohlbefinden, weniger Stress und ein attraktiver, leistungsfähiger Körper.

Während Ihr Kind Fitness und enge Zeitpläne vereinbaren muss, können Sie ihm helfen, indem Sie:

- selbst einen aktiven Lebensstil pflegen,
- aktive Familienunternehmungen planen,
- Bewegung in Ihren eigenen Terminkalender integrieren,
- den Konsum von Fernsehen und Videospielen zurückdrängen.

Die Eltern können außerdem helfen, indem sie Sportausrüstung und Mitgliedschaften finanzieren, sich als Trainingspartner anbieten oder Trainingsvideos und -kurse vorschlagen. Wenn Fahrwege ein Problem sind, können Sie anbieten, Ihr Kind zu bringen und abzuholen.

Auch mancher Teilzeitjob kann Teenagern zu mehr Bewegung verhelfen: Selbst Jobs, die nur wenig körperliche Arbeit erfordern, reduzieren zumindest die passiv zu Hause verbrachte Zeit. Allerdings sehen sich arbeitende Teenager möglicherweise eher verleitet, Fastfood zu konsumieren – achten Sie also weiterhin darauf, dass genug Zeit für gesunde Mahlzeiten bleibt.

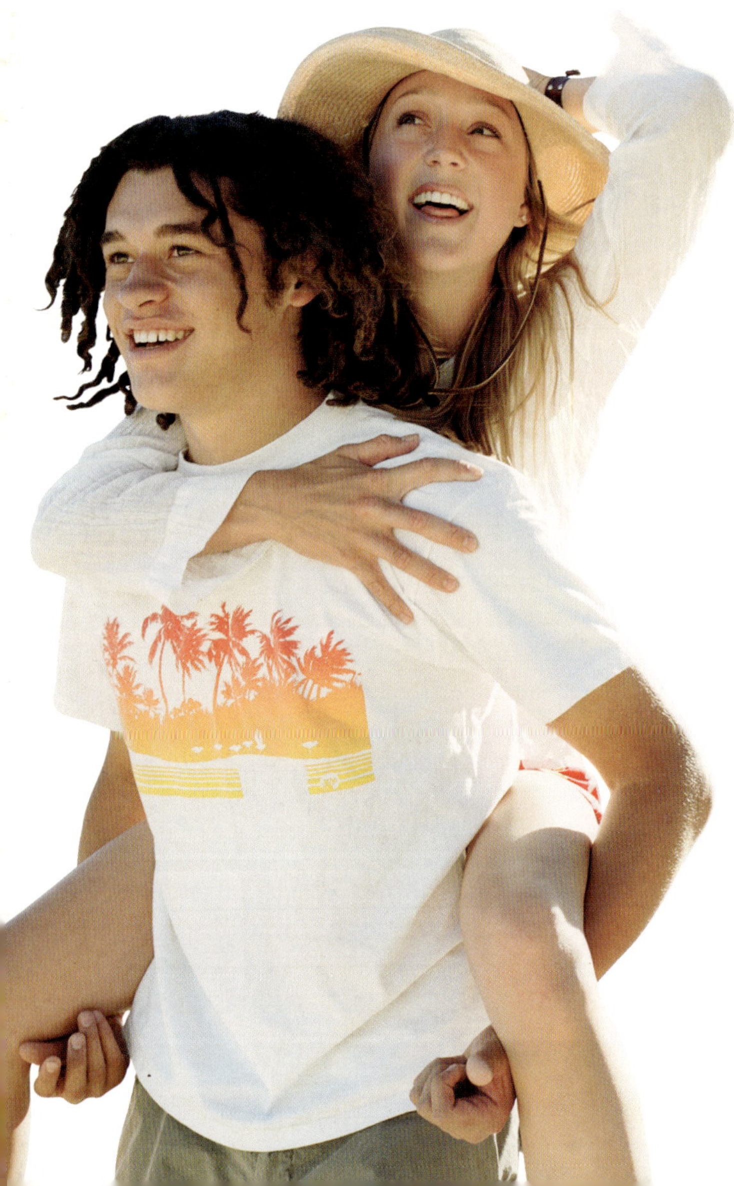

Erste Liebe
Auch ältere Teenager wollen immer noch Spaß haben, aber je näher das Erwachsenenalter rückt, desto mehr nehmen andere Interessen zu – nicht zuletzt für das andere Geschlecht.

Teenager mit Job

Für den Job Ihres Kindes bleiben Sie als Eltern zuständig. Helfen Sie Ihrem Kind zu entscheiden, welche Tätigkeiten geeignet sind, und erstellen Sie mit ihm gemeinsam eine Liste von Fragen an den potenziellen Arbeitgeber. Machen Sie sich klar, warum Ihr Kind jobben möchte: Geld, Berufserfahrung oder Zeitvertreib. Der Job sollte in keinem Fall mit der Schule kollidieren. Außerdem sollte genug Zeit für Erholung und Schlaf bleiben.

Wenn Ihr Kind den Job angetreten hat, sollten Sie auf Veränderungen in seinem Essverhalten achten. Umfasst die Tätigkeit lange Schichten, bleibt unter Umständen wenig Zeit für regelmäßige Mahlzeiten. Möglicherweise lässt das Kind Mahlzeiten komplett aus. Im umgekehrten Extrem erhält der Teenager bei der Arbeit – beispielsweise in einem Restaurant – jederzeit freie Kost, was eventuell vorhandene Gewichtsprobleme verschärfen kann.

Jobben
Arbeit kann für Jugendliche eine bereichernde Erfahrung sein, solange ihnen genug Zeit zum Lernen und für die Teilnahme an Schulaktivitäten bleibt.

Frage: Sollte ich die Zeit begrenzen, die mein 16-jähriger Sohn jobben darf?

Antwort: Der Job eines Teenagers sollte nicht mit den Schularbeiten kollidieren. Es ist wichtig, dass Ihr Kind noch andere Interessen hat und außerdem Sport macht oder sich anderweitig bewegt. Wenn der Job dem im Wege steht, sollten Sie ihm nahe legen, ihn zu reduzieren oder in den Ferien zu jobben.

Wenn Sie sich mit Ihrem Sohn für eine Fortsetzung des Jobs entscheiden, sollten Sie folgende Hinweise berücksichtigen (sie gelten für 15- bis 16-Jährige, die noch zur Schule gehen).

Während der Schulzeit sollte ein Teenager nicht:

- vor 7 Uhr oder nach 19 Uhr arbeiten,
- mehr als zwei Stunden an Schultagen oder acht Stunden an Samstagen arbeiten,
- mehr als 12 Stunden in der Woche arbeiten.

In den Ferien sollte ein Teenager nicht:

- vor 7 Uhr oder nach 19 Uhr arbeiten,
- mehr als acht Stunden am Tag arbeiten,
- mehr als 35 Stunden in der Woche arbeiten.

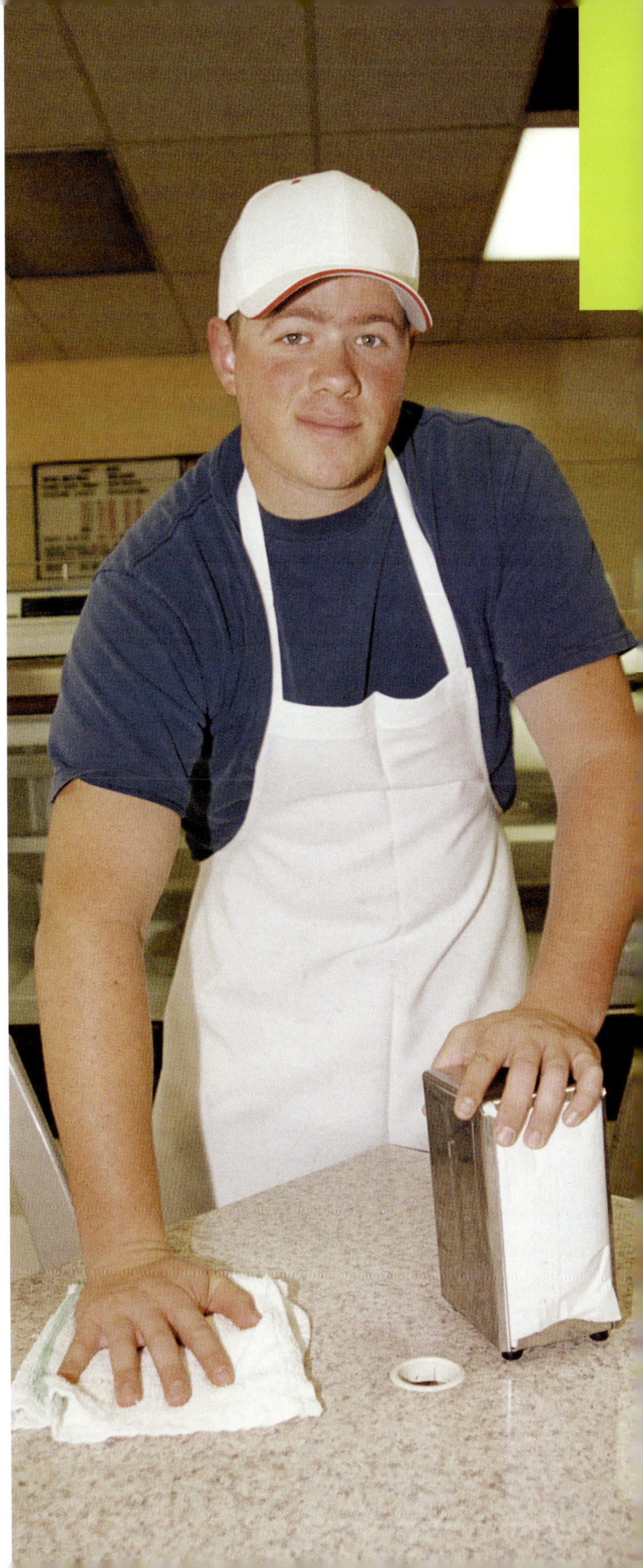

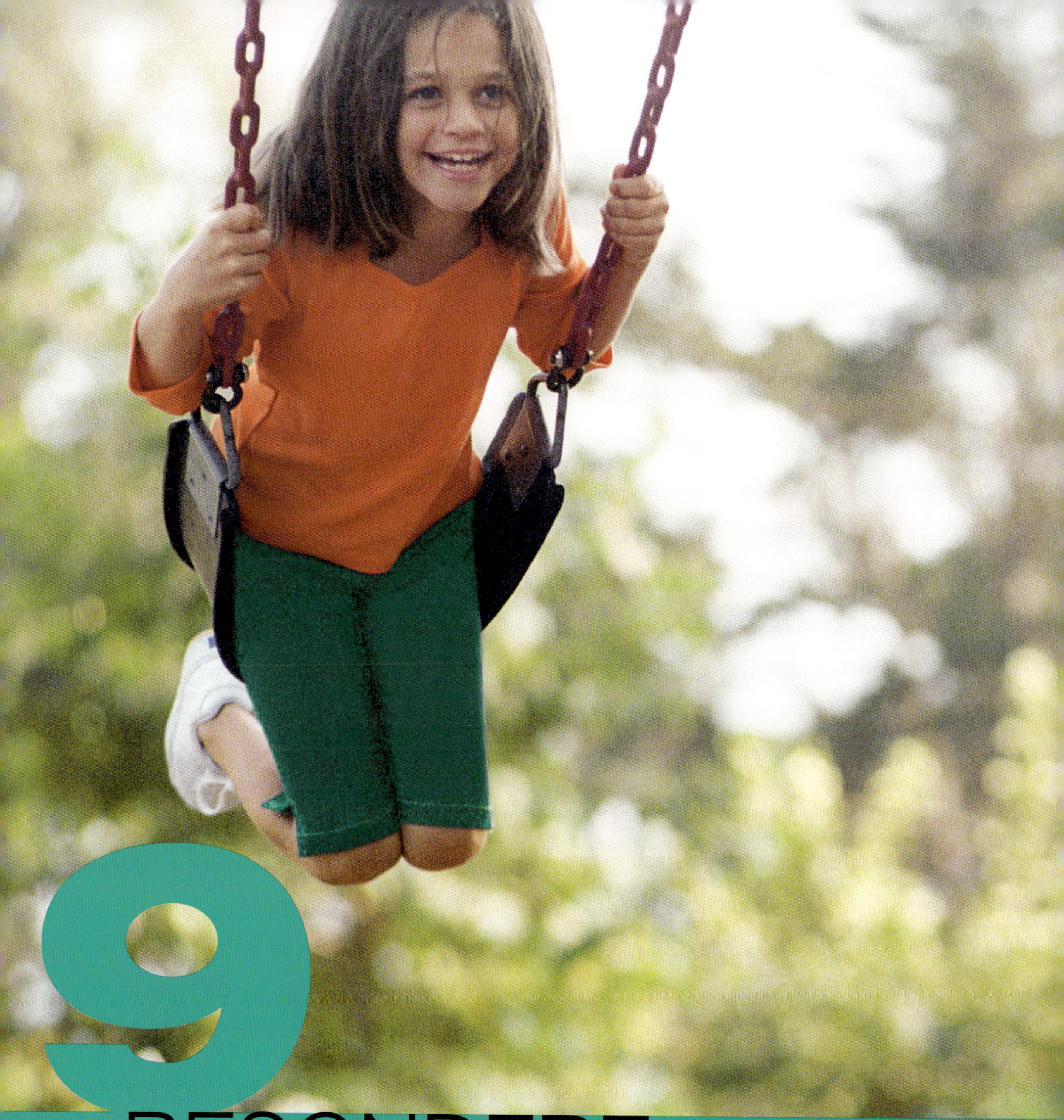

9 BESONDERE BEDÜRFNISSE

Manche Kinder haben in Bezug auf Ernährung und Bewegung **spezielle Bedürfnisse**. Ob sportliche Sonderbegabung oder **gesundheitliche Probleme** – die Eltern müssen sorgsam auf **Gesundheit und Wohlbefinden** ihres Kindes achten.

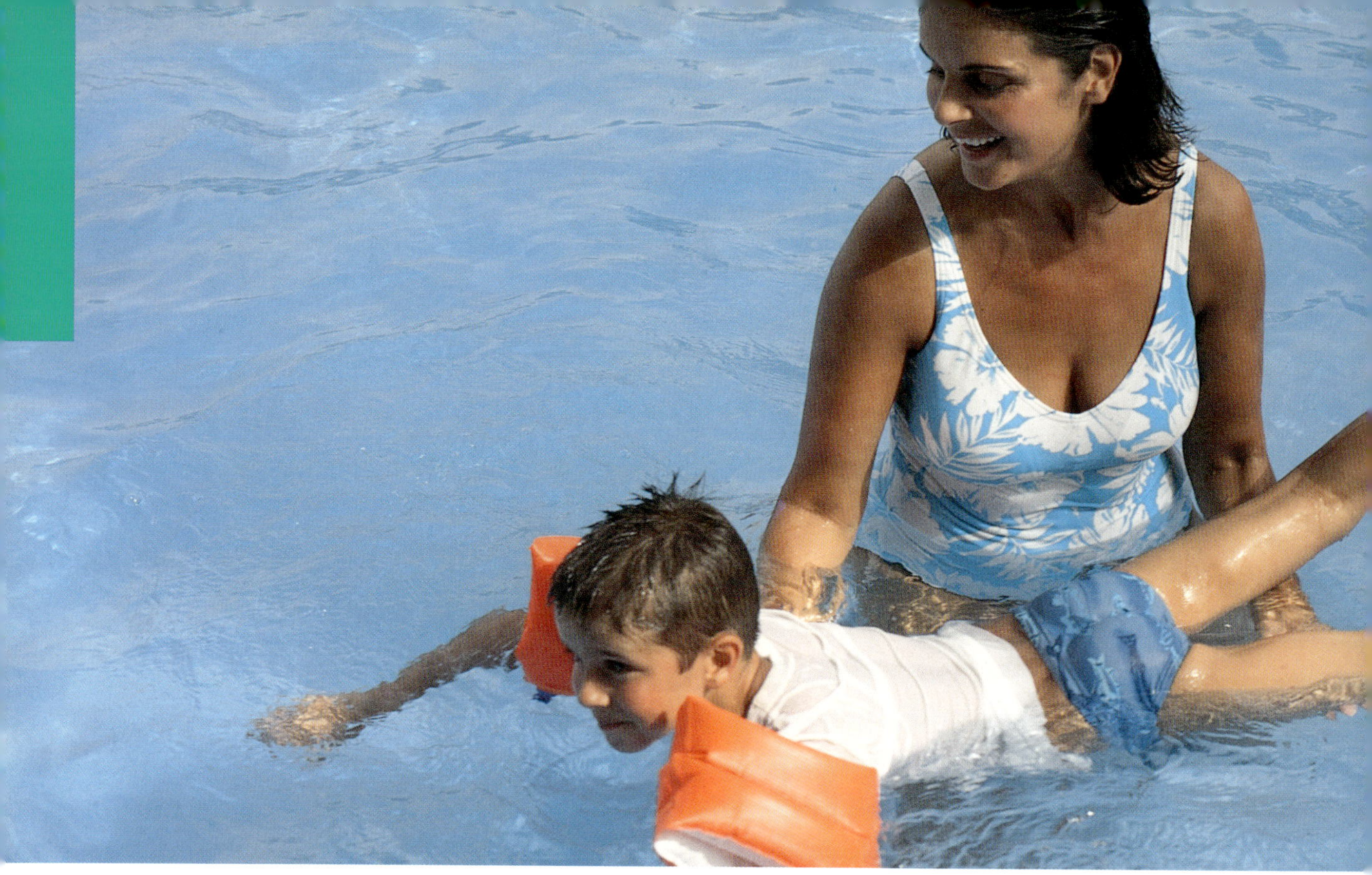

Spezielle Herausforderungen

Gesundheitliche Probleme können die Ernährungs- und Bewegungsmöglichkeiten Ihres Kindes beeinflussen. Helfen Sie ihm dabei, trotzdem wie jedes andere Kind am Leben teilzuhaben.

Bevor es losgeht

Wenn Ihr Kind ein körperliches oder gesundheitliches Problem hat, sollten Sie vor dem Beginn einer Sportart den Arzt des Kindes konsultieren, der seine Krankengeschichte kennt. Das ist selbst dann ratsam, wenn kein unmittelbarer Bedarf besteht, denn der Arzt kann potenzielle Probleme erkennen und helfen, das Verletzungsrisiko zu minimieren.

Machen Sie dem Kind – insbesondere, wenn es schon älter ist – deutlich, dass der Besuch beim Arzt dazu gedacht ist, ihm eine sichere Teilnahme zu ermöglichen, und nicht, es auszuschließen. Die meisten Kinder mit körperlichen oder gesundheitlichen Beeinträchtigungen können an der gewünschten Sportart oder Aktivität teilnehmen. Bei Kindern mit einem bekannten Gesundheitsproblem wird der Arzt die Medikation möglicherweise an die Erfordernisse des Sports anpassen oder Empfehlungen für die Teilnahme geben.

Die wichtige Rolle der Eltern

Manche gesundheitlichen Komplikationen wie beispielsweise Lebensmittelallergien und -unverträglichkeiten beeinflussen den Speiseplan des Kindes, da bestimmte Produkte vermieden werden müssen. Asthma wiederum beeinflusst die Bewegungsmöglichkeiten, mit der Folge, dass bestimmte Sportarten geeigneter sind als andere. Und Krankheiten wie beispielsweise Diabetes spielen sowohl bei der Ernährung als auch bei der Bewegung eine Rolle.

Eine gute Ernährung und ausreichend Bewegung tut jedem Kind gut – ganz gleich, in welcher Situation es sich befindet. In beiden Bereichen kommt den Eltern eine wichtige Rolle zu, indem sie beispielsweise für ihr Kind mit Aufmerksamkeitsschwierigkeiten eine geeignete Sportart auswählen oder dafür Sorge tragen, dass ihr zuckerkrankes Kind während eines Fußballspiels eine Zwischenmahlzeit erhält.

Selbstwahrnehmung des Kindes

Ein Kind mit einer gesundheitlichen Beeinträchtigung hat vielleicht Probleme damit, dass es nicht so ist wie alle anderen Kinder. Selbst wenn äußerlich nicht mehr wahrnehmbar ist, als dass das Kind öfter zum Arzt muss, denken sich die übrigen Kinder ihren Teil. Machen Sie Ihrem Kind klar, dass jedes Kind irgendwelche Besonderheiten hat. So können Sie Ihrem Kind helfen, sich mit seiner Situation anzufreunden:

- Erklären Sie Ihrem Kind, an welcher Erkrankung es leidet. Ein Kind, das über seine gesundheitliche Situation Bescheid weiß, kann besser reagieren, wenn beispielsweise Mitschüler fragen, warum es eine bestimmte Arznei nimmt oder bestimmte Dinge nicht isst.
- Schreiben Sie Ihrem Kind als Erinnerungshilfe einen »Spickzettel« mit den ärztlichen Anweisungen, wie beispielsweise eine Liste der Lebensmittel, die es vermeiden muss, oder wann es ein Medikament einnehmen soll.
- Informieren Sie die Lehrer Ihres Kindes. Sie können ein Auge auf Ihr Kind werfen und auf Hänseleien seitens der Mitschüler achten.
- Unterstützen Sie Ihr Kind nach Kräften. Kinder mit speziellen Bedürfnissen müssen spüren, dass sie so geliebt werden, wie sie sind.

Alle Kinder brauchen Bewegung, und die spezielle Situation Ihres Kindes darf keine Entschuldigung für fehlende Aktivität sein. Es gibt viele Arten von Bewegung, und es lassen sich mit Sicherheit Aktivitäten finden, die auf die Interessen und Fähigkeiten Ihres Kindes zugeschnitten sind. Jüngere Kinder sollten an Aktivitäten teilnehmen, die von Erwachsenen geleitet werden. Fragen Sie Ihren Hausarzt, welche Aktivitäten für Ihr Kind geeignet sind. Zeit für freies Spiel, bei dem das Kind seine Kreativität ausleben kann, hilft ihm dabei, seinen eigenen Rhythmus zu finden.

Wenn Ihr Kind älter wird, können Sie versuchen, Sportprogramme und Ferienlager ausfindig zu machen, die speziell auf Ihr Kind und seine Situation zugeschnitten sind. Viele Organisationen und Experten können Ihnen bei dieser Suche behilflich sein. (Adressen finden Sie auf Seite 202.)

Info

Experten, die helfen können

Es gibt eine Vielzahl von Experten, die Ihnen und Ihrem Hausarzt bei der Lösung bestimmter Ernährungs- und Bewegungsprobleme behilflich sein können.

Staatlich anerkannte Ernährungsberater bieten verlässliche Informationen zu gesunder Ernährung, Speiseplänen und speziellen Ernährungsfragen.

Verhaltenstherapeuten helfen bei der Verbesserung von Fähigkeiten wie Lernen und Spielen. Sie bieten orthopädische und andere Hilfsmittel, die es Kindern mit gesundheitlichen Beeinträchtigungen ermöglichen, körperlich aktiv zu sein.

Orthopäden behandeln Sportverletzungen; zudem spielen sie eine wichtige Rolle in der Versorgung von Kindern mit körperlichen Beeinträchtigungen.

Physiotherapeuten verbessern Elastizität, Gelenkigkeit und Muskelkraft; sie helfen Kindern, die Sportverletzungen erlitten haben, und solchen, die mit körperlichen Beeinträchtigungen leben müssen.

Sportmediziner sind auf die Betreuung von Sportlern in allen Phasen des Trainings und des Wettkampfs spezialisiert. Sie behandeln Verletzungen und helfen Sportlern, ihre Leistung zu optimieren.

Allergologen/Immunologen erkennen und behandeln Allergien, wie beispielsweise Lebensmittelallergien und Nahrungsmittelunverträglichkeiten.

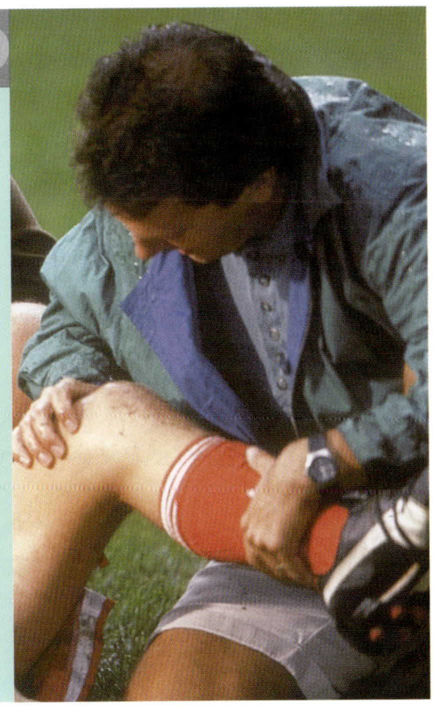

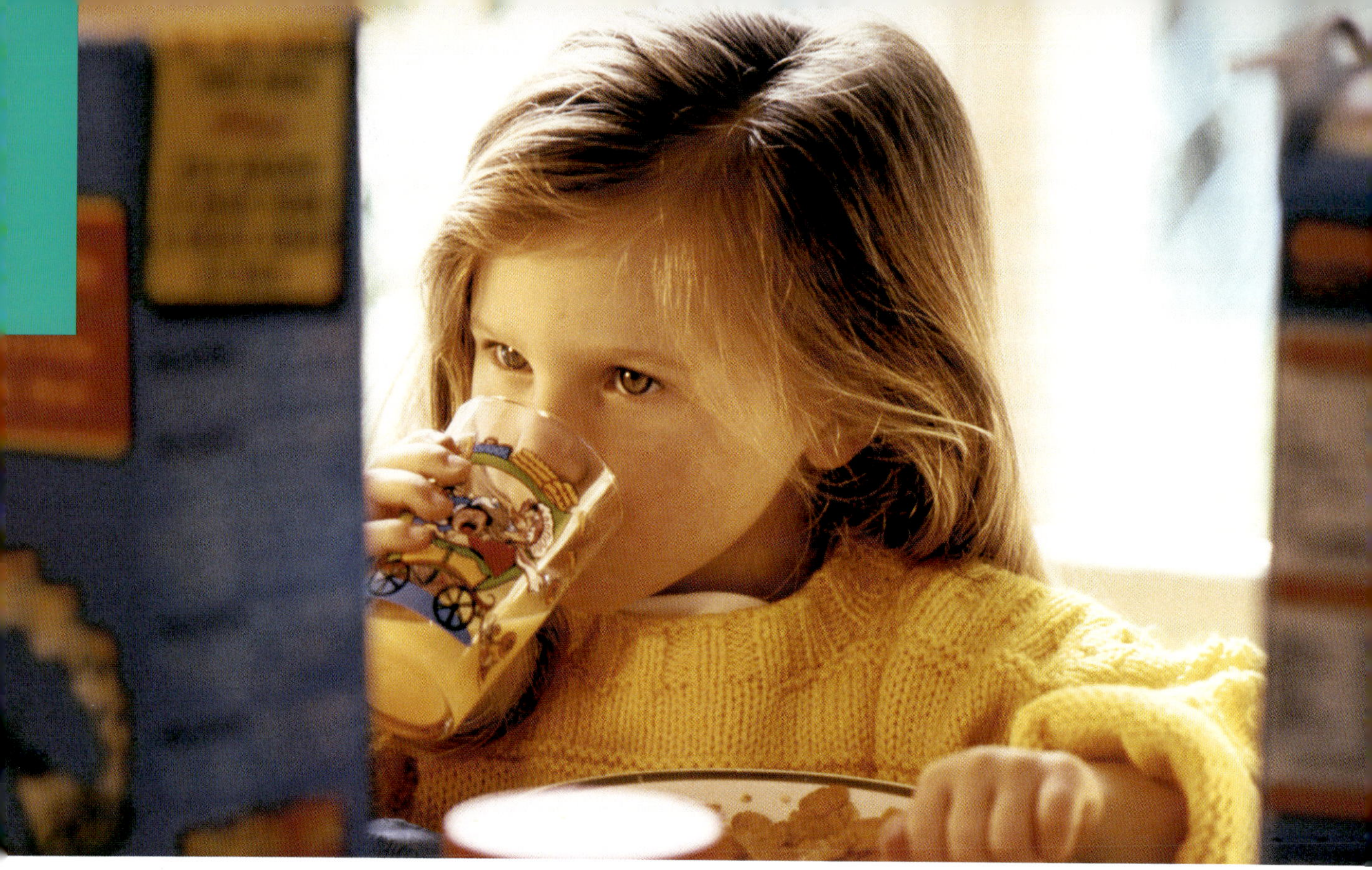

Kinder mit Lebensmittelallergien

Lebensmittelallergien und leichtere Formen von Lebensmittelunverträglichkeiten werden unter Kindern immer häufiger. Aber nur selten beeinträchtigen sie die gesamte Ernährung eines Kindes.

Lebensmittelallergien

Bei einer Lebensmittelallergie nimmt der Körper bestimmte Produkte als körperfremde Substanz wahr; die Folge ist eine allergische Reaktion, die sich auf der Haut, im Atemsystem, im Herz-Kreislauf-System oder im Magen-Darm-Trakt bemerkbar machen kann. Die Symptome reichen von einer milden Form des Nesselausschlags bis zu lebensbedrohlichen anaphylaktischen Reaktionen (s. rechte Seite). Zu den Lebensmitteln, die am häufigsten Allergien auslösen, gehören:

- Erdnüsse und andere Nüsse
- Meerestiere, insbesondere Schalentiere
- Milch, insbesondere Kuhmilch
- Eier
- Soja
- Gluten (zum Beispiel in Weizen und Hafer).

Die Wahrscheinlichkeit, dass ein Kind eine Lebensmittelallergie entwickelt, ist besonders groß, wenn das Kind zu früh mit dem allergenen Lebensmittel in Berührung kommt oder die Allergie auch bei Eltern oder Geschwistern vorkommt.

Die beste Strategie gegen eine Allergie ist die Vermeidung des allergenen Stoffes. Eine verbesserte Lebensmittelkennzeichnung und die Verfügbarkeit von Produktalternativen macht es heute möglich, kritische Lebensmittel zu vermeiden, ohne auf eine ausgewogene Ernährung zu verzichten. Wenn Ihr Kind z.B. gegen Kuhmilch allergisch ist, können Sie auf Kalziumquellen wie mit Kalzium angereicherten Orangensaft zurückgreifen.

Frage: Wie kann mein Kind in der Schule mit seiner Lebensmittelallergie umgehen?

Antwort: Über 20 Prozent der Kinder mit Lebensmittelallergien und -unverträglichkeiten erleiden in der Schule allergische Reaktionen, die von harmlosen Hautausschlägen bis zu ernsten Atemschwierigkeiten reichen; in seltenen Fällen sind die Reaktionen sogar lebensbedrohlich. Klare Regelungen für den Notfall inklusive der Benachrichtigung des Rettungswagens sind in den Schulen unerlässlich.

Sprechen Sie mit dem Arzt Ihres Kindes über die Erstellung eines Notfallplanes, den Sie der Schule mitteilen können. Bedenken Sie, dass die beruflichen Verantwortlichkeiten des Lehrpersonals für die Gesundheit und Sicherheit der Schüler nicht die Gabe von Medikamenten umfassen. Unter Umständen sind die Lehrer jedoch auf freiwilliger Basis bereit, diese Aufgabe zu übernehmen und sich die dafür erforderlichen Fachkenntnisse anzueignen.

Lebensmittelunverträglichkeiten

Lebensmittelunverträglichkeiten ähneln Lebensmittelallergien, sind aber in der Regel harmloser und leichter handhabbar. Sie bedeuten, dass Ihr Kind zwar nicht gegen ein Lebensmittel allergisch ist, aber dennoch lästige Symptome zeigt. Eine Laktoseintoleranz bedeutet beispielsweise, dass der Betroffene Schwierigkeiten hat, Laktose (Milchzucker) zu verdauen. Ein Kind mit einer Laktoseintoleranz klagt möglicherweise nach dem Verzehr von Milch oder Käse über Blähungen und Durchfall.

Was Eltern tun können

Wenn Ihr Kind bestimmte Lebensmittel aufgrund von Allergien oder Unverträglichkeiten meiden muss, sollten Sie mit Ihrem Hausarzt oder einem staatlich anerkannten Ernährungsberater über die Ernährung Ihres Kindes sprechen. Wenn Sie Sorge haben, dass Ihrem Kind bestimmte wichtige Nährstoffe fehlen, helfen möglicherweise Vitamin- und Mineralpräparate. Wenn Ihr Kind alt genug ist, können Sie es anleiten, selbst die richtigen Entscheidungen zu treffen. So ist es möglicherweise nicht ratsam, wenn Ihr Kind seine Pausenbrote mit Freunden tauscht. Sie können Ihrem Kind außerdem beibringen, Produktetiketten zu lesen und sich bei fertig servierten Gerichten nach den Zutaten zu erkundigen.

Fragen Sie den Arzt, was im Falle einer ernsten allergischen Reaktion zu tun ist. Er wird Ihnen beispielsweise erklären, wann Sie Medikamente verabreichen sollten und wann Ihr Kind alt genug ist, um eigenständig Notfallmaßnahmen durchzuführen. Zusätzlich können Sie dafür sorgen, dass Ihr Kind stets ein Notfallarmband trägt.

Info

Was bedeutet Anaphylaxie?

Eine schwere allergische Reaktion auf ein Lebensmittel oder ein anderes Allergen kann zu einem anaphylaktischen Schock (Anaphylaxie) führen. Dabei handelt es sich um eine plötzliche, lebensbedrohliche Reaktion, mit einem oder mehreren der folgenden Symptome:

- Brennen in Mund und Rachen
- Verengung im Hals
- Angstgefühle
- Hautausschlag und Hautrötung
- Keuchen oder andere Atemschwierigkeiten
- Übelkeit und Erbrechen
- Blutdruckabfall, rascher Puls

Hält die allergische Reaktion an, kann Bewusstlosigkeit eintreten. Rufen Sie bei Verdacht auf anaphylaktischen Schock sofort den Krankenwagen.

Bei einer Lebensmittelallergie, die Anaphylaxie auslösen kann, ist Vorsorge oberstes Gebot. Lesen Sie alle Packungsaufschriften und leiten Sie Ihr Kind zur Wachsamkeit an, um den Problemstoff zu vermeiden. Sorgen Sie dafür, dass Familienmitglieder, Lehrer, Babysitter, Betreuer und alle, die sich um Ihr Kind kümmern, über die Lebensmittelallergie und die erforderlichen Maßnahmen für den Ernstfall informiert sind.

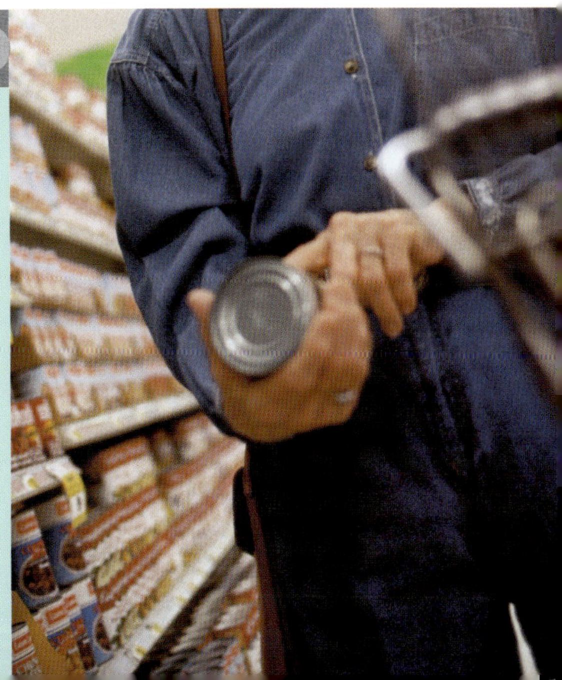

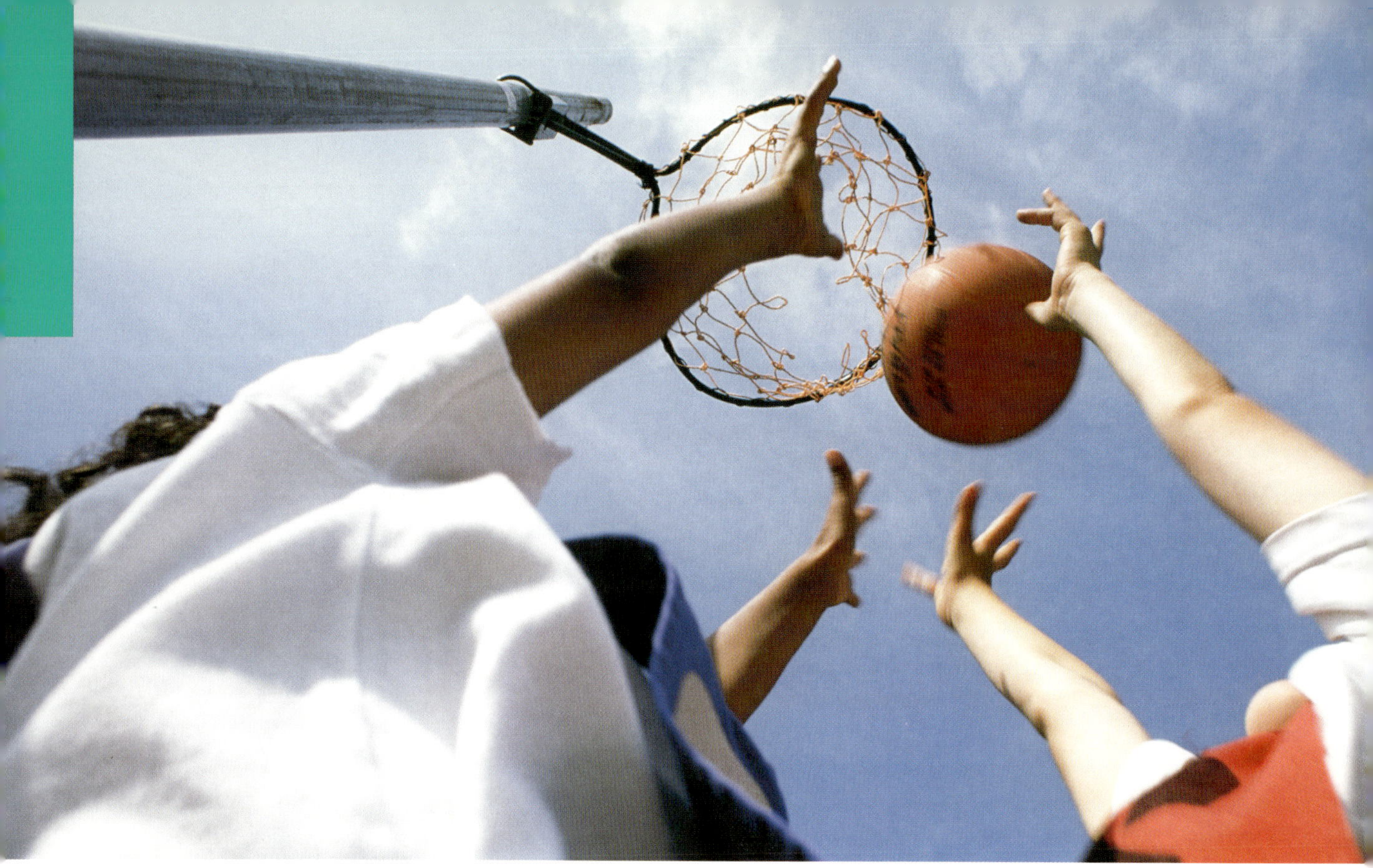

Kinder mit Diabetes

Wer an Diabetes vom Typ 1 leidet, produziert kein Insulin, das benötigt wird, um Nahrung in Energie zu verwandeln. Für Kinder mit Diabetes gelten in Bezug auf Ernährung und Bewegung spezielle Regeln.

Diabetes im Alltag

Ohne Insulin kann der Körper die Glukose im Blut nicht richtig verarbeiten. Glukose – ein Einfachzucker, der aus unserer Nahrung stammt – dient unserem Körper als Treibstoff. Glücklicherweise können Kinder, die an Diabetes vom Typ 1 leiden, ihren Insulinbedarf heutzutage mittels Spritze oder Injektionsstift decken. Dieses Ersatzinsulin ermöglicht es dem Körper eines zuckerkranken Kindes, normal zu funktionieren.

Kinder mit Diabetes müssen stärker als andere Kinder darauf achten, was, wann und wie viel sie essen. Zudem müssen sie regelmäßig ihren Blutzuckerwert kontrollieren. Ein Kind mit Diabetes kann von einem Diabetesexperten lernen, wie es Ernährung, Bewegung und Insulinzufuhr aufeinander abstimmen muss. Es gibt keinen einheitlichen Plan für alle Betroffenen. Der Plan muss vielmehr auf die Bedürfnisse des einzelnen Kindes und seiner Familie abgestimmt werden.

Ernährung

Wie alle Kinder benötigen Kinder mit Diabetes eine ausgewogene Ernährung, die alle Nahrungsgruppen umfasst (s. Seite 40). Besondere Beachtung verdienen jedoch Menge und Art der Kohlenhydrate in der Nahrung, weil Kohlenhydrate im Wesentlichen für den Anstieg des Blutzuckerspiegels nach den Mahlzeiten verantwortlich sind. Die Steuerung des Blutzuckers setzt die erfolgreiche Abstimmung der Nahrungs- (insbesondere Kohlenhydrat-)Aufnahme mit der Insulindosierung und der körperlichen Aktivität voraus. Diese Abstimmung ist keine leichte Aufgabe für Kinder mit Diabetes und ihre Eltern – insbesondere wenn das Kind älter wird und mehr Zeit außer Haus verbringt.

Die Eltern sollten dafür sorgen, dass alle Erwachsenen, die mit der Beaufsichtigung des Kindes betraut sind, wie beispielsweise Lehrer, Sporttrainer und Eltern von Freunden, verstehen, wie wichtig es ist, den Ernährungszeitplan des Kindes einzuhalten. Sie sollten überdies mit Hypoglykämie (Unterzuckerung, s. unten) umzugehen wissen.

Viele Menschen denken, zuckerhaltige Lebensmittel seien für Diabetiker komplett verboten. In Wirklichkeit gestatten die meisten Ernährungspläne für Kinder mit Diabetes den begrenzten Genuss dieser Lebensmittel. Ein Stück Kuchen oder ein Eis auf einer Geburtstagsparty können verhindern, dass sich ein Kind mit Diabetes ausgeschlossen fühlt.

Bewegung

Auch wenn einige Vorsichtsmaßnahmen erforderlich sind, können Kinder mit Diabetes vom Typ 1 gefahrlos Sport treiben und sollten zur Teilnahme an alterstypischen Bewegungsarten ermuntert werden. Die körperliche Fitness ist sogar wesentlicher Bestandteil des Umgangs mit Diabetes. Regelmäßige Bewegung verbessert die Reaktion des Körpers auf Insulin und hilft den Betroffenen, ihre Situation zu meistern. Außerdem hilft regelmäßige Bewegung allen Kindern, ein gesundes Körpergewicht zu halten, wodurch das Risiko von Herzkrankheiten im Erwachsenenalter gemindert wird. Das gilt insbesondere für Kinder mit Diabetes, da Diabetes selbst bereits ein Risikofaktor für Herzkrankheiten ist.

Der Diabetesbetreuungsplan Ihres Kindes sollte besondere Regelungen für Zeiten erhöhter Aktivität umfassen, um die Gefahr von Hypoglykämie zu bannen. Sprechen Sie mit dem Diabetologen Ihres Kindes über die Anpassung der Insulindosen und zusätzliche kohlenhydrathaltige Zwischenmahlzeiten in Zeiten erhöhter Aktivität. Besonders eignen sich Fruchtsäfte, fett- und zuckerarme Getreide- und Müsliriegel und frisches Obst.

Informieren Sie die Schule – (Sport-)Lehrer und Sekretariat – über die besondere Situation Ihres Kindes und eventuelle Notfallmaßnahmen. Ihr Kind sollte ein Notfallarmband tragen.

Diabetes vom Typ 2

Diabetes vom Typ 1 erfordert einen anderen Umgang als Diabetes vom Typ 2, der häufig mit Übergewicht und einer sitzenden Lebensweise zu tun hat. Dieser zweite Typ, der ursprünglich als Altersdiabetes bekannt war, tritt zunehmend auch bei Kindern auf. (Mehr dazu auf Seite 21.)

Info

Was ist Hypoglykämie?

Ein zu niedriger Blutzuckerspiegel – Hypoglykämie oder Unterzuckerung – droht besonders dann, wenn ein Diabetiker eine Mahlzeit auslässt, zu wenig isst oder sich mehr als gewöhnlich körperlich anstrengt. Auch eine zu hohe Insulindosis kann dazu führen. Übliche Symptome sind:

- Hungergefühl
- Zittern, weiche Knie
- Schwäche und Schläfrigkeit
- Benommenheit
- Schwitzen
- Kopfweh
- glasige Augen.

Wenn Hypoglykämie nicht behandelt wird, drohen Verwirrungszustände bis hin zur Bewusstlosigkeit. Bei Hypoglykämie muss der Blutzuckerspiegel rasch durch die Einnahme kohlenhydratreicher Nahrung und anderer Zuckerquellen (z.B. zuckerhaltige Getränke, Obst, Honig, Marmelade, Schokoriegel) erhöht werden. Schicken Sie ein Kind im hypoglykämischen Zustand niemals unbeaufsichtigt auf die Suche nach geeigneten Lebensmitteln.

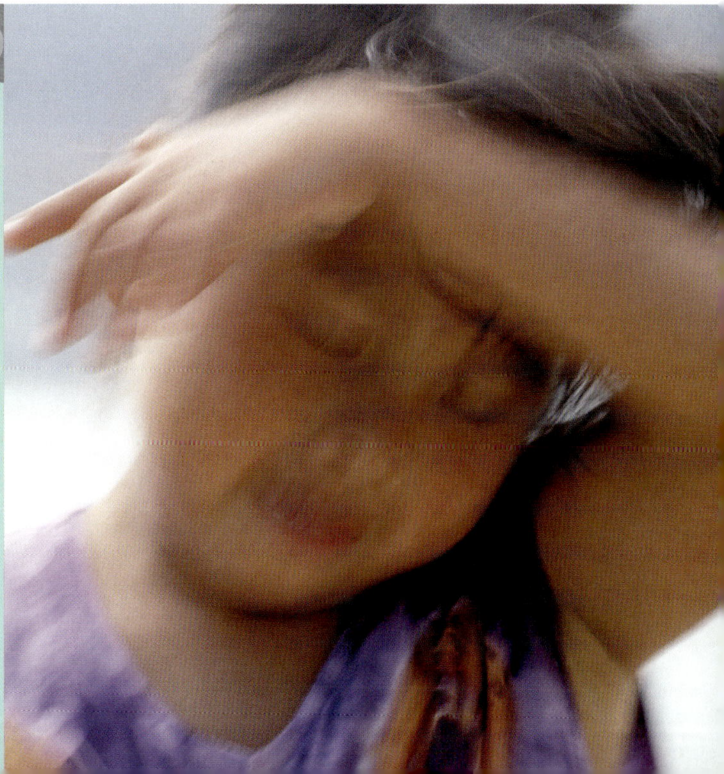

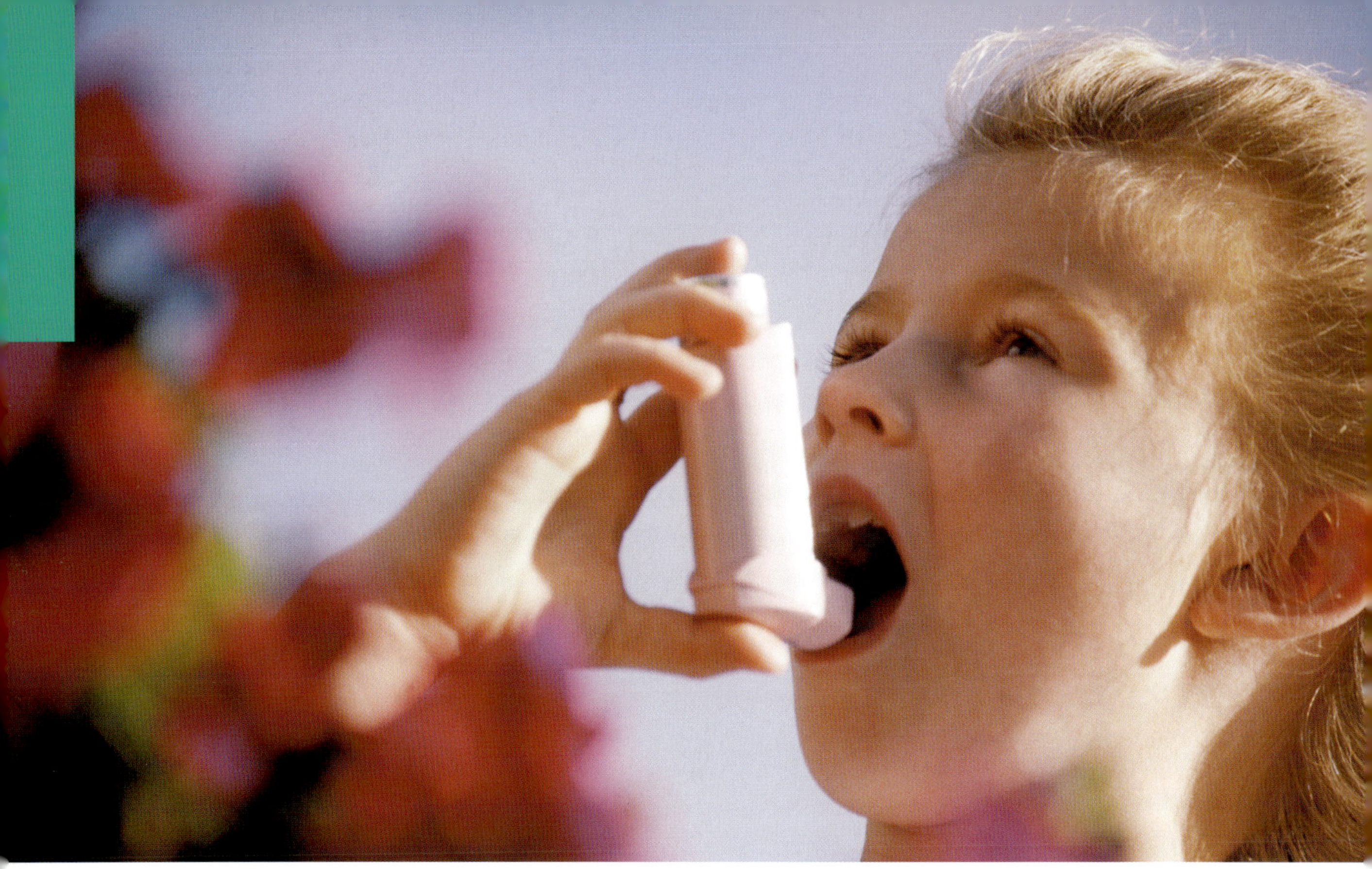

Aktiv trotz Asthma oder ADHS

Es gibt etliche Umstände, die die Möglichkeiten eines Kindes beeinflussen, sich zu bewegen und Sport zu treiben. Dazu gehören Asthma und ADHS (Aufmerksamkeits-Defizit-Störung mit Hyperaktivität).

Kinder mit Asthma

Bei Asthma bewirken Faktoren wie Allergien und Atemwegsinfektionen eine Verengung der Luftwege in der Lunge, wodurch das Atmen erschwert wird. Dies zeigt sich durch Keuchen, Husten, Brustbeklemmung und Atemnot.

Man könnte meinen, dass ein Kind mit Atemproblemen keinen Sport treiben sollte, aber vielen Kindern mit Asthma tut regelmäßige Bewegung gut, weil sie die Lungenkapazität und die Kondition verbessert. Wenn sich ein Asthmatikerkind zu wenig bewegt, kann Konditionsschwäche die Atemprobleme verschärfen. Fehlende Bewegung erhöht auch die Gefahr von Übergewicht, das Asthmasymptome verstärken kann.

Wenn Ihr Kind Asthma hat, sollten Sie zuerst mit dem Arzt Ihres Kindes über die erforderlichen Vorsichtsmaßnahmen sprechen, die es dem Kind ermöglichen, gefahrlos und mit Spaß Sport zu treiben.

Die richtige Medikation

Die meisten Asthmatiker bekommen inhalierbare Medikamente verschrieben, um die Symptome bei einem Asthmaanfall zu lindern. Vielleicht erhält Ihr Kind noch andere Medikamente. Bevor Ihr Kind mit einem neuen Sport beginnt, sollten Sie den Arzt fragen, inwieweit die Medikation angepasst werden muss. Nehmen Sie diese Anpassungen niemals eigenmächtig vor.

Zudem sollten Sie die Sporttrainer Ihres Kindes über dessen Asthma informieren, damit sie wissen, was im Ernstfall zu tun ist. Auch Ihr Kind sollte die erforderlichen Maßnahmen kennen. Sagen Sie ihm, dass es gegebenenfalls pausieren und einen Inhalator verwenden soll. Konsultieren Sie Ihren Arzt, wenn die Symptome schwerer oder hatnäckiger als üblich sind oder die inhalierten Medikamente keine Wirkung zeigen.

Während Bewegung den meisten Kindern mit Asthma nützt, kann sie bei manchen Kindern Asthmasymptome auslösen – insbesondere, wenn die Luft kalt und trocken ist. Das Kind sollte dann Mütze und Schal tragen. Eventuell ist es ratsam, vor Beginn einer körperlichen Aktivität zu inhalieren.

Geeignete Sportarten

Unter den Profisportlern diverser Disziplinen sind nicht wenige Asthmatiker. Einige Kinder haben möglicherweise Schwierigkeiten in bestimmten Sportarten, sodass es zu empfehlen ist, Alternativen zu suchen. Sportarten, die mit ununterbrochener körperlicher Aktivität verbunden sind, wie Langstreckenlaufen, Basketball und Fußball, sind für asthmakranke Kinder eventuell zu anstrengend. Turnen, Kurzstreckenlauf, Sprung- und Wurfdisziplinen eignen sich besser. Häufig ist auch Schwimmen eine gute Alternative, weil die warme, feuchte Luft im Hallenbad das Atmen erleichtert.

Kinder mit ADHS

Kinder mit ADHS (Aufmerksamkeits-Defizit-Störung mit Hyperaktivität) sind häufig unkonzentriert und impulsiv und haben Schwierigkeiten im Umgang mit Gleichaltrigen. Viele Eltern schließen daraus, dass ihre Kinder für Sport wenig geeignet sind. Doch unter den richtigen Bedingungen kann Sport hyperaktiven Kindern helfen, die eigenen Körperbeherrschung zu verbessern und soziale Fähigkeiten zu erlernen.

Hyperaktive Kinder begegnen im Sport möglicherweise denselben Schwierigkeiten wie in der Schule oder zu Hause. Sie sind unvorsichtig oder weniger aufmerksam und anfälliger für Verletzungen. Der richtige Sport – mit ausreichender Aufsicht – kann ihnen jedoch helfen, Selbstsicherheit zu gewinnen, Freunde zu finden und zu lernen, die Energie in positive Bahnen zu lenken.

Was Eltern tun sollten

Bei Kindern mit ADHS kommt es in erster Linie auf Sicherheit an. Sie benötigen meist mehr Betreuung, insbesondere im Umgang mit Sportgeräten. Auch wenn Sie nicht gern die Aufmerksamkeit auf die Hyperaktivität Ihres Kindes lenken, sollten Sie mit seinen Trainern über seine Bedürfnisse sprechen. Wenn es die richtige Hilfe erfährt, kann es vom Mannschaftssport und der Kameradschaft in der Mannschaft profitieren.

Besuchen Sie Trainingsstunden und Wettbewerbe. Bringen Sie Ihrem Kind bei, zu warten, bis es an der Reihe ist, Anweisungen zu befolgen und sich fair zu verhalten. Allein diese Grundfähigkeiten bedeuten einen wichtigen Lernerfolg, der sich auch auf andere Bereiche auswirken und dem Kind Selbstbewusstsein und Anerkennung einbringen wird.

Nicht jedes hyperaktive Kind benötigt Medikamente, in einzelnen Fällen jedoch können sie helfen, die Konzentrationsfähigkeit zu steigern. Fragen Sie Ihren Hausarzt nach der richtigen Dosierung.

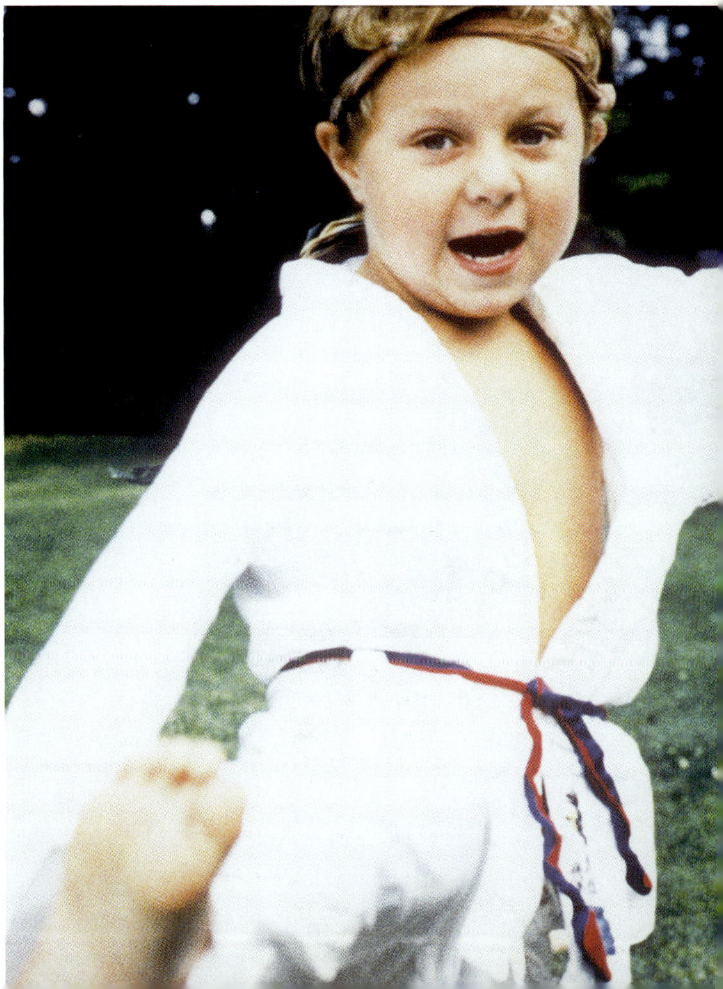

Die richtige Sportart
Individualsportarten wie Kampfsport, Tanzen, Tennis und Schwimmen eignen sich gut für Kinder mit ADHS, weil sie häufig mehr Aufmerksamkeit von ihren Trainern erfahren und ihre Körperbeherrschung verbessern können.

Kinder mit Behinderung

Bewegung hilft Kindern mit körperlichen Beeinträchtigungen. Sie verbessert den allgemeinen Gesundheitszustand und fördert Beweglichkeit, Kraft und Selbstvertrauen.

Barrieren überwinden

Kinder mit Behinderungen können ebenso Spaß am Sport haben wie andere Kinder. Denken Sie nur an den Basketballspieler im Rollstuhl, der geschickt einen Korb wirft, oder den Paralympics-Teilnehmer, der mit freudestrahlendem Gesicht über die Ziellinie läuft.

Zu den zahlreichen Beeinträchtigungen, die die Bewegungsfähigkeit eines Kindes einschränken können, gehören Gehirn- und Rückenmarksverletzungen, Entwicklungsstörungen, Hör- und Sehbehinderungen, Herzprobleme, Muskelschwäche, Muskeldystrophie und Epilepsie. Aber fast alle behinderten Kinder haben die Möglichkeit, auf die eine oder andere Weise körperlich aktiv zu sein.

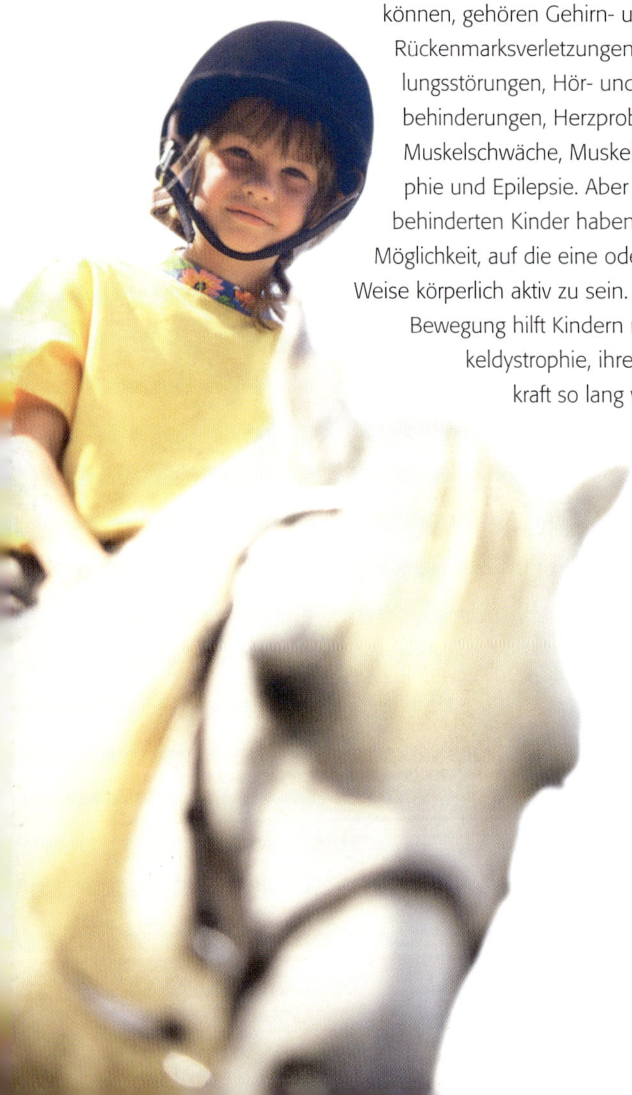

Bewegung hilft Kindern mit Muskeldystrophie, ihre Muskelkraft so lang wie möglich zu erhalten. Auch für Kinder, die im Rollstuhl sitzen, ist Bewegung wichtig, um Übergewicht zu verhindern. Übergewicht kann die Gesundheitsprobleme des Kindes verschärfen und seine alltägliche Pflege erschweren. Bei Kindern mit juveniler rheumatoider Arthritis trägt die körperliche Bewegung zur Schmerzlinderung und zur Verbesserung der Gelenkigkeit bei. Neben den gesundheitlichen Vorteilen profitieren Kinder mit Behinderungen beim Sport auch emotional von Erfolgen und Siegen.

Professioneller Rat

Eltern von Kindern mit gesundheitlichen Problemen oder Beeinträchtigungen zögern häufig, ihr Kind Sport treiben zu lassen, weil sie Angst vor möglichen Verletzungen oder einer Verschlimmerung des Zustands haben. In den meisten Fällen wird der Arzt einem Kind mit einem Gesundheitsproblem nach einer entsprechenden Untersuchung die Teilnahme an sportlichen Aktivitäten gestatten, solange es bestimmte Vorsichtsregeln einhält. Aber selbst wenn der Arzt grundsätzlich grünes Licht gibt, sind möglicherweise einige Sportarten tabu. Ein Kind mit Epilepsie sollte z.B. nicht schwimmen oder an Sportarten teilnehmen, in denen ein epileptischer Anfall zur Gefährdung des Kindes oder anderer Personen führen könnte.

Frage: Mein Kind ist behindert. Kann es in ein Ferienlager fahren?

Antwort: Ein Ferienlager, das Naturerlebnis und Erholung speziell für behinderte Menschen anbietet, kann für Ihr Kind sehr wohltuend sein. Es lernt dort andere Kinder mit denselben Schwierigkeiten kennen, und es wird die Naturnähe, das Gruppenerlebnis und die Chance zu mehr Unabhängigkeit genießen. Die körperliche Bewegung im Ferienlager gibt Ihrem Kind möglicherweise mehr Zuversicht und motiviert es, auch zu Hause aktiver zu leben als bisher.

Erkundigen Sie sich bei Ärzten und anderen, die Ihr Kind kennen, sowie bei anderen Eltern von Kindern mit Behinderungen nach einem geeigneten Anbieter. Wohltätigkeitsvereine und Selbsthilfegruppen können ebenfalls weiterhelfen. Klären Sie rechtzeitig, ob das Ferienlager auf die speziellen Erfordernisse Ihres Kindes eingerichtet ist. Außerdem sollten Sie sich informieren, ob es die Empfehlung anerkannter Organisationen besitzt, sodass Sie davon ausgehen können, dass es den üblichen Standards in puncto Sicherheit, Mitarbeiterausbildung, Erste Hilfe, medizinische Versorgung und Transport entspricht.

Viele Kinder und ihre Familien arbeiten mit Verhaltens- und Physiotherapeuten an der Verbesserung der körperlichen Kondition und Beweglichkeit. Die Therapeuten sind zudem behilflich, geeignete Aktivitäten auszuwählen und notwendige Modifikationen vorzunehmen, wie beispielsweise ein Dreirad mit Handkurbel und Fußschlaufen.

Im Allgemeinen werden behinderte Kinder zur körperlichen Aktivität ermuntert. Natürlich sollten Sie zuvor klären, ob die gewünschte Aktivität für Ihr Kind risikolos ist. Sprechen Sie mit den Ärzten und Therapeuten Ihres Kindes, die geeignete Aktivitäten vorschlagen, Anpassungen vornehmen und Vorsichtsmaßnahmen empfehlen können.

Spezielle Sportprogramme

Kinder mit speziellen Erfordernissen haben heute mehr Möglichkeiten als je zuvor, aktiv zu sein. Die meisten Sportarten – bis hin zu Klettern und Tauchen – sind mittlerweile auf behinderte Teilnehmer eingestellt. Spezielle Sättel beispielsweise ermöglichen es Kindern zu reiten und dabei ihren Gleichgewichtssinn und ihre Koordination zu verbessern. Die bei den Paralympics 1976 eingeführte neue Sportart Goalball ist speziell für Blinde und Sehbehinderte gedacht. Die Special Olympics wenden sich an Kinder und Erwachsene mit geistiger Behinderung – inklusive einem ganzjährigen Sporttraining und Wettbewerben.

Tipps

Was Eltern tun können

Versuchen Sie die körperliche Aktivität Ihres behinderten Kindes auf folgende Weise zu fördern:

- Bringen Sie Ihrem Kind bei, seine eigene Bestleistung und nicht die von anderen anzustreben.
- Helfen Sie Ihrem Kind, über Selbsthilfegruppen und spezielle Ferienlager andere Kinder mit Behinderungen oder chronischen Krankheiten kennen zu lernen.
- Betonen Sie den Spaßfaktor, und vermitteln Sie die Botschaft, dass die sportliche Bewegung selbst das Ziel ist.
- Stellen Sie geeignetes Sportgerät wie beispielsweise einen Sportrollstuhl bereit, damit Ihr Kind langfristig Spaß am Training hat.

Loben Sie die Kinder für ihre Bemühungen und ihren Eifer, und registrieren Sie jeden noch so kleinen Erfolg. Lassen Sie sie spüren, wie stolz Sie auf sie sind. Zeigen Sie ihnen, wie gut es tut zu wissen, dass man sein Bestes gegeben hat.

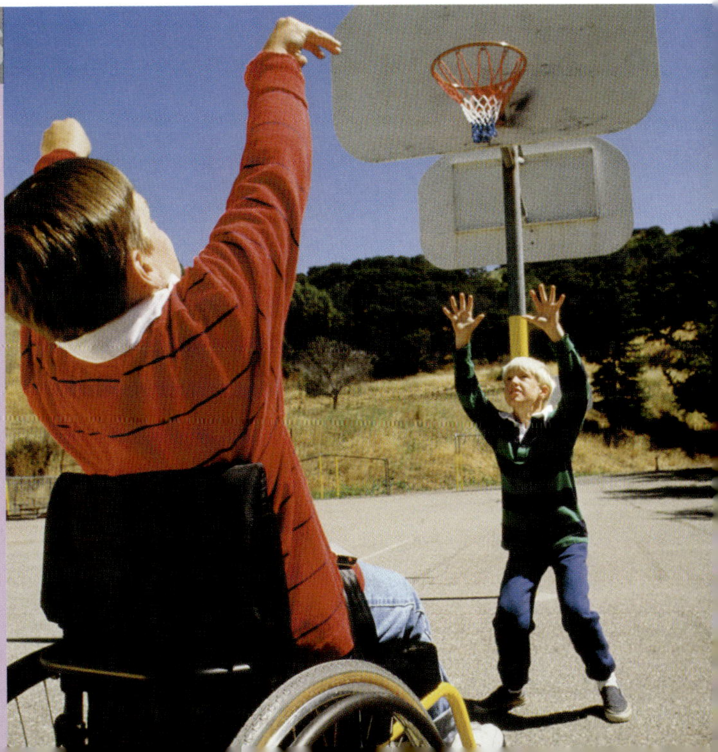

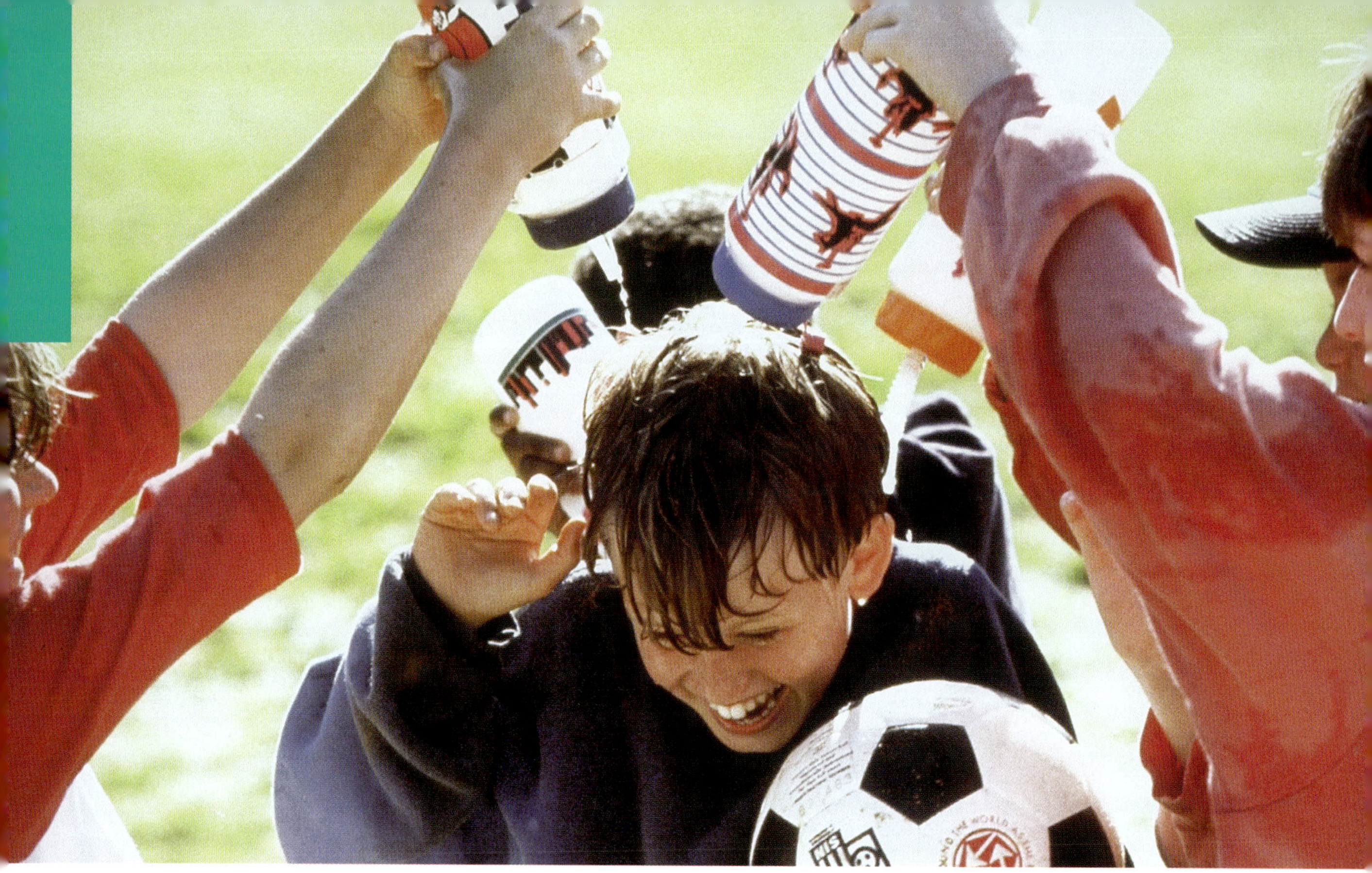

Sportliche Kinder

Sportlich sehr aktive Kinder scheinen keinen Anlass zur Sorge zu geben. Aber wegen des intensiven Trainings und der Wettkämpfe, an denen sie teilnehmen, brauchen sie besondere Aufmerksamkeit.

Was Sportler brauchen

Kinder und Teenager, die viel trainieren, benötigen mehr Flüssigkeit und Kalorien. Außerdem sind sie einem erhöhten Verletzungsrisiko ausgesetzt, weshalb die Eltern wissen sollten, wie sich Verletzungen vermeiden lassen. Die Eltern sollten auch darauf achten, dass das Kind genug Ruhepausen macht, sich nicht überanstrengt und keine Gesundheitsrisiken eingeht, um seine Leistung zu verbessern (s. Seiten 184–185).

Flüssigkeit ersetzen

Kinder, die Sport treiben, müssen vor, während und nach ihrer sportlichen Aktivität Flüssigkeit tanken. Selbst eine milde Form der Austrocknung kann Leistung, Ausdauer und Konzentration beeinträchtigen. Jede weitergehende Austrocknung kann hitzetypische Beschwerden hervorrufen, wie einen Hitzschlag, der sofort medizinisch behandelt werden sollte. (Eine Liste möglicher Symptome finden Sie auf Seite 67.)

Der Flüssigkeitsbedarf hängt von Faktoren wie Alter, Körpergröße, Aktivitätsgrad und Klima ab. Achten Sie darauf, dass Ihr Kind genug Flüssigkeit trinkt, indem Sie

- Ihr Kind vorm Spiel oder Training und alle 15–20 Minuten während der Veranstaltung Wasser trinken lassen,
- sich vergewissern, dass der Trainer Trinkpausen zulässt und während des Trainings oder Spiels Getränke verfügbar sind,
- Wasserflaschen oder Sportflaschen bereitstellen.

Auch wenn Wasser die beste Wahl ist, um eine Dehydration (Austrocknung) ihres Kindes zu verhindern, sind andere Getränke möglicherweise attraktiver. Vermeiden Sie koffeinhaltige Getränke wie Cola. Probieren Sie stattdessen mit Wasser verdünnten Fruchtsaft oder ein Sportgetränk. Beide können bei langen Sportveranstaltungen helfen, die Energievorräte, die mit dem Schweiß ausgeschiedenen Elektrolyte und die verlorene Flüssigkeit zu ersetzen. Bedenken Sie jedoch, dass Sportgetränke Zucker (und somit zusätzliche Kalorien) enthalten; insbesondere bei übergewichtigen Kindern sollten Sie also ihren Konsum begrenzen.

Nahrung als Energie

Der Kalorienbedarf eines sehr aktiven Teenagers kann verblüffend groß sein. In der Regel benötigen Sportler, die mehr als 12 Stunden in der Woche trainieren, täglich 3000–5000 Kalorien. Der Bedarf variiert je nach Alter, Geschlecht und Größe. Schenken Sie der Ernährung Ihres trainierenden Kindes besondere Aufmerksamkeit. Führen Sie beispielsweise ein Ernährungstagebuch und protokollieren Sie die Kalorien sowie den Eiweiß-, Fett- und Kohlenhydratanteil. Die Proportionen sind für Sportler ähnlich wie für Nichtsportler. Manche Sportler, besonders ältere Teenager, die Krafttraining betreiben, brauchen eventuell mehr Eiweiß. Spezielle Eiweißdiäten oder Eiweißergänzungen sind jedoch überflüssig und können Nieren- und andere Gesundheitsprobleme verursachen. Kalzium und Eisen sind ebenfalls wichtig (s. unten).

Bei Bedarf helfen Ihnen auf Sporternährung spezialisierte Ernährungsberater bei der Zusammenstellung eines Ernährungsplanes für Ihr Kind. Sie können Ihnen sagen, ob Ihr Kind genug Nährstoffe erhält und welche Anpassungen Sie in der trainingsfreien Zeit vornehmen sollten.

Regelmäßige Mahlzeiten

Achten Sie darauf, dass Ihr Kind keine Mahlzeiten auslässt. Bestehen Sie insbesondere auf dem täglichen Frühstück. Joghurt mit Müsli oder eine Scheibe Vollkornbrot und ein Ei sind eine gute Energiequelle für die bevorstehende Aktivität.

Der Zeitpunkt der Mahlzeiten und Zwischenmahlzeiten spielt für die Optimierung der Leistung eine wichtige Rolle. Eine volle Mahlzeit sollte anderthalb bis drei Stunden vor dem Spiel oder dem Training gegessen werden. Möglicherweise braucht Ihr Kind während der Veranstaltung eine Zwischenmahlzeit – insbesondere an langen Wettkampftagen. Bereiten Sie leicht essbare Snacks vor, die sich in der Sporttasche transportieren lassen. Ein Sandwich, frisches oder Trockenobst und Nüsse sind eine gute Wahl.

Nach dem Spiel sollte Ihr Kind seine Energiereserven mit einer ausgewogenen Mahlzeit wieder auffüllen. Im Idealfall sollte die Familie gemeinsam zu Abend essen. Wenn Ihr Kind häufig mit Training und Wettkämpfen beschäftigt ist, fällt das Familienabendessen womöglich öfter aus. Überlegen Sie, ob Sie die Mahlzeit verschieben können, bis Ihr Sportlerkind nach Hause kommt.

Info

Kalzium- und Eisenbedarf

Kalzium sorgt für starke Knochen, und die benötigen Sportler, die ihren Körper starken Belastungen aussetzen. Schwache Knochen können leichter brechen.

Jungen und Mädchen zwischen 10 und 13 Jahren brauchen täglich 1100 mg Kalzium, 13- bis 18-Jährige 1200 mg. Reichern Sie den Speiseplan Ihres Kindes mit Kalzium an, indem Sie ihm kalziumhaltige Lebensmittel wie beispielsweise Milchprodukte, dunkelgrünes Gemüse und mit Kalzium angereicherten Orangensaft servieren.

Eine Eisenmangelanämie kann die sportliche Leistung beeinträchtigen und Müdigkeit erzeugen. Sportler verlieren Eisen, wenn sie schwitzen; Sportlerinnen verlieren zusätzlich Eisen über die Regelblutung.

Jungen von 10 bis 18 benötigen täglich mindestens 12 mg Eisen, Mädchen 15 mg. Die beste Möglichkeit, ausreichend Eisen aufzunehmen, besteht darin, eisenhaltige Lebensmittel wie Fleisch, Eier und Trockenobst zu essen. Geben Sie Ihrem Kind Eisenpräparate nur, wenn der Arzt es empfiehlt.

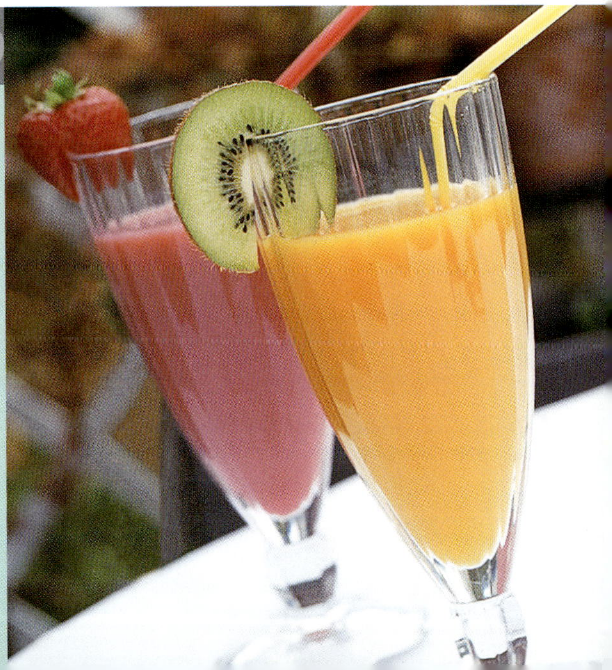

Frage: Wie erkenne ich, ob mein Kind anabole Steroide einnimmt?

Antwort: Einige auffällige Anzeichen von Anabolikamissbrauch sind:

- plötzliche Zunahme der Muskelmasse
- Hautveränderungen, wie beispielsweise Straffungen oder die Zunahme von Akne
- übermäßiges Haarwachstum bei Mädchen
- Brustentwicklung bei Jungen
- typisch männliche Glatzenbildung (zurückweichender Haaransatz im Schläfenbereich; Haarverlust in der Haarkrone)
- impulsives, gewalttätiges Verhalten, übersteigertes Selbstbewusstsein

Schutz vor Verletzungen

Viele Eltern, die ihren Kindern beim Sport zuschauen, fürchten, dass sich ihr Kind verletzen könnte. Glücklicherweise können Sie das Verletzungsrisiko für Ihr Kind minimieren. Wählen Sie ein Sportprogramm, das die Verletzungsprävention ernst nimmt. Die Trainer sollten sich auf Erste Hilfe verstehen (lassen Sie sich die Zertifikate zeigen), und es sollten Maßnahmen für den Notfall vorgesehen sein.

Bringen Sie Ihrem Kind die Grundprinzipien sicheren Sports bei. Achten Sie darauf, dass Ihr Kind:

- sich ausreichend aufwärmt,
- die Spielregeln kennt und in einer Gruppe trainiert, die über vergleichbare Fähigkeiten verfügt,
- bei jedem Training und jedem Wettkampf die richtige Schutzausrüstung trägt,
- auf Plätzen spielt, die für den Sport geeignet sind und hinreichend gepflegt werden,
- sich vielfältig bewegt und nicht immer nur dieselbe Bewegung in derselben Sportart wiederholt.

Verletzungen geschehen

Trotz allen Vorsichtsmaßnahmen kommt es gelegentlich vor, dass ein Kind beim Training oder im Wettkampf verletzt wird. Die drei häufigsten Arten von Sportverletzungen bei Kindern sind akute Verletzungen, Überbeanspruchung und wiederkehrende Verletzungen.

- Akute Verletzungen wie Prellungen, Stauchungen und Zerrungen treten ganz plötzlich auf. Zu den schwereren akuten Verletzungen gehören Knochenbrüche, Bänderrisse und Kopfverletzungen.
- Verletzungen durch Überbeanspruchung, die die Hälfte aller Sportverletzungen bei Jugendlichen ausmachen, entstehen, wenn häufig wiederholte Bewegungsmuster Muskeln und Knochen zu stark belasten. Solche Verletzungen sind in der Kindheit besonders problematisch, weil sie das normale Knochenwachstum beeinträchtigen können. Überbeanspruchungen kommen am häufigsten in Sportarten wie Basketball, Laufen, Turnen oder Schwimmen vor.
- Wiederkehrende Verletzungen ereignen sich, wenn ein Kind die sportliche Betätigung zu schnell wieder aufnimmt. Schmerzen und Muskelschwäche können im Rekonvaleszenzstadium zu weiteren Verletzungen führen.

Die Länge der erforderlichen Erholungspause hängt von der Schwere der Verletzung ab; niemals jedoch sollten Sie Ihrem Kind gestatten, trotz Schmerzen zu spielen. Im professionellen Sport mag dies vorkommen, für Kinder ist es jedoch inakzeptabel und äußerst riskant. Konsultieren Sie einen Arzt und befolgen Sie seine Anweisungen.

Höchstleistungen

Manche Kinder würden alles dafür tun, um die eigene Ausdauer und Leistung zu steigern, und nehmen unzumutbare Risiken in Kauf. Anfangs sind die Verhaltensänderungen möglicherweise so gering, dass Trainer und Eltern sie nicht wahrnehmen. Meistens jedoch greifen die Kinder zu immer extremeren Mitteln, um an der Spitze Ihrer Sportart zu bleiben.

Gewichtsverlust

Ringer, Turner, Eisläufer und Balletttänzer wünschen sich möglicherweise, weniger zu wiegen. Manche jugendlichen Ringer greifen zu extremen Maßnahmen wie Fasten, um in ihrer Gewichtsklasse zu bleiben. Turner, Eisläufer und Tänzer riskieren Essstörungen, wenn sie unter allen Umständen schlank bleiben wollen. Bei Mädchen kann dies zur so genannten »Female Athlete Triad« führen (s. rechte Seite).

Wenn Ihr Kind ringt, turnt, Eis läuft oder Ballett tanzt, sollten Sie das Gewichtsthema offensiv ansprechen. Achten Sie auf Anzeichen, dass Ihr Kind Mahlzeiten auslässt, übermäßig trainiert oder Schlankheitsmittel einnimmt. Informieren Sie Ihr Kind über die Gefährlichkeit dieser Praktiken und über mögliche negative Auswirkungen auf die Leistung. (Mehr Informationen zu Essstörungen finden Sie auf Seite 163.)

Muskelaufbau

In einigen Sportarten spielt Kraft eine wichtige Rolle, und manche Jugendliche erliegen der Versuchung, mit zweifelhaften Präparaten und illegal erworbenen Steroiden für die Saison vorzubauen. Viele denken irrtümlicherweise, Muskelaufbaupräparate seien harmlos, weil sie leicht erhältlich und oft mit dem Etikett »natürlich« versehen sind. Verbreitet sind:

- Eiweißpräparate
- Aminosäuren und Vitaminprodukte
- Hormone wie Androstenedion (»Andro«) und Dehydroepiandrosteron (DHEA).

Entgegen den Produktaufschriften sind diese Mittel häufig unwirksam und reine Geldverschwendung. Das von manchem bekannten Profisportler verwendete Creatin scheint unter Umständen tatsächlich kraftsteigernd zu wirken. Für Kinder sollten solche Mittel jedoch tabu sein, denn sie unterliegen keiner gesetzlichen Regulierung und wurden nicht ausreichend getestet. Zudem sind die langfristigen Wirkungen häufig unbekannt.

Anabole Steroide (Anabolika) und andere Hormone hingegen sind ohne Verschreibung illegal und führen bekanntermaßen zu Gesundheitsproblemen. Die Einnahme von Steroiden durch Kinder kann das Wachstum hemmen, das Verhalten verändern, unfruchtbar machen und innere Organe wie Leber oder Herz schädigen. Informieren Sie Ihr Kind über die Gefahren einer Verwendung von Steroiden. Machen Sie unmissverständlich klar, dass Sie dagegen sind. (Wie Sie erkennen können, ob Ihr Kind Steroide nimmt, lesen Sie auf der linken Seite.)

Anleitung durch die Eltern

Jeder träumt von einem Wundermittel – sei es, um abzunehmen oder um die Leistung zu verbessern. Aber solche Wunder existieren nicht. Machen Sie Ihren Kindern klar, dass der kürzeste und sicherste Weg zur Spitzenleistung über regelmäßiges Training und gesunde Ernährung führt.

In Schul- und anderen Jugendmannschaften sind Steroide und leistungsverbessernde Medikamente verboten; ihre Verwendung könnte also das Ende der sportlichen Karriere Ihres Kindes bedeuten. Wenn Sie vermuten, dass Ihr Kind Steroide oder Muskelaufbaupräparate verwendet oder mit gefährlichen Abmagerungstechniken experimentiert, sollten Sie mit seinem Arzt sprechen.

Info

Was bedeutet »Female Athlete Triad«?

Ein Mädchen, das den Druck verspürt, für den einmal gewählten Sport schlank zu bleiben, ist möglicherweise anfällig für die »Female Athlete Triad«, eine Kombination dreier Gesundheitsprobleme:

- ein ungesundes Ernährungsmuster, von Diät bis zu ernsten Essstörungen
- Aussetzen der Regelblutung
- Knochenschwäche (Osteoporose)

Unzureichende Ernährung in Kombination mit exzessivem Training führt zu hormonellen Veränderungen, die den Menstruationszyklus unterbrechen. Der niedrige Östrogenspiegel kann die Aufnahme des für den Knochenbau benötigten Kalziums beeinträchtigen. Eine kalziumarme Diät verschärft das Problem.

»Female Athlete Triad« ist unter Turnerinnen, Eisläuferinnen, Langstreckenläuferinnen und Balletttänzerinnen weit verbreitet. Einige junge Sportlerinnen haben zudem ein verzerrtes Körperbild, das mit einer typischen Essstörung zusammenhängen kann. Weil diese Probleme mit einer wichtigen Phase der Knochenentwicklung zusammenfällt, können die Mädchen keine starken Knochen ausbilden. Selbst wenn die Regelblutung wieder einsetzt und Kalziumpräparate eingenommen werden, bleiben die Knochen dieser Mädchen dauerhaft geschwächt.

Neben der ausbleibenden Regelblutung drückt sich die »Female Athlete Triad« in Symptomen wie Müdigkeit, verminderter Konzentrationsfähigkeit und einem erhöhten Risiko von Knochenbrüchen und Muskelverletzungen aus. Wenn ein Mädchen unter »Female Athlete Triad« leidet, sollte es das Training reduzieren und sich gesünder ernähren. Es sollte außerdem den Hausarzt und Spezialisten wie einen Ernährungsberater und einen Psychologen zurate ziehen.

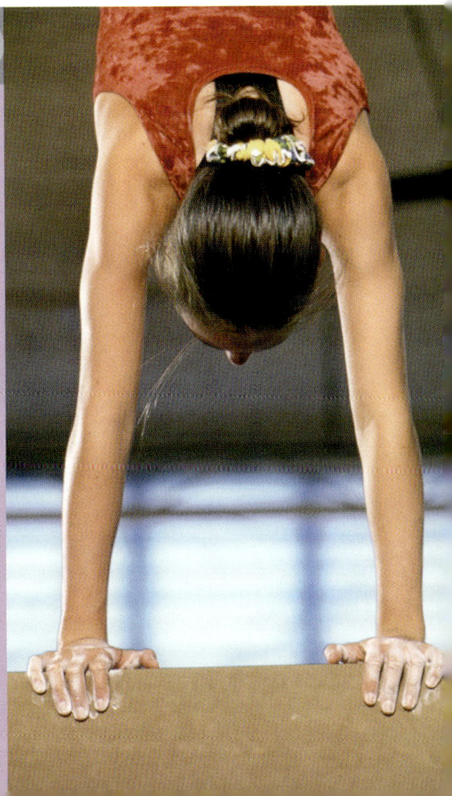

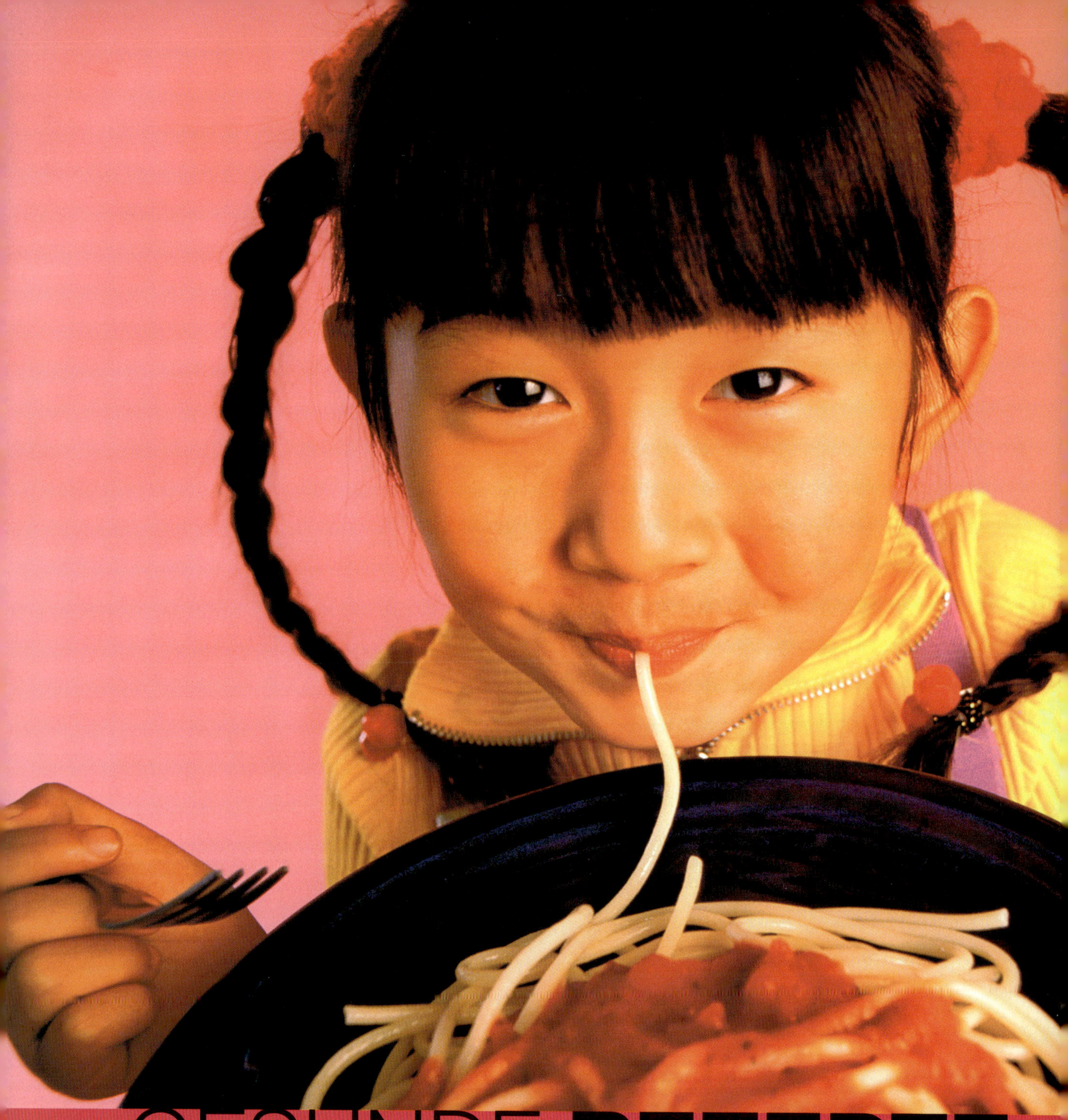

GESUNDE **REZEPTE**

Bei **selbst zubereiteten** Mahlzeiten und Snacks wissen Sie, **was drin ist**. Probieren Sie diese Rezepte, wenn Sie für Ihre Familie **gesunde und leckere Gerichte** auf den Tisch bringen wollen.

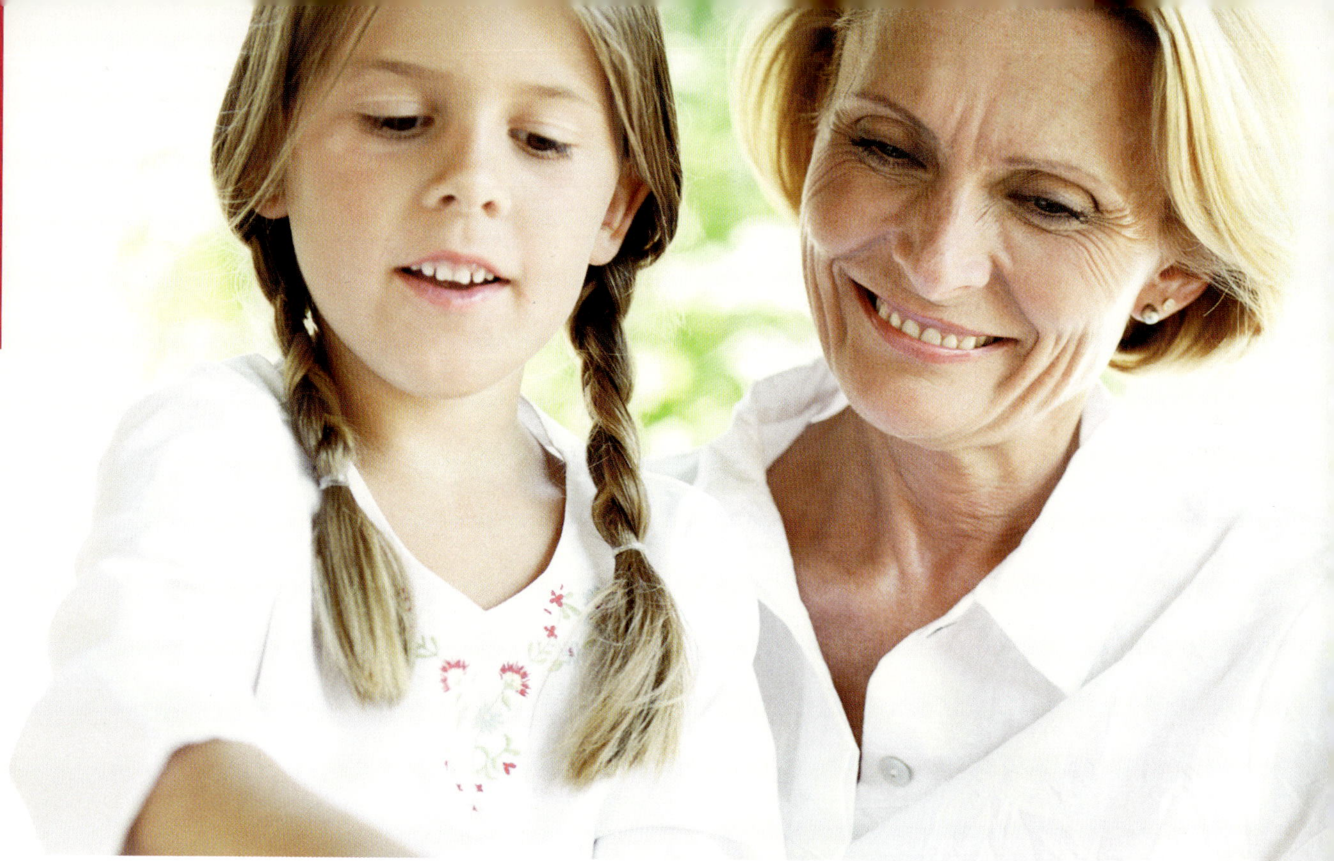

Ernährung und Gesundheit

Sie müssen kein Küchenprofi sein, um gesunde Mahlzeiten zuzubereiten. Sowohl als erfahrene Köchin als auch als Kochanfänger können Sie für eine ausgewogene Ernährung Ihrer Familie sorgen.

Zeit fürs Kochen

Kochen braucht Zeit – für Planung, Einkauf, Zubereitung und Abwasch. Wenn Sie es gewohnt sind, ausschließlich auswärts zu essen oder Fertiggerichte aufzuwärmen, werden Sie anfangs Mühe haben, Zeit für die Essenszubereitung frei zu machen. Regelmäßige, gesunde Mahlzeiten für die ganze Familie lohnen jedoch den Aufwand, denn an der Zunahme von Übergewicht, Herzleiden und Diabetes ist nicht zuletzt eine Ernährung schuld, die fast ausschließlich aus nährstoffarmen, fettreichen Fastfood- und Fertiggerichten besteht.

Die Ernährung der Kinder gehört zu den wichtigsten elterlichen Aufgaben. Sie ist gleichzeitig einfach und kompliziert – so einfach wie die Zubereitung eines Sandwichs mit Käse und Gurke, so kompliziert wie der Umgang mit Gewichtsproblemen.

Alle Eltern sollten das Ziel verfolgen, Ihren Kindern gesundes Essen zu servieren und gesunde Essgewohnheiten zu fördern, die ein Leben lang anhalten. Zu Hause zubereitete Familienmahlzeiten leisten dazu einen wichtigen Beitrag.

Planen Sie Mahlzeiten im Voraus Ein wöchentlicher Speiseplan bewahrt Sie davor, am Ende eines langen Tages, wenn alle hungrig sind, überlegen zu müssen, was Sie zum Abendessen servieren sollen. Sie könnten stattdessen jede Woche an einem bestimmten Tag etwas Zeit für die Erstellung Ihres Wochenspeiseplans reservieren. Überlegen Sie dabei, wie Sie an geschäftigen Tagen verfahren wollen, wenn Sie oder andere Familienmitglieder nachmittags oder abends unterwegs sind. Stellen Sie eine Einkaufsliste zusammen und legen Sie fest, wann Sie zum Supermarkt gehen wollen.

Arbeiten Sie vor Wenn Sie beispielsweise wissen, dass es zum morgigen Abendessen Salat geben soll, können Sie die Salatblätter schon heute waschen. Oder kaufen Sie vorgewaschenen Salat. Fleisch können Sie ebenfalls bereits am Vorabend marinieren und würzen. Dadurch sparen Sie etwas Zeit und können das Abendessen rascher zubereiten.

Machen Sie doppelte Mengen für spätere Verwendung Suppen und Nudelsoßen erfordern einigen Aufwand; warum machen Sie also nicht gleich mehr davon und frieren den Rest ein? Dann brauchen Sie ihn beim nächsten Mal nur noch aufzutauen und aufzuwärmen. Oder Sie decken die Extraportion zu und stellen sie in den Kühlschrank, um sie während der folgenden Tage zu verbrauchen.

Die beste Wahl

Ganz gleich, wie fleißig Sie sind – keine Familie isst jeden Tag nach allen Regeln. Ein nachlässiger Tag oder eine Ferienwoche machen die gesunde Ernährung vieler Tage und Wochen noch nicht zunichte. Gute Ernährung ist eine langfristige Sache, und das Ziel besteht darin, die Ernährung insgesamt zu verbessern. Stellen Sie sich folgende Fragen:

- Was gibt es bei Ihnen zum Frühstück? Sind die Müslis reich an Zusätzen und Zucker oder ganz natürlich?
- Wie bereiten Sie das Essen zu? Braten und frittieren Sie häufig, oder verwenden Sie Zubereitungsarten, die wenig oder kein Fett erfordern? Kochen Sie Gemüse, oder dünsten Sie es, sodass mehr Nährstoffe erhalten bleiben?
- Welche Art Öl oder Fett benutzen Sie? Verwenden Sie nach Möglichkeit Oliven- und andere pflanzliche Öle. Butter, Margarine und Schmalz enthalten größere Mengen wenig gesunder gesättigter Fette und Transfette.
- Wie viel Fett nehmen Sie? Verwenden Sie Fett stets sparsam. Häufig können Sie die Fettmenge der Rezepte ohne Geschmacksverlust reduzieren – besonders, wenn Sie aromatische Öle benutzen. (Tipps, wie Sie Ihre Lieblingsgerichte leichter machen, finden Sie auf Seite 26.) Und wenn Sie zum Braten beschichtete Pfannen verwenden, brauchen Sie noch weniger Öl oder Fett.

Gemeinsamkeit

Wenn Sie zu Hause kochen und gemeinsam essen, verbessern Sie nicht nur die Ernährung, sondern stärken auch den Familienzusammenhalt. Die Familienmahlzeiten bieten Gelegenheit, gemeinsam Zeit zu verbringen. Die Zubereitung der Mahlzeiten spielt auch eine wichtige Rolle. Kinder genießen es, wenn sie sich die Hände schmutzig machen und dabei helfen können, Familiengerichte zu kreieren. Und was sie selbst gekocht haben, schmeckt ihnen vermutlich auch besser.

Auf den folgenden Seiten finden Sie Rezepte für Frühstücks-, Mittags-, Abend- und Zwischenmahlzeiten. Alle Rezepte sind unkompliziert und die Zutaten sind leicht erhältich. Sie bieten eine Vielfalt von Nährstoffen. Gerichte, die signifikante Mengen eines bestimmten Vitamins oder Minerals enthalten, wurden entsprechend gekennzeichnet.

Tipps

Gesunde Zubereitung

- Verwenden Sie Obst und Gemüse nach Möglichkeit ungeschält, denn in der Regel sitzt ein Großteil der Nährstoffe direkt unter der Schale, die außerdem wertvolle Ballaststoffe enthält.
- Bereiten Sie Obst und Gemüse erst kurz vor dem Verzehr oder der Weiterverwertung zu, damit weniger Vitamine verloren gehen.
- Je länger Sie Gemüse in Wasser kochen, desto mehr Nährstoffe gehen verloren. Kochen Sie es in so wenig Wasser wie möglich und so kurz wie möglich oder dünsten Sie es.
- Um Fisch mit wenig Fett zuzubereiten, kochen oder dünsten Sie ihn oder garen Sie ihn in Folie im Ofen.
- Fleisch und Geflügel können Sie mit wenig oder gar keinem Fett zubereiten, indem Sie es unter Rühren oder in einer geriffelten Grillpfanne kurz braten. Oder Sie grillen es auf einem Rost, sodass das Fett abtropfen kann.
- Beim Geflügel befindet sich das meiste Fett in der Haut. Um den Fettgehalt zu reduzieren, sollten Sie also die Haut weglassen (Sie können Sie vor oder nach dem Braten abtrennen.)

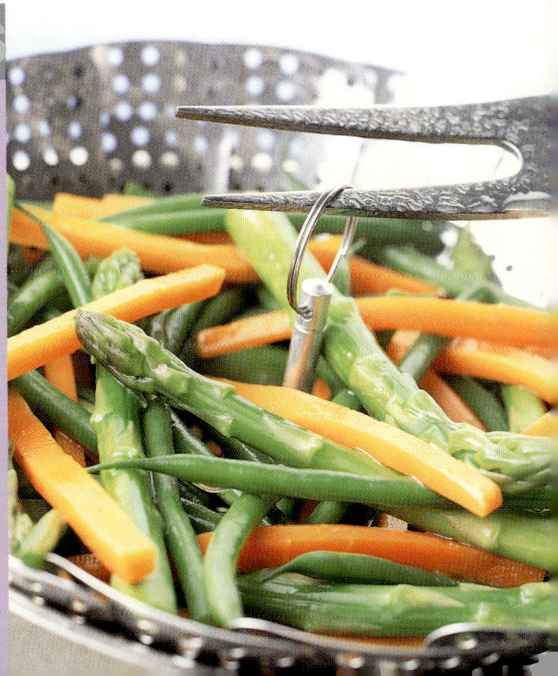

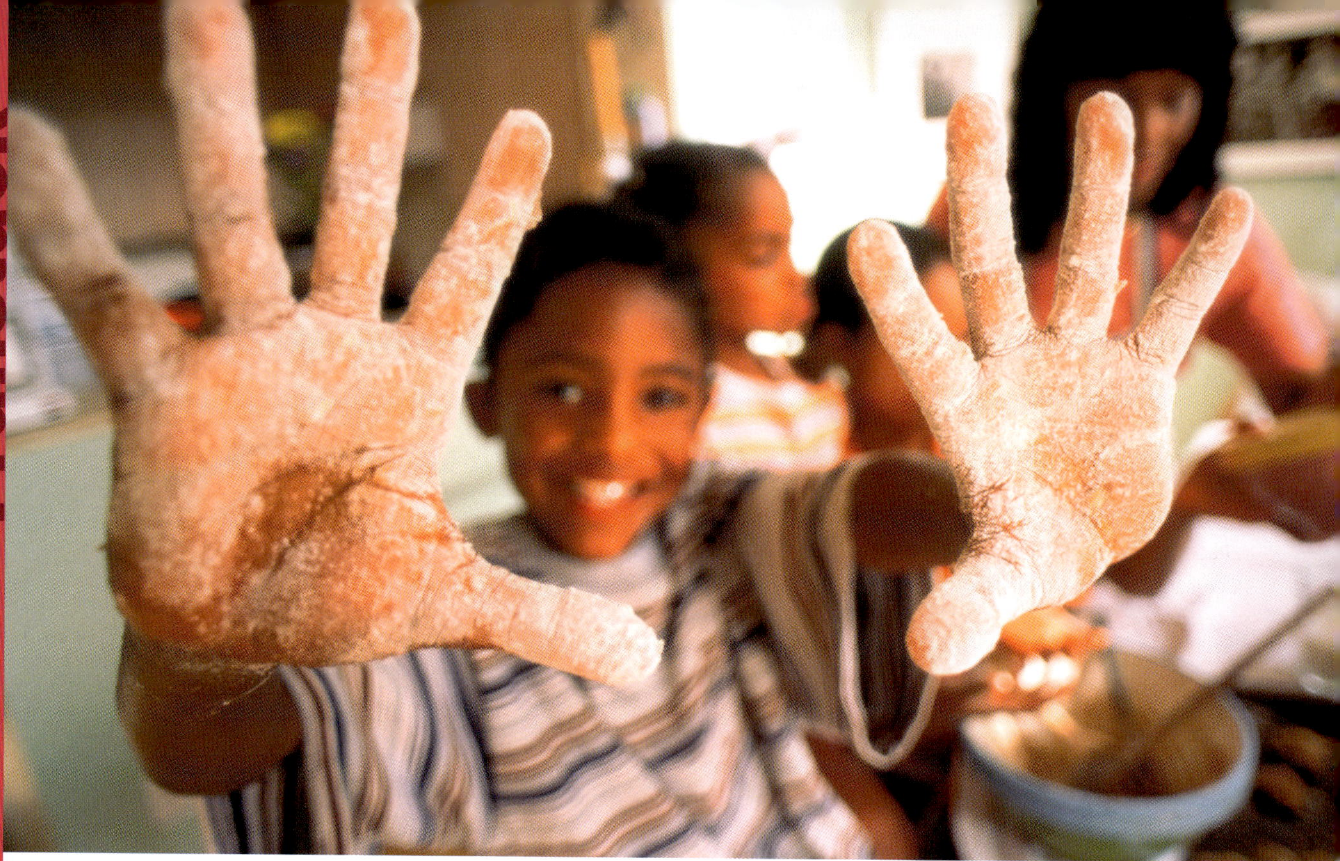

Frühstück

Buntes Schweizer Müsli

Ergibt 12 Portionen (à 120 ml)

150 g Haferflocken
150 g Rosinen
500 ml teilentrahmte Milch
250 ml fettarmer Joghurt
2 TL Honig
1 TL reines Vanilleextrakt (nach Belieben)
350 g klein geschnittenes frisches Obst (z.B. Beeren, Äpfel, Birnen, Aprikosen, Pflaumen, Melone)
65 g gehackte Walnüsse, Mandelflocken oder gehackte Pekannüsse

- Vermischen Sie Haferflocken und Rosinen in einer Schüssel. Geben Sie die Milch dazu und lassen Sie die Mischung 30 bis 40 Minuten einweichen.
- Gießen Sie die überschüssige Milch ab und geben Sie Joghurt, Honig und eventuell Vanille dazu.
- Geben Sie Obst und Nüsse dazu und mischen Sie alles gut durch.
- Reste können Sie in einem geschlossenen Behälter drei bis vier Tage im Kühlschrank aufbewahren. Fügen Sie Obst und Nüsse möglichst erst direkt vor dem Servieren hinzu.

Dieses traditionelle Schweizer Rezept ist eine nette Abwechslung zu den üblichen Cerealien. Lassen Sie je nach Vorlieben Ihres Kindes die Nüsse weg oder verwenden Sie andere Obstsorten.

Nährwertangaben pro Portion	
Kalorien	147
Fett	1 g (davon 0,5 g gesättigt)
Eiweiß	5 g
Kohlenhydrate	25 g
Ballaststoffe	2 g
Mineralien	Eisen, Kalium, Zink
Vitamine	A, Folsäure
Nahrungsgruppen: Kohlenhydrate, Milchprodukte, Obst	

Ingwermuffins mit frischen Birnen

Ergibt 12 Stück

2 Eier
120 ml Buttermilch oder Sauerrahm
120 ml Sirup
115 g zerlassene Butter, abgekühlt
115 g feiner dunkler Rohrzucker
1 EL geriebener oder fein gehackter frischer Ingwer
200 g Mehl
1 TL Backpulver
½ TL gemahlene Nelken
¼ TL gemahlene Muskatnuss
¼ TL Salz
60 g kandierter Ingwer, in kleine Stücke geschnitten
Frische Birnen zum Servieren

- Heizen Sie den Ofen auf 180°C vor. Fetten Sie ein Muffinblech für 12 Muffins ein, oder kleiden Sie die Blechvertiefungen mit Papierförmchen aus.
- Schlagen Sie die Eier in einer Schüssel. Rühren Sie Buttermilch oder Sauerrahm, Sirup, Butter, braunen Zucker und gemahlenen Ingwer darunter.
- Verrühren Sie in einer zweiten Schüssel Mehl, Backpulver, Nelken, Muskatnuss und Salz. Geben Sie den Inhalt der zweiten Schüssel zusammen mit dem kandierten Ingwer in die erste Schüssel und mischen Sie alles gut durch.
- Verteilen Sie die Mischung auf die Vertiefungen des Blechs. Backen Sie die Muffins 20 Minuten beziehungsweise so lange, bis eine in die Mitte eines Muffins gestochene Nadel sauber bleibt.

Servieren Sie die Muffins warm mit in Scheiben geschnittenen frischen Birnen.

Nährwertangaben pro Muffin mit 1/2 Birne	
Kalorien	279
Fett	10 g (davon 5g gesättigt)
Eiweiß	3 g
Kohlenhydrate	47 g
Ballaststoffe	1 g
Mineralien	Kalium
Vitamine	A, B_1, B_2, B_3, B_6, Folsäure
Nahrungsgruppen: Kohlenhydrate, Milchprodukte, Obst	

Amerikanische Pfannkuchen

Ergibt 14 Stück (4–5 Portionen)

200 g Mehl
60 g Vollkornmehl
3 TL Zucker
2 TL Backpulver
½ TL Salz
2 Eier
350 ml fettarme Milch
30 g zerlassene Butter
150 g Blau- oder andere Beeren
Butter für die Pfanne

- Sieben Sie Mehl, Zucker, Backpulver und Salz in eine große Schüssel.
- Schlagen Sie die Eier in eine mittelgroße Schüssel. Geben Sie Milch und zerlassene Butter hinzu. Rühren Sie die Mischung mit dem Schneebesen durch.
- Geben Sie die Mehlmischung dazu. Verquirlen Sie alles zu einem flüssigen Teig und heben Sie die Beeren unter.
- Erhitzen Sie in einer Pfanne auf mittlerer Hitze etwas Butter. Die Temperatur ist richtig, sobald die Butter Blasen wirft.
- Verwenden Sie für jeden Pfannkuchen sechs EL Teig. Gießen Sie den abgemessenen Teig in die Pfanne. Backen Sie je nach Pfannengröße drei oder vier Pfannkuchen gleichzeitig. Warten Sie, bis sich kleine Bläschen auf der Oberseite der Pfannkuchen bilden.
- Prüfen Sie mit einem Bratenheber, ob die Unterseiten hellbraun sind. Drehen Sie die Pfannkuchen um und backen Sie sie noch wenige Minuten, bis auch die Rückseiten hellbraun sind.

Servieren Sie die Pfannkuchen heiß mit Ahornsirup oder Obstkompott.

Nährwertangaben pro 3 Pfannkuchen	
Kalorien	305
Fett	5 g (davon 1g gesättigt)
Eiweiß	11 g
Kohlenhydrate	52 g
Ballaststoffe	1 g
Mineralien	Kalzium, Kalium
Vitamine	A, B_1, B_6, Folsäure, C, D
Nahrungsgruppen: Kohlenhydrate, Milchprodukte, Eiweiß, Obst	

Frühstück

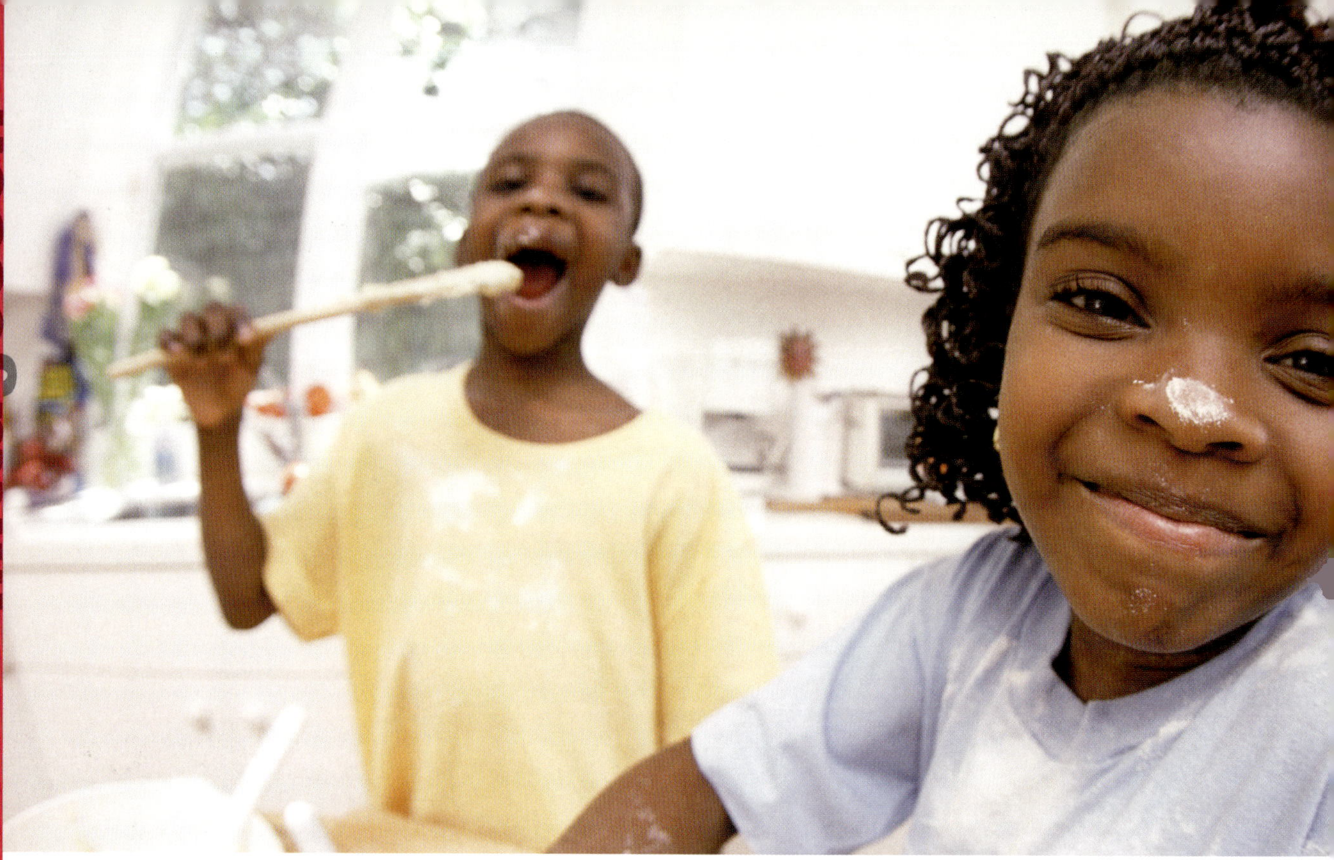

Mittagessen

Tortellini-Spieße

Ergibt 4 Stück (4 Portionen)
200 g Brokkoli
12 mittelgroße tiefgefrorene oder getrocknete Tortellini mit Käsefüllung
½ rote Paprika
½ geschälte Gurke
8 Cocktailtomaten

Kräutersoße
Saft einer Zitrone
4 TL kalt gepresstes Olivenöl
1–2 EL gehackte frische Kräuter (z.B. Basilikum, Thymian, Oregano, Schnittlauch oder Koriander)
Salz und Pfeffer

- Entfernen Sie den Strunk und zerteilen Sie den Brokkoli in Röschen. Kochen sie diese in siedendem Salzwasser etwa 2 bis 3 Minuten, bis sie zart sind, ohne zu zerfallen. Gießen Sie das heiße Wasser ab und schrecken Sie sie mit kaltem Wasser ab.
- Geben Sie die Tortellini in siedendes Salzwasser und kochen Sie sie »al dente« (nicht zu weich). Heißes Wasser abgießen, Tortellini abkühlen lassen.
- Schneiden Sie Paprika und Gurke in etwa 2,5 cm große Stücke. Stecken Sie Paprika, Gurke, Tortellini, Brokkoli und Tomaten in bunter Reihenfolge auf vier hölzerne Spieße (10 bis 15 cm lang).
- Bereiten Sie die Soße zu, indem Sie die Zutaten vermischen und mit Salz und Pfeffer abschmecken.
- Träufeln Sie die Soße (oder das Lieblingssalatdressing Ihres Kindes) über die Spieße. Stellen Sie sie zugedeckt eine Stunde kalt. Servieren Sie die Spieße kalt.

Nährwertangaben pro Spieß	
Kalorien	134
Fett	7 g (davon 2 g gesättigt)
Eiweiß	3 g
Kohlenhydrate	15 g
Ballaststoffe	2,5 g
Mineralien	Kalzium, Kalium
Vitamine	A, C, E
Nahrungsgruppen: Kohlenhydrate, Milchprodukte, Gemüse	

Gefüllte Pittatasche

Ergibt 1 Pittatasche (1 Portion)

2 EL Hummus (Kichererbsenpaste, selbst gemacht oder aus dem türkischen Lebensmittelgeschäft)
1 aufgeschnittenes Vollkornpittabrot
30 g fein geschnittener Salat
100 g gewürfelte Tomate
75 g gewürfelte Gurke

- Verteilen Sie auf den Innenseiten der Pittahälften je einen EL Hummus und legen Sie Salat, Tomate und Gurke darauf.
- Servieren Sie die gefüllte Pittatasche so bald wie möglich, damit das Brot nicht aufweicht.

Nährwertanalyse pro Tasche	
Kalorien	242
Fett	5 g (davon 0,4 g gesättigt)
Eiweiß	9 g
Kohlenhydrate	45 g
Ballaststoffe	6,5 g
Mineralien	Eisen, Kalium
Vitamine	A, B_1, B_6, C
Produktgruppen: Kohlenhydrate, Eiweiß, Gemüse	

Tortilla-Wrap

Ergibt zwei Portionen

1 große Weizentortilla
115 g Hähnchenbrust ohne Haut und Knochen, gekocht und in Streifen oder kleine Stücke geschnitten
30 g geriebener Käse, z.B. Edamer oder Emmentaler
30 g klein geschnittener Salat
80 g gewürfelte Tomate
1 EL Chilisoße

- Legen Sie die Tortilla auf eine saubere Arbeitsfläche. Arrangieren Sie Huhn, Käse, Salat und Tomate gleichmäßig in der Mitte der Tortilla. Geben Sie die Chilisoße darüber.
- Klappen Sie die Tortilla von einer Seite über den Rand der Füllung und rollen Sie die Tortilla eng auf.
- Schneiden Sie die Rolle in zwei Hälften und servieren Sie sie.

Nährwertangaben pro Portion	
Kalorien	217
Fett	9 g (davon 3 g gesättigt)
Eiweiß	23 g
Kohlenhydrate	13 g
Ballaststoffe	1 g
Mineralien	Kalium
Vitamine	A, B_1, B_6, C
Nahrungsgruppen: Kohlenhydrate, Milchprodukte, Eiweiß, Gemüse	

Mexikanische Quesadillas

Ergibt 4 Stück (4 Portionen)

Pflanzenöl
4 große Weizentortillas
115 g Edamer, gerieben
85 g schwarze oder Kidneybohnen, gekocht oder aus der Konserve, abgetropft
85 g gekochte Maiskörner
Salsasoße zum Servieren

- Verteilen Sie wenig Öl in einer Bratpfanne und erwärmen Sie sie auf mittlerer Hitze. Legen Sie eine Tortilla hinein.
- Bestreuen Sie eine Tortillahälfte mit einem Viertel des Käses. Geben Sie 2 EL Bohnen und 2 EL Mais darauf.
- Klappen Sie die andere Tortillahälfte über die Füllung und drücken Sie sie vorsichtig fest. Braten Sie die Quesadilla von beiden Seiten eine Minute, bis der Käse geschmolzen ist.
- Nehmen Sie die Quesadilla aus der Pfanne und halten Sie sie warm, während Sie die übrigen zubereiten.
- Vierteln Sie die Quesadillas und servieren Sie sie mit der Salsasoße.

Nährwertangabe pro Portion (ohne Salsa)	
Kalorien	299
Fett	13 g (davon 9 g gesättigt)
Eiweiß	14 g
Kohlenhydrate	33 g
Ballaststoffe	3,5 g
Mineralien	Kalzium
Vitamine	A, B_1, B_6
Nahrungsgruppen: Kohlenhydrate, Milchprodukte, Eiweiß, Gemüse	

Knusprig gebackener Fisch mit Zitrone

Ergibt 4 Portionen

1 TL Butter
4 frische Filets à 85 g von weißem Fisch wie Scholle, Kabeljau, Heilbutt oder Schellfisch
Salz und Pfeffer
Zitronensaft
120 ml halbfette Mayonnaise
100 g feine Semmelbrösel
2 TL Olivenöl
Zitronenschnitze zum Servieren

- Heizen Sie den Ofen auf 180°C vor. Fetten Sie ein Backblech mit Butter ein.
- Legen Sie die Fischfilets auf das Backblech. Würzen Sie sie mit Salz und Pfeffer und beträufeln Sie sie mit Zitronensaft. Bestreichen Sie mit der Mayonnaise und streuen Sie die Semmelbrösel darüber. Träufeln Sie das Olivenöl darüber.
- Backen Sie sie je nach Dicke der Filets 10 bis 12 Minuten im Ofen (testen Sie mit der Messerspitze: Der Fisch sollte leicht auseinander fallen).
- Den noch heißen Fisch zusammen mit den Zitronenschnitzen servieren.

Nährwertangaben pro Portion	
Kalorien	305
Fett	16 g (davon 3 g gesättigt)
Eiweiß	19 g
Kohlenhydrate	20 g
Ballaststoffe	0 g
Mineralien	Kalium
Vitamine	B_{12}
Nahrungsgruppen: Eiweiß	

Hausgemachte Hühnersuppe

Ergibt 10 Portionen à 180 ml

1 Hähnchen (1,3–1,8 kg)
Salz und Pfeffer
1 TL getrockneter Rosmarin
2 Lorbeerblätter
2 TL Olivenöl
1 geschälte und fein gehackte Zwiebel
3 geschälte und fein gewürfelte Möhren
3 fein gewürfelte Selleriestangen
4 geschälte und fein gehackte Knoblauchzehen
1 große Tomate, gewürfelt
115 g Bandnudeln, in Stücke gebrochen
Saft von ¼ Zitrone
1 Prise geriebene Muskatnuss

- Spülen Sie das Hähnchen kalt ab und legen Sie es in einen großen Topf. Bedecken Sie es mit kaltem Wasser, geben Sie Salz, Pfeffer, Rosmarin und Lorbeerblätter dazu und bringen Sie alles zum Kochen.
- Reduzieren Sie die Hitze, und lassen Sie die Suppe 40 Minuten köcheln.
- Nehmen Sie das Hähnchen heraus und gießen Sie die Brühe durch ein Sieb.
- Spülen Sie den Topf aus und erhitzen Sie darin das Olivenöl auf großer Flamme. Braten Sie Zwiebeln, Möhren, Sellerie, Knoblauch und Tomaten unter ständigem Rühren 3–4 Minuten lang an.
- Gießen Sie die Hühnerbrühe dazu. Lassen Sie sie aufkochen und anschließend 30 Minuten köcheln.
- Lösen Sie in der Zwischenzeit das Hühnerfleisch von den Knochen. Entfernen Sie die Haut und zerteilen Sie das Fleisch in kleine Stücke.
- Geben Sie Hühnerstücke und Nudeln zur Suppe und lassen Sie sie weitere 10 bis 15 Minuten köcheln.
- Geben Sie den Zitronensaft dazu und schmecken Sie mit Salz, Pfeffer und Muskatnuss ab. Servieren Sie die Suppe heiß.
- Die Hühnersuppe lässt sich bis zu vier Tage im Kühlschrank aufbewahren. Sie können sie auch einfrieren.

Nährwertangaben pro Portion	
Kalorien	186
Fett	6 g (davon 2 g gesättigt)
Eiweiß	18 g
Kohlenhydrate	13 g
Ballaststoffe	2,5 g
Mineralien	Kalium
Vitamine	A, C
Nahrungsgruppen: Eiweiß, Gemüse	

Sandwich mit Putenhackbraten

Bereiten Sie den Hackbraten am Vorabend zu. Sie können das Rezept auch verdoppeln und zum Abendessen heiß mit Gemüse, zum folgenden Mittagessen auf Sandwichs servieren.

Ergibt 8 Sandwichs (8 Portionen)

Olivenöl
½ geschälte und fein gehackte Zwiebel
1 geschälte und fein gewürfelte Möhre
1 geschälte und fein gehackte Knoblauchzehe
25 g fein gehackte Petersilie
675 g Putenhackfleisch
120 ml passierte Tomaten
1 leicht geschlagenes Ei
25 g frische Semmelbrösel
Salz und Pfeffer
16 Scheiben Vollkornbrot zum Servieren

- Heizen Sie den Ofen auf 180°C vor.
- Gießen Sie wenig Öl in eine Bratpfanne und braten Sie Zwiebeln, Möhren und Knoblauch 10 Minuten unter ständigem Rühren an. Abkühlen lassen.
- Geben Sie die Petersilie dazu.
- Vermischen Sie Putenhack, Gemüsemischung, Tomate, Ei und Semmelbrösel gründlich in einer Schüssel. Würzen Sie mit Salz und Pfeffer. Füllen Sie die Mischung in eine eingefettete Kastenform und drücken Sie sie gut an.
- Backen Sie den Hackbraten 50 Minuten lang. Falls Sie den Hackbraten warm servieren möchten, sollten Sie 10 Minuten warten, bevor Sie ihn in acht Scheiben schneiden. Ansonsten lassen Sie ihn vollständig auskühlen, bevor Sie ihn zu Sandwichs verarbeiten.

Nährwertangaben pro Portion	
Kalorien	324
Fett	11 g (davon 3 g gesättigt)
Eiweiß	23 g
Kohlenhydrate	35 g
Ballaststoffe	5 g
Mineralien	Eisen, Kalium
Vitamine	A, B_1, B_6, Folsäure
Nahrungsgruppen: Kohlenhydrate, Eiweiß, Gemüse	

Sandwich mit knusprigen Zucchiniküchlein

Ergibt 6 Stück (6 Portionen)

2 große Zucchini, gerieben
1 TL Salz
100 g fein gehackte Zwiebeln
100 g fein gewürfelte (rote und grüne) Paprika
200 g aufgetauter und gut abgetropfter Tiefkühlblattspinat
1 TL gehacktes frisches Basilikum
65 g frische Semmelbrösel
1 Ei
2 Eigelb
2 EL halbfette Mayonnaise
Salz und Pfeffer
Paprikapulver
Zitronensaft
4 TL Olivenöl
6 aufgeschnittene Vollkornbrötchen oder Baguettebrötchen

- Geben Sie die geriebene Zucchini in ein Sieb und bestreuen Sie sie mit Salz. Umrühren und 20 Minuten abtropfen lassen. Drücken Sie mit der Hand das verbliebene Wasser aus den Zucchini.
- Vermischen Sie in einer Schüssel Zucchini, Zwiebeln, Paprika, Spinat und Basilikum. Geben Sie die Semmelbrösel dazu.
- Verrühren Sie in einer anderen Schüssel Ei, Eigelb und Mayonnaise.
- Rühren Sie beide Mischungen zusammen. Würzen Sie mit Salz, Pfeffer, Paprikapulver und Zitronensaft. Formen Sie aus der Masse kleine Küchlein.
- Erhitzen Sie das Olivenöl in einer Bratpfanne bei mittlerer Hitze. Braten Sie die Küchlein auf beiden Seiten je 5 bis 10 Minuten, bis sie knusprig sind.
- Servieren Sie sie heiß in den Brötchen.

Nährwertangaben pro Portion	
Kalorien	275
Fett	10 g (davon 2 g gesättigt)
Eiweiß	10 g
Kohlenhydrate	39 g
Ballaststoffe	5 g
Mineralien	Eisen, Kalium
Vitamine	A, Folsäure, B_{12}, C, E, K
Nahrungsgruppen: Kohlenhydrate, Gemüse	

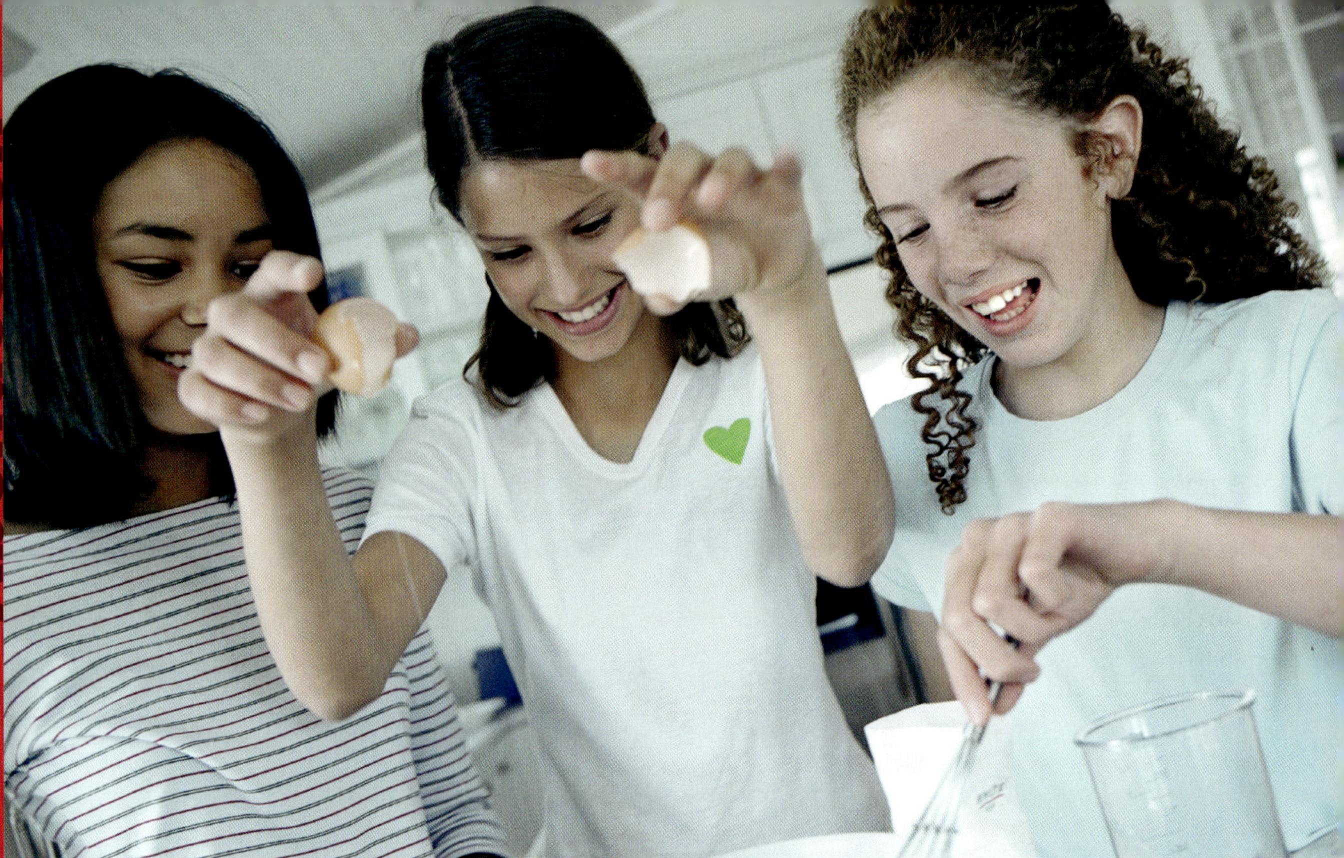

Abendessen

Salat mit Brathähnchen

Ergibt 4 Portionen

1 EL gehackter frischer Rosmarin
1 EL gehackte Petersilie
½ TL Knoblauchsalz
4 Hähnchenbrüste à 170 g ohne Haut
Olivenöl
125 g fein gehackter Brokkoli
65 g fein gehackter Blumenkohl
65 g Möhren in Scheiben
65 g fein gehackte Zucchini
65 g rote Zwiebeln in Scheiben
1 große gewürfelte Tomate
200 g grüne Salatmischung
2 EL leichtes Salatdressing
(nach Belieben)

- Bestreuen Sie die Hähnchenbrüste mit Rosmarin, Petersilie und Knoblauchsalz. Reiben Sie eine geriffelte Grillpfanne mit wenig Olivenöl ein und erhitzen Sie sie auf mittlerer bis starker Flamme. Grillen Sie das Fleisch von beiden Seiten, bis es durch ist.
- Geben Sie Brokkoli, Blumenkohl, Möhren, Zucchini, rote Zwiebeln und Tomate dazu und braten Sie das Gemüse 2 Minuten unter gelegentlichem Rühren an.
- Vermischen Sie den Salat, wenn gewünscht, mit dem Dressing und verteilen Sie ihn auf vier Teller. Drapieren Sie Hühnerbrust und Gemüse darauf.

Nährwertangabe pro Portion (ohne Dressing)	
Kalorien	333
Fett	7 g (davon 2 g gesättigt)
Eiweiß	56 g
Kohlenhydrate	10 g
Ballaststoffe	3 g
Mineralien	Eisen, Kalium
Vitamine	A, C, K
Nahrungsgruppen: Eiweiß, Gemüse	

Mediterrane Nudelsuppe

Ergibt 8 Portionen à 250 ml

2 TL Olivenöl
85 g gewürfelte Zwiebeln
350 ml Wasser
500 ml Hühnerbrühe
½ TL gem. Kreuzkümmel
½ TL gem. Zimt
¼ TL gem. schwarzer Pfeffer
1 Dose (rund 400 g) Kichererbsen, abgetropft
1 Dose (rund 400 g) gehackte Tomaten
85 g Ditalini oder eine andere kleine Nudelsorte
2 TL gehackte Petersilie

- Erhitzen Sie das Olivenöl in einem großen Kochtopf auf mittlerer Flamme. Geben Sie die Zwiebeln dazu und braten Sie sie hellbraun an.
- Geben Sie Wasser, Hühnerbrühe, Kreuzkümmel, Zimt, Pfeffer, Kichererbsen und Dosentomaten mitsamt Saft hinzu. Lassen Sie die Suppe aufkochen und decken Sie sie zu. Lassen Sie sie 5 Minuten auf kleiner Flamme köcheln.
- Geben Sie die Nudeln dazu und rühren Sie einmal um. Lassen Sie die Mischung weitere 10 Minuten kochen, bis die Nudeln »al dente« (nicht zu weich) sind.
- Rühren Sie die Petersilie unter.

Nährwertangaben pro Portion	
Kalorien	119
Fett	2 g (davon 0,4 g gesättigt)
Eiweiß	5 g
Kohlenhydrate	22 g
Ballaststoffe	2,5 g
Mineralien	Eisen, Kalium
Vitamine	Folsäure, C
Nahrungsgruppen: Eiweiß, Gemüse	

Käsequiche

Eine Quiche ist eine gute Möglichkeit, Kindern Eier zu servieren. Für die Quichefüllung eignet sich beliebiges Gemüse, wie beispielsweise Spargel, Brokkoli, Tomaten, Spinat, Pilze oder frische Kräuter. Zu diesem Rezept gehört ein Mürbeteigboden, aber jeder andere handelsübliche Teigboden tut es ebenfalls.

Ergibt 8 Portionen

Mürbeteigboden
170 g Mehl
85 g Butter
1 Prise Salz
3 EL kaltes Wasser

Quichefüllung
250 ml fettarme Milch
4 Eier
2 TL Mehl
170 g geriebener Gruyère
1 Prise Paprikapulver
Salz und Pfeffer

- Machen Sie zuerst den Teigboden. Sieben Sie das Mehl in eine Schüssel und zerdrücken Sie darin die Butter, bis eine krümelige Mischung entsteht.
- Lösen Sie das Salz im Wasser auf. Geben Sie das Wasser langsam zur Mehl- und Buttermischung, bis sie klumpig wird. Kneten Sie sie nur kurz durch. Formen Sie daraus einen Ball und lassen Sie ihn 30 Minuten im Kühlschrank ruhen.
- Heizen Sie den Ofen auf 180°C vor. Rollen Sie die Teigmischung aus und kleiden Sie damit eine runde Quicheform (etwa 20 cm Durchmesser) aus.
- Vermengen Sie alle Zutaten der Füllung mit dem Gemüse und den Kräutern, die Sie verwenden wollen, in einer Schüssel und füllen Sie die Masse in die Form.
- Stellen Sie die Form für 40 bis 55 Minuten in den Ofen, bis der Teig goldbraun ist und die Füllung fest ist. Servieren Sie die Quiche warm oder kalt.

Nährwertangaben pro Portion	
Kalorien	303
Fett	20 g (davon 11 g gesättigt)
Eiweiß	12 g
Kohlenhydrate	18 g
Ballaststoffe	0,7 g
Mineralien	Kalzium
Vitamine	A, B_1, B_6, B_{12}, D, E
Nahrungsgruppen: Kohlenhydrate, Milchprodukte, Eiweiß	

Abendessen

Nudeln mit Tomatensoße und Basilikum

Ergibt 5 Portionen à 150 ml

450 g Nudeln
Frisch geriebener Parmesan

Tomatensoße

3 EL Olivenöl
2 geschälte und fein gehackte Knoblauchzehen
500 g fein geschnittene reife frische Tomaten, oder 2 Dosen (je rund 400 g) geschälte Tomaten
Salz und Pfeffer
10 g frische, zerkleinerte Basilikumblätter

- Erhitzen Sie das Öl in einer tiefen Pfanne auf mittlerer Flamme. Geben Sie den Knoblauch dazu und braten ihn 1 Minute lang unter ständigem Rühren an.
- Fügen Sie die Tomaten hinzu und rühren Sie weiter. Kochen Sie die Tomaten auf und lassen Sie sie auf kleiner Flamme 10 Minuten lang köcheln.
- Schmecken Sie mit Salz und Pfeffer ab. Geben Sie kurz vor dem Servieren das Basilikum hinzu.
- Kochen Sie die Nudeln in einem großen Topf mit Salzwasser, bis sie »al dente« (nicht zu weich) ist. Geben Sie die Soße über die Nudeln.
- Heiß servieren und mit einem EL Parmesan pro Portion bestreuen.

Nährwertangaben pro Portion	
Kalorien	155
Fett	3 g (davon 0,1 g gesättigt)
Eiweiß	5 g
Kohlenhydrate	25 g
Ballaststoffe	1 g
Mineralien	–
Vitamine	B_1, B_6, Folate, C, E
Nahrungsgruppen: Kohlenhydrate, Milchprodukte, Gemüse	

Vegetarisches Chili

Ergibt 9 Portionen à 250 ml

2 EL Olivenöl
1 geschälte und gehackte Zwiebel
2 geschälte und fein gehackte Knoblauchzehen
55 g gehackte Möhren
55 g gehackter Stangensellerie
55 g gehackte rote Paprika
1 TL gem. Kreuzkümmel
1 TL Chilipulver oder nach Geschmack Tabasco oder getrocknete Chiliflocken (nach Belieben)
2 Dosen (je rund 400 g) geschälte Tomaten
2 Dosen (je rund 400 g) rote Kidneybohnen, abgetropft und abgespült
150 g Maiskörner (nach Belieben)
Salz und Pfeffer
55 g geriebener Edamer zum Servieren

- Erhitzen Sie das Öl in einem schweren Topf. Geben Sie Zwiebeln und Knoblauch dazu und braten Sie sie 2 Minuten lang an. Fügen Sie Möhren, Sellerie und Paprika hinzu und kochen Sie alles unter gelegentlichem Umrühren, bis es zart ist.
- Rühren Sie Kreuzkümmel, Chilipulver und gegebenenfalls Tabasco oder Chiliflocken unter. Geben Sie die Tomaten mitsamt dem Saft hinzu und rühren Sie um. Lassen Sie die Mischung aufkochen und anschließend auf schwacher Flamme 15 bis 20 Minuten köcheln.
- Geben Sie Bohnen und gegebenenfalls Mais hinzu. Lassen Sie die Mischung weiterköcheln, bis Bohnen und Mais erwärmt sind.
- Schmecken Sie mit Salz und Pfeffer ab. Heiß servieren und mit Käse bestreuen.
- Wenn Ihr Kind sich für vegetarisches Essen interessiert, sollten Sie dieses Gericht ausprobieren. Servieren Sie es zusammen mit Nudeln oder auch zu Bulgur (vorgegarter Weizenschrot).

Nährwertangaben pro Portion (ohne Mais)	
Kalorien	157
Fett	4 g (davon 1 g ungesättigt)
Eiweiß	7 g
Kohlenhydrate	24 g
Ballaststoffe	5 g
Mineralien	Kalium
Vitamine	A, C, E
Nahrungsgruppen: Eiweiß, Gemüse	

Traditionelle Fleischsoße (für Nudeln oder Gnocchi)

Diese Soße schmeckt besser, wenn sie in großen Mengen hergestellt wird. Sie lässt sich gut einfrieren und hält im Kühlschrank drei bis funf Tage.

Ergibt 12 Portionen à 180 ml

900 g mageres Rinderhackfleisch
2 geschälte und fein gehackte Zwiebeln
6 geschälte und gewürfelte Möhren
1 geschälter und gewürfelter Knollensellerie oder 3 gewürfelte Selleriestangen
75 g Champignons, in Scheiben geschnitten
4 große gewürfelte Tomaten
3 geschälte und fein gehackte Knoblauchzehen
100 g Tomatenmark
je 1 TL Oregano, Thymian, Basilikum, Rosmarin und Paprika
2 Lorbeerblätter
1½ Liter Gemüse- oder Rinderbrühe
750 ml Wasser
Salz und Pfeffer
Nudeln oder Gnocchi zum Servieren

- Geben Sie das Rinderhack in eine tiefe Pfanne und braten Sie es auf mittlerer Flamme an.
- Fügen Sie Zwiebeln, Möhren, Sellerie, Pilze, Tomaten und Knoblauch hinzu. Rühren Sie Tomatenmark, Kräuter, Paprika und Lorbeerblätter unter. Unter ständigem Rühren 10 Minuten anbraten.
- Geben Sie Brühe und Wasser hinzu und lassen Sie die Mischung aufkochen. Decken Sie sie zu und lassen sie 2 bis 3 Stunden auf kleiner Flamme köcheln.
- Schmecken Sie die Soße mit Salz und Pfeffer ab.
- Mischen Sie die Soße unter die Nudeln oder Gnocchi, die Sie in der Zwischenzeit gekocht und abgegossen haben.

Nährwertangaben pro Portion (ohne Nudeln oder Gnocchi)	
Kalorien	257
Fett	14 g (davon 6 g ungesättigt)
Eiweiß	21 g
Kohlenhydrate	11 g
Ballaststoffe	3 g
Mineralien	Eisen, Kalium
Vitamine	A, B_{12}, C
Nahrungsgruppen: Eiweiß, Gemüse	

Lachsfrikadellen

Ergibt 5 Stück (5 Portionen)

2 Lachsfilets (je rund 180 g, frisch oder tiefgekühlt)
1 leicht verquirltes Ei
60 g fein gehackte grüne oder rote Paprika
30 g frische Vollkornsemmelbrösel
1 TL geriebene Zitronenschale
1 TL Zitronensaft
½ TL zerstampfter getrockneter Rosmarin
1 Prise Salz und 1 Prise Pfeffer
1 TL Olivenöl

- Verrühren Sie in einer Schüssel sämtliche Zutaten mit Ausnahme des Olivenöls. Formen Sie fünf Frikadellen.
- Erhitzen Sie das Olivenöl in einer beschichteten Bratpfanne auf mittlerer Flamme. Geben Sie die Frikadellen hinzu und braten Sie sie von jeder Seite 4 Minuten, bis sie hellbraun sind.
- Servieren Sie die Lachsfrikadellen heiß in Vollkornbrötchen oder mit Gemüse oder Salat.

Nährwertangaben pro Portion (ohne Brötchen und Beilagen)	
Kalorien	211
Fett	11 g (davon 1 g ungesättigt)
Eiweiß	21 g
Kohlenhydrate	8 g
Ballaststoffe	0 g
Mineralien	–
Vitamine	C
Nahrungsgruppen: Eiweiß	

Snacks

Snacks und Mixgetränke

Studentenfutter

Ergibt 7 Portionen à 50 g

75 g Sultaninen
75 g getrocknete Cranberries
60 g getrocknete Aprikosen
40 g ungesalzene Erdnüsse
40 g geschälte, halbierte Mandeln
40 g Sonnenblumenkerne
40 g geröstete Haferflocken oder Granola

- Mischen Sie alle Zutaten in einem Behälter mit Deckel oder in einer Tüte. Kühl und trocken gelagert hält das Studentenfutter ungefähr drei Wochen.

Nährwertangaben pro Portion	
Kalorien	208
Fett	8 g (davon 6g ungesättigt)
Eiweiß	6 g
Kohlenhydrate	36 g
Ballaststoffe	7 g
Mineralien	Kalium, Zink
Vitamine	Folsäure, B_{12}, E
Nahrungsgruppen: Kohlenhydrate, Eiweiß	

Bohnendip für Tortillachips

Ergibt 10 Portionen à 120 ml

1 geschälte und fein gehackte Zwiebel
4 EL gehackter frischer Koriander
1 Dose (rund 400 g) schwarze Bohnen, abgetropft, abgespült und püriert
1 Dose (rund 300 g) Mais, abgetropft
1 Dose (rund 400 g) gehackte Tomaten
1 Glas (rund 120 g) milde Chilischoten, abgetropft und gewürfelt
Saft von ½ Zitrone

- Vermischen Sie sämtliche Zutaten und servieren Sie den Dip zusammen mit Tortillachips.

Nährwertangaben pro Portion	
Kalorien	77
Fett	0,4 g (davon 0,1 g ungesättigt)
Eiweiß	3 g
Kohlenhydrate	16 g
Ballaststoffe	4 g
Mineralien	Kalium
Vitamine	Folsäure
Nahrungsgruppen: Eiweiß, Gemüse	

Apfelriegel

Ergibt rund 24 Stück (24 Portionen)

115 g weiche Butter
200 g Zucker
1 verquirltes Ei
200 g Mehl
½ TL Backpulver
½ TL geriebene Muskatnuss
225 g gewürfelte Äpfel

Belag

55 g feiner Rohrzucker
65 g gehackte Walnüsse
½ TL geriebene Muskatnuss
½ TL gem. Zimt

- Heizen Sie den Ofen auf 180°C vor.
- Schlagen Sie Butter und Zucker schaumig. Rühren Sie das Ei unter.
- Vermischen Sie Mehl, Backpulver und Muskatnuss und verrühren Sie beide Mischungen. Geben Sie die Äpfel dazu. Verteilen Sie die Masse in einer gefetteten Form von 30x20 cm.
- Rühren Sie die Zutaten für den Belag zusammen und geben Sie sie darüber.
- Backen Sie den Inhalt der Form 30 Minuten. In der Form auskühlen lassen, dann in Riegel schneiden.

Nährwertangaben pro Portion	
Kalorien	130
Fett	6 g (davon 3 g gesättigt)
Eiweiß	1 g
Kohlenhydrate	19 g
Ballaststoffe	1 g
Mineralien	Zink
Vitamine	E
Nahrungsgruppen: Kohlenhydrate, Obst	

Erdbeer-Bananen-Milchshake

Ergibt zwei Portionen à 300 ml
250 ml fettarme Milch
120 ml weicher Tofu
75 g in Stücke geschnittene Bananen
125 g in Stücke geschnittene frische oder tiefgefrorene ungesüßte Erdbeeren
grob gestoßenes Eis

- Verquirlen Sie alle Zutaten in einem Mixer zu einer schaumigen Masse. Sofort servieren.
- Statt der fettarmen Milch können Sie entrahmte Milch, Sojamilch oder Reismilch verwenden. Bedenken Sie aber, dass Sojamilch sehr viel weniger Kalzium und Reismilch weniger Eiweiß als Kuhmilch enthält.

Nährwertangaben pro Portion	
Kalorien	136
Fett	5 g (davon 1 g ungesättigt)
Eiweiß	10 g
Kohlenhydrate	16 g
Ballaststoffe	2,5 g
Mineralien	Kalzium, Kalium
Vitamine	B_{12}, C, D
Nahrungsgruppen: Milchprodukte, Eiweiß, Obst	

Fruchtig-nussiger Joghurtshake

Ergibt 3 Portionen à 350 ml
250 ml fettarmer Joghurt
250 ml fettarme Milch
400 g in Stücke geschnittene frische oder tiefgefrorene ungesüßte Erdbeeren
1 frischer geschälter und in Stücke geschnittener Pfirsich
2 TL reiner Vanilleextrakt

Verzierung
2 EL gehackte Walnüsse
ganze Erbeeren

- Verquirlen Sie sämtliche Zutaten (mit Ausnahme der Verzierung) in einem Mixer zu einer schaumigen Masse.
- Gießen Sie das Getränk in Gläser, verzieren und servieren Sie es.

Nährwertangaben pro Portion	
Kalorien	160
Fett	5,5 g (davon 1 g ungesättigt)
Eiweiß	7 g
Kohlenhydrate	20 g
Ballaststoffe	1,5 g
Mineralien	Kalzium, Kalium
Vitamine	A, B_{12}, C, D
Nahrungsgruppen: Milchprodukte, Eiweiß, Obst	

Beeren-Milchshake

Ergibt 2 Portionen à 300 ml
250 ml fettarme Milch
120 ml weicher Tofu
50 g frische oder tiefgefrorene ungesüßte Blaubeeren
50 g frische oder tiefgefrorene ungesüßte Himbeeren
80 g in Stücke geschnittene frische oder tiefgefrorene ungesüßte Erdbeeren
grob gestoßenes Eis

- Verquirlen Sie sämtliche Zutaten in einem Mixer zu einer schaumigen Masse. Sofort servieren.

Nährwertangaben pro Portion	
Kalorien	129
Fett	5 g (davon 1 g ungesättigt)
Eiweiß	9,5 g
Kohlenhydrate	15 g
Ballaststoffe	2,5 g
Mineralien	Kalzium, Kalium
Vitamine	B_{12}, C, D
Nahrungsgruppen: Milchprodukte, Eiweiß, Obst	

Nützliche Adressen

Ernährung

Deutsche Gesellschaft für Ernährung e.V. (DGE)

Im Vogelsang 40
60488 Frankfurt am Main
Tel.: 0 69 / 97 68 03-0
Fax: 0 69 / 97 68 03-99
www.dge.de

Bundeszentrale für gesundheitliche Aufklärung (BZgA)

Ostheimerstr. 200
51109 Köln
Tel.: 02 21 / 8 99 20
Fax: 02 21 / 8 99 23 00
www.bzga.de

Deutsche Adipositas Gesellschaft

Prof. Dr. Joachim Westenhöfer
Fachhochschule Hamburg
Fachbereich Ökotrophologie
Lohbrügger Kirchstr. 65
21033 Hamburg
Tel.: 040 / 4 28 91-3420
www.adipositas-gesellschaft.de

Österreichische Adipositasgesellschaft

Medizinische Universitätsklinik
Karl-Franzens-Universität
Auenbruggerplatz 15
8036 Graz
Tel.: 0316 / 3 85 22 74
Fax: 0316 / 3 85 30 62
www.adipositas-austria.org

Schweizerische Adipositas-Stiftung

Stadelhoferstr. 40
8001 Zürich
Tel.: 01 / 2 51 54 13
Fax: 01 / 2 51 54 44
www.adipositas-stiftung.ch

La Leche Liga Deutschland e.V.

Dannenkamp 25
32479 Hille
Tel.: 0571 / 4 89 46
Fax: 0571 / 4 04 94 80
www.lalecheliga.de

La Leche Liga Österreich e.V.

Regionale Kontaktadressen finden sich unter
www.lalecheliga.at

La Leche Liga Schweiz

Postfach 197
8053 Zürich
Tel./Fax: 081 / 9 43 33 00
www.stillberatung.ch

Besondere Bedürfnisse

Bundesarbeitsgemeinschaft Hilfe für Behinderte e.V.

Kirchfeldstr. 149
40215 Düsseldorf
Tel.: 0211 / 3 10 06-0
Fax: 0211 / 3 10 06-48
www.bagh.de

Österreichische Arbeitsgemeinschaft für Rehabilitation (ÖAR) Dachverband der österreichischen Behindertenverbände

Stubenring 2/1/4
1010 Wien
Tel.: 01 / 5 13 15 33-0
Fax: 01 / 5 13 15 33-150
www.oear.or.at

AGILE – Behinderten-Selbsthilfe Schweiz

Zentralsekretariat
Effingerstr. 55
3008 Bern
Tel.: 031 / 3 90 39 39
Fax: 031 / 3 90 39 35
www.agile.ch

Bund Diabetischer Kinder und Jugendlicher e.V.
Hahnbrunner Str. 46
67659 Kaiserslautern
Tel.: 0631 / 7 64 88
Fax: 0631 / 9 72 22
www.bund-diabetischer-kinder.de

Österreichische Diabetikervereinigung
Servicezentrale
Moosstr. 18
5020 Salzburg
Tel.: 0662 / 82 77 22
Fax: 0662 / 82 92 22
www.diabetes.or.at

Schweizerische Diabetes-Gesellschaft
Generalsekretariat
Rütistr. 3a
5400 Baden
Tel.: 056 / 200 17 90
Fax: 056 / 200 17 95
www.diabetesgesellschaft.ch

Deutsche Atemwegsliga e.V.
Geschäftsstelle
Burgstr. 12
33175 Bad Lippspringe
Tel.: 0 52 52 / 93 36 15
Fax: 0 52 52 / 93 36 16
www.atemwegsliga.de

Asthmaschule
Universitätsklinik für Kinder- und Jugendheilkunde
Pädiatrische Pneumologie und Allergologie
Währinger Gürtel 18-20
1090 Wien
Tel.: 01 / 4 04 00-32 32
www.asthmaschule.at

Schweizerische Elternvereinigung asthma- und allergiekranker Kinder (SEAAK)
Südbahnhofstr. 14c
Postfach
3000 Bern 14
Tel.: 031 / 3 78 20 10
Fax: 031 / 3 78 20 11
www.seaak.ch

Sport

Deutscher Sportbund
Otto-Fleck-Schneise 12
60528 Frankfurt/Main
Tel.: 069 / 6 70 00
Fax: 069 / 67 49 06
www.dsb.de

Österreichische Bundes-Sportorganisation
Prinz-Eugen-Str. 12
1040 Wien
Tel.: 01 / 5 04 44 55
Fax: 01 / 5 04 44 55-66
www.bso.or.at

Schweizerischer Olympischer Verband
Postfach 606
3000 Bern 22
Tel.: 031 / 3 59 71 11
Fax: 031 / 3 52 33 80
www.swissolympic.ch

Register

P

Q

R

S

T

U

Dank

KidsHealth
Wir danken folgenden Organisationen für ihre zahllosen Initiativen auf dem Gebiet »Gesunde Ernährung und Bewegung für Kinder«:
American Academy of Pediatrics; American Dietetic Association; American Heart Association; American Medical Association; Centers for Disease Control and Prevention; US Department of Health and Human Services; National Association for Sport and Physical Education; National Institutes of Health; President's Council on Physical Fitness and Sports; US Department of Agriculture; US Surgeon General's Office; YMCA.
Wir danken darüber hinaus folgenden Personen: Erica Blacksburg; Allison Brinkley; Beth Dowshen; Debra Duby; Randy B. Garber; Cathy Ginther; Mary Lou Jay; Marissa Lippert; D'Arcy Lyness; James M. Poole; Eric Small;Shaynee Snider; Amy Sutton; Eve Tahmincioglu; Laura Winchester.

Dorling Kindersley
Wir danken Hilary Bird für das Register; Salima Hirani und Kathryn Wilkinson für die redaktionelle Mitarbeit; Isabel de Cordova, Sara Kimmins, Iona Hoyle und Cath McKenzie für Design-Assistenz.

Fotos Janeanne Gilchrist, Unit Photographic.
Die Diagramme basieren auf Informationen und Tabellen, die uns von der Child Growth Foundation zur Verfügung gestellt wurden.

Bildnachweis

Allsport Concepts (Getty) 65
Botanica (Getty) 94
Foodpix (Getty) 25or, 39, 73, 79, 101, 116, 154, 158
Image Bank (Getty) 2ol, 22, 25ur, 30, 32, 45, 54, 55, 61, 70, 74, 99, 100, 102, 104, 134, 135, 143, 144, 155, 160, 164, 174, 177, 178, 179, 180, 182, 185
Imagestate/Pictor/Radiance LLC Umschlagvorderseite
MEV Verlag People Collection Umschlagrückseite ol, oll
Photographers Choice (Getty) 36
Royalty Free Images (Getty) 16, 82, 126, 139, 170
Stone (Getty) 7ul, 8, 13, 20, 21, 40, 56, 71, 72, 81, 84, 86, 88, 90, 91, 107, 111, 115, 117, 119, 131, 142, 146, 159, 163, 174, 175, 176, 181, 186
Taxi (Getty) 2ur, 6ul, 7ur, 12, 17, 24, 27, 35, 43, 44, 50, 53, 60, 63, 68, 78, 85, 87, 89, 92, 96, 98, 105o, 105u, 106, 108, 110, 112, 118, 127, 132, 137, 140, 145, 151, 152, 161, 162, 165, 166, 168, 169, 188, 190, 192, 196

Weitere Informationen unter www.dkimages.com